实用简明儿童肝脏病学

主 审　段钟平　张鸿飞

主 编　张　敏　朱世殊

科学出版社

北 京

内 容 简 介

本书共分 49 章，对儿童肝脏的生长发育特点、肝病的共同发病机制、黄疸、肝功能异常等进行了归纳。从儿童感染性、免疫性、代谢性、先天性等方面，对共计约 40 余种儿童肝病进行了系统地阐述。具体内容包括甲、乙、丙、戊型病毒性肝炎，非嗜肝病毒感染等感染性肝病，自身免疫性肝炎（胆管炎），药物性肝损害，新生儿血色病，免疫缺陷相关肝病等；遗传代谢病，如肝豆状核变性、糖原累积病、Alagille 综合征、氨基酸代谢障碍等；肝移植可治疗的代谢性疾病，如甲基丙二酸血症、家族性高胆固醇血症；全身性疾病伴发的肝损害，如感染、免疫异常、甲状腺功能亢进、免疫风湿病相关肝损害，儿童肝脏肿瘤，终末期肝病，肝衰竭及肝移植等。

本书专业性较强，较适合肝病科医师，尤其适合青少年肝病专科医师等参考阅读，也可为儿科医师、内科医师等提供更多儿童肝病相关的背景知识，开拓临床诊治思路。

图书在版编目（CIP）数据

实用简明儿童肝脏病学/ 张敏，朱世殊著.—北京：科学出版社，2020.3
ISBN 978-7-03-064415-2

Ⅰ.实…　Ⅱ.①张…②朱…　Ⅲ.小儿疾病－肝疾病－诊疗　Ⅳ.R725.7

中国版本图书馆CIP数据核字（2020）第025092号

责任编辑：王海燕 / 责任校对：夏　梁
责任印制：赵　博 / 封面设计：吴朝洪

科 学 出 版 社 出版

北京东黄城根北街 16 号
邮政编码：100717
http://www.sciencep.com

三河市骏志印刷有限公司 印刷
科学出版社发行　各地新华书店经销

*

2020 年 3 月第　一　版　开本：787×1092　1/16
2020 年 3 月第一次印刷　印张：21 3/4
字数：516 000

定价：138.00 元
（如有印装质量问题，我社负责调换）

《实用简明儿童肝脏病学》编者名单

主　审　段钟平　张鸿飞

主　编　张　敏　朱世殊

副主编　董　漪　陈大为　徐志强　钟彦伟

编　者　（按姓氏笔画排序）

王　丹　王　璞　王丽旻　王洪波　王福川

甘　雨　冯文雅　刘　钢　刘　超　闫建国

年劲松　李志杰　李爱芹　杨红艳　杨晓晋

张晓峰　孟令展　秦　强　唐子淋　曹丽丽

储　芳　谢正德

　　肝病对人类的影响从胚胎开始，新生儿胆汁淤积、同种自身免疫性肝病、先天性胆道闭锁、婴儿肝炎综合征、糖原贮积症、肝豆状核变性……从新生儿到婴儿，从儿童到青少年，不同年龄段会有不同的肝脏疾病谱。有些肝脏疾病仅限于儿童，在成人是几乎见不到的，因为严重肝病患儿的生命难以延续到成年。慢性肝脏疾病不仅明显影响儿童的生活质量和寿命，也给家庭和社会带来了沉重的精神、经济负担。

　　随着现代医学的进步，基因检测技术和质谱检测技术的发展，使儿童肝病的病因不断被认知，新的疾病被明确诊断，疾病谱不断被扩展。从 20 世纪 80 年代开始，儿科肝脏病学在英国从儿童消化科分离出来，成为一个独立的亚专科，21 世纪初在北美也已成为独立的亚专科，极大地促进了儿科肝脏病学的发展和儿童肝病诊疗水平的提高。新的诊断途径和方法不断涌现，基因突变引起的先天性肝胆结构异常、遗传性和代谢性肝脏疾病、肿瘤、药物性肝损伤等不断被认识，肝脏疾病的知识呈爆炸性增长；新的治疗方法包括肝脏移植手术不断进步，治疗遗传代谢病的孤儿药不断研发；疾病随访管理水平不断提高。

　　在国内，儿童肝脏疾病的流行病学资料非常缺乏。以往儿童肝病病种曾以各型病毒性肝炎为主。近年来，随着人民生活水平的提高、卫生条件的改善、疫苗接种的普遍开展、输血前筛查措施的实施等，病毒性肝炎的发病率普遍下降，非感染性肝脏疾病所占比例不断上升，尤其是与肥胖相关的非酒精性脂肪性肝病已成为新的流行病。遗传代谢性肝病、自身免疫性肝病、脂肪性肝病等比例增加，儿童肝病的病种已远远超出传染科的诊治范畴，很多新的疾病被诊断和认知。早期识别及治疗对有些可控的遗传代谢病非常重要。同时由于儿童肝病在病理生理、诊断和治疗方面均有别于成人，每年新增的知识对相关医师的能力提出了更高的要求。

　　值得高兴的是，我国肝病学界有一批令人尊敬的专家学者始终在关注儿童肝病的问题，在这一领域辛勤耕耘并取得突出成绩，张敏教授就是他们中的一员和杰出代表。张教授主编的此书对儿童肝脏的特点，肝病的共同发病机制，以及儿童感染性、免疫性、代谢性、先天性、全身性等共计约 40 余种儿童肝病进行了系统阐述，全书内容丰富实用，既有最新的研究进展，也有张教授团队及众多作者的经验总结，确是一本难得的儿童肝病实用"宝典"。

　　相信此书会有助于我国肝病专科医师对成人疑难肝病的诊治，也有助于儿科医师对儿童肝病及早做出正确判断，寻求儿童肝病专科医师会诊，对希望进一步了解孩子病情配合诊治的家长也有所帮助。

　　最后，感谢张敏教授及各位编委的辛勤付出，并以此为序。

段钟平

中华医学会肝病学分会主任委员

首都医科大学附属北京佑安医院疑难肝病及人工肝中心首席专家

　　国内儿童肝病以往曾以各型病毒性肝炎为主。近年来，病毒性肝炎的发病率普遍下降，非感染性肝脏疾病所占比例不断上升，尤其是与肥胖相关的非酒精性脂肪性肝病已成为新的流行病，遗传代谢性肝病、自身免疫性肝病等所占比例显著增加。随着基因和质谱检测技术、算法的发展，新的疾病和诊断方法不断涌现，儿童肝病疾病谱被不断扩展细化。儿童肝病激增的病种已远远超出传染科和普通儿童消化科的诊治范畴，需要继续医学教育来补充相关新知识。

　　作为具有30多年历史的儿童肝病专病中心，我科近年也面对新增病种和疑难肝病的挑战。非感染性肝病患儿占比从20年前的9.6%上升至近年的30%，病种也从18种扩展到72种。庞大的病种量不是成人肝病学所能涵盖的。由于儿童肝病在病理生理、诊断和治疗方面均有别于成人，加之有些可控的遗传代谢病在儿童期识别及治疗非常重要，我们觉得编写一本儿童肝病相关的临床工作参考书非常迫切。

　　本书对儿童肝脏的特点，肝病的共同发病机制，以及儿童感染性、免疫性、代谢性、先天性、全身性等共计约40余种儿童肝病进行了系统阐述，还包含了一些肝移植可治疗的代谢性疾病，如甲基丙二酸血症、家族性高胆固醇血症等。目的是给青少年肝病专科医师、儿科医师临床备查，对成人疑难肝病的诊治也能提供一些线索。但由于时间仓促、水平有限，还有一些罕见肝病未能收录，书中难免存在不足之处，我们意在抛砖引玉，请医师同行关注儿童肝病。我们也会紧跟儿童肝病新进展，不断更新修订本书内容，希望能吸引更多有志于儿童肝病的同道参与加入下一版的更新。欢迎广大同行批评指正，不吝赐教。

　　感谢我的团队和外援专家为本书编写做出的努力和辛勤工作！在此谨代表编撰团队向各位读者致以诚挚的谢意！

中国人民解放军总医院第五医学中心
青少年肝病诊疗与研究中心主任
中华医学会肝病学分会遗传代谢性肝病协作组委员

目　　录

第五篇　系统疾病篇

第六篇　终末期肝病与肝移植篇

第一篇

基　础　篇

第**1**章

肝脏的生长发育与功能发育

要点

    肝脏的生长发育有很多信号参与调节，儿童肝病时肝脏再生可以启动这些通路。

    肝功能发育：肝脏对维持胎儿和新生儿能量代谢具有重要作用；肝脏是胎儿和新生儿糖类、氨基酸、脂类代谢和胆汁分泌的重要场所；肝功能发育与肝脏疾病有相关性。

一、肝脏的生长发育

    肝脏作为人体最重要的器官之一，从胚胎发育至成熟经历了内胚层阶段肝脏特化，肝芽出现，肝祖细胞形成、增殖、向肝和向胆管方向分化及成熟等复杂过程。肝脏生长发育的基本调节器包括细胞外、细胞内信号通路和转录因子，它们对肝细胞生长发育发挥了极其重要的引导作用。

（一）胚胎发育时期肝脏的形成

    哺乳动物的肝脏起源于内胚层前肠末端腹侧壁，在胚胎发育到 14～20 体节期，腹侧壁上皮细胞增生向外凸起形成肝芽。构成肝芽的细胞称为肝祖细胞。该阶段的细胞受来自心肌中胚层成纤维生长因子（fibroblast growth factor，FGF）信号调控。胚胎发育到 20～22 体节期，肝祖细胞继续增殖并迁移进入中胚层来源的原始横膈间充质（septum transversum mesenchyme，STM）；此时的肝祖细胞受骨形态发生蛋白（bone morphogenetic protein，BMP）等信号

刺激，进一步诱导发育。肝祖细胞具有双向分化潜能，能够向肝细胞和胆管上皮细胞分化，其在抑瘤蛋白 M（oncostatin M，OSM）信号刺激下向肝细胞分化并进一步成熟为具有代谢功能的成熟肝细胞；Notch-Delta 信号通路通过改变胎肝时期肝祖细胞中特定转录因子的表达水平促进其向胆管细胞分化。

    1. 肝芽在前肠内胚层的发育　肝芽在胚胎发育的前肠内胚层期开始出现。BMP、FGF、Notch 信号通路和 Wnt 信号通路参与调控肝脏早期肝细胞基因表达。Notch 信号通路通过下游效应物 Jagged1 蛋白调节肝祖细胞发育的相关转录因子的表达水平，因此 *Jagged1* 基因突变会使 Notch 信号通路异常，导致肝内胆管发育缺陷，引发 Alagille 综合征。来自中胚层的 Wnt 信号通路对肝脏的特化和肝芽的生成有正向调控作用，该通路通过调节 BMP 的水平而发挥作用。随着肝祖细胞向横膈扩散，肝脏区域开始扩大。此时，横膈和内胚层等开始表达肝细胞生长

因子（hepatocyte growth factor，HGF）。肝祖细胞的细胞表面分子 c-met 作为其受体，介导 SEK/MAKK4 级联信号通路，通过此途径促进细胞增殖。转化生长因子 -β 通过 Smad2/Smad3 信号通路促进肝祖细胞增殖。

2. 肝祖细胞的双向发育和分化　通过不同信号诱导，肝祖细胞开始向不同方向分化发育。造血干细胞（hematopoietic stem cell，HSC）分泌的细胞因子 OSM 在此阶段刺激肝祖细胞向肝脏细胞方向分化，使细胞表达一些肝细胞特有酶蛋白，如葡萄糖 -6- 磷酸酶、磷酸烯醇丙酮酸羧化激酶等。肝祖细胞向胆管发育过程中，Notch 信号通路被激活，同时抑制肝祖细胞向肝分化，白蛋白表达显著减少，而 ck7、ck19、整合素 β4 和肝细胞核因子（HNF）-1β 等胆管细胞标志物表达上调。

（二）肝脏发育成熟阶段信号调节

1. 肝细胞的发育　通过基因芯片分析发现在整个肝脏发育过程中都伴随着肝细胞的逐渐成熟，甚至出生后也还有肝细胞在不断成熟。研究表明，调节肝细胞成熟的有核心六因子（core of 6 factor），包括 HNF-1α、HNF-1β、叉头框蛋白 A_2（FOXA2）、HNF-$4\alpha_1$、HNF-6 和核受体同源蛋白 1（LRH-1）等。肝板的索样结构表明肝细胞的成熟。研究表明，鸟苷三磷酸腺苷二磷酸核糖基化因子 6（guanosine triphosphatase adenosine diphosphate-ribosylation factor 6，ARF6）缺陷可导致肝脏无法形成索样结构，取而代之的是肝细胞丛。肝细胞并不是在胎儿出生时立刻成熟的，在新生儿阶段，肝脏还有一个很重要的发育成熟过程。HGF 在新生儿中的表达量远高于出生前，HGF 可以通过其信号通路刺激体外培养的胎肝细胞发育成熟。

2. 胆管细胞的发育　和肝细胞一样，胆管也是在出生后继续分化成熟，并且，胆管细胞根据各自所在的分支导管位置，在形态上及功能异质性上持续发生变化。研究显示，*Hes-1* 基因缺陷的小鼠无法形成胆管结构。通过研究大鼠的 Caroli 病发现，EGF/MAPK 信号通路正向调节胆管细胞增殖，而表皮生长因子抑制因子则有相反作用。

（三）肝脏再生阶段信号调节

许多生长因子和细胞因子参与了肝再生过程，前者包括肝细胞生长因子、表皮生长因子、转化生长因子、胰岛素和胰高血糖素等；后者有肿瘤坏死因子（TNF）和白介素 -6（IL-6）。在肝脏生理活动中，IL-6 是关键的效应细胞因子。IL-6 与 IL-6 受体作用后，激活 JAK1 通路，与 gp130 和 STAT3 偶联，进一步激活 MAPK 级联通路，MAPK 通路是细胞增殖的重要信号途径。TNF-α 及其受体通路也是肝损伤后细胞增殖必需的。肝损伤或部分切除时，HGF 和 TGF-α 在肝再生过程中起非常重要的作用。受损时的肝脏合成 DNA 需要 HGF-Met 信号途径诱导。肝再生早期阶段 Wnt 信号通路通过严格调控胞质内 β- 联蛋白表达水平，诱导肝细胞增殖和下游靶基因的表达。

二、肝功能发育

妊娠早期，肝脏是造血的主要器官。妊娠 7 周时，造血细胞数量超过肝细胞。随着胎儿接近足月，肝细胞增多，肝脏体积随着内质网的扩大和糖原的累积而增大。肝功能逐渐成熟。肝功能发育过程中各种酶及代谢调节使肝脏具有代谢、生物转化和载体转运的能力。

胎儿和新生儿肝能量代谢非常重要。流行病学研究表明，围生期能量代谢障碍，包括母亲糖尿病、肥胖或营养不良及胎儿宫内发育迟缓等，都可能导致此类胎儿成年期肥胖和代谢综合征。非酒精性脂肪性肝病（NAFLD）是成人和儿童最常见的肝病，也是代谢综合征的一个特征，部分起源于胎儿时期的代谢障碍。

（一）糖类代谢

葡萄糖是胎儿的主要能量来源。胎儿完全依靠母体通过胎盘连续转运葡萄糖。出生时，新生儿必须迅速过渡到葡萄糖稳态的独立控制。围生期新生儿葡萄糖代谢障碍可导致新生儿低血糖相关的多种疾病，包括许多肝病。

1. 胎儿肝脏糖代谢特征

（1）胎儿肝脏中糖原水平较高：胎儿在妊娠第 9 周左右开始合成糖原，糖原在短期内迅速积累，此时胎儿肝脏中糖原的含量是成人肝脏（40～60mg/g 肝脏）的 2～3 倍。这些肝糖原的大量储存对在其他能源可用之前及肝糖原异生开始之前的围生期维持血糖水平非常重要。由于糖原合成、储存和分解的有效调节只在足月妊娠末期出现，因此早产儿有低血糖的倾向。在生命早期，特别是在糖原储存量低的情况下，胎儿对葡萄糖供应的糖原生成有很大的依赖性。在出生后第 2 周左右，糖原有明显的重新积累，正常足月婴儿的糖原储存量在第 3 周左右达到成人水平。通过糖原分解，新生儿的血糖浓度可以保持 10～12h，直到肝糖原降到 < 12mg/g 肝脏。

（2）葡萄糖 -6- 磷酸酶在胎儿肝脏中的活性水平较低，糖异生率低：葡萄糖 -6- 磷酸酶的作用是水解葡萄糖 -6- 磷酸释放葡萄糖入血，维持血糖平衡。新生儿在出生后哺乳开始前，经历了一种独特的饥饿状态。在此期间，由于酮生成延迟，葡萄糖缺乏，酮体不可用，新生儿采用另一种代谢燃料乳酸。来自乳酸和丙酮酸的糖异生作用在出生后 4～6h 建立。丙酮酸盐的糖异生作用对健康足月儿在进食后 5～6h 的总葡萄糖产生的作用高达 30%。糖原分解和糖异生都受与出生有关的血清儿茶酚胺和胰高血糖素水平的影响。

2. 新生儿糖代谢调节　胎儿足月时胰岛素和胰高血糖素摩尔分数较高，出生后明显下降，并在出生后数小时维持在较低水平。早产儿对输入葡萄糖的胰岛素反应小，48 周后胰岛素才对葡萄糖浓度上升有完全的反应。足月儿反应较强。新生儿低血糖对胰高血糖素的刺激作用较成人小，输入葡萄糖时足月儿较早产儿胰高血糖素下降得多。

新生儿出生后哺乳开始前儿茶酚胺水平升高、胰岛素和胰高血糖素比值下降导致肝糖原分解和糖异生以维持出生后血糖正常。开始哺乳后，血浆胰岛素水平下降，胰高血糖素和儿茶酚胺水平升高，激活肝糖原磷酸化酶，诱导糖原分解，在出生后立即维持血糖水平。肝储存糖原在 12h 后耗尽，此时低血糖水平和皮质醇水平升高，激活肝葡萄糖 -6- 磷酸酶，通过糖异生作用增加肝葡萄糖释放，维持血糖水平。

3. 新生儿糖异生功能的发育　胎儿期由糖异生前体如乳酸、丙酮酸和特殊的氨基酸合成葡萄糖的能力被严重抑制，参与糖异生的酶——细胞内磷酸烯醇丙酮酸羧化激酶（PEPCK）活性很低（0～25%），分娩过程诱导该酶活性，出生后该酶活性显著升高，胰岛素与胰高血糖素的比值及肾上腺素也刺激了肝细胞内 PEPCK 的活性。PEPCK 在肝脏糖异生中起着催化作用，它受胰高血糖素、糖皮质激素、甲状腺激素、胰岛素和葡萄糖水平的严格调控。与 *PEPCK* 基因启动子结合的一些转录因子如糖皮质激素受体、维甲酸受体、维甲酸 X 受体、叉头框（forkhead box）家族成员、CCAAT/ 增强子结合蛋白（C/EBPα）、cAMP 应答元件结合蛋白质、鸡卵清蛋白上游启动子（COUP）转录因子 2、HNF-4α 在这一过程中表现出重要作用。过氧化物酶体增殖物激活受体共激活因子 1α（PGC1α）是一种转录共活化因子，被认为是肝能量代谢的主要调节因子，通过激活参与糖异生的基因，包括

HNF4α 和 *GR* 基因，使得出生后血糖浓度得以维持。

（二）氨基酸代谢

氨基酸是胎儿重要的能量来源。胎儿肝脏对所有必需和大部分非必需氨基酸的摄取率很高。

1. 胎儿氨基酸代谢特征　在胎儿体内，肝脏摄取的必需和大部分非必需氨基酸的碳主要以谷氨酸和丙酮酸的形式释放。即使是必需氨基酸在胎儿体内也被氧化为能量。在动物研究中，氨基酸约占胎儿碳吸收的 1/3，占胎儿能量需求的 40% 以上。在啮齿类动物研究中，肝脏对谷氨酰胺、丙氨酸和赖氨酸的吸收远大于它们与蛋白质的结合。肝脏对氨基酸的大量摄取及妊娠期间肝脏游离氨基酸浓度的增加，有助于合成糖原和葡萄糖。调节氨基酸代谢所需的大多数酶在出生时就有表达。然而，对羟基苯丙酮酸氧化酶（酪氨酸降解的关键酶）的活性可能延迟出现。该酶的相对缺乏被认为是造成新生儿酪氨酸血症的原因。

2. 胎儿肝脏与成人肝脏利用氨基酸的差异　丝氨酸的 β- 碳元素在胎儿被用于肝脏的 DNA 合成，在成人被用于肝脏的 RNA 合成。

（1）谷氨酰胺代谢：胎儿肝脏对谷氨酰胺的摄取大于对其他氨基酸的摄取。谷氨酰胺通过胎盘进入胎儿循环，胎儿肝脏是摄取和产生谷氨酰胺的主要部位。谷氨酰胺经谷氨酰胺酶转化为谷氨酰胺和氨。胎儿肝脏释放谷氨酸，谷氨酸被胎盘吸收，大部分迅速氧化。在肝脏中未代谢成谷氨酸并运输到胎盘的剩余谷氨酰胺，很大一部分被胎儿组织用于生长。

（2）氨代谢：肝脏中尿素的合成是除去氨毒害作用的主要途径。胎儿肝脏尿素的合成能力在妊娠中期已经建立。肝脏清除氨时，外周组织有明显的内源性氨产物。由于妊娠中期到晚期尿素循环酶的补充，随着氨和氮的摄取量的增加，尿素产量也会增加。

3. 胎儿蛋白质合成代谢　胎儿生长发育过程中不断合成蛋白质，所需要的必需氨基酸完全由母体供给。所需要的非必需氨基酸一部分由母体供给，一部分由胎儿自身合成。合成非必需氨基酸的碳源主要是糖代谢的中间产物（如丙酮酸、α- 酮戊二酸等），氮源主要来自母体的丙氨酸和谷氨酰胺，这是胎儿在发育过程中由母体摄取丙氨酸和谷氨酰胺特别多的原因。虽然胎儿能合成非必需氨基酸，但合成的原料（包括碳源和氮源）均由母体供给。丙氨酸和谷氨酰胺进入胎儿肝细胞后，在线粒体内脱去氨基，氨供给 α- 酮戊二酸合成谷氨酸；谷氨酸除供给蛋白质合成外，同时还作为氮源将氨基转给其他 α- 酮酸，生成非必需氨基酸，用来合成蛋白质。

牛磺酸被认为是一种"条件性"必需氨基酸，特别是在新生儿体内，不与蛋白质结合。牛磺酸除了有与胆盐结合的作用外，还参与膜稳定、渗透调节、钙通量调节、抗氧化、神经调节、细胞增殖和免疫调节。早产儿尤其依赖充足的膳食摄入来维持血浆牛磺酸水平，因为肾脏不成熟会损害肾小管的重吸收，而不成熟的酶途径会限制生物合成。

（三）脂类代谢

脂类代谢紊乱是指各种病理原因或生活习惯造成的总胆固醇、甘油三酯、低密度脂蛋白（LDL）、极低密度脂蛋白（VLDL）升高，高密度脂蛋白（HDL）降低的状态，与多种疾病的发生发展有关。

胆固醇是细胞膜的重要组成部分，维持细胞膜及膜相关信号转导通路的稳定性，同时也是胆酸和类固醇激素的前体，一定水平的胆固醇对细胞生长、机体发育、细胞间的信息传递都至关重要。母体胆固醇对于胎儿来说作为细胞膜的成分及胆汁酸和类固醇激素的前体是必不可少的。虽然胎儿在妊娠早期依赖母体胆固醇，但在妊娠晚期，胎儿有很高的合成胆固醇的能力。必需脂肪酸和长链多不饱和脂肪酸对胎儿生长发育也是必需的，需要从母体循环中通过胎盘转运至胎儿。由于除了游离脂肪酸以外，大部分脂肪在母体内都是以与蛋白结合的形式存在的，而脂蛋白是不能通过胎盘的，胎盘中存在不同类型的脂蛋白结合受体和不同的脂蛋白酶，使母体血中的脂肪能够以必需脂肪酸和长链多不饱和脂肪酸的形式通过胎盘。胎儿通过三种方式获得脂肪酸：重新合成；非酯化脂肪酸在胎盘中的被动扩散；胎盘转运使胎儿从母体中获得（特别是一些具有重要生理功能的长链不饱和脂肪酸）。胎儿肝脏的脂肪酸合成能力在妊娠中期达到峰值。妊娠早中期，随着母体食物摄取增多，机体胰岛素水平升高，脂肪组织合成增加；此时脂蛋白脂肪酶的活性也增加，将血液循环中的甘油三酯水解为游离脂肪酸和丙三醇，利于被周围组织摄取。胰岛素还能增加脂肪组织从血液循环中摄取葡萄糖和利用脂溶代谢产物的能力，使妊娠早期机体脂肪合成和脂肪蓄积增加。

在胎儿肝脏中积累的脂肪在出生后很快被动员起来，脂肪的氧化会产生大量的三磷酸腺苷（ATP），用于能量和周围组织利用的酮体形成。在生命的最初几天，肝脏氧化脂肪酸的能力迅速成熟。在出生后的发育中，肝脏中的长链脂肪酸氧化和生酮作用受胰腺激素调节。

出生后肝脏脂肪酸氧化的增加对于支持肝脏糖异生至关重要。母乳喂养是产后热量的主要来源；这种高脂肪、低糖类的饮食支持糖异生作用，以维持血糖水平。饮食中的长链和中链脂肪酸都可通过增加肝糖原前体的供应和激活肝糖原异生来刺激糖异生。

胎儿出生后血浆游离脂肪酸浓度显著增加。中链脂肪酸、饱和长链脂肪酸是重要的能量来源；多饱和长链脂肪酸参与代谢调节；极长链脂肪酸是膜的重要结构成分。游离脂肪酸每天可为新生儿提供约 42kJ/kg 的能量。

（四）生物转化作用

肝脏是药物和异种生物代谢的主要部位，因此肝脏在暴露于药物和毒素后，极易遭受结构和功能损伤。婴儿和儿童比成人更容易发生中毒性肝损伤。新生儿肝脏生物转化路径的不成熟可阻碍有毒化合物有效降解和清除。药物在肝脏中的代谢通常经历三个阶段：第一阶段反应（氧化和水解）、第二阶段反应（与硫酸盐、乙酸盐、葡萄糖醛酸、甘氨酸和谷胱甘肽的合成结合）和第三阶段过程（通过肝窦状小管和小管膜上的转运体从肝脏输出）。

许多对药物代谢至关重要的第一阶段和第二阶段的酶因暴露于药物、异种生物和环境因素而产生下列影响：① 新生儿肝脏代谢、解毒和排泄药物的能力降低；② 氧化、还原、水解和共轭反应所需的酶缺乏；③ 在胚胎早期和胎儿体内产生许多细胞色素 P450（CYP450）酶，如参与类固醇代谢的 CYP3A7；④ 在药物代谢中起重要作用的 CYP 酶（如 CYP1A2）延迟表达；⑤ 许多 II 期酶，如胎儿和新生儿尿苷二磷酸葡萄糖醛酸转移酶活性降低。

外源性核受体（NR）、孕烷 X 受体（PXR）、组成性雄烷受体（CAR）和芳基烃受体（AhR）协同诱导参与外源性代谢三个阶段（氧化代谢、结合和转运）的基因。与较大年龄儿童的肝组织相比，在早产和新生儿肝组织中，PXR 和 CAR 的表达水平较低，而 CAR 在产前肝脏中的表达水平高于 PXR。相比之下，异质二聚体伴侣 RXRαmRNA 表达水平变化很小，而且在产前和产后肝组织样本中没有明显差异。

CYP 酶主要进行 I 期反应。在人体中，已鉴定出约 59 种 CYP 酶，根据序列同源性将其分为很多家族。CYP 酶的发育表达是决定出生前后药动学状态的关键因素之一。药物代谢的 CYP 酶是第一阶段的主要酶，在子宫内发育的早期阶段胎儿肝组织中很活跃，尽管其浓度比成人低得多。CYP1A1 存在于器官发育过程中，代谢外源毒素。随着年龄的增长，CYP1A1 的水平下降，在成人肝脏中检测不到。CYP1A2 在咖啡因和茶碱的代谢中起着重要作用，在胎儿和新生儿肝组织中含量很低，但在出生后第 4 个月或第 5 个月达到成人水平。CYP2C 亚族可代谢很多药物。CYP2C9 是主要的肝脏 CYP2C 酶，其次是 CYP2C19 和 CYP2C8，它们共同负责约 1/3 临床重要药物的氧化代谢。CYP2C8 和 CYP2C9 在胎儿肝脏中的表达最低。代谢苯妥英钠的 CYP2C9 活性在出生后 1 ～ 6 个月达到成人水平。CYP2E1 存在于妊娠中期胎儿中，参与包括乙醇在内的有机溶剂的代谢，是产生对乙酰氨基酚的肝毒性代谢产物 N- 乙酰基对苯醌亚胺的主要酶。胎儿的 CYP2E1 活性较低，1 岁达到成人水平的 30% ～ 40%，10 岁时完全表达。出生后，肝脏 CYP2D6 开始活跃。CYP2D6 有遗传多态性，导致代谢外源性药物的能力不同，如精神药物和抗高血压药物。CYP3A 亚族是最丰富的 CYP 酶，参与约 50% 常用药物的代谢。CYP3A7 是主要的胎儿肝细胞色素酶（占肝细胞色素 P450 的 30% ～ 50%），参与类固醇代谢。CYP3A4 是 CYP3A 亚族的主要功能成员，在出生后表达并代谢超过 75 种药物。在胎儿和新生儿中，CYP3A4 的表达量较低，但在 6 ～ 12 个月达到成人水平的 50%。

药物代谢第二阶段的酶，包括葡萄糖醛酸基转移酶、硫转移酶（SULT）、谷胱甘肽硫转移酶（GST）、N- 乙酰葡糖胺转移酶（NAT），与 CYP 家族相比，研究较少。有足够的信息表明，儿童和成人在这些酶的活性方面存在重要差异。

尿苷二磷酸葡萄糖醛基转移酶（UGT）可催化重要的共轭反应。目前已知共有 10 种以上的亚型。已经鉴定出 UGT 家族的遗传多态性，不仅影响葡萄糖醛酸胆红素的 UGT1A，还影响其他 3 种 UGT 亚型。UGT1A 的突变可引起 Crigler-Najjar 综合征和 Gilbert 综合征，即遗传性高胆红素血症。

肝脏 SULT2A1 对类固醇代谢很重要，在妊娠 25 周时处于低水平，在新生儿期接近成人水平。肝脏 SULT1A3 参与儿茶酚胺代谢，在妊娠早期高表达，并在胎儿晚期和新生儿期逐渐下降。该酶在成人肝脏中检测不到。

（五）发育过程中的肝胆功能

胆汁分泌始于人类妊娠第 4 个月初，此后胆汁系统不断地分泌胆汁，胆汁分泌到肠道中，并使其内容物（胎粪）呈深绿色。在胎儿和新生儿发育过程中，随着胆汁酸合成途径的成熟，胆汁酸浓度逐渐升高，在肠肝循环的肠和肝分支内的转运能力也逐渐增强。

1. 胎儿胆汁酸合成特征 妊娠 17 周前，人类胎儿胆汁酸总浓度极低（< 0.05mmol/L），但妊娠 16 ～ 20 周时胆汁酸总浓度增加了 20 倍。然而，即使在足月胎儿出生时，胆汁酸浓度与较大年龄的儿童及成人相比仍然相对较低。胎儿和新生儿的胆囊浓缩胆汁酸的能力也低于成人。在涉及人类新生儿的几项研究中发现，餐后管腔内胆汁酸浓度为 1 ～ 2mmol/L，全天变化不大。孕妇接受地塞米松治疗以诱导胎儿肺部成熟的婴儿，在膳食中管腔内胆汁酸浓度也显著增加，因此推断皮质类固醇可能对胆汁酸合成的过程有影响。

2. 胎儿和新生儿肝脏中胆汁酸合成代谢 ①在婴儿期，可检测到大量异常胆汁酸，如 1β、3α、7α 等。②婴儿期，氢胆酸比例相对较高，存在 1β- 羟基胆酸异构体。③ C-1、C-4 和 C-6 羟基化在发育过程中是胆汁酸合成的重要途径。④通过胎盘到母体的净转运，胎儿血清中的胆汁酸浓度保持在相对较低的水平。⑤出生后，血清中胆酸和去氧胆酸的结合物逐渐增加，在生命的第 1 周内达到的浓度显著高于儿童和成人，与胆汁淤积性肝病患者相似。⑥与新生儿短暂的生理性高胆红素血症不同，血清胆汁酸水平与 6 ～ 8 周龄婴儿的升高程度相似。只有在 6 个月后才会逐渐下降到成人水平。⑦血清胆汁酸是一种肠肝"实体"，其水平不仅取决于肝的摄取，也取决于肠的吸收。因为婴儿胆汁酸池较小，其血清中的胆汁酸水平较高是显著的，肠道再吸收的不成熟机制也在这一时期显示出来。婴儿出生后第 1 年血清胆汁酸浓度的升高被称为婴儿期的生理性胆汁淤积或生理性高胆固醇血症。

（六）发育期胆汁形成的细胞机制

与动物发育过程相似，人类胎儿胆汁的形成主要取决于基底外侧膜钠泵的能力，以及特定的胆汁酸载体和质膜上其他离子的个体发育。

1. 肝细胞基底外侧膜转运体　对啮齿类动物肝脏发育中 Na^+-K^+-ATP 酶活性的研究表明，胆汁酸盐从肝窦的摄取主要受基底外侧膜上的两个转运体调节，即 Na^+ 依赖性和非 Na^+ 依赖性转运体。

（1）Na^+ 依赖性转运体即 Na^+ 依赖性牛磺胆酸钠共转运多肽（NTCP），NTCP 仅在肝细胞膜上表达，是胆汁酸盐依赖性胆汁流形成的重要因素。对大鼠肝脏中牛磺胆酸基底外侧钠共转运多肽的研究表明，NTCP 的 mRNA 在胎儿 20d 可检测到，在出生后第 7 天达到成人水平。出生后不久，NTCP 蛋白以部分糖基化的形式被检测到，这种形式可持续 4 周。目前尚不清楚包括 HNF4α 和调节 NTCP 转录的 NR RXR/RARα 在内的关键转录因子是如何参与这种转运体的发育表达的。

（2）非 Na^+ 依赖性转运体（有机阴离子转运多肽，OATP）是基底外侧膜上主要的非 Na^+ 依赖性胆汁酸盐摄取系统，主要负责非结合胆汁酸盐，以及非结合胆红素、雌激素、甲状腺素、类固醇、药物等有机阴离子的摄取，调节并维持胆汁酸盐非依赖性胆汁流。

2. 肝细胞基底外侧膜上分泌转运体　包括 MRP3、MRP4 等，主要转化非硫酸化与硫酸化胆汁酸盐。胆汁淤积时表达增加，使胆汁中的有机阴离子转运入血。胆汁成分被肝细胞基底外侧膜上转运体转运入血，是在毛细胆管侧膜胆汁酸盐转运障碍时非常重要的补偿转运途径，是胆汁淤积时肝细胞重要的保护机制。

胆汁酸盐等在肝细胞内被代谢或转化后，转运至毛细胆管，受毛细胆管侧膜上 ATP 依赖性转运体与非 ATP 依赖性转运体调节。

3. ATP 依赖性转运体　胎儿 ATP 依赖系统转运的最大速度约为成人肝脏的 60%。当胆汁酸肠肝循环的其他成分（包括合成、池大小、回肠吸收、基底外侧转运和潜在依赖性胆汁小管排泄）不成熟时，分泌胆汁酸。①胆汁酸盐输出泵（BSEP，编码基因 ABCB11）通过水解 ATP，跨膜转运结合胆汁酸盐，形成毛细胆管内胆汁酸盐依赖性胆汁流。胎儿 BSEP mRNA 的表达很小，但在出生后第 1 天，可增加到成人水平的 50%，到出生后第 1 周，它进一步增加到成人水平的 90%。胎龄 14 ～ 20 周的人类胎儿肝脏样本中 BSEP 的研究表明，BSEP 的平均表达水平为成人水平的 30%。胎儿肝脏中 BSEP 的免疫组织化学定位与成人肝脏不同。成人肝组织中，胆汁小管呈明显的线性染色。在胎儿肝脏中，BSEP 显示部分细胞内和部分小管模式。表明在胎儿肝脏中，BSEP 的表达降低。② MRP2

（编码基因 *ABCC2*），是 ATP 依赖的有机阴离子的重要转运体，是非胆汁酸盐依赖性胆汁流形成的重要因素。大鼠妊娠期间，MRP2 的 mRNA 水平很低，出生时增加到成年水平的 30% 左右，出生 1 周后达到成年水平。

新生儿肝功能不全，不论病因如何，通常与胆汁分泌失败及胆汁淤积性黄疸有关。越来越多的关于危重婴儿胆道淤积和胆结石的报道可能是肝排泄功能不成熟的反映，特别是在胆汁酸的排泄方面。胆汁酸生物合成途径中有遗传缺陷的婴儿可能会出现严重的胆汁淤积和进行性肝衰竭。

（钟彦伟）

参 考 文 献

陈费，王敏君，向导，等，2011. 肝脏发育相关信号通路 . 生命的化学，31(4): 545-551.

Geisler F, Nagl F, Mazur PK, et al, 2008. Liver-specific inactivation of Notch2, but not Notch1, compromises intrahepatic bile duct development in mice. Hepatology, 48: 607-616.

Glaser S, Francis H, Demorrow S, et al, 2006. Heterogeneity of the intrahepatic biliary epithelium. World J Gastroenterol, 12: 3523-3536.

Kyrmizi I, Hatzis P, Katrakili N, et al, 2006. Plasticity and expanding complexity of the hepatic transcription factor network during liver development. Genes Dev, 20: 2293-2305.

Lemaigre FP, 2009. Mechanisms of liver development: concepts for understanding liver disorders and design of novel therapies. Gastroenterology, 137: 62-79.

Petkov PM, Zavadil J, Goetz D, et al, 2004. Gene expression pattern in hepatic stem/progenitor cells during rat fetal development using complementary DNA microarrays. Hepatology, 39: 617-627.

第 **2** 章

胆汁形成和胆汁淤积的机制

要点

胆汁由肝脏生成和分泌，有赖于结构和功能完整的肝细胞和胆管细胞，包括肝细胞对胆汁成分的摄取、肝细胞内的转化与转运、肝细胞毛细胆管膜的分泌、肝细胞基底外侧膜的外排转运4个密切联系的生理过程。胆汁排泄则有赖于通畅的胆道系统。

胆汁淤积可能是由肝细胞和胆管细胞生成、分泌胆汁的功能损害和（或）胆汁排泄途径的任何部位阻塞所致。

尽管当前胆汁淤积机制研究不断取得新的进展，为临床治疗胆汁淤积性肝病及其并发症提供了潜在的作用靶点，但其相关机制及病因极其复杂，仍需通过更多的研究进一步探索并阐明。

胆汁的形成、分泌和排泄机制非常复杂，各种原因引起胆汁的形成、分泌和排泄障碍导致毒性胆汁成分在肝脏、体循环中聚集的病理生理过程即胆汁淤积。主要临床表现有黄疸、瘙痒和乏力等。胆汁淤积持续超过6个月称为慢性胆汁淤积。胆汁淤积可以发生于任何年龄、性别的人群，胆汁淤积大多是良性病变，发病率和病死率不高，但是长期且严重的胆汁淤积可能进展为肝纤维化、肝硬化、肝细胞癌或胆管癌甚至死亡。本章论述的是胆汁的生成、分泌、排泄及胆汁淤积发生机制。

一、胆汁的形成和分泌

胆汁由肝脏生成和分泌，其成分包括内源性的胆汁酸盐、结合胆红素、胆固醇、磷脂、类固醇、酶、氨基酸和外源性的药物、环境毒素等。肝细胞生成的胆汁，经毛细胆管、小叶间胆管、胆小管、胆管、左右肝管、肝总管、胆囊管进入胆囊储存，胆囊中储存的浓缩胆汁在胆囊收缩素刺激后排出，胆囊收缩，经胆囊管、胆总管，同时Oddi括约肌松弛，使胆汁进入十二指肠腔，进一步流入空肠、回肠及大肠，促进脂类消化和吸收，清除机体代谢废物，调节胆固醇代谢等（图2-1）。

胆汁的生成与分泌机制十分复杂，有赖于结构和功能完整的肝细胞和胆管细胞共同完成。生理情况下，肝细胞生成及分泌胆汁的过程，包括肝细胞基底外侧膜（血窦侧）对胆汁成分的有效摄取、肝细胞内胆汁成分的生物转化与转运、肝细胞毛细胆管膜（顶

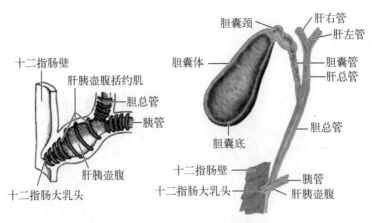

图 2-1　胆汁排出模式图

端侧）的分泌、肝细胞基底外侧膜的外排转运 4 个密切联系的复杂生理过程。该过程主要依赖于肝细胞基底膜和毛细胆管膜上的胆汁转运体，它通过能量依赖的主动运输、渗透和电化学梯度，逆浓度地将胆汁成分转运至 2 个相邻的肝细胞顶端膜组成的毛细胆管腔（直径 < 1μm），该过程是胆汁生成、分泌的关键环节。相邻肝细胞间由 Occludin 和 Claudins 蛋白组成的紧密连接屏障可防止毛细胆管腔中的胆汁反流至血液中。结合型胆汁酸盐排泌进入毛细胆管腔，是促成胆汁形成最重要的启动因素。分泌至毛细胆管腔中的胆汁排空至黑林管（Hering

canal），进一步排泌至胆管树系统，在激素的调节下，不断地接受胆管细胞分泌的碳酸氢盐对其稀释和碱化，形成胆管的胆汁流，最终流入肠道。胆汁中约 95% 的胆汁酸从回肠重新吸收，返回肝脏，再次分泌至胆汁，称为胆汁酸的肠肝循环。成人每天可分泌 800 ～ 1000ml 的胆汁，其中 75% 来自肝细胞，25% 来自胆管细胞。而肝细胞分泌的胆汁又分为两部分，50% 为胆盐依赖性胆汁流（bile salt-dependent bile flow，BSIF），50% 为非胆盐依赖性胆汁流。下文将对这六个步骤及所涉及的转运体机制进行详细介绍，所涉及的转运体详列于表 2-1。

表 2-1　胆汁转运相关蛋白及其功能与关联疾病（病变）

蛋白	位置	作用	疾病（病变）
NTCP	肝细胞基底外侧膜	Na^+ 依赖转运结合型胆汁酸盐的主要载体；HBV 和 HDV 功能性受体	胆汁淤积症；妊娠、胆管结扎、雌激素、内毒素等影响其表达
OATP1B1/OATP1B3	肝细胞基底外侧膜	非 Na^+ 依赖转运阴离子的非结合型胆汁酸盐、胆红素、内源性激素及药物等	胆汁淤积症、Rotor 综合征、相关药物肝脏代谢异常（他汀类等）
OAT2/OAT5/OAT7	肝细胞基底外侧膜	转运内源性胆汁酸、环磷酸鸟苷、激素衍生物、前列腺素和外源性药物等阴离子	胆汁淤积症、药物性肝损伤、相关药物肝脏代谢异常
OCT1/OCT3	肝细胞基底外侧膜	依赖电化学梯度转运胆汁中多种内源性和外源性的阳离子溶质（阳离子药物等）	胆汁淤积症、相关药物肝脏代谢异常

续表

蛋白	位置	作用	疾病（病变）
MDR1	肝细胞毛细胆管膜、胆管细胞顶端膜	ATP 依赖转运胆汁酸盐、药物和毒素、甾体激素等；胆管细胞屏障功能	胆汁淤积适应性改变；BSEP 蛋白缺乏、胆管结扎等影响其表达
MRP2	肝细胞毛细胆管膜、肝细胞囊泡	ATP 依赖转运胆红素葡萄糖醛酸内酯、胆汁酸盐、GSH 结合物等特异性有机阴离子	胆汁淤积症、Dubin-Johnson 综合征；胆管结扎、雌激素等影响其表达
MDR3	肝细胞和胆管细胞基底膜	ATP 依赖将磷脂从肝细胞毛细胆管膜转运至毛细胆管腔	PFIC-3、ICP、LPAC、PBC
BSEP	肝细胞毛细胆管膜	ATP 依赖转运结合型胆汁酸盐，形成胆汁酸盐依赖性胆汁流	PFIC-2、药物性胆汁淤积性肝损伤；石胆酸盐、内毒素影响其表达
BCRP	肝细胞毛细胆管膜	转运硫酸和葡萄糖醛酸化的胆汁酸结合物及其他有机离子等	胆汁淤积适应性改变；外源性苯巴比妥等影响其表达
sterolin1/sterolin2	肝细胞毛细胆管膜	ATP 依赖转运胆固醇和植物甾醇，调节机体胆固醇的代谢与稳态	谷甾醇血症、动脉粥样硬化等
MATE-1	肝细胞毛细胆管膜	利用质子梯度转运有机阳离子（阳离子药物、内源性毒性物质等）至胆汁	相关药物肝脏代谢异常
FIC-1	肝细胞毛细胆管膜	ATP 依赖调节氨基磷脂转入细胞膜的内层	PFIC-1、BRIC、ICP
AQP8	肝细胞毛细胆管膜、肝细胞囊泡	水通道作用，促进渗透压驱动的水转运，参与胆汁形成	胆汁淤积症；雌激素给药、胆管结扎、脓毒症影响其表达
AE2	胆管细胞顶端膜	分泌 HCO_3^- 至胆汁，不依赖于 Na^+ 的 Cl^-/HCO_3^- 交换	胆管分泌功能障碍，可引起 PBC
MRP3	肝细胞基底外侧膜	ATP 依赖转运肝细胞内超载的胆红素葡萄糖醛酸结合物、胆汁酸结合物等至肝血窦	胆汁淤积适应性改变（表达上调）
MRP4	肝细胞基底外侧膜	ATP 依赖转运肝细胞内超载的还原性 GSH、甘氨酸和牛磺酸的结合物等至肝血窦	胆汁淤积适应性改变（表达上调）；熊去氧胆酸胶囊、氧化应激影响其表达
OSTα/β	肝、胆管、回肠上皮细胞基底膜	据电化学梯度双向转运胆汁酸盐和其他甾醇等	胆汁淤积适应性改变（表达上调）
ASBT	胆管及小肠上皮细胞的顶端膜	重吸收胆管腔中的胆汁酸、Na^+；Na^+ 依赖将小肠腔内胆汁酸盐转运至肠上皮细胞内	胆汁酸胆管重吸收（胆汁肝分流）与肠肝循环障碍，可引起胆汁淤积症

蛋白	位置	作用	疾病（病变）
t-ASBT	胆管细胞基底膜	转运胆管上皮细胞内的胆汁酸至静脉血流	胆汁酸胆管重吸收（胆汁肝分流）障碍，与胆汁淤积症相关
NHE2/NHE3	胆管细胞顶端膜、肝细胞毛细胆管膜	重吸收 Na^+，交换 H^+，参与调节细胞内 pH，并且重吸水	胆管 Na^+ 及水重吸收障碍，可引起胆汁淤积症
CFTR	胆管细胞顶端膜	Cl^- 通道，cAMP 介导下向胆管腔中排泌 Cl^- 和水	囊性纤维化，可引起胆汁淤积、肝纤维化及肝硬化
IBABP	回肠上皮细胞胞质	将胆汁酸盐从回肠上皮细胞的顶端膜转运至基底膜	胆汁酸的小肠重吸收障碍，与胆汁淤积症相关

注：NTCP. Na^+ 依赖性牛磺胆酸钠共转运多肽；OATP. 有机阴离子转运多肽；OAT. 有机阴离子转运体；OCT. 有机阳离子转运体；MDR1. 多重耐药蛋白 1；MRP2. 多重耐药相关蛋白 2；MDR3. 多重耐药蛋白 3；BSEP. 胆盐输出泵；BCRP. 乳腺癌耐药蛋白；sterolin1/sterolin2. 甾醇蛋白 1 和 2；MATE-1. 多药及毒素外排转运蛋白 1；FIC-1. 家族性肝内胆汁淤积 1 蛋白；AQP8. aquaporins 8，水通道蛋白 8；AE2. 氯化物 / 碳酸氢盐交换体 2；MRP3. 多重耐药相关蛋白 3；MRP4. 多重耐药相关蛋白 4；OSTα/β. 有机溶质转运体 α/β；ASBT. 顶端胆管细胞顶端膜上 Na^+ 依赖胆盐转运体；NHE. Na^+/H^+ 交换体；CFTR. 囊性纤维化跨膜调节因子；IBABP. 回肠胆汁酸结合蛋白

（一）肝细胞基底外侧膜有机溶质的摄取

肝细胞基底外侧膜从血窦中摄取有机溶质，是胆汁生成的首要环节。肝细胞基底外侧膜上的转运体和酶类组成的转运系统，可以选择性吸收 Disse 腔中的胆汁酸盐、胆红素、磷脂、胆固醇、激素、氨基酸、药物等有机溶质，然后进一步分泌于胆汁中。主要转运体介绍如下。

1. **Na⁺ 依赖性牛磺胆酸钠共转运多肽** （Na⁺-taurocholate cotransporting polypeptide，NTCP）　基因名 *SLC10A1*，是溶质载体家族 10 （solute carrier family 10，SLC10）的成员之一，是最重要的 Na^+ 依赖性胆汁酸盐转运体，在整个肝小叶的肝细胞基底外侧膜上，是肝细胞摄取结合型胆汁酸盐最为重要的转运体。NTCP 可从肝窦摄取 80% 的结合胆汁酸盐及部分游离胆汁酸盐，也是胆汁酸盐依赖性胆汁流形成的重要因素。*SLC10A1* 基因突变导致其编码的 NTCP 蛋白缺乏，可引起牛磺胆酸的摄取水平显著降低，血清总胆汁酸浓度显著升高，并伴有轻度的黄疸、瘙痒、肝功能不全等临床表现。

2. **有机阴离子转运多肽** （organic anion transporting polypeptides，OATP）　未结合的胆汁酸盐摄入需要依赖肝细胞基底外侧膜上的 OATP 转运系统，它是基底外侧膜上主要的非 Na^+ 依赖性胆汁酸盐摄取系统，作为溶质载体超家族成员，OATP 拥有广泛的特异性底物，主要负责非结合胆汁酸盐、非结合胆红素、雌激素、甲状腺素、类固醇、药物等有机阴离子的摄取，调节并维持胆汁酸盐非依赖性胆汁流。人类共有 11 个 OATP，可分为 6 个家族（OATP1 ~ 6）。其中 OATP1B1 （基因名 *SLCO1B1*）和 OATP1B3 （基因名 *SLCO1B3*）蛋白主要表达于人类的肝细胞，前者表达于整个肝小叶的肝细胞基底外侧膜，后者则主要表达于肝小叶的中心区，双等位基因 *OATP1B1* 和 *OATP1B3* 缺陷，可以导致高结合型胆红素血症，表现为 Rotor 综合征。此外，

OATP1B1 和 OATP1B3 还可影响相关药物代谢,与药物副作用的发生相关。

3. 有机阴离子转运体 (organic anion transporters, OAT)　作为 SLC22A 超家族成员,OAT 表达于肝细胞基底外侧膜,可以转运分子量较小的内源性和外源性有机溶质,通常是亲水性有机阴离子,其底物主要为内源性胆汁酸、环磷酸鸟苷及激素衍生物和外源性药物等。在人类肝脏中已经发现 3 种亚型 : OAT2 (基因名 SLC22A7)、OAT5 (基因名 SLC22A10) 和 OAT7 (基因名 SLC22A9)。OAT2 是一种非 Na+ 依赖性转运多种特异性有机阴离子的转运蛋白,在肝脏中高表达 ;OAT5 是人类特有的,几乎只在胚胎和成人肝脏中表达 ;OAT7 为肝脏特异性有机阴离子转运蛋白。

4. 有机阳离子转运体 (organic cation transporters, OCT)　OCT1 (基因名 SLC22A1) 和 OCT3 (基因名 SLC22A3) 表达于肝细胞基底外侧膜,依赖电化学梯度转运多种内源性和外源性小分子量阳离子溶质,还可以介导二甲双胍、拉米夫定等阳离子药物的摄取,影响肝细胞内药物浓度和药效学。

(二) 胆汁酸、胆红素等胆汁成分的细胞内代谢与转运

1. 胆汁酸的细胞内代谢与转运　肝细胞内的胆固醇经经典途径和替代途径合成初级胆汁酸 (鹅去氧胆酸和胆酸),在过氧化物酶体中,再与甘氨酸或牛磺酸结合,经胆汁酸辅酶 A 合成酶和氨基酸 -N- 酰基转移酶催化,形成结合型初级胆汁酸,分泌入胆汁,进入肠道 ;而具有潜在毒性的疏水性胆汁酸盐在肝细胞内则进一步经胆汁酸代谢及解毒酶的硫酸化、葡萄糖醛酸化及氧化作用来实现胆汁酸的解毒。

2. 胆红素的细胞内代谢与转运　脂溶性的非结合型胆红素被肝细胞摄入后,首先与胞质中配体蛋白结合,被转运至内质网,在尿苷二磷酸葡萄糖醛酸转移酶的催化下,形成极性较强的水溶性结合型胆红素,而后进一步被转运、分泌入胆汁。

这些重要的代谢过程使胆汁酸和胆红素能够无毒代谢,且能够更容易地被转运至肝细胞之外。被摄取到肝细胞的胆汁成分,需要穿过细胞到达毛细胆管膜,其中胆汁酸盐和其他亲水性阴离子物质需要结合胞质蛋白,胆红素等高疏水性溶质转运则需要细胞内膜系统 (尤其内质网) 的参与完成,而转铁蛋白、去唾液酸糖蛋白、多聚免疫球蛋白 A、胆汁酸转运蛋白等蛋白质和大量有机溶质的转运,则需要微管依赖的囊泡转运系统参与完成。

(三) 肝细胞毛细胆管膜的分泌

位于肝细胞的毛细胆管膜顶端的转运体是胆汁分泌和组成的决定因素。大多数毛细胆管膜上的转运体属于 ATP 结合盒 (ATP-binding cassette, ABC) 超家族成员,可将有机溶质分泌到胆汁中。它们包括胆盐输出泵 (bile salt export pump, BSEP, 基因名 ABCB11)、转运有机阳离子的多重耐药蛋白 1 (multidrug resistance protein 1, MDR1, 基因名 ABCB1)、转运多种特异性有机阴离子的多重耐药相关蛋白 2 (multidrug resistant associated protein 2, MRP2, 基因名 ABCC2)、转运磷脂的 MDR3 (基因名 ABCB4)、乳腺癌耐药蛋白 2 (breast cancer resistance protein 2, BCRP2, 基因名 ABCG2)、甾醇蛋白 1 和 2 (sterolin 1/sterolin 2, 基因名 ABCG5/ABCG8)、多药及毒素外排转运蛋白 1 (multidrug and toxin extrusion transporters 1, MATE-1, 基因名 SLC47A1)、家族性肝内胆汁淤积 1 蛋白 (familial intrahepatic cholestasis 1, FIC1, 基因名 ATP8B1)、水通道蛋白 (aquaporins, AQP)、氯化物 / 碳酸氢盐交换体 2 (chloride/bicarbonate exchanger 2, AE2, 基因名 SLC4A2) 及其他转运体。分别介绍如下 :

1. 胆盐输出泵 (BSEP) 蛋白　在肝脏

中高表达，存在于整个肝小叶，位于毛细胆管膜上抗窖蛋白富集的脂质微域中，其特异性底物主要是结合型胆汁酸。BSEP 转运结合型胆汁酸盐至毛细胆管腔的过程是胆盐依赖性胆汁流形成的重要影响因素。BSEP 是药物性胆汁淤积性肝损伤的主要靶点。核受体 FXR 是 BSEP 最重要的转录调控因子。BSEP 的突变可导致进行性家族性肝内胆汁淤积症 2 型（PFIC-2）。

2. 多重耐药蛋白 1（MDR1）　又称 P 糖蛋白，是 ABC 转运体家族成员之一，负责向胆汁中转运疏水性化合物，也可转运胆汁酸盐，但其亲和力不及 BSEP 的 1/5。

3. 多重耐药相关蛋白 2（MRP2）　主要分布在肝细胞胆小管膜，负责排泌结合胆红素、二价结合型胆汁酸等有机阴离子，是毛细胆管膜上的 ABC 转运体家族最主要的转运蛋白和 BSIF 形成的主要决定因素。MRP2 的功能是从肝细胞内转运大量两性分子至胆汁，主要内源性底物包括胆红素葡糖醛酸内酯、胆汁酸盐、硫酸化和葡萄糖醛酸化底物、谷胱甘肽（GSH）结合物、氧化型谷胱甘肽、重金属及多种药物复合物和一些其他外源性化合物。该基因的突变可导致 Dubin-Johnson 综合征。

4. 多重耐药蛋白 3（MDR3）　是一种在肝细胞胆小管膜的磷脂输出泵，功能为介导肝细胞内的磷脂酰胆碱从磷脂双分子层内侧转运至膜外的胆汁中，进一步与胆汁酸盐和胆固醇一起组成混合微粒，促进胆固醇的溶解，同时避免疏水性胆汁酸盐的直接毒性损伤胆管上皮细胞。其可以被胆汁酸激活 FXR 信号通路上调。编码 MDR3 蛋白的 *ABCB4* 基因突变可导致 PFIC-3，此外该基因缺陷还可能与妊娠肝内胆汁淤积症（ICP）、低磷脂相关胆石症（LPAC）和原发性胆汁性胆管炎（PBC）相关。

5. 乳腺癌耐药蛋白（BCRP）　在多种类型细胞的顶端膜上表达，保护这些细胞免受有毒化合物的伤害。BCRP 与 MRP2 和其他有机阴离子转运蛋白的功能类似，且底物特异性存在重叠，可以转运硫酸和葡萄糖醛酸化的胆汁酸结合物及其他有机离子等，但 BCRP 蛋白在人肝脏中的表达明显低于 MRP2。

6. 甾醇蛋白 1 和甾醇蛋白 2　可通过介导胆固醇胆汁排泄，调节机体胆固醇的稳态。ABCG5/ABCG8 与尼曼 - 皮克 C1 型类似蛋白 1（NPC1L1）共同作用从肝脏胆汁中重吸收胆固醇，同时 ABCG5/ABCG8 与胆汁中的尼曼 - 皮克 C2 型蛋白（NPC2）共同作用促进胆固醇的分泌。

7. 多药及毒素外排转运蛋白 1（MATE-1）　转运肝细胞内的有机阳离子至毛细胆管腔胆汁中，影响相关阳离子药物的胆汁排泄，具有 pH 依赖性。细胞外酸化可以提高 MATE-1 的转运能力，其表达增强可对缺氧损伤提供保护。

8. 家族性肝内胆汁淤积 1 蛋白（FIC1）　表达在各个器官，包括胃、小肠、膀胱、肝和胰腺。FIC1 在肝细胞中表达于胆管膜面，主要功能为参与调节氨基磷脂由细胞外向细胞内的转移。FIC1 蛋白缺乏，将导致毛细胆管膜的脂质不对称性被破坏和 BSEP 功能受损，出现胆汁淤积。编码 FIC1 的 *ATP8B1* 基因突变可导致 PFIC-1、良性复发性肝内胆汁淤积症（benign recurrent intrahepatic cholestasis，BRIC）和 ICP。

9. 水通道蛋白（AQP）　胆汁是由水、离子、盐和大分子组成的混合物，其中，水在胆汁的组成中至少占 95%。胆汁的流动主要取决于毛细胆管水平所产生的水量，而水转运功能的丧失可能是胆汁流动减少的一个关键因素。AQP 是一类膜通道蛋白家族，其有利于渗透压驱动的水转运。肾脏近端小管、唾液腺、汗腺、气道黏膜下腺体均有 AQP 的表达，其功能主要与渗透压驱动的水转运有关。AQP7、AQP8、AQP9 在肝细胞表达，在肝细胞膜内外水代谢和胆汁形成中发挥着重要作用。其中 AQP8 位于肝细胞的囊泡内，在受到利胆物质刺激后，可以重新分布到毛细胆管膜，是毛细胆管膜上水分泌的限速通道。AQP9 位于肝细胞基底外侧膜上，空腹时可以将脂肪组织分解的甘油转运至肝脏，用于肝脏糖异生，调节血糖水平。

10. 氯化物 / 碳酸氢盐交换体 2（AE2）AE2 蛋白主要表达在胆管细胞顶膜，其功能为分泌碳酸氢盐到胆汁并刺激胆汁酸盐依赖性胆汁流，可保护肝细胞免受过高 pH 的影响，是毛细胆管内 BSIF 的重要影响因素。此外，这种氯化物 / 碳酸氢盐交换体也存在于毛细胆管膜周围的囊泡里，受到细胞内 pH 升高、细胞肿胀或环腺苷酸(cAMP)刺激后，移位至胆管细胞顶端膜。氯化物 / 碳酸氢盐交换体与顶端膜氯离子通道协同工作。

（四）肝细胞基底外侧膜的外排转运

肝细胞基底外侧膜还存在一些转运体，其代偿性外排转运肝细胞内蓄积的有毒化合物至胆汁或转运至血窦中，保护肝细胞免受损伤，维持胆汁生成、分泌与排泄的动态平衡。

MRP3（基因名 *ABCC3*）分布于肝小叶远端的肝细胞上，主要介导 GSH、葡萄糖醛酸和硫酸盐结合物（胆红素葡萄糖醛酸结合物、胆汁酸结合物等）的转运。MRP3 的主要功能是将肝细胞内超载的底物转运至血窦中，保护肝小叶近端的肝细胞免受其损害。

MRP4（基因名 *ABCC4*）表达于肝细胞基底外侧膜上，可将还原型 GSH 与甘氨酸和牛磺酸的结合物从肝细胞内协同转运至血窦。MRP4 蛋白水平在肝脏中表达很低，但发生胆汁淤积时，可以做出适应性保护性反应，表达水平被上调；BSEP 缺乏时，MRP4 蛋白表达水平上调更加明显。

熊去氧胆酸胶囊可以增加 MRP4 蛋白的表达，被广泛应用于治疗胆汁淤积性肝病。核因子 E2 相关因子 2 的激动剂则可以上调 MRP4 mRNA 和蛋白水平表达，用于治疗胆汁淤积。

有机溶质转运体（organic solute transporter，OST）α/β 是由 OSTα 和 OSTβ 构成的异源二聚体，可以促进胆汁酸盐和与硫酸或葡萄糖醛酸结合的甾醇根据电化学梯度双向穿过细胞膜。在发生胆汁淤积时，OSTα/β 可以对肝内增加的高浓度胆盐做出适应性反应，将胆汁酸盐从肝脏排泄至体循环，减轻肝损伤，可通过 FXR 应答元件调节。

（五）胆管细胞分泌与重吸收

胆管细胞的主要功能是分泌和吸收，胆管上皮细胞分泌碳酸氢盐碱化毛细胆管腔内的胆汁，并使其具有流动性。该过程决定最终的胆汁量，修饰最终分泌到十二指肠的胆汁，受到内源性分子（胆汁酸、核苷酸、激素、神经递质）和外源性分子（微生物、药物）等介导的信号通路调控。胆汁酸及胆管细胞顶端膜上的初级纤毛可以调节胆管细胞分化、增殖及分泌。胆管细胞只占肝组织细胞总数的 3% ～ 5%，但每天胆管上皮细胞生成的胆汁量占人体胆汁生成总量的 25%，是 BSIF 的重要组成部分。

胆管细胞顶端膜上 Na^+ 依赖性胆盐转运体（apical sodium-dependent bile acid transporter，ASBT）、Na^+/H^+ 交换体（Na^+/H^+ exchanger，NHE）2、NHE3、Na^+ 依赖性的葡萄糖共转运体 1、谷氨酸盐转运体及 AQP，分别可以重吸收胆汁酸、Na^+、葡萄糖、谷氨酸及水。胆汁酸被胆管细胞顶端摄取后，进一步被转运至胆管细胞的基底膜，通过基底膜上剪切形式的 t-ASBT、OSTα/β、MRP3 进入相邻的胆管周围毛细血管丛，完成胆汁酸的重吸收过程。

HCO_3^- 和 Cl^- 的分泌受内分泌、神经元和旁分泌途径调节。胆管细胞表达促胰液素受体、囊性纤维化跨膜调节因子（CFTR）和 Cl^- / HCO_3^- 交换体，主要分泌 HCO_3^-、Cl^- 及水。其中 HCO_3^- 和 Cl^- 分别通过 AE2 和 CFTR 介导分泌。促胰液素与大胆管细胞基底膜上的 G 蛋白偶联受体结合，通过 cAMP-PKA 信号通路，促进碳酸氢盐的排泄，同时 cAMP 刺激 AQP 进入细胞膜，增加胆管上皮细胞的水渗透性，从而进一步促进液体流动。血管活性肠肽、神经递质铃蟾肽及皮质类固醇可以促进胆管细胞的分泌，生长抑素、胃泌素和胰岛素对胆管细胞分泌有抑制作用。

（六）胆汁酸的肠肝循环

胆汁及经胆汁排泄的药物进入肠道后，经门静脉又返回肝脏，形成了机体的肠肝循环机制，在一定程度上可进一步影响胆汁的生成与分泌。

进入肠道的部分结合型胆汁酸，在回肠末端和结肠上段肠道细菌的作用下解离成游离型胆汁酸，随之被细菌 7α- 脱氢酶转化为次级胆汁酸，后进一步通过被动扩散的形式在结肠被重吸收或通过粪便排出体外。而大部分结合型胆汁酸（牛磺胆酸、甘氨胆酸等）被回肠远端肠上皮细胞刷状缘侧顶端的 ASBT 主动重吸收，与回肠胆汁酸结合蛋白（ileal bile acid binding protein，IBABP）结合转运至基底膜，进一步由基底外侧膜上的 OSTα/β 重吸收至门静脉血流，经肝细胞基底外侧膜上的 NTCP 摄取，与肝细胞内合成的结合型胆汁酸再次分泌至胆汁中。

肠肝循环中 95% 的胆汁酸被再循环回到肝脏，5% 的胆汁酸经粪便排泄损失，需要通过肝脏的新合成补充，如图 2-2 所示。肠道中的胆汁酸通过负反馈机制（FXR-FGF19-FGFR4-CYP7A1 信号通路），调控肝脏胆汁酸的合成，维持恒定的胆汁酸池。

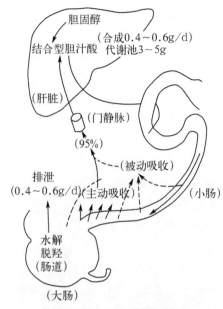

图 2-2　胆汁酸的肠肝循环

二、胆 汁 排 泄

胆道通畅和胆汁顺利排泄进入肠道，是胆汁发挥其正常生理功能的重要条件。肝细胞生成、分泌胆汁至毛细胆管，进入黑林管，而后逐渐进入小叶间胆管、肝段胆管、肝叶胆管、肝左管、肝右管及肝总管，经胆管细胞进一步加工修饰后，流入胆囊，受胆囊收缩素刺激后，胆囊收缩，胆汁进入胆总管，同时 Oddi 括约肌松弛，使胆汁进入十二指肠腔，最终流入空肠、回肠及大肠。

当各种因素导致肝内外胆管病变，引起胆汁排泄受阻时，则出现梗阻性胆汁淤积。胆汁在肝外胆管排泄障碍，常见于肝外胆管阻塞病变，可见于胆总管结石、良性胆管狭窄、原发性或继发性硬化性胆管炎、Mirizzi 综合征、胆管癌、胰腺疾病、壶腹腺瘤 / 癌等；而肝内胆管病变，可见于原发性硬化性胆管炎、PBC 及与自身免疫性肝炎重叠综合征、特发性成人肝内胆管缺失症、管壁发育异常、囊性纤维化、药物性胆管病、移植物抗宿主病和继发性硬化性胆管炎等。

三、胆汁淤积

胆汁淤积可能是由肝细胞和胆管细胞生成、分泌胆汁的功能损害和（或）胆汁排泄途径的任何部位阻塞所致，可以发生在肝细胞基底外侧膜至 Vater 壶腹之间的任何水平，可分为肝内胆汁淤积和肝外胆汁淤积，肝内胆汁淤积可进一步细分为肝小叶内（肝细胞损伤、胆汁转运体病变）和肝小叶外（肝内胆管病变）胆汁淤积。肝细胞基底膜和毛细胆管膜病变、肝细胞骨架改变、细胞间紧密连接损伤、胆汁成分相关转运体遗传缺陷或获得性病变（表2-1）、肝细胞内囊泡转运受损、毛细胆管管腔阻塞及肝内胆管病变是肝内胆汁淤积的主要发生机制。而肝外胆汁淤积主要是由肝外胆管内的胆汁排泄阻塞所致。此外，胆汁酸的肠肝循环失调，可间接影响胆汁的生成、分泌，导致肝内胆汁淤积。新生儿及婴儿常见遗传相关胆汁淤积症基因型和表型（表2-2）。

表 2-2　新生儿及婴儿常见遗传相关胆汁淤积症基因型和表型

病因	分类	疾病	临床表现	基因
胆管阻塞	肝内	Alagille 综合征	先天性心脏病、面部异常、蝴蝶椎及眼部异常、肾脏异常、生长发育迟缓、胰腺异常、肝脾大	JAG1，N0TCH2
		Caroli 病	肝内胆管异常扩张及先天性肝纤维化，可伴胰腺囊肿、囊性肾病等囊性纤维化疾病	PKHD1
		新生儿硬化性胆管炎（NSC）	新生期发生胆汁淤积，迅速进展为胆汁性肝硬化，大便白色，血GGT 水平升高，部分病例伴神经系统和肾脏损害	DCDC2
	肝外	Kabuki 综合征1 型	发育迟缓、特殊面容、腭裂或高拱形腭、脊柱侧弯、第 5 指短、椎骨、手和髋关节异常、婴儿期反复性中耳炎	MLL2
	其他	囊肿性纤维化	汗氯升高、胰腺囊性纤维化、胎粪性肠梗阻、慢性支气管感染与肺纤维化	CFTR
胆汁酸代谢障碍	合成障碍	先天性胆汁合成障碍	婴儿期进行性肝内胆汁淤积，可能存在肝硬化、脂溶性维生素缺乏	HSD3B7，AKR1D1，CYF7B1，AMACR
	转运障碍	PFIC-1	GGT 正常或降低、瘙痒和黄疸、生长发育落后、神经性耳聋、水样泻、胰腺炎、汗液电解质浓度升高	ATP8B1
		PFIC-2	GGT 正常或降低，瘙痒和黄疸	ABCB11
		PFIC-3	GGT 显著升高，瘙痒和黄疸	ABCB4
		PFIC-4	GGT 降低	TJP2
		PFIC-5	胆汁淤积	NR1H4
		PFIC-6	胆汁淤积、腹泻、感音性耳聋及胆结石	MYO5B

续表

病因	分类	疾病	临床表现	基因
多系统疾病	糖和氨基酸代谢障碍	半乳糖血症Ⅰ型	呕吐、拒食、体重不增、腹泻、嗜睡和肌张力减低	*GALT*
		半乳糖血症Ⅱ型	白内障	*GALK1*
		半乳糖血症Ⅲ型	无明显症状	*GALE*
		果糖不耐受	果糖血症、黄疸、乳酸性酸中毒、低血糖	*ALDOB*
		糖原贮积症4型	组织中广泛的支链淀粉样物质沉积	*GBE1*
		酪氨酸血症Ⅰ型	可能出现肝衰竭、Fanconi综合征相关性肾病或癫痫发作	*FAH*
		希特林蛋白缺乏症	肝酶正常或轻度升高，有肝大、黄疸等婴儿肝炎综合征表现	*SLC25A13*
	脂质代谢病	尼曼-皮克病C型	进行性神经退化、新生儿黄疸、小儿致命性肝衰竭、肝脾大	*NPC1*，*NPC2*
		戈谢病	肝脾大，骨坏死，角巩膜缘有灰色Gaucher细胞积累，角膜上皮、前房角、睫状体、瞳孔缘有白色沉淀	*GBA*
		Wolman病	血胆固醇过多、黄色瘤、脂肪泻	*LIPA*
	过氧化物酶体病	Zellweger综合征	颅面异常、骨骼畸形、严重神经发育障碍、心肺肾受累	*PEX*系列基因

注：GGT. γ- 谷氨酰转移酶

四、小　结

胆汁生成、分泌、排泄是机体重要的生理过程。胆汁在促进脂质消化和吸收、清除机体代谢废物、调节胆固醇代谢等方面发挥着重要作用。当各种原因引起胆汁的生成、分泌或排泄发生障碍时，则出现急性或慢性胆汁淤积性病变。尽管当前胆汁生成、分泌、排泄及胆汁淤积机制研究不断取得新的进展，为临床治疗胆汁淤积性肝病及其并发症提供了潜在的作用靶点，但其相关机制及病因极其复杂，临床研究极其有限，仍需通过更多的体内、体外试验，动物模型及多种实验技术全面、多角度进一步探索并阐明胆汁代谢的生理机制，同时结合更多的临床研究深入揭示胆汁淤积性肝病的病理生理机制，进而研发相关药物，提高临床诊治水平。

（李爱芹　董　漪）

参考文献

申弘，2019.胆汁的生成、分泌、排泄及胆汁淤积发生机制.临床肝胆病杂志，35(2): 431-437.

Boyer JL, 2013.Bile formation and secretion. Compr Physiol, 3(3): 1035-1078.

Cheung AC, Lorenzo Pisarello MJ, Larusso NF, 2018. Pathobiology of biliary epithelia. Biochim Biophys Acta Mol Basis Dis, 1864(4 Pt B): 1220-1231.

Ferrigno A, Di Pasqua LG, Berardo C, et al, 2018 The farnesoid X receptor agonist obeticholic acid upregulates biliary excretion of asymmetric dimethylarginine via MATE-1 during hepatic ischemia/reperfusion injury. PLoS One, 13(1): e0191430.

Hundt M, John S, 2018. Physiology, Bile Secretion. Treasure Island(FL): StatPearls Publishing.

Li T, Chiang JY, 2014. Bile acid signaling in metabolic disease and drug therapy．Pharmacol Rev, 66(4): 948-983.

Slijepcevic D, Roscam Abbing RLP, Katafuchi T, et al, 2017. Hepatic uptake of conjugated bile acids is mediated by both sodium taurocholate cotransporting polypeptide and organic anion transporting polypeptides and modulated by intestinal sensing of plasma bile acid levels in mice. Hepatology, 66(5): 1631-1643.

Slijepcevic D, Van de Graaf SF, 2017.Bile acid uptake transporters as targets for therapy．Dig Dis, 35(3): 251-258.

Thakkar N, Slizgi JR, Brouwer KLR, 2017. Effect of liver disease on hepatic transporter expression and function. J Pharm Sci, 106(9): 2282-2294.

第 3 章

肝功能的实验室评估

要点

评价肝功能对肝病的诊治管理、预后判断非常重要。本章介绍经典的评价肝功能的六类指标：肝实质损害指标、胆汁流动受损或胆汁淤积指标、肝脏合成能力指标、肝脏代谢功能指标、肝脏排泄功能指标及其他特殊血清学检查。

1. 肝脏实验室检测评价的目的

（1）筛查记录肝损伤。

（2）确定肝病的类型及损伤部位。

（3）对慢性肝病患儿进行预后评估及随访。

（4）连续监测肝病病程，评估治疗反应，适当调整治疗方案。

2. 评价肝功能的六类经典指标

（1）反映肝实质损害的检测指标（基于检测受损肝细胞释放的内源性物质的水平）：主要包括血清谷丙转氨酶（ALT）、谷草转氨酶（AST）、乳酸脱氢酶（LDH）等。

（2）反映胆汁流动受损或胆汁淤积的指标（基于检测受损组织释放的内源性物质的水平）：主要包括碱性磷酸酶（AP）、谷氨酰基转移酶（GGT）、5′-核苷酸酶（5′NT）、亮氨酸氨基肽酶、尿胆素原等。

（3）反映肝脏合成能力指标：主要包括血清白蛋白、凝血酶原时间（PT）的水平，以及单个凝血因子（如因子Ⅶ和因子Ⅴ）、甘油三酯、胆固醇和脂蛋白。

（4）反映肝脏代谢功能指标（基于测量肝脏代谢和运输物质的血清浓度）：主要包括胆红素和胆汁酸，以及外源性物质，如咖啡因、利多卡因或对氨基苯甲酸（PABA）。

（5）反映肝脏排泄功能指标：主要包括内源性代谢产物，如氨的排泄和清除率。

（6）其他特殊血清学检查：主要包括血清免疫球蛋白、自身抗体、基因检测。

3. 肝脏生化检测的局限性

（1）肝功能检测中有些指标检测可能缺乏敏感性，如慢性肝病患儿血清转氨酶水平通常是正常的，但肝功能检测正常者不一定没有肝病。

（2）肝功能检测对肝功能障碍不是特异性的，如血清转氨酶可能在非肝脏疾病（如肌肉骨骼疾病或心肌病）患者中升高。

（3）肝脏生化检测一般不能提供特异性的诊断，只能提示肝功能紊乱的分类，如肝酶异常不能区分病毒性肝炎和自身免疫性肝炎，胆汁淤积也不能区分病因是肝内还是肝外。

因此儿童肝脏生化检测异常的临床意义必须在临床背景下进行解释。

一、反映肝实质损害的检测指标

（一）转氨酶

谷丙转氨酶（ALT）和谷草转氨酶（AST）的检测是评估肝细胞损伤和鉴别诊断最常用的指标。ALT 催化丙酮酸和谷氨酸之间的转氨作用，AST 可催化草酰乙酸和谷氨酸之间的转氨作用。

ALT 是肝脏中浓度最高的细胞质酶。AST 以细胞质和线粒体同工酶的形式存在，在肝脏以外的许多组织中都有高浓度的 AST，包括心肌、骨骼肌、肾、脑、胰腺、肺、白细胞和红细胞。人体富含氨基转移酶的组织受损，导致血清中酶浓度升高，或细胞膜通透性改变，使 ALT、AST 从受损细胞释放入血。然而，由于含 AST 的组织分布广泛，因此需要通过获得血清 ALT 比值来鉴别 AST 升高的组织来源。血清 AST 不成比例的单独增加可能提示有溶血。特异性生化检验结果（如血清结合蛋白、LDH、肌酸磷酸激酶或醛缩酶）提示溶血或肌病，肌病是不成比例的血清 AST 升高的根本原因。

血清 ALT 水平最常被用于慢性肝病的筛查，ALT 升高被广泛认为是肝损伤的重要指标。研究表明，儿童中 ALT 的正常值高限（ULN）变异度很大，ALT 的正常阈值设定得太高，就不能可靠地检测到儿童慢性肝病，因此建议考虑将 ULN 阈值降低到男孩 ALT > 25IU/L，女孩 ALT > 22IU/L。在一家三级护理医院进行的无症状血清氨基酸转移酶升高的调查中发现，12% 的患者有潜在的遗传病，包括 Wilson 病、α_1- 抗胰蛋白酶缺乏症、Alagille 综合征、遗传性果糖不耐受症、糖原贮积症和鸟氨酸转氨酶缺乏症。儿童中非酒精性脂肪肝越来越普遍，可以表现为血清 ALT 水平单项升高。在慢性肝病或胆道梗阻（肝内和肝外）的患者中，AST 和 ALT 升高通常较不明显。然而，血清 AST 和 ALT 比值可

能提供有用的信息。急性肝炎患者 ALT 比 AST 水平升高更明显，而在暴发性艾柯病毒感染和某些代谢性疾病中，据报道 AST 水平显著升高。

急性缺氧或低灌注（休克肝）、急性病毒性肝炎、药物或毒素引起的肝毒性和自身免疫性肝炎患者会出现一些非常高的 AST 和 ALT 值（高于 15 倍正常值）。然而，血清转氨酶升高与肝活检中肝细胞坏死程度之间没有大的相关性。因此，单纯血清 AST 和 ALT 升高对判断预后价值有限。然而，胆红素水平升高和凝血功能障碍时转氨酶水平快速下降，称为酶胆分离，反映了活肝细胞的大量破坏和损失，预示急性肝衰竭儿童的预后不良。

连续测定转氨酶是追踪儿童急性病毒性肝炎或自身免疫性肝炎临床活动、评价肝移植后慢性肝炎或急性细胞排斥反应对免疫抑制治疗的反应、检测药物性肝中毒和监测肝损伤进展或康复的重要手段之一。

（二）乳酸脱氢酶

乳酸脱氢酶（LDH）是一种存在于许多组织中的细胞质酶。在血清中存在 5 种 LDH 同工酶，血清 LDH 水平升高的鉴别诊断包括骨骼肌或心肌损伤、溶血、脑卒中、肾病、急性和慢性肝病，但特异性有限。

二、反映胆汁流动受损或胆汁淤积的指标

（一）碱性磷酸酶

碱性磷酸酶（AP）是一组来源于体内不同组织的同工酶，在碱性环境下水解有机磷酸酯，生成无机磷酸盐和有机自由基；AP 是真正的同工酶，因为它们都能催化核酸分子脱掉 5′ 磷酸基团这个反应。它们的理化性质存在差异。它们广泛分布于人体多种组织中，包括胆管细胞膜、成骨细胞、小肠中肠细胞的刷状缘、肾脏近曲小管、胎盘和白细胞。虽然骨 AP 同工酶似乎与钙化有关，但

肝脏 AP 同工酶的确切功能尚不清楚。

临床上测定 AP 活性主要用于骨骼、肝胆系统疾病的诊断和鉴别诊断。血清 AP 水平随年龄变化而变化。15 ~ 50 岁男性平均血清 AP 活性较高；60 岁以上女性与同龄男性相比，AP 水平相当或较高。正常生长发育期的儿童和处于快速生长期的青少年，骨组织中的 AP 很活跃，与骨生长速率有较大的相关性，这导致骨样组织中的酶释放入血。因此，如果其他肝生化指标检查正常，单独 AP 检测值偏高，可能不预示肝或胆道疾病，应重复检测，或者用另一种肝脏化学检测指标如 GGT 或 5′-NT 来明确器官来源。

肝胆疾病可导致血清 AP 偏高，AP 异常升高的程度不能区分肝内和肝外原因，肝外阻塞性疾病如胆总管囊肿、胆管狭窄或硬化性胆管炎患者的 AP 数值没有显著差异。同样，各种肝内原因如原发性胆汁性肝硬化、药物性肝炎和肝移植排斥反应的 AP 数值也没有差异。AP 水平显著升高主要见于浸润性肝脏疾病（如原发性或转移性肿瘤）或胆道梗阻。相反，尽管存在广泛的肝转移，或有大量的胆管阻塞，但血清 AP 水平可以正常。缺锌和 Wilson 病患者的血清 AP 水平较低。

血清 AP 升高的鉴别诊断包括妊娠、家族遗传、慢性肾衰竭和血型 B 型或 O 型及婴儿期短暂高磷血症。在妊娠期间，由于胎盘同工酶活性增加，血清 AP 水平可能增加 1 倍。不明原因的 AP 活性偏高被发现是家族性的，在没有骨骼或肝脏疾病的情况下，可以常染色体显性遗传模式发生在一个家族的几个健康成员中。婴儿短暂性高磷血症是一种明显的良性疾病，其特征是血清 AP 在没有任何临床、放射学或生化证据的情况下持续数周出现明显的短暂和不成比例的升高。

综上所述，由于正常生长发育期的儿童血清 AP 活性明显升高，而这些活性升高是骨同工酶流入血清引起的，因此这种检测在评估儿童胆汁淤积方面的价值较小，尤其是对处于快速生长期的青少年。大多数临床医师用来确定血清总的 AP 活性升高是否意味着肝病的最实用的方法是测量另一种在胆汁淤积状况中增加并且对肝脏更具特异性的酶，如 GGT 或 5′-NT。

（二）γ - 谷氨酰转移酶

该酶广泛存在于多种器官的细胞膜中，包括肾、胰腺、肝、脾、大脑、乳腺和小肠。GGT 由于存在于许多组织中，包括胆管上皮和肝细胞，对肝胆疾病的诊断缺乏特异性。

与其他微粒体酶一样，GGT 活性是由某些药物诱导的。因此，在服用抗惊厥药如苯巴比妥和苯妥英钠的儿童中经常发现 GGT 水平升高。在胆道闭锁、硬化性胆管炎、肝内胆管狭窄（Alagille 综合征）和缺乏 α_1- 抗胰蛋白酶的胆汁淤积患儿中，血清 GGT 均显著升高。

（三）5′ - 核苷酸酶

此酶存在于肝、肠、脑、心脏、血管和内分泌胰腺中。尽管在人体组织中 5′-NT 分布广泛，但血清中 5′-NT 的显著升高主要见于肝胆胰系统疾病。在肝脏中，5′-NT 主要存在于人肝窦内皮细胞。

5′-NT 检测主要用于肝胆系统疾病和骨骼系统疾病的鉴别诊断。血清 5′-NT 活性升高主要见于肝胆系统疾病，如阻塞性黄疸、肝癌、肝炎等。但骨骼系统疾病，如肿瘤转移、畸形性骨炎、佝偻病、甲状旁腺功能亢进等，通常 ALP 活性升高，而 5′-NT 正常。

（四）亮氨酸氨基肽酶

亮氨酸氨基肽酶广泛分布于人体各组织，肝内含量丰富。在妊娠期和肝胆疾病中活性是升高的，但在骨病中活性不升高。儿童和成年人水平是相同的。亮氨酸氨基肽酶对梗阻性胆道疾病诊断有价值。

三、反映肝脏合成能力的指标

（一）白蛋白

白蛋白是主要的血清蛋白，只在肝脏合成。血清白蛋白水平是反映慢性肝损伤的重要指标。当肝脏存在实质病变时，肝脏合成各种蛋白质的能力下降，同时肝内网状内皮系统的库普弗细胞受刺激，制造球蛋白增多，因而血清蛋白的质和量发生变化。

白蛋白、球蛋白的量及比例发生变化，总蛋白也发生相应的变化，可作为肝损伤程度的指标，据此可判别急性肝炎、慢性肝炎，也可作为肝损伤疗效观察的指标。

当肝细胞有病变时，主要表现为白蛋白、纤维蛋白原减少，球蛋白增多等。由于白蛋白的半衰期是 20 ～ 26d，肝病要达到一定程度，一定病程后，才表现出血清白蛋白的改变。

（二）血清凝血酶原时间

凝血酶原时间（prothrombin time，PT）是反映血浆中凝血因子 Ⅰ、Ⅱ、Ⅴ、Ⅶ、Ⅹ活性的指标。凝血酶原时间测定是检查机体外源性凝血系统功能有无障碍的过筛试验，也是临床抗凝治疗的重要监测指标。

凝血酶原时间试验不仅适用于外源性凝血途径的先天性凝血疾病及获得性出血性疾病的诊断，同时对诊断重症肝炎及早期肝硬化有重要意义，也是临床上口服抗凝药物治疗监控的首选试验指标。

1. 延长　PT 延长的情况有先天性凝血因子 Ⅱ、Ⅴ、Ⅶ、Ⅹ 缺乏症，纤维蛋白原（Fg）缺乏（< 0.5g/L），无纤维蛋白原血症，异常纤维蛋白原血症，弥散性血管内凝血（DIC），原发性纤溶亢进，严重的急慢性肝病，阻塞性黄疸，维生素 K 缺乏，循环抗凝物质增多等。

2. 缩短　PT 缩短的情况有先天性凝血因子 Ⅴ 增多症、血栓性疾病、弥散性血管内凝血高凝期、口服避孕药等。

（三）脂质和脂蛋白

肝脏在脂蛋白的产生和降解中起着重要作用。脂蛋白异常在肝内或肝外病因的慢性胆汁淤积性疾病中很常见。胆固醇以脂蛋白 X 的形式在血液中运输，脂蛋白 X 是一种特殊的胆汁淤积型脂蛋白。然而，在非胆汁淤积性肝病中，脂蛋白胆固醇下降也可能反映肝功能恶化，是判断预后的一个指标。

在急性肝细胞损伤中，卵磷脂胆固醇酰基转移酶和甘油三酯脂肪酶等肝酶水平降低。轻度高甘油三酯血症是急性肝细胞损伤的特征，伴有富含甘油三酯的低密度脂蛋白（LDL）的积聚。肝甘油三酯脂肪酶缺乏可能是急性肝炎患者中 LDL 甘油三酯水平升高的原因。

四、反映肝脏代谢功能的指标

（一）胆红素

胆红素是胆色素的一种，是人胆汁中的主要色素，包括总胆红素、直接胆红素和间接胆红素。红细胞衰老后，释放血红蛋白，血红蛋白中的血红素在体内代谢为不溶于水的间接胆红素（又称非结合胆红素），间接胆红素经肝脏形成可溶于水的直接胆红素（又称结合胆红素），可通过肾随尿排出体外。总胆红素是直接胆红素和间接胆红素的总和。胆红素是评估肝功能的重要指标，也是判断黄疸的主要依据。

血清胆红素的测定是肝胆功能检查中的一项重要检测项目，能准确地反映黄疸的程度，对临床诊断隐性黄疸有重要意义。

1. 生理性增高　新生儿生理性黄疸，在新生儿出生后 2 ～ 3d 出现，4 ～ 6d 达到高峰，7 ～ 10d 消退，早产儿持续时间较长，除有轻微食欲缺乏外，无其他临床症状。

长期饮酒、剧烈运动等也有可能引起胆红素增高。生理性因素引起的胆红素偏高一般都会在调节后自行恢复。

2. 病理性增高

（1）直接胆红素增高：主要见于阻塞性黄疸，肝外胆管阻塞（胆结石、肝癌、胰头癌等），肝内胆管阻塞（广泛肝内胆管结石、华支睾吸虫病、胆管癌等），肝细胞性黄疸，肝内胆汁淤积（肝炎、药物性肝病、妊娠期多发性黄疸等）。

以直接胆红素增高为主者，常有发热、腹痛、呕吐等症状，胆红素浓度逐渐增高，尿胆红素阳性，粪中尿胆原减少或缺如，碱性磷酸酶明显增高。

（2）间接胆红素增高：常见于急性黄疸型肝炎、急性肝坏死、慢性活动性肝炎、肝硬化、溶血性贫血、血型不合输血、肝细胞性黄疸、严重烫伤、败血症、疟疾、脾功能亢进、恶性贫血、地中海贫血、铅中毒、新生儿生理性黄疸、药物性黄疸、体质性黄疸、哺乳性黄疸等。

以间接胆红素增高为主者，血清总胆红素增高，其中间接胆红素占80%以上，主要见于溶血性黄疸、某些药物及检查试剂引起的黄疸、新生儿生理性黄疸等。

（二）尿胆素原

尿胆素原是指肠内厌氧微生物群还原间接胆红素（分泌到小肠的胆红素葡萄糖醛酸盐水解为间接胆红素后形成）时形成的3种无色四吡咯。每天产生的尿胆原有高达20%从肠道重吸收，并进行肠肝循环。大部分重吸收的尿胆素原被肝脏吸收，然后再排泄到胆汁中。少量也会在尿液中排出。在所有胆红素排泄受损的情况下，尿胆红素原的形成都会减少。在肝功能不全的情况下，更多的尿胆素原出现在尿液中。在检测和解释尿胆素原的数值时，必须考虑一些混杂因素。排泄量有一定的日变化，尿排出量峰值在12∶00～16∶00。尿胆素原的排泄量很大程度上取决于尿的pH；随着pH的降低，肾小管重吸收增加，尿胆素原的稳定性降低。

（三）胆汁酸试验

当肝细胞损伤或肝内阻塞、肝外阻塞时，胆汁酸代谢就会出现异常，总胆汁酸就会升高。引起总胆汁酸偏高的原因主要有两种，一是生理因素导致的总胆汁酸偏高，二是病理因素。

血清胆汁酸水平轻度升高的常见原因包括门体分流和餐后状态。生理因素中，在餐后人体一般会出现总胆汁酸偏高现象，此种情况在餐后一定时间内就会恢复正常，不会对人体造成危害。在病理因素中，急慢性病毒性肝炎、慢性乙醇中毒、原发性肝癌、胆道梗阻等，均可引起总胆汁酸偏高。儿童的原发性硬化性胆管炎和渐进性家族性肝内胆汁淤积及成人的原发性胆汁性肝硬化和妊娠时，空腹血清胆汁酸水平异常升高。

五、反映肝脏排泄功能的指标

血液中氨的浓度由其生产和清除的平衡来调节。正常情况下，氨的清除主要是肝脏通过尿素循环将氨转化为尿素，再转化为谷氨酰胺完成。肝脏通常一次排出80%的门静脉氨。

在慢性肝病患者中，由肝实质细胞破坏和门体系统分流引起的尿素循环功能紊乱造成大量氨（和其他假定毒素）绕过肝脏并对中枢神经系统产生影响。一些氨也由肾脏和小肠产生，这一事实在患者服用抗惊厥药丙戊酸等药物时变得重要，肾脏产生的由药物诱导的氨产物会导致血清氨增加而不受任何肝毒性的影响。

晚期肝病是引起高氨血症最常见的原因。任何引起严重肝衰竭的原因都可能导致氨代谢的严重障碍。肝硬化患者发生的肝性脑病可由胃肠道出血引起，一方面血容量减少致使红细胞减少而携氧不足，使脑细胞缺血缺氧，另一面，由于肠道积血在细菌作用下产氨，引起血氨升高，促发肝性脑病。然而，在儿童患者中，肝性脑病的发生和血清氨水平之间的相关性较差。

晚期肝硬化患者空腹氨水平正常。相反，即使是轻度肝病患者，氨的非空腹值也可能升高。因此，应测定空腹血清氨水平，以准确反映血液中氨的清除率。连续测量是有用的，因为空腹氨值的增加趋势在评估进展性肝病和肝性脑病的发展方面比单个时间测量更有价值。其他导致血氨升高的原因包括门体系统分流（手术造成的或先天性的）、尿素循环酶的遗传缺陷，如鸟氨酸氨甲酰转移酶缺乏、线粒体脂肪酸 β- 氧化缺陷和 Reye 综合征。当肝硬化伴有经门静脉从肠道到肝脏的静脉引流受损时，就会形成静脉吻合。这些侧支血管将肠源性氨从肝脏分流到全身循环，导致血氨增加。肾功能受损也常伴有严重的肝病，尿量减少导致血尿素浓度升高，因为尿素向肠内排泄增多，在肠内转化为氨。代偿性肝病患者如果出现大量蛋白质负荷，可能会出现突发性脑病和血氨增加。

六、其他特殊血清学检查

(一)血清免疫球蛋白

血清免疫球蛋白（Ig）测定（sera immunoglobulin assay）是检查体液免疫功能最常用的方法。Ig 具有抗体活性，能与相应的抗原专一结合，是体内普遍存在的一类蛋白质。通常检测可以代表血清 Ig 水平的 IgG、IgM 和 IgA 三类血清免疫球蛋白。

1. Ig 显著降低　①见于先天性低丙种球蛋白血症，如 IgG、IgA、IgM 3 种全缺的 Bruton 病（仅限于男性），3 种 Ig 中缺某一种或两种（减少或无能）的丙种球蛋白异常血症，后者最多见的是 IgA 缺乏症（隐性遗传）；②见于获得性低丙种球蛋白血症（如肾病综合征、蛋白质丢失性肠病、先天性风疹病等）及瑞（Swiss）氏胸腺发育不全伴无丙种球蛋白血症。

2. Ig 明显增高　①见于免疫性疾病，如系统性红斑狼疮急性期、慢性活动性肝炎、类风湿关节炎活动期等；②见于多发性骨髓瘤，可按其所产生 Ig 不同而有 G 型（IgG 增多）、A 型（IgA 增高）、D 型、E 型（后两型极少见）等；③见于感染，如慢性化脓性感染、肺结核、肝脓肿、血吸虫病、瘤型麻风等，可见 IgG 升高；④见于恶性肿瘤，如消化道癌、呼吸道癌、泌尿生殖系癌，绝大多数患者均见 IgA 增多，喉癌、结肠癌、直肠癌、前列腺癌也见 IgM 升高；⑤过敏性疾病、寄生虫病可见 IgE 增高。

(二)自身抗体

自身免疫性肝病（autoimmune liver disease，AILD）是一组由自身免疫异常导致的肝脏疾病，患者血清中通常存在一种或多种自身抗体，自身抗体的检测已成为 AILD 诊断和鉴别诊断的重要工具。

1. 针对自身免疫性肝炎（autoimmune hepatitis，AIH）的抗体　AIH 是一种由针对肝细胞的自身免疫反应介导的肝实质炎症。大多数 AIH 患者血清中存在一种或多种自身抗体。根据自身抗体的不同，AIH 一般分为两种类型：1 型 AIH 以抗核抗体（ANA）和抗平滑肌抗体（ASMA）阳性为主，抗肌动蛋白抗体或抗可溶性肝抗原 / 肝胰抗原抗体（抗 SLA/LP）也可阳性，多见于成人；2 型 AIH 以抗肝肾微粒体抗体（抗 LKM）-1 和（或）抗肝细胞溶质抗原Ⅰ型抗体（抗 LC-1）阳性为标志，多见于儿童和青少年。与 1 型 AIH 相比，2 型 AIH 往往表现出更严重的疾病进展。

(1) ANA：是血清中最先发现的 AIH 自身抗体，是 1 型 AIH 的血清学标志物，70% ～ 80% 的 1 型 AIH 患者 ANA 阳性，但该抗体并不具有特异性，其在多种肝脏疾病、非肝脏自身免疫性疾病及部分健康老年人中均可出现。ANA 常与 ASMA 同时出现，也可单独出现，高滴度 ANA 可提示

1 型 AIH。间接免疫荧光法是 ANA 的首选检测方法，一般以 HEp-2 细胞作为检测基质，检测 ANA 的总抗体。

（2）ASMA：也是 1 型 AIH 患者中常见的抗体，同样缺乏诊断疾病的特异性。ASMA 常与 ANA 同时出现，也可单独出现，高滴度 ASMA 提示 AIH，而低滴度常出现于病毒性肝炎患者中。间接免疫荧光法是 ASMA 首选的检测方法。F-actin 抗体与 ASMA 联合检测有助于提高 AIH 的诊断率。

（3）抗 SLA/LP 抗体：是 1 型 AIH 最具特异性的自身抗体（约 100%），但检出率低，几乎仅见于 AIH 患者中，具有较高的诊断价值。利用间接免疫荧光法检测抗 SLA/LP 抗体的敏感性和特异性均不理想，可应用基于重组抗原的方法 [如酶联免疫吸附测定（ELISA）、免疫印迹法] 进行检测。

（4）抗 LKM 抗体：包括 3 种亚型，即抗 LKM-1 抗体、抗 LKM-2 抗体和抗 LKM-3 抗体。抗 LKM-1 抗体为 2 型 AIH 的血清标志性抗体，敏感度为 90%，但在 AIH 中检出率很低，也可与抗 LC-1 抗体同时存在。通常使用间接免疫荧光法检测抗 LKM 总抗体，阳性结果应进一步利用特异性重组抗原方法（如 ELISA、免疫印迹法）确认抗 LKM 亚型抗体，也可直接应用免疫印迹法或 ELISA 定性或相对定量地检测抗 LKM 抗体的亚型。

（5）抗 LC-1 抗体：是 2 型 AIH 的另一个标志性抗体。高滴度的抗 LC-1 抗体可提示 2 型 AIH。抗 LC-1 抗体常与抗 LKM-1 抗体同时存在，在 10% 的 2 型 AIH 患者中，抗 LC-1 抗体是唯一可检测到的自身抗体，且诊断特异性优于抗 LKM-1 抗体，当抗 LC-1 抗体与抗 LKM 抗体同时存在时，其荧光信号易被抗 LKM 抗体掩盖，因此抗 LC-1 抗体常用 ELISA 或免疫印迹法进行检测。

2. 针对原发性胆汁性胆管炎（primary biliary cholangitis，PBC）的抗体 PBC 是一种以肝内小胆管病变为主的 AILD。PBC 患者存在的自身抗体主要分为两类，即抗线粒体抗体（anti-mitochondrial antibody，AMA）类和 ANA 类。其中，AMA 是临床诊断 PBC 的重要血清学标志物。

（1）AMA：是诊断 PBC 的标志性自身抗体，阳性率为 90% ～ 95%。根据不同的靶抗原，AMA 分为 9 个亚类，即 M1 ～ M9。其中，AMA-M2 与 PBC 的关联度最高，95% 的 PBC 患者中可检出高滴度 IgG 型 AMA-M2。一般采用间接免疫荧光法检测 AMA 总抗体，而 AMA-M2 可由 ELISA、免疫印迹法、化学发光法等多种方法进行检测。

（2）ANA：与 AIH 不同的是，PBC 患者表现出疾病特异性 ANA，间接免疫荧光法的荧光模型一般为核点型和核周型，免疫印迹法或 ELISA 可检测到抗 sp100（核点型 ANA 的靶抗原之一）或抗 gp210（核周型 ANA 的靶抗原之一）阳性。

1）抗 gp210 抗体：是 PBC 高度特异性的抗体，诊断 PBC 的敏感度为 10% ～ 41%，而特异度 > 95%。抗 gp210 抗体持续阳性是疾病进展至终末期肝衰竭（黄疸型进展）的重要危险因素。

2）抗 sp100 抗体：是对 PBC 具有较高敏感性和特异性的自身抗体，阳性率为 10% ～ 30%。

3. 针对原发性硬化性胆管炎（primary sclerosing cholangitis，PSC）的抗体 PSC 是一种以特发性肝内外胆管炎性反应和纤维化导致的多灶性胆管狭窄为特征、慢性胆汁淤积病变为主要临床表现的 AILD。PSC 患者血清中含有多种自身抗体，但大多数抗体对 PSC 的特异度较低，仅抗中性粒细胞胞质抗体（ANCA）的特异度相对较高（42% ～ 93%），间接免疫荧光法检测 ANCA 可见 2 种荧光模型，分别为细胞质型 ANCA（cANCA）和核周型 ANCA

（pANCA），后者又进一步分为典型 pANCA 和不典型 pANCA。ANCA 作为 PSC 辅助诊断的作用有限。影像学检查对诊断 PSC 具有更重要的作用。

（三）全基因组关联分析

全基因组关联分析（genome-wide association study，GWAS）是指在人类全基因组范围内找出存在的序列变异，即单核苷酸多态性（SNP），从中筛选出与疾病相关的 SNP。

2005 年，*Science* 杂志报道了第一项具有年龄相关性的黄斑变性 GWAS 研究之后陆续出现了有关冠心病、肥胖、2 型糖尿病、高甘油三酯血症、精神分裂症及相关表型的报道。

GWAS 为人们打开了一扇通往研究复杂疾病的大门，将在患者全基因组范围内检测出的 SNP 位点与对照组进行比较，找出所有的变异等位基因频率，从而避免了像候选基因策略一样需要预先假设致病基因。同时，GWAS 研究让我们找到了许多从前未曾发现的基因及染色体区域，为复杂疾病的发病机制研究提供了更多的线索。

七、小　结

儿童血清肝脏生化检测指标数值的评估必须依据详细的病史和检验结果。全基因组关联研究的结果表明，潜在的遗传因素对肝功能测试有重要作用。这些检测结果为临床医师提供了有价值的诊断及预后信息。

（钟彦伟）

参 考 文 献

陈欣欣，张海萍，闫惠平，2018. 自身免疫性肝病相关自身抗体的检测和临床意义. 胃肠病学，23(5)：296-299.

Bachmann C, 2002. Mechanisms of hyperammonemia. Clin Chem Lab Med, 40:653-662.

Cohen JC, Horton JD, Hobbs HH, 2011. Human fatty liver disease: old questions and new insights. Science, 332(6037): 1519-1523.

Dixon JL, Ginsberg HN, 1992. Hepatic synthesis of lipoproteins and apolipoproteins. Semin Liver Dis, 12:364-372.

Iorio R, Sepe A, Giannattasio A, et al, 2005. Hyper-transaminasemia in childhood as a marker of genetic liver disorders. J Gastroenterol, 40:820-826.

Maggiore G, Bernard O, Hadchouel M, et al, 1991. Diagnostic value of serum gamma-glutamyl transpeptidase activity in liver diseases in children. J Pediatr Gastroenterol Nutr, 12: 21-26.

Schwimmer JB, Dunn W, Norman GJ, et al, 2010. SAFETY study: alanine aminotransferase cutoff values are set too high for reliable detection of pediatric chronic liver disease. Gastroenterology, 138: 1357-1364.

第二篇

淤 胆 篇

第 **4** 章

婴儿胆汁淤积症

要点

婴儿胆汁淤积症 (cholestasis) 是指 1 岁以内（包括新生儿）由各种原因引起的胆汁合成、分泌、肝内外胆道内胆汁流动的机械性或功能性障碍，胆汁成分入血所导致的临床综合征。

按照发生的部位可分为肝内胆汁淤积和肝外胆汁淤积。

婴儿胆汁淤积症是指 1 岁以内（包括新生儿）由各种原因引起的胆汁合成、分泌、肝内外胆道内胆汁流动的机械性或功能性障碍，胆汁成分入血所导致的临床综合征。婴儿胆汁淤积症临床表现为黄疸、粪便颜色变化、肝大或质地异常、血清总胆红素 $< 85\mu mol/L$、结合胆红素 $> 17.1\mu mol/L$ 或血清总胆红素 $> 85\mu mol/L$、结合胆红素 / 总结合胆红素 $> 20\%$。血清转氨酶可有增高。

按照胆汁淤积发生的部位，婴儿胆汁淤积症可分为肝内胆汁淤积和肝外胆汁淤积，详见表 4-1。本章按病种对下列疾病做简要阐述，为婴儿胆汁淤积症的诊断和鉴别诊断提供依据和思路。

表 4-1　按肝内外疾病分类的婴儿胆汁淤积症

部位	疾病
肝内	感染导致
	内分泌失调
	垂体功能减退
	肾上腺与甲状腺疾病
	与基因突变有关
	α_1- 抗胰蛋白酶缺乏

续表

部位	疾病
	囊性纤维化
	其他可引起胆汁淤积的遗传代谢病（希特林蛋白缺乏症、半乳糖血症、酪氨酸血症）
	胆汁酸合成和代谢的先天缺陷
	胆汁酸合成缺陷
	遗传性胆汁淤积综合征
	进行性家族性肝内胆汁淤积症 1 ~ 6 型
	Alagille 综合征
	新生儿鱼鳞病和硬化性胆管炎
	与肠衰竭和全肠外营养有关
肝外	胆道闭锁
	胆道囊肿
	Caroli 病和 Caroli 综合征
	胆石症
	胆汁淤积与胆汁浓缩

一、肝内疾病

（一）感染导致胆汁淤积

各种病原体感染如细菌、巨细胞病毒（CMV）、EB 病毒、弓形虫等感染均可能引起胆汁淤积（详见"新生儿肝炎和围生期感染"章节）。

（二）与内分泌失调有关的胆汁淤积

垂体 - 肾上腺轴紊乱可能表现为新生儿胆汁淤积。尽管特点不鲜明，但垂体可以通过调节激素而对胆汁酸分泌和胆汁流动起到调节作用。低血糖和新生儿肝病提示可能存在垂体或肾上腺功能障碍。

1. 垂体功能减退 先天性垂体功能减退是新生儿中最常见的垂体功能障碍，通常是由编码转录因子的基因突变引起的，先天性垂体功能减退最常见的表现形式是视隔发育不良、中线发育缺陷、胼胝体变薄或缺失、垂体激素缺乏等。在新生儿期视隔发育不良表现为低血糖、眼动异常（如眼球震颤）和胆汁淤积。垂体功能减退导致的胆汁淤积通常较轻，可应用适当的激素替代疗法治疗。

2. 肾上腺和甲状腺疾病 肾上腺皮质激素产生和分泌的先天性缺陷可能导致新生儿轻度胆汁淤积，也可能导致无症状的血清转氨酶水平升高。甲状腺功能亢进和甲状腺功能减退均可导致包括胆汁淤积症在内的肝功能异常，甲状腺水平对于维持肝功能正常及胆汁正常代谢发挥着重要作用。此外，低水平的甲状腺激素分泌，导致促甲状腺激素水平升高，可以抑制肝胆汁酸的合成并表现为胆汁流量减少和胆汁淤积。通常儿童甲状腺功能减退可表现为轻微的黄疸。在大多数情况下，随着甲状腺疾病治疗好转，肝功能及胆汁淤积逐渐好转。

3. 与基因突变有关的胆汁淤积 遗传缺陷可导致蛋白质异常折叠、胆汁酸合成缺陷、微管转运中断、胆汁形成和流动发生异常等，导致胆汁淤积。以下是各种功能缺陷下的导致胆汁淤积的疾病。

（1）α_1- 抗胰蛋白酶缺乏：α_1- 抗胰蛋白酶（α_1-antitrypsin，α_1-AT）是一种主要由肝脏分泌的糖蛋白。功能上，α_1-AT 可被归类为蛋白酶抑制剂（Pi），α_1-AT 主要抑制肺脏中弹性蛋白酶的活性，保护肺部不受弹性蛋白酶的酶解损伤。超过 100 个等位基因变异被鉴定为 Pi 表型并以显性方式遗传。α_1-AT 缺乏症是慢性阻塞性肺疾病的遗传基础，主要表现为肺气肿、肝硬化、肝癌、韦格纳肉芽肿性血管炎，少数表现为复发性脂膜炎、纤维肌痛及其他炎症。实验室检查显示直接胆红素升高和血清转氨酶、碱性磷酸酶、γ - 谷酰转肽酶水平升高。儿童在早期也可能出现不同程度的肝衰竭。诊断最好是通过酸性等电聚焦或琼脂糖凝胶电泳测定 α_1-AT 表型。临床治疗可应用 α_1-AT 增补疗法，减缓疾病进程。适当的营养支持和维生素治疗胆汁淤积很重要。在进行性加重的儿童中进行肝移植，行肝移植的儿童和成人的存活率都很高。目前有其他治疗策略包括基因疗法和基于自身细胞的疗法。

（2）囊性纤维化（cystic fibrosis，CF）：是常染色体隐性遗传疾病，因第 7 对染色体囊性纤维化跨膜电导调节因子（cystic fibrosis transmembrane conductance regulator，CFTR）基因突变导致多器官受累。CFTR 是一种 cAMP 依赖的氯离子通道蛋白，属于 ATP 结合盒（ATP binding cassette，ABC）转运蛋白超家族中唯一的离子通道蛋白成员，分布于所有与分泌和吸收有关的组织上皮细胞顶膜，是液体分泌和细胞外碱化所需的氯化物和碳酸氢盐通道。CFTR 的突变导致盐和水的分泌有缺陷，并导致分泌成分的改变，包括胆汁。在肝脏的胆管细胞和胆囊上皮表达 CFTR，通过 Cl^-、HCO_3^- 和水的转运的调节促进胆汁形成和碱化。囊性纤维化相关良性脂肪浸润和局灶性胆汁性肝硬化病变不均匀，肝活检可能不易鉴别。改善营养状况是治疗儿童囊性纤维化的关键，特别注意补充脂溶性维生素 A、维生素 D、维生素 E 和维生素 K。熊去氧胆酸作用不明确。此病的详细介绍见相关章节。

（3）其他可引起胆汁淤积的遗传代谢

病（希特林蛋白缺乏症、半乳糖血症、酪氨酸血症）可以参考相关章节。

4. 胆汁酸合成和代谢的先天缺陷　胆汁酸是由胆固醇代谢后生成，是胆固醇的主要排泄途径。胆汁酸在穿过微血管膜的过程中促进了胆汁的流动。到达小肠后，胆汁酸聚集并形成微粒，有助于溶解脂溶性产物、胆甾醇和脂溶性维生素，从而利于穿过肠道上皮细胞促进其吸收。

在肝细胞内，对胆固醇的修饰通过经典途径和替代（酸性）途径完成。这两种途径都能将疏水的胆固醇分子转化成亲水的初级胆汁酸。肠道内细菌对初级胆汁酸结构的改变导致了次级胆汁酸（脱氧胆酸和石胆酸）产生。初级胆汁酸和次级胆汁酸一起形成胆汁酸池。维持足够的胆汁酸对正常的脂肪吸收和胆汁分泌至关重要。

（1）胆汁酸生物合成缺陷：胆汁酸生物合成中包括多种遗传缺陷。主要的先天性缺陷包括合成胆酸和鹅去氧胆酸中催化反应关键酶的缺乏。可影响原发性胆汁酸合成的继发性代谢缺陷包括过氧化物酶的紊乱，如 Zellweger 脑肝肾综合征和相关疾病、Smith-Lemli-Opitz 综合征等。肝脏损伤是由中间代谢物的肝毒性和由于缺乏初级胆汁酸引起的胆汁分泌不足导致。管腔内胆汁酸浓度降低导致脂肪和脂溶性维生素吸收不良，进而引起维生素 K 依赖性凝血功能异常，维生素 E 缺乏引起的神经症状，低水平维生素 D 引起的骨病等。尿液质谱分析可以对这些遗传代谢病进行特异度诊断，基因测序方法也可以明确诊断。口服鹅去氧胆酸可治疗胆汁酸的合成缺陷，它将下调胆汁酸的合成，促进毒性、非典型胆汁酸代谢水平的持续减少或消失，并使初级胆汁酸达到足够水平以产生胆汁流。该临床治疗已被证实能改善肝脏化学和肝脏组织学特征。口服甘氨酸是治疗酰胺化缺陷的有效方法，可促进生长和脂溶性维生素的吸收。

（2）遗传性胆汁淤积综合征：参与胆汁酸代谢过程基因突变导致胆汁淤积可归于此类疾病，临床已知的疾病包括进行性家族性肝内胆汁淤积症、Alagille 综合征、希特林蛋白缺乏症、新生儿鱼鳞病和硬化性胆管炎等，这些疾病或轻或重会导致肝脏损害，还可能伴有其他组织器官的功能异常。具体疾病可见相关章节。

新生儿鱼鳞病-硬化性胆管炎综合征是一种罕见的常染色体隐性疾病，其特点是头皮多毛症、瘢痕性脱发、鱼鳞病和硬化性胆管炎。已知的致病原因包括一种紧密连接蛋白 claudin 1 突变。相关蛋白 claudin 2 在紧密连接蛋白 2 缺乏患者中的异常表达与胆汁淤积机制有关。

5. 与肠衰竭和全肠外营养有关的肝病　肠衰竭情况下，静脉注射胃肠外营养（parenteral nutrition，PN）提供能量证明是挽救生命的方法，但此方法与大量的肝胆并发症相关，其中最常见的是胆汁淤积。肠衰竭相关的肝病（intestinal failure associated with liver diseases，IFALD）包含广泛的临床表现，从无症状的肝功能异常到脂肪肝、胆汁淤积，以及发展为终末期肝病均有可能。临床上 IFALD 胆汁淤积可能出现在全肠外营养后 2～6 周，在持续 PN 12 周后肝组织学进展为门脉纤维化。与 IFALD 相关的组织学改变是非特异性和多样的。在 6 个月前开始 PN 的患儿多发生胆汁淤积。脂类乳剂促进了 IFALD 进展，主要包括亚油酸的促炎作用、植物固醇和肝网状内皮系统的激活。IFALD 主要治疗目标是恢复肠内营养，并尽可能使患者脱离 PN。在可能的情况下，母乳是患 IFALD 婴儿的最佳选择。间断 PN（通常为 8～12h）可减少 IFALD，在病情平稳的患者中需要长期营养支持。熊去氧胆酸是最常使用的药物，但是否能有确切的获益并没有临床试验证实。

当 IFALD 较轻且肠道缺陷无法矫正时，可进行肠移植。

二、肝外疾病

（一）胆道闭锁

胆道闭锁是新生儿胆汁淤积最常见的肝外原因。致病原因可能是多种因素造成的，目前多数认为由病毒感染及免疫功能失调造成胆管炎性反应。胆道闭锁是特发性炎症过程最终常见临床表现，影响肝内胆管和肝外胆管。该病的主要表现是黄疸，症状在出生后最初几个月出现，伴白陶土样便和不同程度的肝大。通常有胆道闭锁的婴儿出生后几周表现不显著，仅表现为不同程度的黄疸，是否出现发育不良、瘙痒和肝功能障碍（凝血障碍、低白蛋白血症）取决于疾病进展的程度。超声检查可以发现胆道闭锁声像及胆囊缺失。胆管造影仍是诊断胆道闭锁的金标准，肝脏活检仍有重要作用，早期病程的定义是肝脏结构完整、胆管增生、胆汁淤积、门静脉或小叶周围水肿和纤维化。多达 40% 的患儿表现为门静脉炎症和巨细胞形成，与新生儿肝炎难以区分。如果没有及时干预，就会发生胆道完全闭塞并导致终末期肝硬化。对于胆道闭锁的患者，目前没有有效的药物治疗或预防策略。当高度怀疑胆道闭锁时，应进行手术探查以观察梗阻程度和行 Kasai 肝门肠吻合术。约 80% 的儿童在 Kasai 术后需要肝移植。胆道闭锁外科处理见第 5 章。

（二）胆道囊肿

胆道囊肿是罕见的先天性胆道囊性变，与先天性肝纤维化、Caroli 病同源，与胚胎胆管板的异常发育有关，其特点是胆道的不同节段有不同程度的扩张。胆道囊肿在女性中多见，在东亚人中多见。尽管胆道囊肿是良性的，但它们可能与多种不良并发症有关，包括胆汁淤积、胆管炎、胰腺炎、胆石症和恶变。尽管在新生儿期出现胆道囊肿并不常见，但在 2% 的阻塞性黄疸婴儿中存在胆道囊肿。最终 80% 的胆道囊肿在 10 岁前被诊断。典型的临床表现为间歇性腹痛、黄疸。其他表现包括胆管炎、胰腺炎、门静脉高压和肝胆生化异常。当有完全的远端胆道阻塞时，在组织学上与胆道闭锁难以区分。如果病变严重且未得到确诊，可能导致胆汁性肝硬化。超声是初步评估怀疑胆道囊肿的影像学手段，需要指出的是，虽然超声有助于鉴别胆道囊肿和其他阻塞性病变，但最终诊断往往需要手术探查。手术干预仍然是治疗的主要手段，目的是彻底切除囊肿黏膜。

（三）Caroli 病和 Caroli 综合征

Caroli 病属于纤维囊性肝病的一组，包括先天性肝纤维化、von Meyenburg 综合征和胆道囊肿。这些疾病被认为是由胚胎胆管板的异常发育或发育迟缓引起的。Caroli 病具有两种不同的形式：先天性肝内胆道扩张与肾囊性疾病。以先天性肝纤维化的导管板病变和常染色体隐性多囊性肾病为特征时常被称为 Caroli 综合征，而仅存在单纯胆管扩张时，被称为 Caroli 病。临床表现包括腹痛、肝大或脂肪沉积。囊性胆道缺陷可导致胆汁淤积、胆道结石、胆管炎、胆道脓肿和败血症。虽然在临床上很难将 Caroli 病与多囊肝区别，但多囊肝的肝囊肿通常不与正常胆管相通，门静脉高压也很少见。Caroli 病和 Caroli 综合征患者有恶变转化为胆管癌的危险。

Caroli 病和 Caroli 综合征的治疗包括针对反复感染的抗生素治疗和利胆剂，以及与门静脉高压相关的并发症的治疗干预。如果病变主要局限于肝脏的一个区域，肝叶切除术可以治愈该病。肝弥漫性病变和进展性肝功能失代偿应考虑肝移植。发生肾衰竭时，多囊肾患者出现复发性胆管炎或难治性门静脉高压症应进行肝肾联合移植。

（四）胆石症

胆石症在婴儿期与胆道解剖异常有关，也继发于系统性疾病过程，如溶血、囊性纤维化、肠道切除、早产、肺支气管发育不良、Wilson 病、炎性肠病、败血症，或者可以与药物反应综合征如使用利尿药、抗生素或 PN 有关。在小于 18 岁的个体中约 15%的胆结石发生在新生儿期。婴儿胆石症预后是多样的，从自愈到进展到胆囊炎。

（五）胆汁淤积与胆汁浓缩

胆汁浓缩综合征是新生儿期黄疸的罕见原因。它被定义为在没有解剖异常或先天性缺陷情况下导管转运蛋白或胆汁酸代谢的足月新生儿出现的泥沙样胆汁阻塞胆总管。胆汁浓缩综合征在溶血和输血后，PN 和药物治疗后均有报道。一旦确诊，应积极去除致病因素，并对任何导致胆汁浓缩的潜在疾病进行治疗。此外，利胆药物如熊去氧胆酸可以帮助治疗胆汁淤积，应作为一线治疗。在难治性病例中，需要升级治疗，经皮胆管造影或剖腹手术后进行胆管顺行性冲洗。N- 乙酰半胱氨酸和胰高血糖素与胆管造影冲洗联合使用，使胆汁能更迅速地清除。

其他如先天性肝纤维化、胰胆管合流异常、自发性胆管破裂、肿瘤、遗传性胆汁淤积伴淋巴水肿（Aagenaes 综合征）、酪氨酸血症、尼曼 - 皮克病、戈谢病、半乳糖血症、遗传性果糖不耐受症、糖原贮积病Ⅳ型、线粒体肝病、新生儿铁沉积病、婴儿铜负荷过重、家族性嗜血细胞淋巴组织细胞增多症、精氨酸血症等均可导致胆汁淤积，本书相关章节有所涉及。婴儿胆汁淤积评估流程如图 4-1 所示。

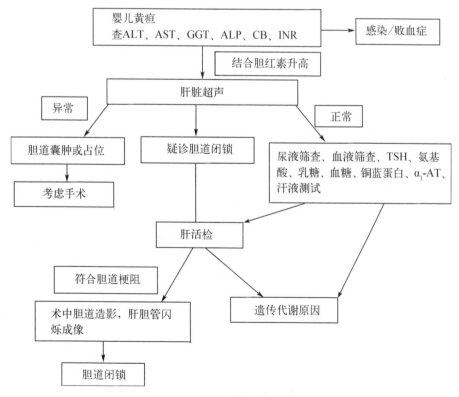

图 4-1　婴儿胆汁淤积评估流程

ALT. 谷丙转氨酶；AST. 谷草转氨酶；GGT. γ - 谷氨酰转移酶；ALP. 碱性磷酸酶；CB. 结合胆红素；INR. 国际标准化比值；TSH. 促甲状腺激素；α₁-AT. α₁- 抗胰蛋白酶

（王福川）

参 考 文 献

Alissa FT, Jaffe R, Shneider BL, 2008.Update on progressive familial intrahepatic cholestasis.J Pediatr Gastroenterol Nutr,46:241-252.

Jang MH, Lee YJ, Kim H, 2014.Intrahepatic cholangiocarcinoma arising in Caroli's disease. Clin Mol Hepatol,20:402-405.

Jurkiewicz D, Gliwicz D, Ciara E, et al, 2014.Spectrum of JAG1 gene mutations in Polish patients with Alagille syndrome.J Appl Genet, 55: 329-336.

Kasai M,Wotan abe I, Ohi R. 1975.Follow-up studies of long term survivors after hepatic portoenteros tomy for "noncorrectible" biliary atresia. J Pediatr Surg, 10: 173-182.

Moyer V.Freese DK,Whitington PF, et al, 2004. Guideline for the evaluation of cholestatic jaundice in infants: recommendations of the Noah American Society for Pediatric Gastroenterology, Hepatology and Nutrition. J Pediatr Gastroenterol Nutr, 39(2)：115-128.

Zuo L, Pannell BK, Zhou T, et al, 2016.Historical role of alpha-1-antitrypsin deficiency in respiratory and hepatic complications. Gene, 589(2):118-122.

第 5 章

胆道闭锁和其他肝外胆道疾病

要点

新生儿长期结合性高胆红素血症（新生儿胆汁淤积）的鉴别诊断必须考虑胆道闭锁和胆道相关疾病。本章介绍胆道闭锁、胆总管囊肿的病因、临床表现、诊治手段。

一、胆道闭锁

（一）发病率及病因

世界范围内胆道闭锁的发病率在存活婴儿中约为 1/10 000，是新生儿胆汁淤积症最常见的病因，并且是发达国家儿童终末期肝病进行肝移植的最常见疾病。

胆道闭锁是破坏性、特发性炎症过程的结果，影响肝内和肝外胆管，导致纤维化和胆道闭塞，并最终发展为胆汁性肝硬化。初始炎症损伤部位可能是胆管上皮细胞，导致胆管闭塞（胆道闭锁），或胆管壁变弱，随后扩张（胆总管囊肿或胆管树的其他部位）。

胆道闭锁的病因及发病机制目前仍未明确，假定初始损伤是病毒感染，从患病婴儿的组织和血清中没有检测到特定的病毒。新生儿免疫系统对围生期病毒感染的反应可能有特殊性，导致胆管黏膜完整性破坏、管腔阻塞和细胞免疫活化，出现持续的肝损伤。目前研究主要集中在形态发生缺陷、环境因素（感染等）和免疫易感性。

形态发生缺陷的假说，特别适合合并多

脾综合征或胎儿形式的胆道闭锁，这些患者多合并多方面的异常。在小鼠的动物实验中，inv 基因缺失的转基因小鼠可出现内脏器官转位、严重黄疸，进一步发生肝外胆道闭锁，与人类胆道闭锁的病理改变高度相似。此外在合并畸形的患儿中检测到某些基因的缺陷，如 CFC1、ZIC 等，因此推测与 inv 基因类似的人类基因对胆道闭锁尤其是合并多重畸形者可能起作用。

胆道闭锁有显著季节性聚集，为其由围生期病毒感染引起的理论提供了支持。目前研究最广泛的病毒是呼肠孤病毒 3 型和轮状病毒 C 型。在动物模型中，这些病毒可诱导胆道闭锁，但在人类研究中，尚无一致的资料支持任何一种病毒作为胆道闭锁的原因。需要进一步研究呼肠孤病毒、轮状病毒和任何其他病毒在胆道闭锁发病机制之间的关系，以及在这些疾病中，病毒引发的免疫或自身免疫对肝胆损伤的机制，以便对治疗或预防提供信息。

胆道闭锁患者中促炎反应以胆管为攻击目标。一种理论认为，病毒或毒性对胆管上皮的损伤导致胆管上皮表面表达新抗原，其在特定的遗传决定的免疫环境中被 T 淋巴细胞识别出来，并引起细胞免疫损伤。组织学和免疫染色分析表明，淋巴细胞、树突细胞和库普弗细胞可能在胆道闭锁患者的炎症调节和胆管破坏中发挥关键作用。

（二）临床分类

胆道闭锁有两种不同的类型：胎儿型及产后型。胎儿型占所有患者的 10%～35%，出生后即有黄疸表现，肝门中可能无法检测到胆管残余，并且与畸形相关联的发生率更高（10%～20%），最常见的是"多脾综合征"，其他还可能与心血管缺陷、无脾或腹部内脏转位、肠旋转不良及门静脉和肝动脉的位置异常有关（表 5-1）。胎儿型胆道闭锁发病机制可能是遗传因素，以胚胎发育缺陷的形式产生。胆道闭锁脾脏畸形综合征的婴儿出生体重较低，母体遗传的糖尿病发病率较高，胆道的肝外解剖也不同。这些发现表明，这种胎儿组病变的时间或性质可能与更常见的产后组形式不同。产后型胆道闭锁是获得性的。

表 5-1　胆道闭锁患者的肝外异常

部位	异常表现
脾脏	多脾，双脾，无脾
门静脉	十二指肠前位置，门静脉缺失，门静脉海绵样变性
腹部	脏器转位，肠旋转不良，环状胰腺，十二指肠闭锁，食管闭锁，空肠闭锁
心脏	右位心，心房位置不确定，心室转位
肾脏	多囊肾，肾脏发育不全，肾缺如

不论胎儿型还是产后型，肝脏的组织学特征没有差异，两种形式都可能有胆管炎症和闭塞。临床上根据胆道闭锁范围分为 3 个基本类型：Ⅰ型约占 2%，为胆总管下端闭锁，通常有近端扩张的囊性结构或扩张胆管；Ⅱ型约占 2%，闭锁发生在肝总管水平；绝大多数患儿属Ⅲ型（占 90% 以上），肝门部绝大多数肝外胆道均实变，然而这

其中多数患儿仍残留或多或少的毛细胆管与肝内胆道沟通。

（三）临床表现及诊断

尽管胆道闭锁可能有各种原因，但它的临床表现是一致的：患儿出现黄疸（结合性高胆红素血症）和无胆汁粪便。患儿通常足月出生，2 周后体重增加并出现黄疸，体格检查可能发现肝大，如不进行治疗肝脏疾病将会进一步发展，并将出现生长发育迟缓，随着肝硬化形成，患儿有消瘦、腹水、肝脾大和出血等表现。

胆道闭锁如早期筛查得到诊断并治疗，其预后相对较好，同时也可减少治疗延误。产前 B 超对Ⅰ型胆道闭锁有一定的意义，可发现肝门部的囊性占位，但对Ⅲ型病例诊断价值有限。大便比色卡是一种有效而便捷的新生儿早期筛查方法，其敏感度和特异度较高。

胆道闭锁的诊断依靠各种实验室检查、影像方法和活组织检查。对筛查异常或出生后 2 周（母乳喂养 3 周）黄疸持续患儿推荐按以下步骤进行：①及时识别胆汁淤积。婴儿的黄疸不应该被错误地归因于生理性高胆红素血症或母乳喂养。②应迅速进行评估（表 5-2），以排除潜在的破坏性疾病，如败血症，内分泌失调和代谢性疾病引发的营养性肝毒性。③胆道闭锁必须与特发性新生儿肝内胆汁淤积症相鉴别，因为预后和处理方法存在显著差异。

表 5-2　婴儿胆汁淤积症的评估

一般评估

临床评估（家族史、妊娠史、喂养史、体格检查、粪便颜色）

肝脏合成能力的指标（凝血酶原时间、INR）

培养物（血、尿、脊髓液）

血清胆汁酸水平测定（如果尿胆汁酸定性分析异常）

GGT

血清电解质（排除酸中毒）

特殊评估

α_1- 抗胰蛋白酶表型

甲状腺素和促甲状腺激素

汗液氯化物 - 突变分析（除外囊性纤维化）

铁蛋白 - 转铁蛋白浓度和饱和度

代谢筛查

性传播疾病（高危患者筛查）

腹部超声

肝活检

注：INR. 国际标准化比值；GGT. γ - 谷氨酰氨转移酶

超声检查可以排除先天性胆管扩张等胆道畸形，超声无法探及胆囊或显示胆囊较小可提示胆道闭锁，但其敏感度仅有 70% ～ 80%，其他诸如三角形的细绳征等，与胆道闭锁高度相关，但不同操作者阳性结果差别较大。使用核素标记的肝胆闪烁扫描也可用于鉴别诊断，可以帮助判断胆道梗阻和肝细胞摄取功能异常，如果标记的分泌物进入消化道，可排除胆道闭锁诊断。收集到含胆汁的十二指肠液可除外胆道闭锁，但由于其有侵袭性和受仪器及操作技术的影响，仅在个别医疗机构开展。其他广泛用于成人评估的技术，如经皮经肝和内镜逆行胆管造影，在儿童中没有价值。CT 和磁共振胰胆管成像（MRCP）与超声比较并无优势，不推荐作为Ⅲ型胆道闭锁的常规检查手段。

据报道对胆汁淤积的患儿取肝活检进行病理诊断的准确率在 90% 以上，在某些西方国家此检查被视为重要的诊断手段，甚至金标准之一。在胆道闭锁进展的早期，肝的基本结构保留，胆管增生，小管和细胞胆汁淤滞，门静脉或小叶水肿和纤维化。肝门胆管中的胆栓相对特异，但仅在 40% 的活检标本中发现。25% ～ 40% 的婴儿具有炎性浸润和肝细胞巨细胞转化，与新生儿肝炎难以区别，导致早期肝活检特异度降低。病理诊断的准确性取决于病理医师的

经验和标本取材，穿刺有一定的风险，年龄在 6 周以内的患儿由于肝脏病变有一个渐进发展的过程，故常需要重复穿刺，部分晚期阻塞性黄疸的非胆道闭锁肝脏也有与胆道闭锁相同的病理改变。因此，目前我国未将其作为常规检查手段。

开腹或腹腔镜技术进行胆道造影是确诊的唯一方法，术中进行胆道造影和对整个胆管树的细致探查，可以通过观察与胆道闭锁相关的特征来帮助在手术台上做出决定。首先胆囊穿刺为白胆汁，胆囊置管注入造影剂后，胆总管远端通畅而近端未显影需压迫胆总管再次造影，如仍无肝内胆管显影则可诊断胆道闭锁。肝门部有囊肿，也可直接穿刺囊肿造影。当胆囊萎缩无法置管造影时应诊断为胆道闭锁。

（四）胆道闭锁的治疗

目前，胆道闭锁患者尚无特异性的药物治疗。手术治疗的突破发生在 20 世纪 50 年代末，自 Kasai 及其同事首次引入肝门空肠吻合术后，经典 Kasai 手术一直是除肝移植外治疗Ⅲ型胆道闭锁的最有效方法。手术的关键是要彻底剪除肝门纤维块，此时操作最好在手术放大镜下进行。肝门区的引流依赖于肝门横断面所遇的全部胆管结构，为增加遇到这些结构的可能性，肝门切开范围要大，右侧解剖进行到门静脉右前和右后的分叉处。左侧门静脉也被解剖到脐带点。另外，对于剪除创面的止血要慎用电凝，特别是左右边界处，此时压迫止血可以取得一定效果。标准的 Roux-en-Y 引流足以抗反流，首选使用 35 ～ 40cm 同向蠕动的结肠后空肠臂，如果需要，该臂以后可用于移植。对于Ⅰ型和Ⅱ型胆道闭锁及肝门部囊肿的病例，术中造影如胆管与肝内沟通良好可行肝管空肠吻合术或囊肿空肠吻合术。

Kasai 手术对于大多数胆道闭锁患儿可实现退黄或延长自体肝的生存时间，与胆汁流成功建立和黄疸消失直接相关，血

清胆红素＜ 1mg/dl 的儿童 10 年生存率为 73%～92%。在黄疸残留和胆汁流动不足的患者中，3 年生存率下降到 20%。即使是暂时胆汁流恢复而黄疸没有消退的患者，也常常可以获得一些益处，即生长到足以接受移植的年龄。

手术预后与以下因素有关：①手术年龄，据报道，在出生后 60d 内进行手术，超过 80% 的婴儿重新建立了胆汁流，而年龄超过 90d，成功率急剧下降至 20% 以下；②来自肝门组织中可视化导管的粗细，超过 150μm 的细微导管通畅能决定术后胆汁引流的成功；③外科医师的经验和手术技巧；④预防术后并发症，即细菌性胆管炎，其可能导致再次阻塞。

胆道闭锁患儿术后管理的目标有 3 个：①预防胆管炎；②刺激胆汁分泌；③营养支持。婴儿通常在围术期静脉给予广谱抗生素，然后口服预防用抗生素 3～12 个月，效果虽然还有待于进一步证实，但多数医院均列为常规。熊去氧胆酸可用于改善胆汁分泌和肝酶，增加体重，减少瘙痒。胆道闭锁患儿无论 Kasai 术后黄疸是否消退，都存在一定程度的营养不良，以及各种脂溶性维生素及微量元素缺乏，因此患儿在摄入高蛋白食物同时，需注意脂溶性维生素补充。目前，多数文献支持术后使用糖皮质激素可以提高毛细胆管膜的电解质转运，刺激胆汁流量，抑制炎症和免疫过程，从而提高术后早期退黄率。但是，激素对患儿生存率及最终肝移植需求的影响尚不确定，在不同医院激素的用法和剂量差异也较大，一般在抗生素应用的同时使用。

尽管 Kasai 手术成功，但仍可能发生进行性胆汁性肝硬化和肝衰竭，约 80% 的患者最终仍需要肝移植。导致的因素包括吻合口狭窄、逆行性胆管炎及在手术前可能已经受损的肝内胆管逐渐丧失。

胆道闭锁仍然是儿童肝移植的主要指征，约占全部儿童肝移植的 50%。长期随访可发现胆道闭锁部分患儿术后胆红素虽然降到接近正常，其肝硬化持续发展可导致反复消化道出血、腹水、肝肺综合征等严重并发症，这部分患儿连同黄疸无法消退者，最终需要肝移植治疗。关于肝移植的手术时机一直备受争议，儿童终末期肝病评分（PELD）对 11 岁以下胆道闭锁患儿有一定参考价值，当得分＞ 10 分，需积极考虑肝移植。针对胆道闭锁有学者提出了独立的评分系统（表 5-3），评分＞ 8 分，建议尽快安排移植手术，其敏感度达 96.9%，特异度达 89.5%。

表 5-3　Kasai 术后肝移植评分系统

危险因子	得分		
	0	1	2
术后胆红素（μmol/L）	＜ 34	34～68	＞ 68
术后谷丙转氨酶(U/L)	＜ 40	4～80	＞ 80
凝血时间（s）	＜ 4	4～6	＞ 6
肝硬化（术中活检或超声）	无	有	
腹水	无	有	
消化道出血	无	有	
门静脉高压症（超声观察脾静脉扩张或胃镜见食管胃底静脉曲张）	无	有	
胆管炎	无	一次	反复发作
菌血症	无	一次	反复发作

移植手术方式有尸体肝移植或活体肝移植 2 种方式，由于胆道闭锁患儿年龄多数较小，从供体来源、肝脏大小及免疫排斥等方面综合考虑，亲体肝移植更为合适。目前文献报道肝移植术后 5～10 年存活率均在 80% 以上，部分机构可达 90%。器官短缺仍然是限制其应用的主要因素。

超过 3 月龄者很少从 Kasai 手术中获益，

对确诊前就出现快速肝病进展的儿童，应考虑把肝移植作为初始治疗，目前经验丰富的移植中心 1 年生存率超过 85%，但对于把初始肝移植作为治疗胆道闭锁的选择尚未被广泛接受。目前的研究仍主张在这方面做出保守的决策，而且数据支持 Kasai 手术应该仍然是胆道闭锁的一线治疗，并且在经验丰富的中心早期进行这种手术确实能减少进行肝移植的需要，并为儿童提供最好的生存机会。

二、胆总管囊肿

胆总管囊肿是胆道系统的先天性异常，其特征是肝内外胆道不同程度的囊状扩张。在西方，胆总管囊肿的发生率约为 1/15 000，而在日本则高达 1/1000。无论种族如何，均为女性多发（4∶1）。胆总管囊肿可在任何年龄、任何部位发现。虽然囊肿在新生儿期并不常见，但在新生儿胆汁淤积症的鉴别诊断中必须考虑该诊断。胆管囊肿的分型如表 5-4 所示。

表 5-4　胆管囊肿的分型

分型	特征
I	胆总管囊性扩张
I a	巨大的囊状囊性扩张
I b	小的局限性节段扩张
I c	弥漫性（圆筒状）梭形扩张
II	胆总管 / 胆囊憩室
III	胆总管囊肿脱垂
IV	多发囊肿
IV a	肝内和肝外（主要是胆总管形式）
IV b	仅肝外
V	弥漫性肝内胆管扩张（Caroli 病相关）

典型的临床表现为间歇性腹痛、黄疸、右上腹肿块三联征；但这 3 种症状出现频率不一，黄疸（结合性高胆红素血症）是常见的表现，三联征通常不存在于婴儿中，

在大龄儿童中也不常见，约为 20%。在某些患者中，病变似乎是一种真正的先天性畸形，并与胆道的其他异常有关，如双重胆总管、双胆囊和副肝管，以及多囊肾和发育不全的肾脏。婴儿期胆总管囊肿可能发生自发穿孔。穿孔的原因可能是胰胆管汇合异常导致胰液反流引起的胆道上皮刺激。

胆总管囊肿的发病机制尚未确定，目前有以下几种理论：① Oddi 括约肌附近的胆总管与胰管异常结合，可能导致胰液反流至胆总管，引起炎症、局部虚弱、扩张；②胆总管壁先天性节段性薄弱；③胆总管远端梗阻导致扩张。

超声检查是评估疑似胆总管囊肿的首选。与胆道闭锁的患者相比，胆总管囊肿患者的囊肿更大，肝内胆管扩张，并且胆囊不会闭锁。产前超声可发现胆道异常，但诊断胆总管囊肿的准确性尚不清楚。

治疗方式是完全切除囊肿黏膜，并在病灶最上端附近进行 Roux-en-Y 胆肠吻合术。胆管黏膜 - 肠黏膜直接吻合，具有最低的狭窄风险。引流不佳会导致狭窄形成、胆管结石，并且囊壁恶变的风险增加。目前推荐的是完全切除肝外囊肿和肝外胆管术来去除整个囊肿壁黏膜，由于吻合口较大，很少需要经吻合口置入支架。手术的关键在于保护重要的肝门血管结构，并切除所有异常的囊肿内层。封闭胆总管囊肿远端，注意不要损伤通常位于异位的胰管胆管连接处。在胆总管囊肿切除时，确定肝内囊性病变的程度非常重要。最好在术前通过经皮经肝胆管造影、内镜逆行胰胆管造影术或术中胆管造影检查，来指导手术切除的范围和重建方式。如果肝内疾病弥漫并且涉及所有肝叶，不可能进行充分的减压引流，则最终可能需要进行肝移植。

即使采用 Roux-en-Y 吻合术，术后多

达 15％的患者也可能出现胆管炎，但与十二指肠直接吻合相比，发生率要低得多。胰腺炎并不常见，但可能继发于近端胰管、括约肌狭窄或结石。

（孟令展　王洪波）

参 考 文 献

中华医学会小儿外科分会新生儿外科学组，小儿肝胆外科学组，2011. 中国大陆地区胆道闭锁诊断及治疗 . 中华小儿外科杂志，32(2): 81-85.

Arya G, Balistreri WF, 2002. Pediatric liver disease in the United States: epidemiology and impact. J Gastroenterol Hepatol, 17(5): 521-525.

Chinese Society of Organ Transplantation, Chinese Medical Association, Organ Transplantation Branch, Chinese Medical Doctor Association, 2016. Clinical guidelines for pediatric liver transplantation in China (2015). J Clin Hepatol, 32(7): 1235-1244.

Fawaz R, Baurnann U, Ekong U, et al, 2017. Guideline for the evaluation of cholestatic jaundice in infants: joint recommendations of the North American Society for Pediatric Gastroenterology, Hepatology, and Nutrition and the European Society for Pediatric Gastroenterology, Hepatology, and Nutrition. J Pediatr Gastroenterol Nutr, 64(1): 154-168.

第 **6** 章

新生儿黄疸

要点

新生儿黄疸比较常见，大多数为生理性黄疸，可自行消退。

肝细胞对胆红素的摄取、运载、结合、排泄、运输等生理过程出现异常导致病理性黄疸。

病理性黄疸的病因包括先天性胆红素代谢异常、新生儿溶血病、母乳性黄疸、感染或遗传代谢性疾病、胆道闭锁等，其临床特征、治疗及转归各不相同。

新生儿黄疸是指新生儿时期胆红素在体内积聚，是常见的现象，大多会自行消退，可分为生理性黄疸和病理性黄疸两种，引起黄疸的原因多而复杂，病情轻重不一。高胆红素血症可能对新生儿造成潜在的毒性损害，重者可导致胆红素脑病，常引起严重后遗症。

一、胆红素代谢过程

胆红素的最主要来源是血红蛋白，当然还有含有血红素的细胞色素、过氧化氢酶、过氧化物酶和肌红蛋白等。血红蛋白被分解为珠蛋白和血红素。在微粒体中血红素加氧酶催化下，血红素原卟啉IX环上的 α 次甲基桥（=CH-）的碳原子两侧断裂，使原卟啉 IX 环打开，并释出 CO、Fe^{3+} 和胆绿素 IX。Fe^{3+} 可被重新利用，CO 可排出体外。线性四吡咯的胆绿素进一步在胞液中胆绿素还原酶的催化下，迅速被还原为胆红素。有数据表明，轻度的高胆红素血症可能是有益的，因为胆红素有抗氧化能力

及清除自由基和细胞保护作用。胆红素分子内形成氢键而呈特定的卷曲结构，把极性基团封闭在分子内部，使胆红素显示亲脂、疏水的特性。肝、脾、骨髓等单核吞噬细胞系统吞噬衰老和异常的红细胞，分解血红蛋白，生成和释放游离胆红素，这种脂溶性胆红素是非结合性的（未与葡萄糖醛酸等结合），在血液中与血浆白蛋白结合。由于其结合很稳定，并且难溶于水，因此不能由肾脏排出。胆红素定性试验呈间接阳性反应，故称这种胆红素为间接胆红素。肝细胞对胆红素的处理包括如下几个过程，在胆红素代谢过程中，任何一个环节发生了障碍，都将引起胆红素在血浆内含量升高，产生高胆红素血症。

（一）运输

在生理 pH 条件下胆红素是难溶于水的脂溶性物质，在网状内皮细胞中生成的胆红素能自由透过细胞膜进入血液，在血液中主要与血浆白蛋白或 $α_1$ 微球蛋白（以白蛋白为主）结合成复合物进行运输。这种结合增

加了胆红素在血浆中的溶解度，便于运输；同时又限制胆红素自由透过各种生物膜，使其不致对组织细胞产生毒性作用，每个白蛋白分子上有一个高亲和力和一个低亲和力结合部位。每分子白蛋白可结合两分子胆红素。在正常人每 100ml 血浆的血浆白蛋白能与 20～25mg 胆红素结合，而正常人血浆胆红素浓度仅为 1.71～17.1μmol/L，所以正常情况下，血浆中的白蛋白足以结合全部胆红素。但某些有机阴离子如磺胺类、脂肪酸、胆汁酸、水杨酸等可与胆红素竞争与白蛋白结合，从而使胆红素游离出来，增加其透入细胞的可能性。过多的游离胆红素可与脑部基底核的脂类结合，并干扰脑的正常功能，称胆红素脑病或核黄疸。因此，在新生儿高胆红素血症时，多种有机阴离子药物必须慎用。

（二）摄取

非结合胆红素（UCB）随血流至肝脏，在肝脏中，UCB 白蛋白结合物通过肝血窦内皮细胞的间隙自由扩散至窦周隙，在窦周隙中 UCB 与白蛋白分离，分离后的 UCB 在肝细胞基底侧膜通过易化扩散迅速被肝细胞摄取。一般认为位于肝细胞基底外侧膜上的有机阴离子转运多肽（OATP）1B1 和 OATP1B3 是介导 UCB 肝脏摄取的主要转运体。研究发现，当 OATP1B1 和 OATP1B3 基因缺失时，被肝细胞基底侧膜上的多重耐药相关蛋白 3（MRP3）外排入血的结合胆红素（CB）不能被这两个转运体重新摄取，从而导致 Rotor 综合征。

（三）运载

UCB 进入肝细胞后，与肝细胞载体蛋白 Y 蛋白结合，当接近饱和时，还可与 Z 蛋白结合（这两种载体蛋白能够特异性地结合包括胆红素、磺溴酞、靛青绿等在内的有机阴离子），被动送至滑面内质网。当这些有机阴离子化合物作为诊断药物用于检测肝功能时禁用于黄疸患者，因为它可

与胆红素配体蛋白竞争结合，从而使胆红素的运载发生障碍，导致黄疸症状加重。

（四）结合

生理状态下，脂溶性 UCB 必须先经过微粒体的尿苷二磷酸葡萄糖醛酸基转移酶（UGT）的作用转化为水溶性结合胆红素（CB）后才能分泌至胆汁中。UGT 有多种亚型，其中 UGT1A1 可选择性催化 UCB 的结合反应生成易从胆汁排泄的水溶性胆红素单葡萄糖醛酸酯（BMG）和胆红素双葡萄糖醛酸酯（BDG）。成人体内约 80% 的 CB 为 BDG，新生儿体内则以 BMG 为主。

（五）排泄

CB 主要经胆汁排泄，从肝细胞经主动运输进入胆汁的过程主要由肝细胞毛细胆管膜上的多重耐药相关蛋白 2（MRP2）介导。毛细胆管膜上 MRP2 缺乏、MRP2 的转运功能缺乏或受限，导致 CB 从肝细胞向毛细胆管转运发生障碍。此时肝细胞基底外侧膜上的 MRP3 表达上调，转运 CB 反流入血，从而减少肝细胞中胆红素的累积，导致血中 CB 水平升高，引发结合性高胆红素血症。此外，多种细胞膜（肝细胞膜、肾细胞膜）均有表达的 MRP1 可依赖 ATP 并调控 UCB 的细胞外排，起到保护细胞免受 UCB 细胞毒性的作用。

（六）循环

经胆汁排泄进入肠道的 CB 尽管几乎不被肠黏膜吸收，但是仍有一部分被肠细胞和大肠菌释放的 β- 葡萄糖醛酸糖苷酶水解形成 UCB，UCB 被回肠末端和结肠处的厌氧菌继续还原为尿胆素原。大部分尿胆素原被氧化为尿胆素后随粪便排出体外，小部分尿胆素样物质和 UCB 被肠道重吸收并经由门静脉回到肝脏，即形成肠肝循环。其中大部分重吸收的尿胆素样物质再通过肝脏清除和胆汁重新排泄，少部分从尿中排泄。新生儿肠道菌群缺乏或者使用广谱抗生素引起的肠道菌群紊乱，均会大大减少肠腔

内胆红素的还原和粪便中尿胆素样物质的排泄，导致肠腔内未被还原的 UCB 大量进入肠肝循环，从而影响胆红素的动态平衡和血中 UCB 水平。

二、新生儿胆红素代谢的特点

（一）胆红素生成较多

一般来说，婴儿出生时没有黄疸，因为胎盘清除胎儿胆红素能力很强，每天新生儿胆红素生成 6～10mg/kg（平均 8.8mg/kg），成人胆红素生成 3.8mg/kg。其原因：①红细胞破坏多：由于胎儿血氧分压低，红细胞数量代偿性增加，新生儿初生时红细胞数目相对较多，出生后血氧分压升高，过多的红细胞破坏；②新生儿红细胞寿命比成人短；③其他来源胆红素生成多，肝脏和其他组织中的胆红素及骨髓红细胞前体较多。

（二）结合运送胆红素能力弱

新生儿出生后的短暂阶段有轻重不等的酸中毒，影响胆红素与白蛋白的结合。

（三）肝脏对胆红素摄取能力差

新生儿肝细胞内 Y、Z 蛋白含量低，出生后 5～10d 才可达到成人水平。早产儿血中白蛋白数量少，胆红素的运输延缓。

（四）肝酶系统功能不完善

肝细胞内 UGT 的量少，且酶的活力不足，不能将 UCB 有效转变为 CB，以至于 UCB 潴留在血液中。

（五）肠肝循环的特殊性

出生后，新生儿肠道内正常菌群尚未建立，不能将进入肠道的胆红素还原成尿胆原、粪胆原排出体外，加之新生儿肠道内 β-葡萄糖醛酸苷酶活性较高，将 CB 水解成葡萄糖醛酸及 UCB，再经肠壁吸收经门静脉到达肝脏，加重肝脏负担。

由于上述特点，新生儿摄取、结合、排泄胆红素的能力较低，仅为成人的 1%～2%，极易出现黄疸。当饥饿、缺氧、脱水、酸中毒、头颅血肿或颅内出血时，新生儿更易出现黄疸或使原有黄疸加重。黄疸首先见于头部，然后向掌心、足心扩散。随诊黄疸进展，血清间接胆红素水平如下：头颈部，68.4～136.8μmol/L；上躯干，85.5～205.2μmol/L；下躯干和大腿下部，136.8～273.6μmol/L；手臂和小腿，188.1～307.8μmol/L；手掌和足底＞256.5μmol/L。当胆红素水平超过 256.5μmol/L，基本整个身体都发生黄疸。

三、新生儿黄疸的分类

（一）生理性黄疸

由于胆红素代谢特点，60% 足月儿和 80% 以上早产儿在出生后 2～3d 即出现黄疸，5～7d 最严重，足月儿一般 10～14d 消退，未成熟儿可延迟至 3～4 周，血清胆红素足月儿不超过 221μmol/L，早产儿＜257μmol/L，但患儿一般情况良好，食欲正常。

（二）病理性黄疸（高胆红素血症）

高胆红素血症可分为高非结合胆红素血症与高结合胆红素血症，新生儿黄疸以前者多见。

1. 特点　具备下列任何一项即可视为病理性黄疸。

（1）黄疸出现过早（出生后 24h 内）。

（2）黄疸程度重：血清胆红素迅速增高，血清胆红素＞221μmol/L。

（3）黄疸进展快：每天上升＞85.5μmol/L。

（4）黄疸持续时间过长或黄疸退而复现：足月儿＞2 周，早产儿＞4 周。

（5）血清结合胆红素＞34.2μmol/L，或超过总胆红素的 30%。

2. 病因

（1）感染性：①新生儿肝炎，大多数病毒可通过胎盘传给胎儿或出生时通过产道被感染；②新生儿败血症、尿路感染，由于细菌的毒素作用于红细胞，加速红细胞破坏，损伤肝脏细胞，使肝脏结合胆红素的能力下降，导致黄疸加重。

（2）非感染性：①新生儿溶血，ABO系统和Rh系统血型不合最为常见。其他溶血原因还有红细胞膜和酶缺陷、红细胞增多症、血红蛋白病等。②胆道闭锁，肠肝循环受阻，胆红素排泄不畅。血清胆红素含量增高。③胎粪延迟排出。④母乳性黄疸，发生率为0.5%～2%。⑤药物性黄疸，如维生素 K_3、维生素 K_4、樟脑丸、缩宫素、激素等。⑥其他，如低血糖、酸中毒、缺氧、体内出血和失水等原因可加重黄疸。

四、临床表现

（一）生理性黄疸

新生儿出生后2～3d，全身皮肤发黄，头面部、颈部、躯干、腿部及口腔黏膜比较明显，5～7d达到高峰，以后逐渐消退。在此期间，患儿的体温、体重、食欲及大小便均正常，可自行痊愈。

（二）病理性黄疸

新生儿溶血病患儿出生24h内出现黄疸，并迅速加重；感染引起的黄疸严重、发展快，血清胆红素迅速增高，且黄疸持续时间过长或黄疸退而复现。

（三）胆红素脑病表现

当血清胆红素＞342μmol/L可因脂溶性非结合胆红素通过血脑屏障，大脑神经出现核黄染、变性坏死，以大脑基底核、下丘脑和第四脑室底部最明显，引起胆红素脑病（核黄疸）。患儿出现精神反应差、食欲缺乏、拒乳，以后出现尖叫、凝视、角弓反张甚至抽搐等症状。临床上分为4期：①警告期，嗜睡、脑性尖叫、吸吮力弱、肌张力低下，时间为1～14h；②痉挛期，双眼凝视、抽搐、角弓反张、呼吸节律不整，时间为12～14h，最长不超过48h，预后差，约3/4患儿死于呼吸衰竭；③恢复期，抽搐减少至消失，可正常吃奶，此期约持续2周；④后遗症期，多在出生后2个月左右，出现手足徐动、耳聋、眼球运动障碍、牙釉质发育不全、智力落后等中枢神经系统损害后遗症。

五、引起新生儿病理性黄疸的常见疾病

（一）新生儿溶血病

新生儿溶血病是指母婴血型不合，母血中胎儿红细胞的免疫抗体IgG通过胎盘进入胎儿血液循环，发生同种免疫反应致使胎儿、新生儿红细胞破坏而引起的溶血。ABO系统和Rh系统血型不合引起者最多见。以非结合胆红素增高为主。

1.ABO血型不合 母亲血型多为O型，新生儿A型或B型多见。母亲为AB型或婴儿为O型均不发生。常因O型血母亲妊娠前接触过A型或B型血，产生相应的抗体，妊娠时经胎盘进入胎儿体内引起溶血，故ABO溶血可有50%概率在第一胎发生。

2.Rh血型不合 Rh血型有6种抗原（C、c、D、d、E、e），具有D抗原者为阳性，汉族人99.66% Rh阳性。主要发生在Rh阴性孕妇，Rh阳性胎儿，一般不会发生在母亲未输过血的第一胎，症状随胎次加重。

新生儿溶血病临床表现轻重不一，Rh溶血病病情较重，ABO溶血病病情较轻。主要表现有：①胎儿水肿；②黄疸，常于出生后24h内出现黄疸，并呈进行性加重，血清胆红素浓度迅速增加；③贫血，ABO血型不合者血红蛋白正常，严重贫血见于Rh血型不合，由于骨髓外造血活跃，出现肝脾大，严重者发生贫血性心力衰竭；④胆红素脑病。

（二）母乳性黄疸

母乳性黄疸（breast milk jaundice，BMJ）可分为早发型和迟发型。早发型BMJ发生时间与生理性黄疸相似，即出生后母乳喂养2～3d时出现，4～7d达高峰。患儿一

般情况好，无溶血或贫血表现，血 UCB 峰值一般为 205 ~ 342μmol/L，黄疸消退时间晚于生理性黄疸。母亲缺乏喂哺技巧的知识、乳房肿胀、乳头皲裂、新生儿无效吸吮、出生后短时间内母乳量有限等因素均可导致新生儿处于饥饿、脱水和营养缺乏状态，使胎粪排出延迟，肠肝循环增加，从而引起新生儿高胆红素血症。该型黄疸严重者可能导致新生儿胆红素脑病。

迟发型 BMJ 多于出生后母乳喂养 6 ~ 9d 出现，可紧接生理性黄疸发生，也可在生理性黄疸减轻后再次加重。黄疸以轻中度多见，重度较少见，患儿多数一般情况良好，无明显临床症状，但血 UCB 峰值超过生理范围。该型黄疸持续时间可达 4 ~ 12 周。该型预后良好，很少引起新生儿胆红素脑病。

发病原因尚未完全明确。目前认为 β-葡萄糖醛酸酐酶（β-GD）在 BMJ 的发生过程中作用显著。β-GD 是一种富含于新生儿小肠内的溶酶体性水解酶，新生儿的 β-GD 主要来自于母乳，它的主要作用是分解胆红素 - 葡萄糖醛酸酯链产生 UCB。当母乳喂养时，新生儿摄入量及次数的不足可导致肠蠕动减慢，胎便排泄延迟，UCB 肠肝循环增加而引发黄疸。此外，肠道中的乳酸杆菌、肠球菌等的主要作用是转化结合胆红素（CB）为尿胆原及其氧化物。产生的尿胆原及其氧化物，大部分可随粪便排出，小部分则参与胆红素肠肝循环。母乳喂养儿肠道中的双歧杆菌占绝对优势，但其恰恰缺乏转化结合胆红素为尿胆原的菌群。又因为新生儿小肠中 β-GD 含量多且活性高，从而肠肝循环的负担增加，发生高胆红素血症。最新的研究证实，UGT 的基因突变与 BMJ 的发生有关。UGT 的基因编码区发生突变，可以导致 UGT 的结构发生异常，从而使酶的催化结合反应能力降低或缺失。有学者研究显示，新生儿出现位于 *UGT1A1*

基因编码区的 211GA 或 AA 核苷酸的突变更容易发生早发型 BMJ。

母乳喂养作为婴儿的最佳喂养方式，需要消除母亲对于 BMJ 的恐惧，尽量鼓励和教育母亲进行正确的母乳喂养，而非单纯停止母乳喂养。轻中度黄疸，母亲可不用停止母乳喂养。对于早发型 BMJ，母乳喂养不足导致热量摄入不足和脱水可增加黄疸的严重程度，故增加喂哺的频率可降低严重高胆红素血症的发生率。在出生后前几天内，临床医师应鼓励母亲喂哺孩子至少 8 ~ 12 次 / 天。同时明确反对对无脱水存在的母乳喂养患儿额外补充水分和葡萄糖，认为对于黄疸的消退毫无益处。对于迟发型 BMJ，过去主要为暂停母乳，但在 2001 年中华医学会儿科学分会新生儿学组推荐的治疗方案中，建议迟发型 BMJ 患儿血清胆红素 < 256.5μmol/L 时不需停哺乳，≥ 256.5μmol/L 时暂停母乳 3d，在停母乳期间，母亲需定时吸奶。

（三）先天性胆道闭锁

黄疸于新生儿出生后 1 ~ 3 周出现，并逐渐加重，皮肤呈黄绿色，肝脏进行性增大、质硬、光滑，粪便呈灰白色（陶土色）。本类黄疸以 CB 增加为主，肝功能异常，B 超检查可协助诊断。该病需及时诊断，在 2 月龄内行 Kasai 手术预后会更好些，如不及时治疗，3 ~ 4 个月后可发展为胆汁性肝硬化，预后明显差于早期手术者。

（四）新生儿肝炎

一般黄疸于新生儿出生后 2 ~ 3 周出现，并逐渐加重伴拒食、体重不增、大便色浅、尿色深黄、肝（脾）大。本类黄疸以 CB 增高为主，伴肝功能异常。

（五）新生儿败血症及其他感染

这类黄疸是由于细菌毒素作用，红细胞破坏加快、肝细胞损坏所致。黄疸于 1 周内出现，或黄疸退而复出并呈进行性加重，并伴全身中毒症状，有感染病灶，以脐炎、皮肤脓疱疮引起最多见。早期以 UCB 增高为主，或两者均高；晚期则以 CB 增高为主。

（六）先天性胆红素代谢异常

由先天性胆红素代谢异常引起黄疸的疾病主要包括 Gilbert 综合征、Crigler-Najjar 综合征、Dubin-Johnson 综合征、Rotor 综合征，详见第 7 章。

（七）遗传代谢性疾病

半乳糖血症、高酪氨酸血症等疾病也可引起黄疸。

六、治疗原则

1. 找出原因，采取相应的治疗措施。

2. 降低血清胆红素：尽早喂养，利于肠道正常菌群建立，保持大便通畅，减少肠壁对胆红素吸收。必要时应用光疗。推荐标准光源以蓝光最好（主峰波长为 $425 \sim 475nm$），也可选择白光（波长 $550 \sim 600nm$）或绿光（波长 $510 \sim 530nm$）。光疗方法主要为单面光疗法、双面光疗法、毯式光疗。

光疗的主要作用是使 UCB 转变为水溶性异构体，易从胆汁和尿液中排出体外。光疗期间应密切监测血清胆红素浓度，一般 $12 \sim 24h$ 测定 1 次，光疗结束后，连续监测 2 d，以观察有无反跳现象。当反跳值超过光疗前水平时，需再次光疗。有些胆红素较高的患儿除光疗外还需考虑换血疗法，换血疗法能快速置换出血液中的胆红素、抗体和致敏红细胞等有害物质，使血清胆红素水平迅速下降，避免胆红素脑病的发生，

最常用于新生儿溶血性治疗。具体干预标准见表 6-1。

3. 保护肝脏：预防和控制病毒、细菌感染，避免使用对肝细胞有损害作用的药物，苯巴比妥为肝脏葡萄糖醛酸转移酶（肝药酶）诱导剂，诱导肝药酶生成，增加 UCB 与葡萄糖醛酸结合的能力，从而增加肝脏清除胆红素的能力，使血清胆红素下降。肝酶诱导剂需用药 $2 \sim 3d$ 才呈现疗效，故应及早用药。微生态制剂对肠道胆红素代谢的作用是通过其自身及代谢产物对肠道菌群的调节来实现的。微生态制剂干预新生儿黄疸的机制可概括：①迅速建立正常肠道菌群发挥其生理功能；②降低肠道 β- GD 活性，使胆红素的肠肝循环减少；③降低肠道 pH，促进胆红素从粪便中排泄；④促进肝酶的活性。

4. 降低游离胆红素：适当输入人体血浆和白蛋白，防止胆红素脑病的发生。

5. 纠正缺氧和水电解质紊乱，维持酸碱平衡。

七、护理措施

1. 密切观察病情

（1）观察皮肤颜色：根据皮肤黄染的部位、范围和深度，估计血清胆红素增高的程度，判断其转归。

（2）观察生命体征：体温、脉搏、呼吸及有无出血倾向，观察患儿哭声、吸吮力、肌张力的变化，判断有无核黄疸发生。

（3）观察排泄情况：大小便的次数、量

表 6-1　足月新生儿胆红素干预标准　　　　　　　　　　　　　　　　　　　单位：μmol/L

干预方法	足月新生儿胆红素			
	出生 1 ~ 2d	> 1 ~ 2d	> 2 ~ 3d	> 3d
考虑光疗	≥ 103	≥ 154	≥ 205	≥ 257
光疗	≥ 154	≥ 205	≥ 257	≥ 291
光疗失败换血	≥ 205	≥ 291	≥ 342	≥ 376
换血加光疗	≥ 257	≥ 342	≥ 428	≥ 428

及性状，如有胎粪延迟排出，应给予灌肠处理。

2. 保暖　体温维持在 36～37℃，低体温影响胆红素与白蛋白的结合。

3. 尽早喂养　刺激肠道蠕动，促进胎便排出。同时，有利于肠道建立正常菌群，减少胆红素的肠肝循环，减轻肝脏负担。应耐心、细致喂养患儿，少量多饮，保证患儿营养及热量摄入的需要。

4. 处理感染灶　观察皮肤有无破损及感染灶，脐部如有脓性分泌物，可用 3% 过氧化氢溶液清洗局部后，涂以 2% 碘酊，保持脐部清洁、干燥。

5. 光照疗法　按光照疗法护理。

6. 遵医嘱用药　给予补液和白蛋白治疗，调整液体速度，纠正酸中毒和防止胆红素脑病的发生。

7. 健康教育　讲解黄疸病因及临床表现，使家长了解病情的转归，取得家长的配合。

（王福川）

参 考 文 献

Fawaz R, Baumann U, Ekong U, et al, 2016. Guideline for the evaluation of cholestatic jaundice in infants: joint recommendations of the North American Society for Pediatric Gastroenterology, Hepatology, and Nutrition (NASPGHAN) and the European Society for Pediatric Gastroenterology, Hepatology, and Nutrition (ESPGHAN). J Pediatr Gastroenterol Nutr, 64(1):154-168.

Lane E, Murray KF, 2017. Neonatal cholestasis. Pediatr Clin N Am, 64:621-639.

Woodgate P, Jardine LA, 2015. Neonatal jaundice: phototherapy. BMJ Clin Evid, 05: 319.

第 **7** 章

胆红素代谢异常

要点

先天性胆红素代谢异常目前研究较确切的有以下 4 种：Gilbert 综合征、Crigler-Najjar 综合征、Dubin-Johnson 综合征和 Rotor 综合征。本章主要介绍各病的基因突变位点、发病机制、临床特点及预后。

一、Gilbert 综合征

Gilbert 在 1901 年首次报道此病，主要表现为长时间的间歇性间接胆红素增高。青春期和青年多见，男性多见，人群发病率为 3% ～ 10%。大多数 Gilbert 综合征（Gilbert syndrome，GS）患者肝脏胆红素尿苷二磷酸葡萄糖醛酸转移酶（UDP-glucuronosyl transferase，UGT）活性明显降低，少数患者血浆核素标记胆红素清除率降低，提示肝脏对胆红素的摄取或细胞内转运机制有缺陷；而部分患者兼有这两种异常情况。血浆非结合胆红素水平一般低于 5 倍正常上限值。非结合胆红素在血浆中以白蛋白为载体输送入肝，在肝内与谷胱甘肽 S 转移酶结合，经 UGT 催化转变为水溶性结合胆红素。此类患者肝脏对血清内非结合胆红素的摄取和结合能力仅为正常人的 1/3 左右，肝组织内 UGT 活力仅为正常人的 20%。另外，胆汁内胆红素二葡萄糖醛酸酯比例下降，而单葡萄糖醛酸酯的比例上升。此病的发病机制为肝细胞 Y、Z 两种载体蛋白相对缺乏，以致肝细胞

UGT 缺乏，导致肝细胞处理非结合胆红素的能力下降，血清非结合胆红素升高而致黄疸。苯巴比妥可诱导 UGT 的活性，促使结合胆红素排泄和增加胆汁流量。

目前有 30 种人类 UGT 基因被确认，并按其序列的相似性 UGT 基因被分成 UGT1 和 UGT2 亚家族。目前已证实 UGT 基因均可在其编码或非编码区呈现多态性，如 *UGT1A1*、*UGT1A6*、*UGT1A7*、*UGT2B4*、*UGT2B7* 和 *UGT2B15* 等，UGT1 可选择性催化非结合胆红素的结合反应。UGT 基因缺陷有 2 种形式：① TATAA 盒 TA 插入型，启动子上游 25 ～ 35 bp 处的 TATAA 盒中，正常为（TA）6，插入 2 个核苷酸（TA）形成（TA）7TAA，还有部分患者表现为（TA）5 或（TA）8 等多态性，导致 *UGT1A1* 基因表达减少约 30%，从而致使肝内胆红素葡糖醛酸化的活性显著下降。但（TA）7 纯合子在临床也可表现为胆红素正常，因此可能还有其他因素影响，如饥饿等。②基因突变型，*UGT1A1* 基因的多态性可表现在编码区，最常见为核苷酸 211 位 G → A 点突变（G71R），使相应编码的甘氨酸变成精氨酸，

其他错义突变有 *UGT1A1* 的 Pro229Gln、第 4 外显子的 Arg367Gly 和第 5 外显子的 Tyr486Asp 突变等。此外，位于 TATA 上游 3kb 区域 -3483/-3194 的 *gtPBREM* 可表现出 T-3279G 突变型，此突变与基因转录活性下降导致的胆红素水平升高显著相关。

GS 临床表现除尿黄外通常无明显症状，部分病例有乏力、消化不良、肝区不适、肝脾无增大或轻度增大，慢性反复发作可由疲劳、饮酒、感染、应激、高热、妊娠等诱导加重，转氨酶正常，尿胆红素阴性，尿胆原含量正常，肝活检电镜和光镜基本正常，小部分可有肝细胞内脂褐素沉着，或滑面内质网肥大。诊断可通过检测相关 *UGT1A1* 基因启动子区 TATAA 序列的遗传学多态性；苯巴比妥试验阳性，即口服 0.6g，3 次 / 天，3d 后胆红素明显下降或正常；饥饿试验，即低热量饮食（1674kJ）2d，胆红素上升 2 ～ 3 倍。该病预后良好，无须特殊治疗。

二、Crigler-Najjar 综合征

Crigler-Najjar 综合征（Crigler-Najjar syndrome，CNS）分为 I 型和 II 型。该病是 *UGT1A1* 基因在编码区发生突变，引起该基因指导合成的 UGT 活性完全（I 型）或部分（II 型）丧失所致。基因突变可发生在 *UGT1A1* 基因 5 个外显子中的任意一个，引起翻译提前终止或移码突变，导致氨基酸序列改变或缺失，酶活性丧失。目前报道的 *UGT1A1* 外显子突变有 70 余种。除了外显子变异导致酶活性丧失之外，内含子及剪切位点的基因发生变异也可致移码突变，引起酶活性丧失。

CNS I 型（CN1）于 1952 年首先由 Crigler-Najjar 报道了 3 个家庭中的 6 例，是常染色体隐性遗传，父母多为近亲婚配。由于 UGT1 基因位移突变，羧基端氨基酸缺失致使 UGT 活性完全丧失，不能形成结合胆红素，血中非结合胆红素常在 342 ～ 427.5μmol/L，升高可达 513 ～ 769.5μmol/L，最高可达 855μmol/L。过高的脂溶性非结合胆红素经尚未发育成熟的血 - 脑脊液屏障，扩散入脑脊液及脑实质内，引发胆红素脑病。临床表现为显著、持续的重度黄疸，患儿可在 2 周内出现痉挛、角弓反张等症状，并在短期内死亡。此型患者胆汁中无胆红素葡萄糖醛酸化合物，苯巴比妥钠等酶诱导剂治疗无效。

CNS II 型（CN2）是由 Arias 于 1962 年报道的 8 例重度非结合胆红素血症，故又称 Arias 综合征。一般认为此型是常染色体隐性遗传，伴不完全外显。父母罕有近亲婚配。患儿肝细胞内葡萄糖醛酰转移酶部分缺乏，致使胆红素结合障碍，引起非结合胆红素增高，较少发生胆红素脑病。此型患者胆汁中有部分残留胆红素葡萄糖醛酸化合物，多见于年轻患者（包括儿童和婴儿），常有家族史。临床上多表现为中度黄疸，胆红素为 102.6 ～ 427.5μmol/L，多数为 171 ～ 342μmol/L。肝脏组织学正常。除少数可引起核黄疸外，症状多缺如或轻微，无须治疗，预后良好。苯巴比妥、苯乙哌啶酮能降低血清中胆红素浓度，这有助于与 I 型相鉴别。肝活检法测定残留胆红素葡萄糖醛酸活性或胆汁成分分析法是可靠的方法，但都属侵袭性检查。

实际上 GS、CNS I 型和 II 型这 3 个疾病表现了 UGT1A1 活性遗传缺陷的三个等级。UGT1A1 活性的完全缺乏导致这些疾病中最严重的一种——CNS I 型。转移酶活性降低严重但不完全的缺失导致 CNS II 型，也称为 Arias 综合征。UGT1A1 活性轻度降低导致常见的良性疾病 GS（表 7-1）。

表 7-1　导致非结合性高胆红素血症的遗传疾病特征

	Crigler-Najjar 综合征 I 型	Crigler-Najjar 综合征 II 型	Gilbert 综合征
血清胆红素水平	340 ~ 850μmol/L	< 340μmol/L	通常< 50μmol/L
常规肝功能检查	正常	正常	正常
血清胆汁酸水平	正常	正常	正常
肝脏组织学结果	正常	正常	正常
肝脏 UGT1A1 活性	无	正常人的 10% 或更少	正常人的 25% ~ 40%
苯巴比妥疗效	无	减少 25% 或更多	减少
遗传方式	常染色体隐性	常染色体隐性	常染色体隐性
流行	罕见	不常见	常见，普通人群的 5%
预后	核黄疸常见	通常是良性的；核黄疸罕见	良性

三、Dubin–Johnson 综合征

Dubin-Johnson 综合征（Dubin-Johnson syndrome，DJS）是以结合胆红素升高为主的疾病，一般认为属于常染色体隐性遗传。基因分析表明编码毛细胆管输送阴离子上皮细胞的多特异性 cDNA1066 密码子发生了点突变。从分子生物学角度看，DJS 是由多重耐药相关蛋白 2（MRP2）/*ABCC2* 突变所致。*ABCC2* 位于 10q24.2，编码 MRP2，含有 17 个跨膜螺旋构成的 3 个跨膜区域，为微管 - 多特异组织阴离子转运体。*ABCC2* 主要在肝细胞的胆管侧和近端小肠上皮细胞及近端肾小管细胞膜顶端表达，介导多种有机阴离子从肝细胞分泌进入胆汁，包括结合胆红素、胆酸硫酸盐等二价胆盐，但对胆盐的排泄正常。除了阴离子化合物外，MRP2 也介导转运肿瘤化疗药物、利尿药、抗生素、白三烯、谷胱甘肽、毒素及重金属等，参与调节许多药物的药动学。*ABCC2* 突变时肝细胞膜上 MRP2 蛋白缺失，二葡萄糖苷酸胆红素转运异常，从而导致 DJS。青年发病居多，儿童、老年人均可发病，主要表现为黄疸，部分病例可有肝大，肝功能其他指标正常，血清胆红素通常为 34.2 ~ 85.5μmol/L，最高可达 342 ~ 427.5μmol/L，尿胆红素阳性，尿胆原可增加，肝内粪卟啉代谢异常，尿内粪卟啉第 I、III 异构体比例倒置，患者尿中粪卟啉排泄总量正常（正常 24h 排泄总量为 200mg），但异构体测定显示异构体 I 型占 80%，III 型占 20%，与正常人刚好相反。BSP 潴留试验 45min 时轻度潴留，但 120min 时呈第 2 次上升现象。口服或静脉碘造影胆囊或胆道常不显影或显影甚淡。肝活检显示小叶结构正常，肝细胞内有大小不等的棕色素颗粒，以小叶中心最明显。本病预后良好，无须特殊治疗。

四、Rotor 综合征

Rotor 综合征（Rotor sydrome，RS）于 1948 年由 Rotor 首先报道。*SLCO1B1* 基因位于 12p12.2—p12.1，编码 OATP1B1 蛋白；*SLCO1B3* 基因位于 12p12.2，编码 OATP1B3 蛋白。*SLCO1B1* 和 *SLCO1B3* 双等位基因突变导致溶质载体超家族有机阴离子转运多肽 OATP1B1 和 OATP1B3 功能缺陷，从而胆红素摄取、排泄障碍。本综合征属于常染色体隐性遗传病，在临床上，儿童及青年期发病，主要表现为轻度黄疸，一般无其他征象，偶有疲倦感、食欲欠佳及腹痛等，偶有皮肤瘙痒现象，可因感染、妊娠、口服

避孕药、饮酒（酒精）等而诱发黄疸。肝脏大小正常或轻度增大。血清胆红素平均为 $34.2 \sim 85.5\mu mol/L$，结合胆红素占 50% 以上，尿胆红素阳性，尿胆原排出减少或正常。RS 与 DJS 的主要不同在于：前者口服胆囊造影显影良好，而后者常不显影或显影甚淡；前者肝活检无异常，没有色素沉着肝细胞中，而后者肝细胞内有明显的色素颗粒沉着；前者 BSP 潴留试验 45min 时多明显升高，常达 30% ～ 50%，但无第 2 次上升现象，而后者 BSP 潴留试验 45min 时轻度潴留，且于 120min 时呈现第 2 次上升；前者 24h 尿粪卟啉总排泄量升高，但粪卟啉异构体的比例与正常人基本相同，而后者总尿粪卟啉正常，但粪卟啉异构体比例增加。该病为良性病变，预后良好，无须特殊治疗。

（杨晓晋　王福川）

参 考 文 献

Blackmer AB, Btaiche IF, Arnold MA, et al, 2014. Parenteral nutrition-associated liver disease in pediatric patients: strategies for treatment and prevention//Murray KF, Horslen S. Diseases of the Liver in Children. New York: Springer: 327-349.

Hsu HY, Chang MH, 2016. Biliary atresia//Murray KF, Horslen S. Diseases of the Liver in Children. New York: Springer: 257-267.

第 **8** 章

进行性家族性肝内胆汁淤积症

要点

进行性家族性肝内胆汁淤积（progressive familial intrahepatic cholestasis）是一组常染色体隐性遗传病，以肝内胆汁淤积为主要表现，可持续进展。

根据致病基因不同，进行性家族性肝内胆汁淤积症可分为 1～6 型，分别是 *ATP8B1*（编码 FIC1 蛋白）、*ABCB11*（编码 BSEP 蛋白）、*ABCB4*（编码 MDR3 蛋白）、*TJP2*（编码 TJP2 蛋白）、*NR1H4*（编码 FXR 蛋白）、*MYO5B*（编码 MYO5B 蛋白）基因突变导致。

各型进行性家族性肝内胆汁淤积症临床表现、病理有所差别，确诊需行基因检测。本病可以采取药物对症治疗、胆汁分流术，终末期肝病可考虑肝移植。

一、概　要

家族性肝内胆汁淤积（familial intrahepatic cholestasis，FIC）是一组常染色体隐性遗传病，以肝内胆汁淤积为主要表现，可反复发生或持续进展。持续进展的病例又称进行性家族性肝内胆汁淤积症（progressive familial intrahepatic cholestasis，PFIC），轻症病例可表现为良性复发性肝内胆汁淤积症（benign recurrent intrahepatic cholestasis，BRIC）。部分 BRIC 病例反复发作，也可最终进展为 PFIC。PFIC 通常在婴儿或儿童期起病，其特征为严重的肝内胆汁淤积，患者多表现为渐进性黄疸、瘙痒和生长发育障碍，最终可导致肝硬化、肝衰竭。

根据致病基因不同，PFIC 可分为 1～6 型，分别是由定位于 18q21—22 区域的 *ATP8B1*（编码 FIC1 蛋白）、定位于 2q24 区域的 *ABCB11*（编码 BSEP 蛋白）、定位于 7q21 区域的 *ABCB4*（编码 MDR3 蛋白）、定位于 9q21.11 区域的 *TJP2*（编码 TJP2 蛋白）、定位于染色体 12q23.1 区域的 *NR1H4*（编码 FXR 蛋白）、定位于 18q21.1 区域的 *MYO5B*（编码 MYO5B 蛋白）基因突变导致。

二、流行病学

PFIC 为罕见病，呈世界性分布，患病率与性别无关，目前确切发病率尚无报道，估计为 1/100 000 ～ 1/50 000。FIC 是我国儿童慢性胆汁淤积的重要病因之一。法国学者 Jacquemin 报道，10% ～ 15% 的儿童胆汁淤积性疾病归因于 PFIC；10% ～ 15% 的儿童肝移植适应证患者也归因于 PFIC。

三、发病机制

胆汁的生成与分泌机制十分复杂，主要包括 4 个密切联系的复杂生理过程，即肝细胞基底外侧膜（血窦侧）对胆汁成分的有效摄取、肝细胞内胆汁成分的生物转化与转运、肝细胞毛细胆管膜（顶端侧）的分泌、肝细胞基底外侧膜的外排转运，主要依赖于肝细胞基底膜和毛细胆管膜上的胆汁转运体。

胆管内壁由一层上皮细胞组成，在肝脏内，胆管壁外无平滑肌。毛细胆管由两个相邻肝细胞内陷的毛细胆管膜围成。在毛细胆管膜与肝细胞基侧膜面交界处毛细胆管两侧相邻肝细胞之间存在由 Occludins 蛋白和 Claudins 蛋白组成的紧密连接屏障，防止毛细胆管腔中的胆汁反流至血液中。

在上述途径中任何环节异常都会发生胆汁分泌与排泄障碍，导致胆汁淤积发生，紧密连接被破坏，毛细胆管内的胆汁反流回细胞间隙和血液，从而导致一系列临床症状及体征。以下对不同类型的 PFIC 的发病机制进行阐述。

（一）PFIC-1

PFIC-1 即 ATP8B1 缺陷病，FIC1（*ATP8B1*）属于 P 型 ATP 酶 4 型亚家族（P4 ATPase）成员之一，被位于 18q21—22 上的 *ATP8B1* 基因编码，表达于上皮细胞的顶膜，包括肝细胞的毛细胆管膜。ATP8B1 是一种内翻转酶，可介导磷脂酰丝氨酸由细胞外膜向内膜内转位，保持磷脂酰丝氨酸在脂质双层中的不对称分布，以维持胆管膜对疏水胆盐的抵抗力，保证胆盐的有效运转。*ATP8B1* 基因突变引起胆汁淤积的具体机制尚不完全清楚，可能与 FIC1 蛋白功能异常时肝细胞毛细胆管膜上胆固醇和磷脂的比例降低，间接扰乱胆管胆汁酸分泌，导致胆管胆汁酸浓度降低相关。

PFIC-1 以 *ATP8B1* 基因的框架移位和大片段的基因缺失分别导致的无义突变和缺失突变为主，导致翻译的蛋白无意义和有意义的蛋白减少，使 FIC1 蛋白功能严重受损。而良性复发性肝内胆汁淤积症 1（BRIC1）也是由 *ATP8B1* 基因突变引起的，但是以错义突变为主，蛋白活性还部分残留。

（二）PFIC-2

PFIC-2 即 ABCB11 缺陷病，致病机制最为明确。胆盐外运泵（BSEP）是肝细胞毛细胆管膜胆盐转运蛋白，属 ABC（ATP-binding cassette）转运蛋白超家族 β 亚族成员之一，被位于 2q24—31 上的 *ABCB11* 基因编码，是位于肝细胞毛细胆管面分泌胆汁酸的运载体，具有底物特异性，与单价胆汁酸盐结合后通过 ATP 的水解将胆盐逆浓度梯度泵入毛细胆管内，是肝脏唯一具有胆盐转运功能的蛋白。人类胆汁流的形成 75%是胆盐依赖性的，故这种由 BSEP 介导的胆盐从毛细胆管的分泌是人类胆汁形成的主要驱动力。因此 *ABCB11* 基因缺陷导致 BSEP 蛋白的表达水平下降和（或）功能损害会严重影响胆盐的分泌，从而影响胆汁流的形成，导致胆汁淤积，对肝细胞造成进行性损伤，引起炎症和纤维化。

已报道的与 PFIC-2 相关的 *ABCB11* 致病性变异约有 150 种，涵盖了错义突变、无义突变、缺失、插入及剪切位点突变等。插入、缺失、无义和剪切位点突变均可导致 BSEP 蛋白功能严重缺陷，肝细胞毛细胆管膜几乎没有 BSEP 蛋白表达。错义突变是导致 BSEP 蛋白翻译后加工和转运异常或蛋白质结构异常的常见突变类型。由于突变类型和严重程度的差异，*ABCB11* 突变导致的肝内胆汁淤积症临床上可表现为 PFIC-2 或 BRIC2。在临床症状较轻的疾病如 BRIC2 中，错义突变较为多见。

（三）PFIC-3

PFIC-3 即 ABCB4 缺陷病，*ABCB4* 基

因在人类为多重耐药蛋白 3（multi-drug resistance-3/P-glycoprotein 3，MDR3）基因，在小鼠中为 mdr2 基因，是 ABC 转运蛋白超家族 P 糖蛋白基因家族的成员之一，位于 7q21 区域，编码的 MDR3 蛋白主要位于肝细胞毛细胆管膜上，为磷脂输出泵，通过 ATP 水解将肝细胞合成的磷脂酰胆碱从肝细胞转运到胆管中，与肝细胞分泌的胆盐结合，形成磷脂酰胆碱/胆盐混合微粒，使胆盐亲水性增加，减轻胆盐的去垢作用，保护胆管细胞免受胆盐的毒性损伤。ABCB4 基因发生突变导致 MDR3 蛋白缺失或表达降低，胆汁中磷脂缺乏，胆盐不能与磷脂构建混合微粒，游离的胆盐会对毛细胆管膜发生毒性去垢作用，从而导致胆管细胞受损，出现胆汁淤积、小胆管增生、炎症浸润，逐渐进展为门管区纤维化、肝硬化及门静脉高压，最后发展为终末期肝病。

现研究表明，ABCB4 基因突变涉及的外显子均位于编码蛋白的主体区域，并且突变的类型与胆汁淤积的严重程度相关。纯合的无义突变与 PFIC-3 连锁，而杂合的无义突变、杂合的错义突变、纯合的错义突变与妊娠相关性肝内胆汁淤积（ICP）及胆石症连锁。

（四）PFIC-4

PFIC-4 即 TJP2 缺陷病，紧密连接是参与上皮细胞间和内皮细胞间连接的结构，肝细胞之间通过紧密连接使胆汁中高浓度的物质局限于毛细胆管内，不能反流进入血液。TJP2 突变可导致紧密连接蛋白功能缺陷，推测使毛细胆管中的胆汁成分渗漏进入血液，出现胆汁淤积。

（五）PFIC-5

PFIC-4 即 NR1H4 缺陷病，NR1H4 可编码法尼酯 X 受体（FXR），FXR 是核受体蛋白家族成员之一，可调节胆汁酸代谢，是维持体内胆汁酸稳态最重要的核受体蛋白。FXR 在肝、小肠上皮细胞、肾脏中特异性表达。胆汁酸水平升高激活 FXR，反馈抑制肝细胞胆汁酸生物合成和摄取的程序，同时促进胆汁酸向小肠分泌。

（六）PFIC-6

PFIC-6 即 MYO5B 缺陷病，其致病机制尚未明确。MYO5B 蛋白隶属于 5 型肌球蛋白家族，在各种细胞内广泛表达，参与细胞内物质运输及细胞膜 - 细胞器膜的囊泡循环。其与 Rab 家族蛋白的相互作用在小肠上皮细胞微绒毛面形成、肝细胞毛细胆管面形成过程中至关重要。

四、临床表现

PFIC 是以持续性肝内胆汁淤积、黄疸伴瘙痒为特征的常染色体隐性遗传病，临床上有以下共同特征：①起病早，PFIC-1 和 PFIC-2 通常在出生后数月之内发生，PFIC-3 可发生于婴儿期后或成人。②肝内胆汁淤积。③黄疸，血清总胆红素升高，以结合胆红素升高为主，巩膜及全身皮肤黄染，常反复发作。④瘙痒，瘙痒症是多数胆汁淤积症的主要特征，但其严重程度与黄疸严重程度并不成正比。6 月龄以下的患者瘙痒不易被发现，因为支配搔抓的神经通路尚未发育完全。到了晚期，各种肝硬化导致的门静脉高压症状和肝功能不全的症状都可能出现。⑤生长发育障碍是 PFIC 患者另一主要特征。患者因长链脂肪、脂溶性维生素等吸收障碍导致营养不良、生长发育障碍较常见，如脂溶性维生素吸收障碍可以导致维生素 K 缺乏性出血、维生素 E 缺乏性神经肌肉功能异常等，多数患者身材矮小（小于第 15 个百分位），对于未经移植而能够存活至青少年期的患者，其青春期及性征发育延迟。

PFIC 引起的胆汁淤积呈进行性发展过程，但不同类型的 PFIC 临床表现也不尽相同。PFIC-2 主要临床表现为黄疸、皮肤瘙痒、肝脾大、发育迟缓，可伴发胆结石，但无肝外表现，病情往往进展迅速，几年之内可发展为终末期肝病，部分患者在婴儿期就需行肝移植，发生肝癌和胆管癌的风险较大。PFIC-3 患者起病的年龄从 1 个月到 20 岁后不等，平均为 3 岁半，较 1、2 型晚，瘙痒较轻微，胆汁淤积呈慢性和进行性的特点，严重者可发生肝脾大、门静脉高压症、食管静脉曲张破裂出血，常死于肝衰竭。除 PFIC-2 和 PFIC-3 外，部分其他类型 PFIC 可有肝胆外表现。ATP8B1 在多种器官中表达，包括肝、胰腺、肾和小肠等，所以部分 PFIC-1 患者可能有复发性胰腺炎、腹泻、感音神经性听力损害、慢性咳嗽或喘息、甲状腺功能低下等肝外表现。PFIC-4 可有耳聋等表现。截至目前，已报道的 PFIC-5 患者都在早期死亡。

五、实验室检查特征

各型 PFIC 发作期均可有血清胆汁酸和转氨酶升高，多数伴有血清胆红素及碱性磷酸酶（ALP）水平升高，胆汁中初级胆汁酸水平降低。疾病早期可仅有谷丙转氨酶（ALT）、总胆汁酸、结合胆红素中的一项或几项轻度升高，晚期常有 ALT、ALP、总胆汁酸及结合胆红素明显升高，甚至可达正常值 10 余倍，并可出现凝血功能障碍，而总胆固醇正常。其中 PFIC-3 患者最明显的特征是 γ - 谷氨酰转移酶（GGT）水平升高，而其他各型血 GGT 水平正常或基本正常，胆固醇正常，血清总胆汁酸高于正常，胆汁中的胆汁酸值正常，而胆汁中的磷脂明显下降甚至缺如。PFIC-1 患者血清转氨酶水平一般不会高于正常值上限的 2 倍。PFIC-2 患者可常有外周血白细胞计数升高，转氨酶水平一般高于正常值上限的 5 倍以上。多数 PFIC 患者会有脂溶性维生素缺乏，如血清维生素 D、维生素 K 及维生素 E 水平下降。

除 PFIC-2 和 PFIC-3 可有胆结石表现外，其余各型在影像学上无明显异常，肝脏超声、磁共振成像（MRI）或 CT 一般显示胆管无扩张，肝胆系统无畸形。

六、肝组织病理学

对 PFIC 患者的肝组织进行穿刺活检，在显微镜下可有不同的发现。各型表现为低 GGT 的胆汁淤积症在发作期均可见肝细胞及毛细胆管胆汁淤积，一般无小胆管增生表现。PFIC-1 中肝细胞巨细胞转化及肝细胞气球样变常不明显，无明显的胆管增生和（或）严重脂肪变性，随病情进展，会出现肝纤维化，纤维化最初可见于小叶中央和（或）门管区，纤维化持续进展，最终发展为肝硬化；电镜下可见扩张的毛细胆管伴微绒毛的长度缩短和数量减少，毛细胆管内有粗颗粒状胆汁（即 Byler 胆汁）；免疫组织化学常发现肝细胞毛细胆管膜上 GGT 表达缺失，而 MRP2 和 BSEP 正常表达。PFIC-2 以毛细胆管内胆汁淤积为主，主要表现为巨细胞性肝炎、慢性炎症及纤维化、肝细胞排列紊乱，一般无胆管增生；电镜下可见微绒毛消失和毛细胆管内细颗粒状和丝状的胆汁；免疫组织化学常可发现肝细胞毛细胆管膜上 BSEP 表达缺失，而 GGT 和同源转运体 MRP2 正常表达。PFIC-3 各年龄段病理改变各不相同，早期以轻度门管区纤维化、小胆管增生及炎症浸润为主要特征，晚期表现为胆汁淤积、明显小胆管增生、广泛门管区纤维化和肝硬化；电镜下有胆固醇结晶；婴儿期起病者免疫组织化学常可发现肝细胞毛细胆管膜上 MDR3 表达缺失。PFIC-4 的肝组织免疫组织化学可见 TJP2 蛋白表达缺失，电镜可见紧密连接异常。PFIC-5 肝组织病理显示为肝细胞巨细胞变伴胆汁淤积及胆管增生，免疫组织化学可见 FXR 及 BSEP 表达缺失。PFIC-6 可见 MYO5B 颗粒粗大。

七、诊断与鉴别诊断

对有胆汁淤积的患者，在排除肝外胆道疾病（如胆道闭锁、新生儿硬化性胆管炎等）、解剖异常（如肝内胆管囊性扩张）、代谢和内分泌性疾病及先天性巨细胞病毒感染、梅毒、败血症等疾病后，病因仍未明确的就要考虑 PFIC 的可能。PFIC 的诊断需要结合家族史、临床表现、生化检查、肝脏病理及肝脏影像学等，但明确诊断需进行相关基因检测。PFIC 的分型及特点见表 8-1。

表 8-1　PFIC 的分型及特点

	PFIC-1	PFIC-2	PFIC-3	PFIC-4	PFIC-5	PFIC-6
遗传方式	常染色体隐性遗传	常染色体隐性遗传	常染色体隐性遗传	常染色体隐性遗传	常染色体隐性遗传	常染色体隐性遗传
染色体部位	18q21—22	2q24	7q21	9q21.11	12q23.1	18q21.1
缺陷基因	*ATP8B1/FIC1*	*ABCB11/BSEP*	*ABCB4/MDR3*	*TJP2*	*NR1H4*	*MYO5B*
蛋白	FIC1	BSEP	MDR3	紧密连接蛋白	FXR	Ⅴb 型肌球蛋白
部位	肝细胞、结肠、小肠、胰腺膜的顶端	肝细胞毛细胆管膜	肝细胞毛细胆管膜	毛细胆管膜与肝细胞基侧膜面交界处	毛细胆管膜	毛细胆管膜
基因功能	ATP 依赖氨基磷脂转运	ATP 依赖胆汁酸转运	ATP 依赖磷脂酰胆碱转运	防胆盐进入血浆	调节 BSEP 表达	调节 BSEP 表达
临床特征	进行性胆汁淤积、腹泻、胆汁性腹泻、生长迟缓、严重瘙痒	进行性胆汁淤积、巨大细胞肝炎、生长迟缓、瘙痒	继发性胆汁淤积、门静脉高压、轻微瘙痒、胆管结石、胆囊结石	胆汁淤积	胆汁淤积	胆汁淤积、腹泻、感音性耳聋及胆结石
组织学特征	毛细胆管胆汁淤积和门静脉周围肝细胞化生，但无胆管增生、巨核细胞和门静脉纤维化，电镜下可见 Byler 胆汁	巨细胞性肝炎、慢性炎症及纤维化，肝细胞排列紊乱，电镜下为无定形丝状胆汁	胆管增生、门静脉周围纤维化、胆汁性肝硬化	轻微肝细胞及毛细胆管胆汁淤积，胆管缺如，肝纤维化	肝细胞巨细胞变，小叶内胆汁淤积，不同程度的炎性反应和纤维化，肝硬化、铁沉积；BESP 蛋白表达缺失	巨细胞样变，伴细胞内及毛细胆管内胆汁淤积
生化特征	血清 GGT 正常、胆汁酸升高，胆汁中胆汁酸降低	血清 GGT 正常、胆汁酸升高，胆汁中胆汁酸降低	血清 GGT 升高，胆汁中磷脂酰胆碱降低或缺如，血清低密度脂蛋白缺乏，胆汁中胆汁酸浓度正常	GGT 正常、胆汁酸升高	GGT 正常、胆汁酸升高	GGT 正常、胆汁酸升高
治疗	胆汁引流、肝移植	胆汁引流、肝移植	熊去氧胆酸、肝移植	与 PFIC-1、PFIC-2、PFIC-3 基本治疗方法相同	脂溶性维生素、熊去氧胆酸、考来烯胺、肝移植	脂溶性维生素、熊去氧胆酸、考来烯胺、肝移植

血清 GGT 升高的原因不明的胆汁淤积性肝病，需考虑 PFIC-3 可能，但首先需除外已知引起胆汁淤积的疾病，如胆道闭锁、Alagille 综合征、α_1- 抗胰蛋白酶缺陷症、囊性纤维化、硬化性胆管炎、北美印第安儿童肝硬化（硬化素基因缺陷导致）、Aagenes 综合征（一种病因未明的淋巴肿大胆汁淤积综合征）及肝外胆管阻塞等。

血清 GGT 正常的胆汁淤积需与先天性胆汁酸合成缺陷相鉴别。PFIC 和 BRIC 患者的血清初级胆汁酸水平明显升高，而胆汁酸合成缺陷患者的血清中虽有异常的胆汁酸前体，但无初级胆汁酸，血清总胆汁酸水平降低或与结合胆红素升高程度明显不成比例。

ATP8B1 基因和 *ABCB11* 基因突变所导致的胆汁淤积性疾病还包括 BRIC、ICP 等其他良性病变，虽然反复发作，但患者预后良好，且两次发作的间歇期血生化指标正常及肝组织病理均无异常。BRIC 患者在黄疸发作期，有以下特征：瘙痒 2 周后血清 ALP 水平升高，随之胆红素升高，ALP 值通常升至正常值上限 2 倍，有时可达 40 倍；胆红素峰值（几乎全是结合胆红素）通常超出正常值上限的 10 倍，而转氨酶、GGT 正常或轻度升高；肝组织活检提示良性改变。

八、治　疗

（一）药物治疗

PFIC 治疗药物包括熊去氧胆酸（UDCA）[10 ～ 20mg/（kg · d）]、苯巴比妥、考来烯胺、利福平等。其中 UDCA 疗效相对确切，是本病最初的治疗策略，可促进胆汁排出，减少体内胆汁含量，缓解胆汁淤积对肝细胞的损害，肝功能可得到改善，可以延缓肝硬化的进展，推迟肝移植时间，但是对于改善瘙痒效果不明显；长期服用可以使 50% 的患者临床指标得到改善，肝功能维持正常；但是，不同患者

对于 UDCA 的治疗效果似乎存在突变类型的依赖性，在提前生成终止密码子导致截断蛋白产生的患者中，UDCA 几乎无效。PFIC-3 型患者易合并胆石症、药物性胆汁淤积、妊娠期肝内胆汁淤积症，故 PFIC-3 型女性患者妊娠期绝不能停服 UDCA。

4- 苯基丁酸（4-phenylbutyric acid，4-PB）是一种分子伴侣，可稳定由错义突变导致的蛋白质异常折叠，促进导致某些错义突变在体外细胞的蛋白表达，可使 PFIC-1 患者瘙痒症状明显好转，也可改善 PFIC-2 及 BRIC2 患者的肝功能指标及瘙痒症状，对肝组织病理也有一定改善。A4250 是一种强效的选择性回肠胆汁酸转运蛋白（IBAT）抑制剂，具有最小的全身暴露，并在肠道内局部发挥作用，目前该药治疗 PFIC（1 型和 2 型）已处于Ⅲ期临床试验阶段。

此外，PFIC 患者会并发中链甘油三酯和脂溶性维生素的吸收障碍，故应适当补充脂溶性维生素 A、维生素 D、维生素 E、维生素 K 及中链脂肪酸等，以满足患者生长发育所需。儿童患者脂溶性维生素口服剂量通常为：维生素 A 5000 ～ 25 000IU/d；维生素 D 400 ～ 800IU/d；维生素 E 50 ～ 100IU/d；维生素 K 2.5 ～ 5mg/d 或每 3 ～ 4 周 2 ～ 5mg 静脉注射。充足的阳光照射和膳食摄入足量的钙（800 ～ 2000mg/d）也是必不可少的。根据维生素缺乏情况，调整补充维生素的剂量。

（二）胆汁分流术

胆汁分流术（partial biliary diversion，PBD）有经皮部分胆汁外分流术（partial external biliary diversion，PEBD）和内部的回肠清除分流术 2 种。因为肝损伤是由胆汁肝内淤积导致的，所以手术方法终止胆汁的肠肝循环对严重的 PFIC 效果明显，可减轻患者的瘙痒症状。有报道显示，多数 PFIC-1 患者术后肝功能指标恢复正常或改善，且组织学显示改善或进展停止。我国

首都儿科研究所李龙教授团队报道对 PFIC 患者行胆汁分流术大部分可有效去除黄疸和瘙痒症状，促进肝功能恢复。

（三）肝移植

肝移植（liver transplantation，LTX）仍是大多数经过药物治疗及保守外科治疗无效的难治性病例的唯一选择，也是目前治疗 PFIC-3 最有效的方法。由于 PFIC-1 患者常伴有肝外表现，肝移植会诱发和加重其肝外表现，最常见的并发症是顽固性腹泻、肝脂肪变性和复发性胰腺炎，进一步发展为肝硬化，因此肝移植治疗一般不作为优先推荐。PFIC-2 无肝外长期病变，并且有很高的肝癌发生率，最佳治疗方法是肝移植。肝移植治疗的指征：严重瘙痒、明显生长发育迟缓、肝硬化及肝衰竭。

九、小　　结

PFIC 主要根据临床症状、生化学检测、肝脏影像学、肝脏病理学及基因检测等综合诊断。UDCA 是所有类型 PFIC 患者的初始治疗药物，外科胆汁分流术能减轻部分 PFIC-1 或 PFIC-2 患者瘙痒症状，延缓病情进展，但对大多数患者肝移植是唯一有效的治疗措施。

（李爱芹）

参考文献

王建设，李丽婷，2018. 家族性肝内胆汁淤积症的研究进展. 中华实用儿科临床杂志，33(19)：1451-1454.

Cariello M, Piccinin E, Garcia-Irigoyen O, et al, 2018.Nuclear receptor FXR, bile acids and liver damage: introducing the progressive familial intrahepatic cholestasis with FXR mutations. Biochim Biophys Acta Mol Basis Dis, 1864 (4 Pt B): 1308-1318.

Gonzales E, Taylor SA, Davit-Spraul A, et al, 2017. MYO5B mutations cause cholestasis with normal serum gamma-glutamyl transferase activity in children without microvillous inclusion disease. Hepatology, 65(1): 164-173.

Hayashi H, Naoi S, Hirose Y, et al, 2016. Successful treatment with 4-phenylbutyrate in a patient with benign recurrent intrahepatic cholestasis type 2 refractory to biliary drainage and bilirubin absorption. Hepatol Res, 46(2): 192-200.

Hundt M, John S, 2018. Physiology, Bile Secretion. Treasure Island(FL): StatPearls Publishing.

Sambrotta M, Thompson RJ, 2015. Mutations in TJP2, encoding zona occludens 2, and liver disease. Tissue Barriers, 3(3): e1026537.

第 9 章

Alagille 综合征

要点

Alagille 综合征（ALGS）是一种常染色体显性遗传、累及多系统的疾病，由 *JAG1* 突变（94%）或 *NOTCH2* 突变（0.8%~1.5%）引起，还有 4.5% 检测不到基因突变。

它是一种遗传异质性疾病，具有高度可变的表达性。Daniel Alagille 于 1969 年首次描述为具有 5 种不同器官系统的临床特征。

诊断的依据是肝活检中肝内胆管缺乏与至少有以下 3 种主要临床特征：慢性胆汁淤积、心脏病（最常见的是外周肺动脉狭窄）、骨骼异常（通常是蝴蝶椎骨）、眼部异常（主要是胚胎环）和特征性面部特征。

治疗以对症支持为主，21%~31% 的 ALGS 患者需要进行肝移植。

Alagille 综合征（Alagille syndrome, ALGS）又称先天性肝内胆管发育不良征、动脉 - 肝脏发育不良综合征、Watson-Alagille 综合征等，是一种常染色体显性遗传、累及多系统的疾病。ALGS 的临床表现主要包括胆汁淤积和胆管稀疏、先天性心脏病、面部异常、蝴蝶椎及眼部异常，还可以有肾脏异常、生长发育迟缓、胰腺异常等。随着家系研究和基因检测的开展，近年来报道病例逐渐增多，特定人群患病率可达 1/30 000。

一、病 因

Alagille 综合征为常染色体显性遗传。94% 的 ALGS 由编码 JAGGED1 的 *JAG1* 基因突变或缺失所引起，约 1.5% 由 *NOTCH2* 基因突变导致，但有 4.5% 未检测到基因突变。至今已发现 200 多种引发 ALGS 的 *JAG1* 基因突变，*NOTCH2* 基因突变发现较少。*JAG1* 基因和 *NOTCH2* 基因的编码产物均参与 Notch 信号途径，而该途径对细胞的分化、增殖和凋亡起着非常重要的调节作用。考虑可能为 *JAG1* 和（或）*NOTCH2* 基因突变引起 Notch 信号途径异常，进而引发相应器官或系统的发育异常，从而导致了 ALGS。

二、遗 传 学

JAG1 基因定位于 20p12，编码细胞膜表面蛋白 JAGGED1。JAGGED1 是 Notch 受体的功能性配体，受体与配体相互作用启动下游信号转录，从而影响细胞的增殖

与分化。生长发育过程中 *JAG1* 在心血管系统，特别是在全身动脉中表达。通过 Notch 信号通路促进心脏中上皮 - 间质细胞转型，诱导血管的生成。*JAG1* 基因突变具有高度异质性。已经发现在 ALGS 患者中鉴定的 *JAG1* 突变分布在整个编码区域，没有真正的热点。预测大多数突变导致细胞外结构域中蛋白质的过早终止。约 75% 的 ALGS 患者具有蛋白质截短（移码或无义或剪接位点）突变。约 7% 具有基因缺失。错义突变的确定率为 15%。正常蛋白质量的减少，被假设为引起 ALGS 的机制。然而，有证据支持其他潜在机制的作用，如突变转录的显性负面影响。

NOTCH2 基 因 是 人 类 的 4 个 Notch（Notch1 ~ 4）基因之一，该基因定位于 1p11—p13，含 34 个外显子，长约 158kb，开放阅读框长 7413bp。NOTCH2 蛋白也是单次跨膜蛋白。*NOTCH2* 基因在近端肾单位的形成中起重要作用，其突变可导致肾发育不良及蛋白尿。该基因突变的 ALGS 患者多具有胆管稀疏，但很少发生骨骼畸形及面部特征性改变，不完全符合传统诊断标准。

三、发 病 机 制

目前研究发现 Notch 信号在肝内胆管的生成及维持中起重要作用。Notch 信号缺乏导致肝内胆管生成异常，胆管内皮细胞减少，并导致肝内胆管的主分支及中间支生成异常。

Notch 信号在心血管系统发育及稳态维持中起重要作用，JAGGED1 在胚胎期即有表达，特别是在血管内皮细胞。Notch 信号缺失将会导致右心室肥大、肺动脉狭窄、室间隔缺损、冠状动脉异常及瓣膜缺损。在心内膜垫的形成过程中，*JAG1* 缺失将会破坏内皮细胞向间充质转化，影响心内膜垫的形成。

Notch 信号可以调节骨骼发育和重塑。Notch 信号缺乏不仅导致骨骼发育障碍和骨质流失，而且在骨肉瘤的发展和乳腺癌的骨转移方面也有促进作用。

Notch 信号对近端肾小管上皮细胞及肾集合管系统的发育起重要作用，并且对损伤修复及组织稳态也起关键作用，急性肾损伤的非 ALGS 患者 Notch 信号表达升高以启动修复机制。此外，胆汁淤积还可以使载脂蛋白 A-I、HDL、VLDL 等合成障碍，引起高脂血症，从而引发肾脏脂质沉积，引发系膜增生性肾小球肾炎、微小病变性肾小球肾炎等。

颅面受累机制的报道较少，通过对 *JAG1* 敲除的小鼠的研究，发现在颅面发育中起重要作用的脑神经嵴细胞增殖减少，而该细胞基质减少、分支血管生成减少，导致了中面部发育不良，小鼠可死于下颌错位及口腔闭塞导致的无法咀嚼。

眼部受累机制的报道较为罕见，眼睛受累后可表现为视盘水肿，*JAG1* 可参与颅缝闭合，ALGS 的患儿颅缝早闭，怀疑颅内压升高导致视盘水肿。

四、肝脏组织病理学

Alagille 综合征累及肝脏的典型病理表现是肝内胆管消失或减少，但也少见显著的小胆管增生。

胆管缺乏被认为是 ALGS 最重要和最常见的特征。胆管缺乏在组织学上定义为足月或较大的婴儿胆管与门静脉的比率 < 0.9。注意不应包括大胆管。小叶间胆管通常位于汇管区中央，大胆管位于外周。必须检查足够数量至少 6 个汇管区，以达到准确的比例。然而，胆管缺乏在许多最终显示具有 ALGS 的患者的婴儿期中不存在，儿童期后期缺乏更为常见。Emerick 等发现，48 个 6 月龄以下婴儿中 60% 存在胆管缺乏，但在 6 月龄后接受活检的 40 个患者中 95% 存在胆管

缺陷。然而，胆管进行性减少并不是 ALGS 的绝对特征，导致胆管数量减少的因素尚不清楚。

巨细胞性肝炎可能是患有 ALGS 的婴儿的另一主要特征。许多患者被误诊为患有胆道闭锁。ALGS 的肝脏组织病理学的一个特征是肝硬化少见。一般具有胆管缺陷和阻塞的疾病表现为严重的胆汁淤积，进展为终末期肝病和肝硬化，但大多数 ALGS 患者不仅不会发生这种情况，而且胆汁淤积及其临床表现最常见的是随着时间的推移而改善，尽管小叶间胆管的再生不足。

五、临床表现

Alagille 综合征可累及肝脏、心脏、骨骼、眼和颜面等多系统或器官，常以婴儿期胆汁淤积为突出表现。

(一)肝脏特征

大多数伴肝病症状的 ALGS 患者出生后的第 1 年表现为轻度至重度胆汁淤积。许多婴儿中存在肝炎（谷丙和谷草转氨酶升高），但程度通常不如胆汁淤积严重。合并肝衰竭在出生后的第 1 年非常罕见。93%～100% 的 ALGS 患者存在肝大，并且在婴儿期常见。疾病早期少见脾大，但最终 70% 的患者出现。患者多有黄疸，通常在新生儿期呈现高结合胆红素血症。瘙痒症是所有慢性肝病中最严重的，大多数儿童在出生后的第 3 年就会出现。

胆汁淤积和胆管损伤可以很严重。血清胆红素可以升高至正常值的 30 倍，血清胆盐升高至正常值的 100 倍并不少见。即使胆红素浓度正常，胆盐升高也很常见。胆管损伤标志物的水平，包括 γ- 谷氨酰转移酶和碱性磷酸酶，通常显著升高。在胆汁中排泄的其他物质的量也在血液中增加。胆固醇水平可能超过 1000 ～ 2000mg/dl(26 ～ 52mmol/L)。转氨酶通常升高 3 ～ 10 倍，也可能是正常的。肝脏合成功能保持完好。

多发黄色瘤是严重胆汁淤积的常见后遗症，与胆汁淤积的严重程度有关，并与血清胆固醇 > 500mg/dl（13mmol/L）相关。黄色瘤通常在手指的伸肌表面、手掌褶皱、颈背、耳、腘窝、臀部及腹股沟褶皱周围形成。这些黄色瘤在幼年期数量增加，随着胆汁淤积的改善可能随后消失。

ALGS 的肝病自然史有一个独特的过程。对于在婴儿期有明显胆汁淤积的儿童，肝脏受累通常在 5 岁之前更严重，之后似乎有所改善。在 10%～ 20% 的情况下，胆汁淤积持续不减或进展为终末期肝病。对于在儿童早期轻度胆汁淤积或肝炎的患儿，在以后的生活中少有肝病的进展。但很难及早预测哪些患有儿童早期胆汁淤积的 ALGS 患儿最终需要肝移植，哪些患者会自发改善。最近对 ALGS 患者实验室数据的综述表明，5 岁前高胆红素和胆固醇水平可能有助于区分高危和低危患者。如果总胆红素 > 111μmol/L、结合胆红素 > 77μmol/L、胆固醇 > 13.3mmol/L，则可能出现严重的肝脏疾病，而低于此水平与良好的肝脏预后相关。这些数据可以帮助临床医师预测哪些 ALGS 儿童可能避免发展至须进行肝移植治疗的程度。21%～ 31% 的患者最终需要进行肝移植。关于 ALGS 患者发生肝细胞癌的报道也可见。

(二)心脏血管受累

ALGS 患者中多数出现心脏杂音，多由肺动脉流出道狭窄所引起。肺动脉病变多单发，也可与其他心脏病变同时出现，其中周围肺动脉和肺动脉瓣狭窄占 67%，法洛四联症占 16%，其他畸形包括室间隔缺损、房间隔缺损、主动脉瓣狭窄和主动脉缩窄等，心血管异常发育的严重程度也与患儿预后有关。心脏病几乎占 ALGS 早期死亡的所有原因。患有心脏疾病的患者至 6 岁生存率约为 40%，而没有心脏病变的 ALGS 患者的生存率为 95%。

ALGS 可出现系统性血管异常。肺动脉受累是该病的标志性特征，也是最常见的表现之一。颅内血管异常和其他血管异常也有报道。约 15% 的患者出现颅内出血，并且在这些事件的 30%～50% 中出血是致命的。已经报道的还包括主动脉瘤和主动脉缩窄，肾动脉、腹腔动脉、肠系膜上动脉异常等。

（三）骨骼受累

ALGS 患者可出现骨骼发育障碍和骨质流失，最具特色的发现是矢状面裂隙或蝴蝶椎骨，其可在 33%～87% 的 ALGS 患者中发现。偶尔可见椎体融合、隐性脊柱裂等。骨骼异常通常无显性症状，一般在 X 线检查时发现。除脊柱病变外，少数患者出现四肢骨骼病变，多表现为骨质疏松或骨质缺失，如上下肢缩短、浮肋缺如等。ALGS 存在病理性下肢长骨骨折的倾向。复发性股骨骨折，被认为是肝移植的主要指征。目前尚不清楚 ALGS 患者骨骼的皮质或骨小梁结构是否存在内在缺陷。

（四）面部特征

ALGS 的特征性的面部外观包括突出的前额、眼窝中度凹陷、耳郭突出、尖下巴及马鞍或直鼻梁，整张脸犹如一个三角形，呈 "V" 字形。上述特征在婴幼儿期表现可不显著，而随着年龄增长逐渐显现出来。早期研究认为，ALGS 的面部特征无特异性，但 Kamath 等认为与其他形式的先天性肝内胆汁淤积症导致的面部异常相比，ALGS 的面部畸形的特异度为 79%。正确识别这些将有助于医师评估患有明显特发性心脏病、肝病或肾病的成年人。不过 *NOTCH2* 突变患者的特征性面部特征的外显率较低。

（五）眼部受累

眼部异常最常见的是角膜后胚胎环，具有诊断意义。后胚胎环是位于角膜内皮和葡萄膜小梁网连接点处的中心位置的 Schwalbe 环（或线）。56%～88% 的 ALGS 患者发生角膜后胚胎环。此外，由于 ALGS 影响角膜、结膜、视网膜、视盘等，因此各种眼科症状都有可能发生。约 13% 的患者可以看到阿克森费尔德异常，即青光眼及角膜巩膜发育不全，会出现圆锥角膜、先天性黄斑营养不良、前房浅、外斜视、带状角膜病和白内障等。

（六）其他

除以上几大主要表现外，一些其他器官的临床表现也与 ALGS 有关，其中肾病备受关注，约 40% 的 ALGS 患者合并肾脏受累，具体可表现为肾小管性酸中毒、肾脏发育不良、蛋白尿、肾囊肿、尿路梗阻等。ALGS 也可导致生长发育障碍、运动迟缓、胰腺功能不全等。此外，口腔健康依赖于肝脏的疾病状态，牙科表现并非 ALGS 的主要特征，但它们可作为胆汁长期淤积的一种并发症。胆汁淤积可致牙釉质混浊、骨质过少和牙齿的色素沉着等。

六、诊　　断

经典诊断标准为肝组织活检有肝内小叶间胆管数量减少或缺如，且至少包括 5 个主要临床表现中的 3 个，并排除其他可能原因。5 个主要临床特征如下：①慢性胆汁淤积，最初的症状与胆道闭锁类似，表现为持续和反复的黄疸和白陶土样大便，后期可伴肝脾大；②特征性面容，脸小额宽且前额突出，眼窝深陷，部分患者眼距宽，下颌尖向前突出；③心血管异常，常见肺动脉发育异常或狭窄，少数合并房间隔缺损、主动脉缩窄或法洛四联症；④脊柱畸形主要表现为蝶形椎骨，牙釉质发育不良；⑤眼部畸形，角膜后胚胎环是最具有特征性的眼部改变。肾脏异常和生长发育迟缓为次要标准。

新修订的 ALGS 诊断标准（表 9-1）综合考虑了临床表现、家族史、肝脏病理改变和基因突变等依据，对 ALGS 的诊断更合理。该修订标准强调了肾脏异常和 *JAG1* 基因突变对于 ALGS 的诊断价值。随着分子生物学研究的进展，*NOTCH2* 基因突变也逐渐受到关注。

表 9-1　修订的 ALGS 诊断标准

家族史	胆管稀疏	*JAG1* 突变	临床标准数目[*]
无	有	无	3 个或更多
无	无	无	4 个或更多
无	无	有	1 个或更多
有	有	无	1 个或更多
有	未知	无	1 个或更多
有	无	有	任何或更多

　*临床标准包括：①心脏，周围肺动脉狭窄、法洛四联症、室间隔缺损、房间隔缺损、主动脉缩窄；②肾脏，肾发育不良、多囊肾、孤立肾、异位肾、马蹄肾、肾小管性酸中毒、肾脂质沉积、肾动脉狭窄、成人发病的肾衰竭；③眼部，角膜后胚胎环、视网膜色素改变、虹膜发育不全、棋盘格样眼底、玻璃膜疣；④脊柱，蝴蝶椎骨；⑤面部，典型的 ALGS 面部特征

七、治　　疗

　　ALGS 目前尚无病因治疗措施，其治疗以对症支持为主。对于诊断为 ALGS 的患者，应注意监测各个器官的功能。

　　良好的营养供给可改善生长发育落后的状态，摄取多种食物的同时，要注意食物之间的搭配，做到平衡膳食。除补充适当的糖、脂肪、蛋白质外，还应注意补充微量元素及脂溶性维生素，还需要补充中链甘油三酯和必需脂肪酸。他汀类药物（包括洛伐他汀、氟伐他汀、普伐他汀、辛伐他汀、阿托伐他汀及瑞舒伐他汀等）治疗，可以有效降低患儿总胆固醇和低密度脂蛋白胆固醇，但其远期疗效有待观察。熊去氧胆酸可以促进胆汁的排泄，但对瘙痒无效。抗组胺药物治疗可以暂时缓解瘙痒，但许多患者需要使用利福平、考来烯胺或纳曲酮治疗。

　　根据报道，21%～31% 的 ALGS 患者需要进行肝移植。肝移植适应证是继发于慢性胆汁淤积的终末期肝病、胆汁淤积的严重并发症（如生长发育障碍、严重瘙痒、门静脉高压和复发性骨折）。单独的高胆固醇血症并不是肝移植的适应证，因为在胆汁淤积条件下不会发生动脉粥样硬化。

（闫建国）

参 考 文 献

Arvay JL, Zemel BS, Gallagher PR, et al, 2005. Body composition of children aged 1 to 12 years with biliary atresia or Alagille syndrome.Pediatr Gastroenterol Nutr, 40: 146-150.

Emerick KM, Rand EB, Goldmuntz E, et al, 1999. Features of Alagille syndrome in 92 patients: frequency and relation to prognosis.Hepatology, 29: 822-829.

Kaye AJ, Rand EB, Munoz PS, et al, 2010. Effect of Kasai procedure on hepatic outcome in Alagille syndrome. Pediatr Gastroenterol Nutr, 51: 319-321.

Leonard LD, Chao G, Baker A, et al, 2014. Clinical utility gene card for: Alagille syndrome (ALGS). Eur J Hum Genet, 22(3): e1-e4.

Warthen DM, Moore EC, Kamath BM, et al, 2006. JAGGED 1 (JAG1) mutations in Alagille syndrome: increasing the mutation detection rate. Hum Mutat, 27: 436-443.

Weinmater G, Roberts VJ, Lemke G, 1992.Notch2: a second mammalian Notch gene. Development, 116: 931-941.

第 10 章

婴儿期、儿童期和青春期的胆囊疾病

要点

儿童胆囊疾病包括先天性胆囊异常、非结石性胆囊疾病、胆囊肿瘤、结石性胆囊疾病等。先天发育异常、炎症感染因素和代谢异常在发病机制中可能起到重要作用。

一、胆囊的胚胎发育

胆囊属于肝外胆道系统的一个器官。约在受精后第 5 周，胆囊和胆囊管从肝憩室的尾支发育而来，肝憩室的起始部发育为胆总管，头支则发育为肝板和肝内胆管。最初肝外胆道系统上皮增生，管腔暂时闭塞，直到受精后 12 周，胆囊才开始腔化。

二、先天性胆囊异常

先天性胆囊异常包括先天性胆囊缺失、胆囊发育不良、胆囊异位组织（胃、肝、肾上腺、胰腺、甲状腺）、多胆囊形成（双胆囊、三胆囊）、分隔胆囊、胆囊憩室、胆囊错位、下垂胆囊（浮动胆囊）等。

在普通人群中，胆囊发育不全的发生率估计在 1/10 000 ～ 1/7500。胆囊的缺失可能是一种孤立的异常或与其他畸形有关。在孤立形式中，胆囊的缺失没有什么临床意义，它被认为是囊部发育失败的结果，很少出现与胆管系统结石形成相关的症状。

许多疾病可能与先天性胆囊缺失有关。肝外胆道闭锁不仅与胆囊缺失有关，还经常伴有内脏逆位、无脾或多脾及复杂的先天性心脏缺陷。肛门闭锁、泌尿生殖系统异常、无脑儿、二叶型主动脉瓣和脑动脉瘤与胆囊发育不全有关。沙利度胺胚胎病也可能伴随胆囊缺失。

胆囊发育不全与 18 三体综合征相关，多达 1/3 的囊性纤维化患者可能有一个小而功能差的胆囊。

异位组织可以在胆囊壁内发现，胃或肝组织是最常见的组织。异位肾上腺、胰腺和甲状腺组织也被发现。异位的原因知之甚少，胆囊壁内的异位病灶很少具有临床意义。

在一般人群中，双胆囊的发病率估计在 (0.1 ～ 0.75) /1000。在发育过程中，重复的胆囊被认为是胚胎囊性、肝性或共同导管的憩室，这种憩室通常见于脊椎动物胚胎，如果这些导管芽没有退化，就会形成一个副胆囊，它会流入其起源的导管。副胆囊可能比正常器官更容易发生病理变化。

与多个胆囊相反，单个胆囊可能被长隔分隔成多个腔室，是其固相不完全溶解所致，可以看到胆囊体外的小憩室，这些憩室可促进胆汁淤积，可能会形成胆结石。

正常形成的单个胆囊可能会错位，胆囊可能位于肝左叶之下，水平位于横裂中，或嵌入肝实质内。胆囊错位可能由以下两种机制之一引起：囊部异常迁移可能导致胆囊位置异常；形成"第二个胆囊"的导管憩室连同囊部发育失败。除非伴有胆石症和胆囊炎，否则胆囊错位在临床上是无症状的。

浮动胆囊，即有一层腹膜将胆囊悬挂在肝脏下表面。这个"肠系膜"可以覆盖胆囊的整个长度，形成一个稳定的结构，有时它只包围胆囊管，形成下垂的胆囊。有了这种解剖结构，胆囊可能会发生扭转。胆囊扭转是一种罕见的临床现象，但也可能是外科急症，老年妇女风险最大，表现为突然出现严重的右上腹部疼痛，伴有恶心和呕吐，患者通常不发热，查体有明显的右腹触痛，通常有明显的肿块，可能出现腹膜征及休克。手术介入显示在扭曲的蒂上有梗阻的胆囊。

三、非结石性胆囊疾病

急性非结石性胆囊疾病被分为积水性或非结石性胆囊炎，可有自发性消退的短暂胆囊膨胀，也可发生胆囊壁坏死。

（一）胆囊积水

急性胆囊积水是指在没有结石、细菌感染或先天性胆囊异常的情况下，胆囊明显扩张，同时肝外胆管系统口径正常。无明显炎症及其典型的良性预后是区分水肿和非结石性胆囊炎的特征。

积水最常被认为与川崎病有关。胆囊积液合并川崎病的发生率为 5%～20%。典型的表现包括腹痛、呕吐、右上腹肿块、川崎病的临床特征（发热超过 5d、结膜炎、皮疹、黏膜炎症、颈部淋巴结肿大及不同程度的多发性动脉炎），也可能出现轻度结合性高胆红素血症。在没有明显腹部不适的川崎病患者中，超声检查也发现了胆囊积液。在绝大多数患者中，胆囊膨胀是自限性的，无须手术干预。然而在川崎病患者中，可能出现胆囊坏死和穿孔。

婴儿和患有干燥综合征、过敏性紫癜、病毒性肝炎和继发于 Bartter 综合征的低钾血症的儿童可有胆囊积水。

胆囊积水的儿童临床表现通常为腹痛和右上腹肿块，可有呕吐、发热和相关疾病的红斑，可能类似肠套叠或急性阑尾炎。症状性腹痛可在 1～2d 后缓解。

通常通过超声来诊断水肿，表现为明显扩张的无回声胆囊和正常口径的胆道。主要是支持治疗，如液体复苏和针对相关疾病的治疗。对于极其罕见的胆囊穿孔并发症，应手术治疗。

新生儿可有短暂的胆囊扩张，表现为患病新生儿或早产儿的右上腹肿块。相关病症包括败血症、长期禁食和全胃肠外营养（TPN）给药，可能与胆囊收缩素分泌减少和胆囊收缩受损有关。囊性纤维化（可能继发于胆汁浓缩）和 α_1 抗胰蛋白酶缺乏症（可能继发于胆囊管发育不全）新生儿可出现胆囊扩张。

（二）非结石性胆囊炎

以胆囊扩张和炎症为特征的非结石性胆囊炎在婴儿和儿童中并不常见，它可能表现为腹部急症。从新生儿到青少年，所有年龄段都有非结石性胆囊炎的报道。成人非结石性胆囊炎通常伴有严重疾病或创伤。50% 的儿童已经确定了非结石性胆囊炎发展的预测因素，包括术后状态、烧伤、多次输血、创伤、新生儿膀胱大肠埃希菌感染、全身感染（败血症、钩端螺旋体病、落基山斑疹热、伤寒、隐孢子虫感染、鞭毛虫感染、巨细胞病毒感染、念珠菌感染、曲霉病）、免疫缺陷、噬血细胞性淋巴组织细胞增多症等。在术后或重病患者中，缺乏肠内喂养、给予全胃肠外营养和使用阿片类药物会导致胆囊胆汁淤滞。

非结石性胆囊炎患者典型临床表现为右上腹疼痛、恶心、呕吐和发热。查体可有右上腹或全腹压痛，可能有明显肿块。白细胞增多不一致。新生儿或重病患者的体征和症状可能不太明显，可能主要是相关疾病的表现，如创伤或系统性感染。鉴别诊断包括阑尾炎、肠套叠、病毒性肝炎、胆总管囊肿和弥漫性腹膜炎。超声检查显示胆囊扩张，胆囊壁增厚，腔内有回声性碎片。轴位 CT 也可显示胆囊壁增厚。

非结石性胆囊炎的最终治疗仍然具有争议性。为预防胆囊壁坏疽性坏死、穿孔和胆汁性腹膜炎等并发症的发生，谨慎的手术方式是行胆管造口术，最好是行胆囊切除术。

（三）胆囊的其他非结石性疾病

另一种越来越常见的非结石性胆囊疾病是胆囊运动障碍，也称胆绞痛病。患有这种疾病的患者通常是女性，并且有右上腹疼痛和脂肪性食物不耐受的病史，可能存在已经超过 1 年，通常有胆石症家族史，这类患者的慢性胆囊炎发病率要高得多。

研究表明，唐氏综合征儿童和 1 型糖尿病儿童及青少年的胆囊运动能力受损。唐氏综合征患者在进食刺激减少后，空腹胆囊体积会增加，收缩也会减少，这些异常可能会导致胆结石形成增加。

（四）胆囊的其他炎性病变

胆囊病变很少伴随其他全身炎症性疾病。克罗恩病患者的胆囊壁显示出典型的肉芽肿性炎性病变。软化斑可涉及胆囊，形成 Michaelis-Gutmann 体。结节性多动脉炎患者的胆囊可能会受到影响。

四、胆囊肿瘤

胆囊肿瘤在儿童时期罕见。胆囊腺瘤是一种良性息肉样病变，它可能表现出胆绞痛的症状，超声可以显示胆囊息肉，胆囊息肉与 Peutz-Jegher 综合征有关。儿童胆囊腺肌瘤病可能会导致腹痛，多数建议切除胆囊。

原发性胆囊恶性肿瘤在儿童中非常罕见。胚胎横纹肌肉瘤表现为梗阻性黄疸，是最常见的胆囊癌和胆道恶性肿瘤，由于肿瘤对手术和化疗干预反应较差，从而预后不佳。

五、结石性胆囊疾病

胆石症在婴儿期和儿童期相对不常见。无论男性还是女性，随着年龄的增长，胆结石的发病率都在增加。从青春期到更年期，所有年龄段的女性患结石的频率都高于男性。不同种族之间胆结石的发生频率存在明显差异。在加拿大因纽特人、东非和西非原住民中，这种频率非常低；在美国印第安人、瑞典人和捷克人中，这一比例达到了 30% ～ 70%。结石的类型也因地理区域而异，胆固醇结石在西方占主导地位，色素性胆结石在亚洲更常见。

（一）胆结石的分类

结石可以分为两大类：胆固醇结石，含有 50% 以上的胆固醇，蛋白质和钙盐含量各不相同；色素性胆结石（黑色和棕色），是不溶性钙盐的复杂混合物，包括胆红素钙、磷酸钙和碳酸钙。色素性结石中的胆固醇含量从黑色结石中的小于 10% 到棕色色素性胆结石中的 10% ～ 30%。

成人胆囊切除术中 25% ～ 33% 的结石是色素性结石；多达 72% 的儿童是色素性结石。在青春期胆囊切除术中获得的胆结石中，色素性结石所占比例不到 10%；到 70 岁时，色素性结石比胆固醇结石更常见。黑种人和白种人成年人色素性结石的频率相似。肥胖患者似乎不容易形成色素性结石。

1. 色素性胆结石　色素性结石主要有 2 种类型，即黑色和棕色。在这两种类型中，色素都以胆红素钙的形式存在。在黑色色素性胆结石，色素被交联形成不溶于所有溶剂的黑色聚合物。相反，在棕色色素性胆结石，交联聚合物以低浓度存在，色素可溶于大多数有机溶剂。黑色色素性胆结石见于无菌胆囊胆汁中，约 50% 的黑色色素性胆结石在常规射线照射下是不透射线的。2/3 的不透明石头是黑色色素性胆结石，因为它们有高含量的碳酸钙和磷酸盐。棕色色素性胆结石通常存在于肝内和肝外胆管的感染胆汁中，通常射线可透过，因为它含有比黑色色素性胆结石更少的磷酸钙和碳酸盐。棕色结石比黑色结石含有更多的胆固醇，因为它们生成的胆汁往往不断被胆固醇过饱和。黑色色素性胆结石像无烟煤屑一样闪亮，或者像沥青一样暗淡，而且相对坚硬和有毛刺。棕色色素性胆结石质地柔软，像肥皂或油脂一样。

未结合胆红素是胆结石中的主要胆色素。碳酸钙和磷酸盐是大多数黑色色素性胆结石的主要成分；棕色色素性胆结石不含相当数量的这些物质。这些盐的沉淀是由胆汁 pH 决定的。不溶性钙盐的形成在碱性胆汁中显著增强，并且含有碳酸钙的黑色色素性胆结石很可能仅在碱性胆汁中形成。脂肪酸盐（钙皂）是棕色色素性胆结石的重要成分。棕榈酸和硬脂酸盐是胆汁卵磷脂脂肪酸的主要 SN-1 盐，通常在胆汁中不游离，由细菌磷脂酶 A_1 水解卵磷脂产生。

黏蛋白是色素性胆结石生长的框架。黏蛋白产生于胆囊隐窝。胆囊黏液分泌过多可能在色素性结石形成中起重要作用。

（1）黑色色素性结石易患因素：慢性溶血性疾病 [包括先天性球形红细胞增多症、镰状细胞病（血红蛋白镰状细胞病和纯合子镰状细胞病）、重型和轻型地中海贫血、丙酮酸激酶缺陷型葡萄糖 -6- 磷酸脱氢酶缺乏症和自身免疫性溶血病]、全胃肠外营养、肝硬化和慢性胆汁淤积等。色素性胆结石在溶血性疾病患者中的患病率随着年龄的增长而增加。

（2）棕色色素性结石易患因素：棕色色素性胆结石在太平洋沿岸的儿童中很常见，西方却不常见。在环太平洋地区，大多数与寄生虫如蛔虫的胆道感染有关。棕色色素性胆结石多出现在阻塞的胆管中，它们在婴儿和儿童中很少见。

2. 胆固醇结石　胆汁中胆固醇过量，超过了磷脂和胆汁酸的溶解能力，在多种成核因素的作用下，析出胆固醇结晶成核，最终形成胆固醇结石。目前认为胆固醇过饱和、胆汁过量分泌是胆固醇结石的先决条件，而胆囊运动功能的减弱是导致结石形成的最终环节。

胆囊黏蛋白也可能促进结石形成。黏蛋白导致胆固醇结晶的时间和浓度依赖性加速。在喂养促进胆囊结石的食物的动物中，黏液分泌过多发生在结石形成之前。阿司匹林抑制黏液分泌可以防止胆结石的形成，但不能改变饮食引起的胆道胆固醇过饱和的发展。

胆固醇过饱和的胆汁可能是胆盐或磷脂分泌不足、胆固醇分泌过多所致。胆结石在青春期后的女性中更为常见。绝经后，男女患病率的差异有所下降。妊娠与胆汁胆固醇过饱和和胆囊排空障碍有关，可能导致育龄妇女结石发病率增加。雌激素和口服避孕药增加胆汁胆固醇饱和度，并与胆石症的增加有关。美国白种人和黑种人胆固醇结石的患病率分别为 9% 和 5%。

与成人相比，婴儿和儿童的胆汁胆固醇相对不饱和。在胆固醇结石和肥胖风险较低的人群中，男性青春期胆汁胆固醇饱和度没有显著变化。相反，女性在青春期前胆汁不饱和，青春期后胆汁过饱和。某些药物（雌激素、氯贝丁酯）可观察到胆固醇分泌增加。大多数胆结石成人胆盐分泌减少，胆汁胆固醇分泌增加。

胆固醇结石形成的诱因：肥胖、回肠

切除术、空肠旁路术或回肠克罗恩病、囊性纤维化、妊娠等。

（二）胆结石的遗传易感性

遗传对胆结石疾病风险的重要性越来越明显。多项研究表明，*ABCG8* 的 *D19H* 多态性是胆结石疾病的易感因素。影响对胆汁酸和胆红素生物学很重要的肝细胞酶和膜转运体的突变似乎也与胆结石的风险有关。

（三）胆结石的临床特征

成人胆结石可能会持续多年无症状，无证据显示儿童无症状胆结石发生并发症的风险会高于成人。非特异性消化不良、脂肪性食物不耐受、不明原因的上腹部或右上腹部不适伴有或不伴有胆结石的成年人中很常见。在儿童中，只有反复发作的右上腹痛或上腹痛才提示有胆结石。典型的胆道绞痛是间歇性的，其特征是持续 1～3h 的疼痛，而不是绞痛。虽然疼痛通常局限于右上腹，但也可能局限于上腹部。疼痛也可能扩散到右肩，恶心和呕吐很常见。发热常见于 15 岁以下的儿童。多年来，疼痛的发作可能不规律，发作的严重程度也可能不同。

急性胆囊炎通常会在几天内自行消退。在 1/3 的患者中，炎症可能导致坏死，伴有胆囊穿孔或脓胸。结石进入胆总管可能导致胆管梗阻、胆管炎和胰腺炎。

实验室检测结果通常是正常的，白细胞计数可能正常，一小部分患者血清胆红素、转氨酶和碱性磷酸酶暂时轻度升高。

超声检查是鉴别胆结石最安全、最敏感和最特异的方法。如果一个胆囊能被超声识别，结石的发现率高达 98%。典型的结石表现为带声影的回声团块。胆囊壁增厚表明有炎症。腹部平片仅识别钙含量高的结石（通常约占所有结石的 15%）。胆总管造影是目前评价急性胆囊炎患者最准确的方法。一般来说，超声检查是诊断反复上腹部或右腹疼痛的儿童和青少年结石的首选方法。

（四）慢性胆囊炎或胆石症

通常胆石症伴有炎症，慢性炎症可能导致胆囊纤维化和萎缩。纤维化时，超声很难显示胆囊及其内容物。与急性胆囊炎一样，核成像技术可能有助于诊断慢性胆囊炎。胆囊显像失败提示存在慢性胆囊炎。

（五）胆石症及急慢性胆囊炎的治疗

约 80% 胆石症（GSD）患者是无症状的，且其中大多数人在一生中不会出现症状。对于无症状结石患者，预期管理是有效的治疗方法。其中包括饮食管理、定期体检、参加户外运动、改善不良生活习惯等，特别适合健康的婴儿和结石 < 2cm 的儿童。胆结石可能在胆囊癌的发展中起作用，较大的结石（> 2cm）比较小的结石具有更大的风险，在无症状结石的儿童中也应摘除胆囊。

胆石症预防可选择药物治疗，熊去氧胆酸（UDCA）通过抑制肠道对胆固醇的吸收及降低胆汁中脂质物质的溶解度，使得胆汁中胆固醇的饱和度降低，并改善餐后胆囊排空的"动力"，从而降低胆固醇结石的发生率。依泽替米贝可通过抑制肠道内 *NPC1L1* 的表达减少胆固醇的吸收，从而降低胆汁中胆固醇饱和度，防止胆固醇结石形成。他汀类药物是抑制胆固醇合成的限速酶，参与维持胆固醇与胆汁酸之间稳态，将来可能为胆结石的预防提供一体化防治策略。

对于症状性胆囊结石患者，胆囊切除术尤其是腹腔镜胆囊切除术仍然是首选的治疗方法；但也有研究显示约 50% 的人长期不需要手术并且没有出现并发症，这表明非手术治疗也可能成为手术的有效替代方案。

在囊性纤维化中，胆囊切除术可能是合理的治疗选择。对于有血红蛋白病的无症状胆石症的儿童，也应手术切除胆囊。已经证明了胆囊切除术在由家族性高脂血症、遗传性球形细胞增多症病、葡萄糖 -6- 磷酸酶缺乏症、地中海贫血、糖原贮积症和镰状细胞性贫血引起的胆石症儿童中的疗效。在患有已知溶血性疾病的婴儿和儿童中，色素性结石的形成只会随着年龄的增长而恶化，一旦结石被确定，胆囊应该被切除，早期手术治疗降低了发病率和死亡率。

目前应用体外冲击波碎石联合胆汁酸溶石治疗也是国内一些学者探究的热点。由我国率先提出的内镜微创保胆取石术，即目前所谓的"保胆"手术，因为保留了胆囊，减少术后的并发症，在未来的临床应用中前景十分光明，有待临床医师进一步完善。此外，经自然腔道内镜的保胆手术即 NOTES 保胆取石术，因为利用人体的自然腔道，相对于腹腔镜技术能更加做到微创效果。近年来，国内部分地区开展的 NOTES 保胆取石术逐渐发展，但规模有限，文献报道较少，有待学者们进一步探究与完善。

六、其他疾病

许多其他疾病是由于脂肪或钙盐在病变部位或胆囊内积聚。这些疾病在成年人中更常见。瓷胆囊是一种以胆囊钙化为特征的疾病，与慢性炎症相关，建议行胆囊切除术，因为成人瓷胆囊中胆囊癌的发病率很高。"钙乳"胆汁，即不明原因的过多的碳酸钙积聚在胆囊胆汁中，胆囊在 X 线片上呈放射状，不透明，很像胆囊造影。胆囊胆固醇病包括胆囊壁固有层巨噬细胞内甘油三酯和胆固醇酯的沉积，它可能是一种弥漫性或局限性现象。胆囊腺肌病包括黏膜肌层的良性增生和黏膜内憩室的形成。

（李爱芹）

参考文献

张宝善，刘京山，2009. 内镜微创保胆取石 1520 例临床分析. 中华普外科手术学杂志（电子版），3(1): 410-414.

Brazzelli M, Cruickshank M, Kilonzo M, et al, 2014. Clinical effectiveness and cost-effectiveness of cholecystectomy compared with observation/conservative management for preventing recurrent symptoms and complications in adults presenting with uncomplicated symptomatic gallstones or cholecystitis: a systematic review and economic evaluation.Health Technol Assess, 18 (55): 1-101.

Hou R, Goldberg AC, 2009. Lowering low-density lipoprotein cholesterol: statins, ezetimibe, bile acid sequestrants, and combinations: comparative efficacy and safety. Endocrinol Metab Clin North Am, 38(1): 79-97.

Langman J, 1981.The digestive system//Langman J, Sadler TW. Langman's Medical Embryology. 3rd ed. Baltimore, MD: Lippincott Williams & Wilkins: 217-220.

Roma MG, Toledo FD, Boaglio AC, et al, 2011. Ursodeoxycholic acid in cholestasis: linking action mechanisms to therapeutic applications. Clin Sci (Lond), 121 (12): 523-544.

Zhu Y, Li F, Guo GL, 2011. Tissue-specific function of farnesoid X receptor in liver and intestine. Pharmacol Res, 63(4): 259-265.

第 **11** 章

胆汁淤积的药物和营养支持治疗

要点

小儿胆汁淤积可能引起肝细胞进行性损害，需要药物治疗，包括熊去氧胆酸、牛磺熊去氧胆酸胶囊、苯巴比妥、糖皮质激素、胆囊收缩素、核受体激动剂、S-腺苷蛋氨酸、甘草酸类制剂等。

长期胆汁淤积患者会出现营养不良，营养支持治疗就尤为关键，营养支持治疗包括碳水化合物、蛋白质、脂肪、微量营养素、谷氨酰胺等。

胆汁淤积导致肝细胞内生胆汁酸滞留，可能引起肝细胞进行性损害，并且可能造成黄疸难以消退。疏水胆汁酸（单羟基胆汁酸和双羟基胆汁酸）比亲水胆汁酸（三羟基胆汁酸和熊去氧胆酸）更具肝毒性，毒性机制可能与如下因素有关：细胞膜特性的影响；对微粒体酶的抑制；自由基的产生；对细胞膜细胞死亡受体的刺激；蛋白激酶信号通路的激活等。为了抵消残留的有毒胆汁酸的影响，人们提出了几种药物改善胆汁酸的分泌。胆源性药物如熊去氧胆酸（UDCA）、牛磺熊去氧胆酸（TUDCA）、苯巴比妥可通过促进胆汁酸在肝细胞中排泄进入胆汁，改善不依赖于胆汁酸的胆汁流动、稳定肝细胞膜、保护肝细胞线粒体不发生通透性改变，从而潜在地降低胆汁酸的毒性作用。UDCA 和 TUDCA 可能通过在胆汁酸池中取代有毒胆汁酸并发生富含碳酸氢盐的产物来保护肝脏。

一、儿童和婴幼儿胆汁淤积的常规药物治疗

改善肝功能、缓解症状及延缓疾病进展是胆汁淤积的治疗目标，治疗原则是祛除病因和对症治疗，如治疗原发病，祛除病因是治疗胆汁淤积的关键。

（一）熊去氧胆酸

UDCA 是一种亲水、非细胞毒性的胆汁酸，是黑熊的主要胆汁酸，在人的胆汁酸中含量很少（< 3%）。UDCA 有多种作用机制，主要包括：①保护受损胆管细胞免遭胆汁酸的毒性作用；②刺激已经减弱的胆汁排泌功能；③激活疏水性胆汁酸的解毒作用；④抑制肝细胞的凋亡。此外，UDCA 已被证明可以改善线粒体氧化磷酸化，防止线粒体膜通透性改变，这个非常关键，这是凋亡和坏死细胞死亡的关键信号通路。服用 UDCA 期间，血清 UDCA 水平明显上升，而血清胆酸和鹅去氧胆酸水平下降。UDCA 可能还有免疫调节作用，可以减少胆汁淤积导致的免疫损伤。

正常的肝细胞不表达 HLA Ⅰ 类和 Ⅱ 类抗原，胆汁淤积后肝细胞可异常表达 HLA Ⅰ 类抗原，导致细胞毒性 T 细胞介导的免疫反应进一步造成肝损害。在小鼠实验研究和人类原发性胆汁性肝硬化（primary biliary cirrhosis，PBC）患者研究表明，UDCA 可以减少 HLA Ⅰ 类抗原的表达。UDCA 可用于治疗下列疾病：① PBC，有证据表明，服用 UDCA 13 ～ 15mg/（kg·d）可改善患者血清学标志物，改善组织学特征，减轻肝纤维化。但也有 1/3 患者对足量治疗无反应。肝硬化及高胆红素水平是不利因素。尽管 UDCA 不能阻止所有 PBC 患者肝病进展，但仍是目前一线药物。②原发性硬化性胆管炎（primary sclerosing cholangitis，PSC），UDCA 在长期的对照试验中并没有显示阻止病情进展。并且当高剂量 UDCA 28 ～ 30mg/（kg·d）时反而有相反的结果，增加了溃疡性结肠炎和 PSC 患者结直肠新生物的发生。另外，UDCA 对 PSC 相关的瘙痒和疲劳也改善不大，儿童 PSC 患者缺乏长期的临床试验证明疗效。③囊性纤维化，小儿胆汁淤积性肝病中该病应用 UDCA 治疗效果最好。囊性纤维化有 10% ～ 20% 可发展为临床显著的肝脏疾病，成人 5% ～ 10% 发展为肝硬化。一项国外儿童囊性纤维化肝脏疾病的前瞻性临床研究中，UDCA 10 ～ 20mg/（kg·d）连续服用 6 ～ 12 个月，可明显改善 ALT、GGT、ALP 水平。并且有数据表明，20mg/（kg·d）的 UDCA 在儿童囊性纤维化肝脏疾病中可能是必要的。④ Alagille 综合征，一项 31 例该病患者的研究显示，15 例患者给予 UDCA 15 ～ 30mg/（kg·d）可以改善瘙痒症状，另外在 16 例治疗无反应的患者中，给予 45mg/（kg·d）治疗后病情有所好转。但没有证据支持 UDCA 治疗可改变该病的自然进程。⑤进行性家族性肝内胆汁淤积症（PFIC），PFIC-3 儿童无义突变病情较轻并且应用 UDCA 可能更容易获益，但目前缺乏长期临床数据支持。低 GGT 该病患者应用 UDCA 很难获益，治疗良性复发性肝内胆汁淤积症无效。⑥胆汁酸合成缺陷，UDCA 不推荐用于 δ-4-3- 氧固醇 -5β- 还原酶缺陷病患儿，因其无反馈性下调内源性胆汁酸合成的功能，并且无法抑制有毒性胆汁酸中间体的生成，而使用鹅去氧胆酸和胆酸的效果可能优于前者。3β- 羟基 -5δ-C27- 类固醇脱氢酶 / 异构酶缺陷是胆汁酸合成障碍酶缺陷疾病中最多见的。临床上主要表现为婴儿期出现黄疸、肝大、脂肪泻，年龄较大儿童表现为佝偻病、发育迟缓，极少数患儿伴有瘙痒。血生化检查提示为高胆红素血症（结合胆红素升高为主），血清转氨酶升高，总胆汁酸多在正常范围，血清 γ - 谷氨酰转移酶正常，脂溶性维生素缺乏。该病发病后进展较快，如未早期干预将发展为肝硬化、肝衰竭。病例报道患儿口服 UDCA 后代谢产物及临床症状无明显改变，使用鹅去氧胆酸可以使临床症状和生化指标得到明显改善，肝组织病理结构改善，治疗的同时应注意补充脂溶性维生素。⑦胆道闭锁，虽然 UDCA 常用于肝肠吻合术后的胆道闭锁，但没有证据表明它能改善预后或减少复发性胆管炎等并发症。

（二）牛磺熊去氧胆酸

亲水性胆汁酸 TUDCA 在体内外均显示出比 UDCA 更好的细胞保护作用，机制包括可能的细胞膜的稳定作用、增强库普弗细胞吞噬作用、钙稳态和肝细胞的胞吐作用。短期的成人研究表明，同等剂量的 TUDCA 和 UDCA（500mg/d）在降低转氨酶方面作用一致。但更大剂量的 TUDCA（1000 ～ 1500mg/d）可以导致胆汁池扩大及形成更多的亲水胆汁酸，这也为儿童胆汁淤积的治疗提供了更强的依据。但是，TUDCA 在治疗全肠外营养（TPN）相关的短肠综合征导致的胆汁淤积方面似乎没有效果。

（三）苯巴比妥

苯巴比妥可治疗胆汁淤积患者的瘙痒。

它可以促进胆汁酸的合成，诱导肝微粒体酶，增加肝脏 Na^+-K^+-ATP 酶活性，在胆汁淤积患者可以降低血清胆红素、血清胆汁酸，并且可能有助于清除导致瘙痒的物质。每天服用苯巴比妥 3～10mg/kg，可以达到血清浓度 10～20μg/ml。高剂量可有镇静作用，对维生素 D 在内的多种药物可以产生代谢的改变。长期苯巴比妥治疗癫痫患儿与自卑、情绪不稳定、神经症状、抑郁及自杀行为风险增加有关。随着治疗瘙痒及刺激胆汁流动的药物出现，苯巴比妥已很少应用于胆汁淤积患儿的治疗。

（四）糖皮质激素

虽然类固醇类还没有作为长期的利胆药物，但有研究证明，对于肝外胆道闭锁肝门肠吻合术后出现的难治性胆管炎，大剂量的甲泼尼龙静脉注射是有效的，它可以刺激胆汁的流动。在亚洲，胆道闭锁进行肝门肠吻合术后，短期内给予皮质类固醇是常规治疗。美国的一项研究表明，接受大剂量的类固醇联合 UDCA 治疗胆道闭锁肝门肠吻合术后的患儿，结合胆红素下降优于对照组，并且提高无肝移植的存活率。但类固醇类由于长期应用的副作用，目前并没有用于慢性胆汁淤积。

（五）胆囊收缩素

胆囊收缩素是进食后肠道分泌的一种肽激素，能刺激胆囊收缩和舒张 Oddi 括约肌，增强肠道运动。胆囊收缩素八肽（药物为辛卡利特，sincalide）被认为对胆囊功能异常导致的胆汁淤积（如全肠外营养胆汁淤积）有益。该药可导致胆红素下降，但转氨酶和肝病没有明显改善。大量随机对照临床试验显示，该药没有影响结合胆红素水平、脓毒血症发生率和死亡率等。基于这些结果，该药不应用于预防全肠外营养可能继发胆汁淤积的患儿。

（六）核受体激动剂

核受体作为胆红素代谢转化的重要调控因子，通过诱导 *UGT1A1* 基因表达来影响胆红素代谢消除。研究证实，*UGT1A1* 基因表达受到多种核受体的影响，包括孕烷 X 受体（PXR）、组成型雄甾烷受体（CAR）、芳香烃受体（AHR）、糖皮质激素受体（GR）和肝细胞核受体 1a（HNF1a）等。这些核受体通过调控苯巴比妥类反应增强元件（PBREM）促进 *UGT1A1* 的基因转录，如利福平和地塞米松分别激活 PXR 和 GR，苯巴比妥可以上调 CAR，从而影响 *UGT1A1* 基因转录水平，进而促进胆红素的代谢。UCB 自身也可上调 AHR、CAR 和 PXR，进而上调 *UGT1A1* 基因转录水平，从而调节自身在肝脏中的代谢。此外，研究发现，PXR 可被糖皮质激素激活，另外，在缺乏内源性或外源性配体的情况下，PXR 的主导作用体现为抑制 *UGT1A1* 基因。因此，PXR 对 *UGT1A1* 基因具有诱导和抑制双重调控作用，发挥调节胆红素代谢平衡的作用。核受体也可通过调控转运体来影响胆红素的代谢。CAR 和 PXR 激动剂（如 TCPOBOP 和 PCN）均诱导 *MRP2* 和 *OATP1B1* 的表达，CAR 激动剂还诱导 *MRP3* 的表达，CAR 和 PXR 对 *MRP2* 和 *OATO1B* 的诱导有利于胆红素在体内的清除。此外，PXR 和 CAR 具有一定的交互作用，可协同调控胆红素的代谢。由于茵栀黄提取物具有良好的降低血清胆红素作用，临床上常用来治疗新生儿黄疸。研究表明，其退黄机制是它可激活 CAR 并能提高 CAR 调控的 *UGT1A1* 基因转录水平，并发现其所含活性成分 6，7-二甲基七叶内酯是一种特异性的 CAR 激动剂。

（七）*S*-腺苷蛋氨酸

S-腺苷蛋氨酸（*S*-adenosyl-L-methionine，SAMe）是人体的一种天然成分，能有效阻止微管损伤，保护细胞骨架，有效保护微丝，改善膜流动性，提高 Na^+-K^+-ATP 酶活性，提高肝组织中法尼酯受体（FXR）

的表达，促进胆汁排泄，从而有效缓解胆汁淤积。此外，很多胆汁淤积症患者普遍存在焦虑和抑郁情绪，SAMe 还具有情绪调节作用，可以影响多巴胺、去甲肾上腺素及 5- 羟色胺的代谢，增加神经递质的合成，缓解慢性疾病患者的情感障碍。SAMe 可用于各种原因（包括妊娠、药物、酒精和病毒性肝炎等）引起的肝内胆汁淤积，临床推荐剂量为 0.5 ~ 1.0g/d，肌内注射或静脉滴注，病情稳定及控制后可以改为片剂进行维持巩固治疗。

（八）甘草酸类制剂

甘草酸类制剂具有类似糖皮质激素的非特异性抗炎作用而无免疫抑制功能的不良反应，可保护肝细胞和改善肝功能。目前甘草酸类制剂已发展到第四代，代表药物有异甘草酸镁注射液。甘草酸类制剂对各种原因引起的肝内胆汁淤积，尤其是对于伴有明显炎症的患者有较好的疗效。治疗过程中需注意部分患者可出现水钠潴留而引起水肿和血压升高，也可出现低钾血症，少数患者有过敏和胃肠道反应。

（九）其他治疗

皮肤瘙痒明显的可选择考来烯胺和考来替泊，阿片受体拮抗剂，如纳洛酮、纳美芬、纳曲酮，5- 羟色胺受体拮抗剂如昂丹司琼，利福平单用或联合应用治疗。

二、营养支持治疗

只有对胆汁淤积症的发病机制更深入的理解才可能研发出更为有效的药物。对所有的儿童来说，积极的、有针对性的营养管理非常关键，至少能促进成长和发育。

在胆汁淤积的儿童中，排泌到肠道的胆汁减少将导致脂肪泻、营养不良和发育停滞。在胆汁淤积状态下，转运到肠道的胆汁酸减少导致脂肪肠道吸收缺陷，继而出现膳食脂肪和脂溶性维生素（维生素 A、维生素 D、维生素 E 和维生素 K）吸收不良，表现为维生素 A 缺乏性上皮角化、维生素 D 缺乏性佝偻病、维生素 K 缺乏性出血、维生素 E 缺乏性神经系统病变，以及出现营养不良、生长发育障碍。在进展期慢性肝病患儿中，营养不足可导致全面的营养不良。

（一）营养不良的因素

营养不良的因素包括：① 摄入量减少，患儿厌食，微量元素锌、镁缺乏导致味觉异常，肝大、肠胀气和腹水导致胃容量减少而出现早饱，因诊断（如磁共振成像、核素肝胆显像、肝脏 B 超和血液生化检查）需要禁食等，均可造成摄入量减少；②疾病情况下人体对热量、蛋白质及其他营养素的需求量增加；③外周胰岛素抵抗导致糖异生障碍，减少肌肉蛋白质的存储；④ 生长激素 - 胰岛素样生长因子轴异常；⑤胆汁流减少使脂肪吸收不良，脂溶性维生素吸收障碍，蛋白质消化吸收障碍；⑥消化酶合成和分泌受损，黏膜充血、绒毛萎缩、细菌过度生长或胰腺功能不全等，均可引起营养素的消化吸收不良。胆汁淤积性肝病婴儿营养障碍的表现：①氨基酸代谢紊乱，血液氨基酸谱异常，其中亮氨酸、异亮氨酸、缬氨酸等支链氨基酸减少，苯丙氨酸、酪氨酸等芳香族氨基酸增多，支链氨基酸 / 芳香族氨基酸比例下降，从而使氨基酸比例不平衡；②脂肪消化吸收障碍，由于胆汁淤积、胆汁流减少，脂肪乳化、脂肪酶及蛋白酶活化受损，脂肪消化吸收不良，并引起脂溶性维生素 A、维生素 D、维生素 E、维生素 K 等吸收障碍；③糖类代谢紊乱，易发生低血糖及高血糖症状；④肠道菌群紊乱，易发生细菌移位及腹泻、腹胀、肠功能障碍；⑤肠黏膜屏障功能损害，易发生有毒物质进入机体及容易发生过敏。

（二）营养评估

应对任何患有胆汁淤积的儿童进行全面的营养评估，以便确定基线参数并监测儿童营养恢复的有效性。结合病史、体检及相关检查评估，如体重、身长、上臂围、三角肌褶厚度、头围。营养素缺乏的临床表现如下：维生素 A 缺乏引起结膜、角膜干燥和夜盲症；维生素 D 缺乏引起佝偻病、骨质疏松症；维生素 E 缺乏引起小脑共济失调、脊髓后束功能障碍、周围神经病变；维生素 K 缺乏引起出血时间延长等。并结合实验室检查评估。

（三）营养治疗

积极进行营养治疗和康复是婴儿和儿童胆汁平衡的关键。除了有能量消耗增加外，胆汁淤积性肝病患儿每天饮食中热量摄入量通常为同龄正常儿童推荐量（RED）的 120% ～ 150%。标准配方能量密度为 0.67kcal/ml，如果患儿出现腹水可选用高能量密度 1.3 ～ 2.0kcal/ml。

1. 碳水化合物　是机体的重要能量来源，而肝脏是维持血糖正常水平的重要器官。胆汁淤积性肝病患儿易发生低血糖症或餐后高血糖症。因此，应动态监测患儿的血糖浓度，夜间及清晨尤其重要。

2. 蛋白质　肝在人体蛋白质合成、分解和氨基酸代谢中起着重要作用。一般情况下胆汁淤积性肝病患儿不限制蛋白质摄入。无肝性脑病患儿的蛋白质推荐摄入量为 3 ～ 4g/（kg · d）；有肝性脑病时则应限制蛋白质的摄入量，推荐摄入量 0.5 ～ 1.0g/（kg · d）。支链氨基酸配方能改善胆汁淤积性肝病患儿氨基酸不平衡的问题。

3. 脂肪　胆汁淤积性肝病患儿应选用中链甘油三酯。中链甘油三酯在营养学中指含有 8 ～ 12 个碳原子的饱和脂肪酸，其水溶性大、分子较小、表面张力低，易于与水乳化，不需胆盐参与即可直接吸收，并且容易透过病变的肠黏膜；其在肠黏膜中不重新酯化，以脂肪酸形式经门静脉直接吸收。中链甘油三酯能促进患儿能量平衡，减少胆汁酸性腹泻和促进生长发育。

此外，来自亚油酸的花生四烯酸是婴儿的必需脂肪酸。必需脂肪酸缺乏可表现为生长不良、鱼鳞病、血小板减少和免疫功能障碍。应该在胆汁淤积的儿童中通过亚油酸和血浆三烯 - 四烯比率来评估必需脂肪酸缺乏的程度，以确定是否需要补充必需脂肪酸。

4. 微量营养素　当肠腔内胆汁酸浓度低于正常时，脂溶性维生素 A、维生素 D、维生素 E、维生素 K 的吸收易发生障碍，因此有必要补充适量的脂溶性维生素。推荐补充脂溶性维生素的剂量：维生素 K_1 2.5 ～ 5mg/（kg·d），维生素 E 15 ～ 25IU/（kg·d），维生素 D 400IU/d，维生素 A 5000 ～ 25 000IU/d；同时应根据临床表现和相应监测结果调整剂量。水溶性维生素的供给也应不少于正常推荐量。推荐补充元素铁 3 ～ 6mg/（kg·d），1 个月后评估铁的营养状况，并根据结果调整剂量；推荐补充元素锌 1mg/（kg · d），必要时检测血清锌并调整剂量。

5. 谷氨酰胺　是肠黏膜细胞的主要能量来源，也是保持肠黏膜屏障完整的一种主要物质；能促进分泌型免疫球蛋白 A（sIgA）生成，提高各种淋巴细胞、吞噬细胞的功能；调整肠道菌群，促进肠蠕动，保护胃肠黏膜，减少肠麻痹。肠外营养液中加入谷氨酰胺能减轻黏膜萎缩，增加黏膜细胞 DNA 和蛋白质含量，使肠道 sIgA 合成增加，从而降低肠道细菌移位率。

6. 其他　对某些先天性遗传代谢疾病，如酪氨酸血症患儿，应给予低苯丙氨酸、低酪氨酸膳食；半乳糖血症患儿应避免含乳糖膳食，改用无乳糖配方，同时避免含乳糖的水果和蔬菜；由希特林蛋白缺陷引起的新生儿肝内胆汁淤积症，给予无乳糖、高蛋白、低碳水化合物饮食或添加中链甘油三酯的配方。

（王福川）

参 考 文 献

Bergasa NV, 2011. The itch of liver disease. Semin Cutan Med Surg, 30(2): 93-98.

Kremer AE,van Dijk R, Leckie P, et al, 2012. Serum autotaxin is increased in pruritus of cholestasis, but not of other origin,and responds to therapeutic interventions. Hepatology, 56(4): 1391-1400.

Meyers RI, Book LS, O'Gorman MA, et al, 2003. High-dose steroids, ursodeoxycholic acid, and chronic intravenous antibiotics improve bile flow after Kasai procedure in infants with biliary atresia. J Pediatr Surg, 38(3): 406-411.

Ponsioen CY, 2011. Novel developments in IBD-related sclerosing cholangitis.Best Pract Res Clin Gastroenterol, 25(Suppl1): 515-518.

Xu C, Li CY, Kong AN, 2005. Induction of phase I, II, and III drug metabolism/transport by xenobiotics. Arch Pharm Res, 28(3): 249-268.

第三篇

病毒免疫篇

第 12 章

甲型肝炎

要点

　　甲型肝炎是被小 RNA 病毒甲型肝炎病毒（HAV）感染引起的，一般为自限性的急性肝脏坏死性炎症，是具有病毒样症状、黄疸和（或）血清转氨酶升高的急性疾病。

　　HAV 可引起急性肝炎，很少导致急性肝衰竭。肝脏损伤是针对肝细胞表达的病毒抗原所发生的细胞免疫反应的结果。粪 - 口传播是甲型肝炎主要的传播途径。患者的排泄物是主要的传染源。大部分成年人感染后是有症状的，表现为急性黄疸型肝炎，而幼童的感染多为无症状的和无法被发现的。

　　HAV 灭活疫苗可达到有效预防。

一、病 毒 学

　　HAV 是正链 RNA 病毒，属小 RNA 病毒属。HAV 颗粒是通过免疫电镜在人和实验性感染的黑猩猩的粪便中发现的。成熟的病毒颗粒是直径约为 27nm 的小而无包膜的二十面对称体。像所有小 RNA 病毒一样，HAV 颗粒是含单拷贝单股正链可作为信使的连续的 RNA 基因组。HAV 基因组约长 7.5kb，包含一个约 729 个碱基长的 5′ 非翻译区，其后有一个单一开放阅读框，负责编码一种含 2227 个氨基酸的多聚蛋白。

二、流 行 病 学

　　急性甲型肝炎患者的血液和粪便中存在病毒。潜伏期为 15 ～ 40d。此外，唾液可能存在少量的病毒。HAV 主要通过粪 - 口途径传播。不良的卫生习惯加速了病毒的传播。粪便中的病毒量大及病毒特殊的物理稳定性提高了病毒在家庭中传播和通过公共传染源暴发的可能。如果把粪便用作肥料也会促进病毒的传播。像其他主要肠道病毒性疾病一样，甲型肝炎能够通过性行为，特别是男同性恋的性行为传播。在发达国家，大部分成年人缺乏免疫力，因此在暴露 HAV 后有被感染的风险。相反，在发展中国家，甲型肝炎常发生于感染后症状轻微或无症状的儿童时期。大部分甲型肝炎的病例是散发的，是病毒在人与人之间传播的结果。幼儿园特别是那些照看 2 岁以下儿童的日托机构，可能在 HAV 的传播中有重要作用。大部分感染甲型肝炎的 2 岁以下幼儿不表现肝炎症状，但是仍具有传染性。

　　2004 ～ 2015 年，我国累计报道 574 697

例甲型肝炎病例，平均发病率为 3.62/10 万。四川、新疆、云南的发病例数占全国病例数的 27.27%，2012 ～ 2015 年中部、东部省份发病率均降至 2/10 万以下，西部省份仍较高。2004 ～ 2015 年，甲型肝炎报道病例数在各年龄组均大幅下降，0 ～ 4 岁儿童甲型肝炎发病数从 24 079 例下降至 10 304 例，5 ～ 9 岁报道病例数从 43 711 例下降至 5938 例，10 ～ 14 岁从 29 722 例下降至 3438 例；但 2012 ～ 2015 年 0 ～ 4 岁儿童发病数却居各年龄组之首，病例主要集中于新疆和四川，占同期全国 0 ～ 4 岁病例数的 77.72%。农民、学生、散居儿童占总病例数的 69.95%。

三、发病机制

在灵长类动物实验性感染模型中，感染发生后 1 ～ 4 周，粪便中存在着相对大量的病毒。病毒能在培养的肠上皮细胞内复制，从其管腔面侵入，并优先从此处分泌出新复制的病毒。在肝细胞质、脾脏和淋巴结的生发中心和沿肾小球基底膜处检测到病毒抗原。发病的急性期胆汁中存在大量的病毒颗粒，据此推测肝细胞是病毒的主要复制部位。而胆汁是大部分随粪便排出的病毒的源头。

四、组织病理学

急性甲型肝炎肝细胞损伤明显，并累及门静脉周围及小叶中心区域。正常的肝组织结构受到破坏，肝细胞排列紊乱，以小叶中央静脉周围显著；可见肝细胞明显肿胀、坏死，出现嗜酸小体等；一些肿胀的肝细胞可见多核现象及核分裂象；肝门区和门脉区单核炎细胞浸润；某些标本也可见门静脉周围坏死、浆细胞浸润，重者可见桥接坏死；肝内胆汁淤积，但一般胆汁淤积不严重，胆管上皮无明显受损。

五、临床表现

最初的临床表现可能与病毒感染的前驱症状类似，具有恶心、呕吐、厌食、疲劳、体重减轻、轻度发热、肌肉萎缩、关节痛和头痛等非特异性症状。临床查体可见肝大和脾大，化验可见白细胞减少。该症状通常持续数周。因年龄不同，出现黄疸的概率也不同。黄疸发生率 6 岁以下儿童为 10%，6 ～ 14 岁儿童为 40%，14 岁以上的儿童为 70%，成年人为 70% ～ 85%。黄疸发生后 1 周，传播风险降低。通过临床特征不能区分 HAV 感染与其他病毒性肝炎。然而，HAV 感染始终是自限性的，不会发生慢性感染，人体可产生提供终身免疫的保护性抗体。

HAV 感染还与免疫复合物疾病有关，包括皮肤血管炎、关节炎、冷球蛋白血症、狼疮样综合征和干燥综合征在内的多种疾病可伴发甲型肝炎。

HAV 感染也可出现暴发性肝衰竭，但临床少见。在引入 HAV 疫苗之前，美国每年约有 100 人死于暴发性 HAV 感染，HAV 是阿根廷儿科肝移植的主要适应证之一。整体病死率为 0.3%，但随着年龄增长而病死率增加，50 岁以上人群的病死率为 1.8%。具有潜在慢性肝病（如乙型肝炎病毒感染、丙型肝炎病毒感染）的患者在合并感染 HAV 时死亡的风险增加。

六、诊　　断

急性 HAV 感染的诊断依赖于抗 HAV IgM 抗体的检测，该抗体可以在感染后 5 ～ 20d 在血清中检测到。血清抗 HAV IgG 抗体提示既往感染或先前的免疫。在急性感染期间，通过核酸扩增可以在血清和粪便中检测到病毒 RNA，但这不容易获得。升高的血清转氨酶、碱性磷酸酶、总胆红素和直接胆红素提示肝脏炎症，国际标准化比值、白蛋白水平等可协助评估肝功能。

七、治　　疗

没有针对 HAV 的抗病毒药物。针对

HAV 感染患者主要是采取支持对症治疗，可根据病情给予保肝降酶退黄对症治疗。熊去氧胆酸可能有益于减少瘙痒和改善胆汁淤积。皮质类固醇已被尝试用于减少胆汁淤积的持续时间，但临床应用数据量小且免疫抑制可能导致 HAV 再激活。

在管理中重要的是早期发现，急性感染期间的适当支持和监测，对暴发性肝病的发展有足够的认识，预防疾病传播给易感个体。HAV 相关的暴发性肝衰竭、低血清转氨酶、高血清胆红素（＞ 15mg/dl）和低白蛋白（＜ 2.5g/dl）可导致预后不良，可能需要进行肝移植治疗。

八、预　　防

我国甲型肝炎发病率呈逐年下降趋势，发病风险降至较低水平，但西部省份、5 岁以下儿童甲型肝炎发病风险仍较高，应采取精准干预措施以进行预防控制。预防 HAV 感染的关键包括改善卫生条件、水源和食物制备技术。个人卫生、洗手及在儿童护理环境中妥善处理污染的尿布都有助于减少传播。病毒传播可以通过消除人群中的病毒、改善卫生条件、隔离及免疫接种来中断。因为 HAV 的传播发生在诊断临床感染之前，所以单独的卫生措施通常对预防感染无效。阻断传播的最有效方法是免疫接种。在住院患者中，除了标准预防措施外，建议对失禁或使用尿布的患儿在症状出现后至少 1 周采取接触预防措施。从事餐饮行业人员、参加或从事儿童保育工作人员，应在症状出现后至少 1 周内不能参加工作。

HAV 感染没有特异性治疗方法，但可通过接种疫苗进行免疫预防。美国儿科学会（AAP）推荐 12 ～ 23 个月大的儿童注射 HAV 疫苗。有两种疫苗被批准用于儿童：Havrix 和 Vaqta。Twinrix 疫苗已获批准应用于 18 岁及以上人群，可有效预防 HAV 感染。HAV 疫苗的其他适应证包括 2 ～ 18 岁未接种疫苗的儿童、流行地区的出行人员、新流入的国际难民、慢性肝病或凝血障碍患者及吸毒和使用违禁药物者。

暴露后预防是使用主动疫苗和被动（免疫球蛋白）免疫。家庭和其他密切接触者可考虑接受免疫预防（暴露后 8d 内接种疫苗或接触后 2 周内接种免疫球蛋白）。HAV 疫苗对免疫功能正常的儿童的临床疾病具有高度保护作用。在免疫功能低下的患者中，HAV 疫苗免疫原性较低。对于 1 岁以下的儿童，仍建议使用免疫球蛋白进行被动免疫，建议所有 1 岁以上患慢性肝病的儿童和肝移植的儿童接种 HAV 疫苗。

正规的 HAV 疫苗非常安全。儿童最常见的不良反应包括注射部位的疼痛、压痛或发热、喂养困难和头痛。疫苗接种的唯一禁忌证是存在疫苗或疫苗成分过敏史。妊娠不是绝对的禁忌证。虽然疫苗尚未在孕妇中进行过研究，但两种 HAV 疫苗都是灭活的，所以安全性尚可。Havrix 和 Vaqta 被归类为妊娠 C 类药物。

（闫建国）

参 考 文 献

孙校金，王富珍，郑徽，等，2017. 2004 ～ 2015 年中国甲型病毒性肝炎流行病学特征分析 . 中华预防医学杂志，51(12): 1091-1096.

Hammitt LL, Bulkow L, Hennessy TW, et al, 2008. Persistence of antibody to hepatitis A virus 10 years after vaccination among children and adults. J Infect Dis, 198(2): 1776-1782.

Ozcay F, Canan O, Akcan B, et al, 2007. Hepatitis A super infection as a cause of liver failure in a child with Wilson disease. Turk J Pediatr, 49: 199-202.

Rezende G, Roque-Afonso AM, Samuel D,et al, 2003. Viral and clinical factors associated with the fulminant course of hepatitis A infection. Hepatology, 38: 613-618.

第 **13** 章

儿童慢性乙型肝炎

要点

儿童慢性乙型肝炎大部分病情较轻，但也可在儿童期发生严重的肝损害，且面临着发展至成人期的慢性乙型肝炎甚至发生严重并发症的风险。慢性乙型肝炎儿童在免疫活动期应开始抗病毒治疗，抗病毒治疗首选干扰素，不能使用干扰素的儿童可选用核苷（酸）类似物治疗。

乙型肝炎病毒（HBV）感染是导致全球儿童和青少年感染性肝病的主要病因，尤其在我国，90% 以上成人慢性乙型肝炎患者源自儿童期感染。儿童慢性乙型肝炎大部分病情较轻，但也可在儿童期发生严重的肝损害，包括肝硬化、肝衰竭甚至肝癌；且面临之后的生命过程中发展至成人期的慢性乙型肝炎，甚至发生严重并发症的风险，包括肝硬化及肝细胞癌。慢性乙型肝炎儿童在免疫活动期应开始抗病毒治疗，抗病毒治疗首选干扰素，不能使用干扰素的儿童可选用核苷（酸）类似物治疗。

一、流行病学和自然史

HBV 感染一般多以急性肝炎与隐性感染过程自限，预后良好。如果乙型肝炎表面抗原（HBsAg）血清学阳性持续 6 个月以上则可明确为慢性 HBV 感染。在我国，围生期和婴儿期感染者约 90% 转为慢性 HBV 携带状态；5 岁以下的感染者约 30% 转为慢性 HBV 携带状态，而青少年和成人仅为 5%～10%。因为在生命早期宿主免疫功能

发育不成熟，免疫系统识别和清除 HBV 的功能不健全，易致 HBV 感染，且一旦感染则易形成慢性携带状态。随着乙肝疫苗的普及接种和积极开展的乙型肝炎母婴传播阻断，我国人群 HBsAg 的阳性率已明显下降，2014 年据中国疾病预防控制中心统计 0～4 岁儿童 HBsAg 阳性率已降至 0.32%，5～14 岁儿童 HBsAg 阳性率已经降至 0.94%，但由于我国人口基数大，估计目前 15 岁以下慢性乙型肝炎儿童至少有 160 万以上。

儿童 HBV 感染自然史可分为 5 个阶段：HBeAg 阳性慢性感染（免疫耐受期）、HBeAg 阳性慢性肝炎（免疫清除期）、HBeAg 阴性慢性感染（非活动携带期）、HBeAg 阴性慢性肝炎（再活动期）、HBsAg 阴性患者（隐匿性 HBV 感染）。儿童慢性 HBV 感染初期也就是免疫耐受期，通常无症状，谷丙转氨酶（ALT）正常，HBsAg 和 HBeAg 高水平，HBV DNA 高载量，肝组织学炎症轻微或正常，此期一般不给予抗病毒治疗。因病毒和宿主持续相互作用导致肝脏损害，无症状或轻度乏力和食欲

缺乏，伴随 ALT 升高和 HBV DNA 下降，此期即免疫清除期。非活动的 HBsAg 携带状态的特点是 HBeAg 阴性，HBeAb 阳性，ALT 持续正常和低 HBV DNA 载量或 HBV DNA 检测不到，儿童在此阶段可能有非特异的或轻微的纤维化。再活动期为非活动期患者由于病毒选择性前 C 区变异致 HBV 复制再活跃和 ALT 再次升高，转化为 HBeAg 阴性慢性乙型肝炎或再次出现 HBeAg 阳转。HBsAg 阴性患者过去称为隐匿性 HBV 感染，这部分患者血清中不能检测出 HBsAg，并且在大部分情况下，不能检测出 HBV DNA，但肝组织中可以检测出 HBV DNA 或 HBV cccDNA。如果患者 HBsAg 消失发生在已有肝硬化之后，则仍有肝硬化持续进展甚至肝癌发生的风险。在免疫抑制情况下，HBV 可能出现重新活跃，此时需要抗病毒治疗。一般来说儿童 HBeAg 阳性和阴性的慢性肝炎需要启动抗病毒治疗。

二、慢性乙型肝炎儿童的监测及随访

儿童一旦确诊患有慢性乙型肝炎，就要接受常规及终身监测，监测的关键是要及时发现可能的治疗时机。详细的体格检查是非常必要的，主要是观察肝和脾的大小及性状，而且要关注肝外表现[包括杵状指、蜘蛛痣、组织缺氧和（或）与心肺有关的表现]，如果出现异常则可能提示肝病进展、肝硬化及门静脉高压等。监测指标包括血常规（白细胞、血小板等）、肝功能（ALT 等）、甲胎蛋白（AFP）、乙型肝炎病毒血清学标志物、乙型肝炎表面抗原定量、血清 HBV DNA 载量及肝脏 B 超，必要时需进行肝脏活组织病理学检查等。

大多数儿童表现为持续的 ALT 正常，HBV DNA 高载量，E 抗原及 S 抗原高水平，提示免疫耐受，暂时不需要治疗，继续随访。但在临床中发现慢性乙型肝炎儿童即使 ALT 正常，仍有小部分患者可有不

同程度的肝脏组织学损害。一项对 1230 例临床与病理对比的研究结果显示儿童乙型肝炎绝大多数缺乏典型的临床症状；292 例 ALT 正常的 HBsAg 携带者中 261 例（89.4%）修正诊断为慢性活动性乙型肝炎（炎症分级 > G1）；在肝功能基本正常者中，有 G1 ～ G4 级轻重不等的肝脏活动性炎症损害，其中 ≥ G2 级病变者高达 18.8%（55/292 例），重度病变（G3 ～ G4 级）为 0.7%（2/292 例）。慢性乙型肝炎中肝功能正常存在肝纤维化者占 74.6%（47/63 例）。研究结果说明这些患者事实上已进入了免疫活动期，需要进行抗病毒治疗，否则就错过了抗病毒治疗的最佳时机。因此对一些 ALT 正常的慢性乙型肝炎儿童除定期监测肝功能和肝胆脾 B 超等外，必要时进行肝脏组织学检查以明确肝脏病变，确定是否需要抗病毒治疗。另外还要根据慢性乙型肝炎儿童的年龄、肝病家族史尤其是肝硬化和肝癌家族史来决定是否给予抗病毒治疗，以免延误治疗使病情隐匿进展。

如果监测到 ALT 持续异常，排除了超重和肥胖等导致的非酒精性脂肪性肝病，排除了遗传代谢性肝病（如 Wilson 病等）、自身免疫性肝炎、重叠丙型肝炎病毒（HCV）感染、重叠丁型肝炎病毒（HDV）感染、重叠人类免疫缺陷病毒（HIV）感染、中毒性肝损害、药物性肝损害，另外排除了合并其他感染（如肺炎等）和饮酒史等，此时确定患儿已进入了免疫活动期，则启动抗病毒治疗。

三、儿童慢性乙型肝炎的临床表现和诊断

儿童慢性乙型肝炎大多数没有典型的临床症状，多为查体发现。HBsAg 阳性超过 6 个月，可有或无乏力、食欲缺乏、恶心、尿黄等肝炎症状；查体可有或无肝掌、蜘蛛痣、黄疸、肝脾大；ALT 正常，或常有

波动,临床即可诊断。患儿可出现自身抗体(抗核抗体、抗平滑肌抗体、抗肝细胞膜脂蛋白抗体)、类风湿因子阳性。极少数可伴有肝外损害,如肾炎、皮疹等;但关节炎、脉管炎或干燥综合征等肝外损伤在儿童中极其少见。

四、儿童慢性乙型肝炎的治疗

儿童慢性乙型肝炎除采取支持和抗肝细胞损伤的对症治疗外主要应用抗病毒治疗。支持治疗包括补充各种维生素、微量元素和能量等,在婴幼儿注意肝性佝偻病、营养不良及贫血。抗肝细胞损伤治疗的药物主要有降酶药,如五味子、山豆根、垂盆草、齐墩果酸、联苯双酯、双环醇、水飞蓟宾和甘草酸制剂等,利胆作用的药物,如熊去氧胆酸胶囊(UDCA)及腺苷蛋氨酸等。

(一)慢性乙型肝炎儿童抗病毒治疗的目标

慢性乙型肝炎儿童抗病毒治疗首先必须达到最基本的治疗目标,即抑制乙型肝炎病毒核酸(HBV DNA)直到血清 HBV DNA 水平检测不到,ALT 恢复正常;然后 HBeAg 阳性的患者达到持续的 HBeAg 血清转化,肝脏炎症坏死纤维化程度改善,也就是达到了满意的治疗目标。有一小部分患者通过抗病毒治疗最终能达到 HBsAg 转阴和(或)血清转化,即临床治愈,这就是所谓的理想治疗目标;但最终我们希望达到肝脏中 HBV cccDNA 完全清除,从而达到慢性乙型肝炎抗病毒治疗终极目标。有数据表明慢性乙型肝炎儿童和青少年在成人期前将有 3% ~ 5% 和 0.01% ~ 0.03% 患者病情进展至肝硬化和肝细胞癌。归根结底慢性乙型肝炎儿童和青少年通过抗病毒治疗,达到减少肝脏炎症坏死,逆转肝纤维化,从而减少肝病进展至肝硬化、肝细胞癌以及降低成人期的肝硬化、肝细胞癌的风险。

(二)慢性乙型肝炎儿童抗病毒治疗的时机

慢性乙型肝炎儿童在监测过程中一旦发现肝脏病情活动就需要启动抗病毒治疗,绝大多数专家不支持免疫耐受期儿童开始抗病毒治疗。但欧洲两个小样本的治疗免疫耐受期(病毒复制但 ALT 正常)的慢性乙型肝炎儿童的临床研究(先给予口服 8 周的拉米夫定后再给予拉米夫定联合干扰素治疗 44 周)分别取得了 17% 和 21.4% 的 HBsAg 血清学转换。国内一项研究报道 97 例免疫耐受期慢性乙型肝炎儿童(肝活检证实)经过干扰素 + 核苷或核苷酸类似物治疗 72 ~ 144 周,最终 HBsAg 血清学转换达到了 37.1%。我们通过对慢性乙型肝炎免疫耐受期(ALT < 60IU/ml)46 例儿童给予干扰素序贯联合拉米夫定治疗,23 例未治疗组作为随机对照,治疗 96 周结束时 73.9% 检测不到 HBV DNA,32.6% 取得了 HBeAg 血清学转换,21.7% HBsAg 清除。对照组 HBV DNA 检测不到、HBeAg 血清学转换均为 4.35%,无 HBsAg 清除。以上四个小样本儿童免疫耐受期治疗的临床研究均取得了较好的疗效。但在美国和欧洲进行的免疫耐受期慢性乙型肝炎儿童抗病毒治疗的多中心临床试验结果表明,并未取得预期疗效。有基础研究表明,慢性乙型肝炎免疫耐受期儿童和年轻的成年人并不与 T 细胞免疫耐受相关,为上述临床研究提供了理论基础。不管如何,有待于更多关于免疫耐受期的基础和临床研究提供何时打破免疫耐受的更多循证医学证据。

特别值得强调的是,对于迅速出现肝功能恶化、急性肝衰竭、失代偿肝硬化的乙型肝炎儿童无论是否已开始治疗都必须尽快给予抗病毒治疗;对于接受免疫抑制治疗或细胞毒性化疗的 HBV 感染的儿童,都必须优先给予抗病毒治疗抑制病毒复制及阻止乙型肝炎病情进展。

（三）慢性乙型肝炎儿童抗病毒治疗的策略

目前我国国家食品药品监督管理总局批准 2 种干扰素（IFN）和 5 种核苷（酸）类似物（NAs）治疗成人慢性乙型肝炎。2 种干扰素为 α 干扰素（IFNα）及聚乙二醇 α 干扰素（PEG-IFNα），IFN 通过免疫调节和抗病毒治疗 2 种作用模式抑制病毒，停药后可获得持久疗效，无耐药性突变，且有发生 HBsAg 清除的机会；5 种 NAs 为拉米夫定（LAM）、阿德福韦酯（ADV）、恩替卡韦（ETV）、替比夫定（LdT）和替诺福韦（TDF），新药替诺福韦艾拉酚胺富马酸（TAF）已经批准进入国内临床应用，NAs 通过持续使用抑制 HBV 取得维持应答，但可能造成 HBV 耐药突变。2017 年 EASL 成人一线治疗推荐 PEG-IFNα、ETV 或 TDF 或 TAF。中国慢性乙型肝炎指南建议（2015 年更新版）：IFNα 可用于 1 岁以上儿童，LAM 3 岁以上儿童，ADV 12 岁以上儿童，ETV 2 岁以上儿童，TDF 12 岁以上儿童。目前国际上已批准 TDF 可用于 2 岁以上儿童，TAF 用于 12 岁以上青少年。PEG-IFNα-2a 可用于 3 岁以上儿童。

1. IFNα/PEG-IFNα 单药治疗 慢性乙型肝炎儿童首选 IFN 抗病毒治疗，荟萃分析显示，儿童 HBV 感染后应用 IFNα 抗病毒治疗，20%～40% 的患儿 HBeAg 血清转换和 ALT 恢复正常。IFNα 剂量推荐标准为 5～10MU/m^2 体表面积，隔天 1 次，IFN 疗程一般为 48 周，但延长疗程可提高 HBeAg 和 HBsAg 清除率。2010 年在亚太肝病年会上有报道 PEG-IFNα-2a 延长疗程（96 周）治疗 45 例 HBeAg 阳性慢性乙型肝炎儿童，结果显示疗程 48 周 HBeAg 转换率为 23.8%，96 周高达 91.9%。48 周 HBsAg 无 1 例阴转，96 周达 18.9%；而不良反应与标准 IFNα 相似。值得我们注意的是干扰素治疗个体差异较大，应根据患儿年

龄、体重、基础肝脏疾病、耐受性、血液学、甲状腺等不良反应调节用量，强调个体化用药。

IFN 在儿童中抗病毒治疗应答的主要预测因素有 ALT 高水平、HBV DNA 低载量及年龄较小，有研究表明 5 岁以前抗病毒治疗能取得更好的疗效。国内一项回顾性研究报道 1～7 岁慢性乙型肝炎 HBeAg 阳性儿童抗病毒治疗的 HBsAg 清除率与年龄和性别相关，与治疗前 ALT、HBV DNA 载量、HBV DNA 基因型、肝脏炎症及纤维化程度和单用 IFN 治疗及先单用 IFN 再联合拉米夫定抗病毒治疗策略无显著相关性。因此慢性乙型肝炎儿童 5 岁前接受抗病毒治疗能取得更高的 HBsAg 清除率。1～7 岁 HBeAg 阴性慢性乙型肝炎儿童抗病毒治疗 HBsAg 清除率与年龄相关，与性别、治疗前 ALT 和 HBV DNA 载量、HBV DNA 基因型及肝脏纤维化程度不相关，若 3 岁前接受抗病毒治疗则能取得更高的 HBsAg 清除率。总之，在治疗前要根据患者的基线情况制订治疗策略，治疗过程中应根据应答指导治疗策略调整治疗才能取得更满意或理想的疗效。

IFN 治疗可导致一些不良反应，大多数不良反应为轻度、一过性。因此治疗期间必须定期常规监测血常规（血红蛋白、中性粒细胞计数和血小板计数）、凝血酶原时间、血生化（血糖、肌酐、尿酸、AST/ALT、胆红素和碱性磷酸酶等）、甲状腺功能及精神症状。轻至中度的不良反应经积极对症处理后患者可以继续治疗；出现重度不良反应时应进行适当的 IFN 减量甚至停药。总之，及时恰当地处理好不良反应，可以提高患者的依从性，从而保证抗病毒治疗的效果。

但肝功能迅速恶化、活动性肝硬化、失代偿期肝硬化、肝衰竭、接受免疫抑制或细胞毒素化疗的儿童和合并自身免疫现象的慢性乙型肝炎儿童等不适合 IFN 治疗，在这些情况下只能选择目前可用的核苷（酸）

类似物。因此对这些特殊人群必须在有经验的临床专家指导下进行个体化治疗。

2. 核苷（酸）类似物（NAs） LAM 治疗儿童慢性乙型肝炎研究表明：儿童 52 周及延长至 3 年的治疗对 LAM 耐受良好，且有一定的疗效，但 LAM 治疗 1～3 年耐药率分别为 19%、49% 和 64%，LAM 的高耐药率严重影响其作为儿童抗病毒首选或长期用药，因此全球把 LAM 作为儿童慢性乙型肝炎的二线用药。ADV Ⅲ期临床试验结束后继续延长治疗至 5 年，101 例完成了研究，其中 54 例 HBeAg 血清学转换，5 例 HBsAg 阴转，1 例 ADV 相关耐药，延长治疗是有效并安全的。但至今为止 ADV 治疗儿童的研究报道还不多，因此 ADV 最佳治疗期限及复发率尚不明确。ETV 治疗儿童慢性乙型肝炎Ⅲ期临床试验报道安全有效，2014 年美国 FDA 批准 ETV 可用于 2 岁以上儿童。富马酸替诺福韦酯在 2～12 岁和 12 岁以上儿童临床试验报道中同样安全有效，已批准在 2 岁以上儿童中使用。富马酸丙酚替诺福韦正在进行儿童和青少年的试验，但欧洲已批准在 12 岁以上儿童中使用。

到目前为止，不管是成人还是儿童慢性乙型肝炎 NAs 抗病毒治疗最佳治疗时间不是非常明确。2015 年亚太肝病年会建议 HBeAg 阳性慢性 HBV 感染成人若实现了病毒抑制和 HBeAg 血清转化，则还应巩固治疗至少 3 年以上。HBeAg 阴性慢性乙型肝炎儿童可能需要更长期的治疗，因为停止治疗的成人在 1～2 年的复发率为 70%～90%。

所有 NAs 均可发生耐药变异，单药治疗耐药发生率高于与干扰素或聚乙二醇干扰素联合治疗。耐药导致 HBeAg 血清转换降低、病毒学和组织学改善逆转、疾病继续进展、原有肝病恶化，肝移植患者可能出现移植失败及死亡的风险。因此接受 NAs 的儿童必须每 3 个月测定血清 HBV DNA 水平，以便及早发现耐药。发生病毒耐药后应及时给予挽救治疗，根据病毒变异和肝组织学严重程度调整抗病毒治疗策略。

NAs 治疗通常较安全，如 ETV 引起的乳酸酸中毒等严重的并发症极少见，在儿童中尚未见报道。TDF 在治疗 HBV 和 HIV 感染儿童中被发现与骨密度降低和肾近曲小管损害有关。因 ETV 和 TDF 在国内儿童中使用时间还不长，更应注意监测其不良反应。

3. 联合或序贯治疗 近年来，国内外对 IFN 联合 / 序贯 NAs 治疗成人慢性乙型肝炎策略不断进行研究，大多数研究结果显示，IFN 联合 / 序贯 NAs 治疗，克服了单用 IFN 对高病毒载量、低 ALT 水平慢性乙型肝炎患者疗效欠佳及单用 NAs 容易耐药且停药易复发的缺点，明显提高了治疗期间病毒学及生化学应答率，长期随访也提示较好的疗效。儿童慢性乙型肝炎联合抗病毒治疗也在积极的探索之中，IFNα 和拉米夫定的联合治疗研究结果表明，联合治疗较单一治疗有更高的应答率和病毒清除率，显示了 IFNα 抗病毒的免疫调节对病毒的持续清除与拉米夫定对病毒的抑制作用互补。但这些研究都是小样本试验，在儿童患者中联合治疗的疗效、联合治疗的时机、联合哪种 NAs、何时停药及如何停药等尚需多中心大样本随机对照试验进一步验证。

总之，儿童慢性乙型肝炎通过抗病毒治疗可以阻止肝病的活动性进展，从而降低儿童期发生肝硬化及肝细胞癌和进入成人期后出现进展性肝病、晚期重症肝病和肝细胞癌的发生率。但目前儿童抗病毒治疗效果尚不尽满意，因此要注意选择合适的患儿，在合适的治疗时机，予以合适的抗病毒治疗方案，从而取得最佳的治疗效果。

（朱世殊）

参 考 文 献

张鸿飞，朱世殊，杨晓晋，等，2006. 小儿乙、丙型肝炎临床与病理研究. 传染病信息，19(3): 130-141.

中华医学会肝病学分会，中华医学会感染病学分会，2015. 慢性乙型肝炎防治指南 (2015 更新版). 中华肝脏病杂志，23(12):888-905.

朱世殊，董漪，徐志强，等，2016.1 ～ 7 岁慢性乙型肝炎 E 抗原阳性儿童经抗病毒治疗乙型肝炎表面抗原清除率的回顾性研究. 中华肝脏病杂志，24(10): 738-743.

D'Antiga L, Aw M, Atkins M, et al. 2006. Combined lamivudine/interferon-alpha treatment in "immunotolerant" children perinatally infected with hepatitis B: a pilot study. J Pediatr, 148: 228-233.

European Association for the Study of the Liver, 2017. EASL 2017 Clinical Practice Guidelines on the management of hepatitis B virus infection. J Hepatol, 67(2): 370-398.

Jonas MM, Chang MH, Sokal E, et al, 2015. Randomized controlled trial of entecavir versus placebo in children with HBeAg-positive chronic hepatitis B. Hepatology, 62(7): 2018-2026.

Yilmaz A, Akcam M, Gelen T, et al, 2007. Lamivudine and high-dose interferon alpha 2a combination treatment in navie HBeAg-positive immunoactive chronic hepatiits B in children: an East Mediterranean center's experience. Eur J Pediatr, 166: 195-199.

第 **14** 章

儿童慢性丙型肝炎

要点

儿童慢性丙型肝炎 (chronic hepatitis C，CHC) 大多数肝脏损害较轻，但不治疗可发展至成人CHC，甚或肝硬化、肝衰竭和肝癌。CHC患者治疗关键是抗病毒，儿童CHC的IFN治疗效果好，DAA抗病毒治疗研究近期也获得进展。

成人丙型肝炎病毒 (hepatitis C virus，HCV) 感染的流行病学特征、自然史、临床诊断及新的治疗方法和转归都比较明确，与成人相比儿童 HCV 感染在很多方面如传播途径、病毒的自发清除率、肝脏的炎症损伤、肝纤维化进展及抗病毒治疗药物和不良反应等有其自身特征。儿童 CHC 大多数肝脏损害较轻，但不治疗可发展至成人 CHC，甚或肝硬化、肝衰竭和肝癌。CHC 患者治疗关键之一是抗病毒，近年来成人 CHC 抗病毒治疗由干扰素 (IFN) 时代迅速发展到了直接作用抗病毒药物 (direct-acting antiviral agent，DAA) 时代，但儿童 CHC 的 DAA 抗病毒治疗研究进展明显落后于成人。

一、流行病学史和自然史

丙型肝炎呈全球流行，全球 HCV 的感染率约为 2.8%，儿童约为 0.4%。据估计，全球每年约有 60 000 例感染 HCV 的新生儿。2006 年我国血清流行病学资料提示 1～59 岁 HCV 感染率为 0.43%；儿童期血清抗 HCV 阳性率随着年龄的增长而逐渐上升，1～4 岁组为 0.09%，11～20 岁组为

0.2%。推测我国＜15 岁的儿童中 HCV 血症阳性的患者不超过 40 万。

HCV 的传播必须通过血液和体液，无皮肤破损及血液暴露的接触一般不传播 HCV。

儿童 HCV 感染常见的传播途径如下。

1. 通过受污染的血液或体液传染　但目前在严格的血液和血制品管理下这种风险已很小。

2. 母婴传播　如仅抗 HCV 阳性的母亲传播给新生儿的危险性约为 2%；若母亲 HCV RNA 阳性，且为高载量，危险性则可增至 4%～7%；合并 HIV 感染时可升高至 20%。HCV 母婴传播风险增加的因素：①产妇高 HCV RNA 载量 (＞600 000IU/ml)；②胎儿头皮静脉监测；③长时间破膜；④生产时胎儿宫内缺氧；⑤脐血 pH 降低；⑥羊膜腔穿刺是否增加感染风险目前还没有定论，但大多数专家认为如有 HCV 感染的风险一定要权衡利弊。仅 HCV 单一感染的孕妇没有必要行剖宫产，因为此方式并不能减少母婴传播率，但自然分娩时应尽量避免阴道撕裂。母乳喂养不会增加 HCV 母婴传播率，但若母亲存在乳头出血、乳

腺炎及产后肝功能异常则应避免哺乳。总的来说，HCV 母婴传播率相对较低，尤其是相比 HBV，母婴传播率则低得多，可能是因为婴儿体内存在某种年龄依赖的防御机制。如何阻断 HCV 母婴传播，有效减少儿童 CHC 病例，仍是今后研究的一个方向。

3. 通过共用污染的针头或器具传播　是儿童 HCV 感染的一个重要途径，在农村，此情况常造成 HCV 暴发感染；在城市则与注射吸毒有关。

4. 通过患有 CHC 的家庭成员间传播　但风险较少（＜2%）。这种风险在世界不同地区可能会有所不同，但感染的人群中大部分为＜20 岁的青年人，特别多见于＜10 岁的儿童，作为儿童易感人群减少接触患者对避免传播还是有意义的。

5. 通过性生活　固定伴侣的性生活传播风险是微不足道的，但绝不能低估忽视安全性行为的性活跃青少年 HCV 传播的风险。

6. 目前仍有小部分 HCV 感染的传播途径不明　儿童感染 HCV 后出现急性发作，如过去 6 个月 HCV 阴性且无肝炎病史者考虑为急性丙型肝炎。＞6 个月的 HCV 持续感染，且伴随肝脏损伤则称为慢性丙型肝炎。出生后 1～6 个月血清 HCV RNA 检测阳性，且具备母婴传播的可能性，称为新生儿 HCV 感染。如果 HCV 感染者在未接受任何治疗的情况下血清 HCV RNA 自发转阴，间隔至少 6 个月连续 2 次 HCV RNA 检测结果均呈阴性则可明确为自愈，新生儿 HCV 感染通常可自愈。婴儿感染 HCV 后 25%～40% 可自发清除病毒，而且大部分在 24 月龄内自发清除。那些没有自发清除病毒的婴儿转氨酶正常或接近正常，肝脏病理损害较轻。年龄较大的儿童中 6%～12% 可自发清除病毒，基因 3 型自发清除病毒的可能性更大。但下列因素如肥胖、癌症幸存者、先天性血液疾病需要长期输血、合并乙型肝炎病毒感染或艾滋病毒感染、不

洁注射和饮酒等可能会增加儿童和青少年 CHC 进展的风险。总的来说，母婴传播所致婴幼儿 CHC 在自然史方面表现与大龄儿童和成人感染 HCV 不一致。

二、儿童慢性丙型肝炎的临床、病理和肝外表现

儿童 CHC 大部分无临床症状，在我国 90% 以上为查体发现。但儿童 CHC 呈渐进性肝功能损害，尽管有一定比例可自发清除病毒，但高病毒载量造成持续感染，导致 2%～4% 儿童发生肝硬化，终末期肝病同样需进行肝移植。儿童 CHC 肝脏组织学改变相比成人较轻，绝大部分 CHC 儿童肝活检显示轻度炎症和纤维化；不过仍可能发生显著纤维化或肝硬化。儿童慢性患者发生肝硬化的病例较为罕见，1%～2% 的儿童 CHC 患者活检提示进展至肝硬化。儿童 CHC 也可导致肝癌，已报道的有 2 例。一项对 154 例儿童丙型肝炎临床、生化和病理进行的研究，结果为：肝功能正常的儿童丙型肝炎存在中度以上肝脏炎症损害者占 8.8%（3/34 例），同时存在肝纤维化者为 32.4%（11/34 例），还发现肝功能基本正常的小儿丙型肝炎导致的肝硬化。1 例合并 CHC 相关性肾炎。

成人 CHC 可导致一些肝外疾病，如肾小球肾炎和冷球蛋白血症等，甚至发生淋巴瘤，但儿童与成人不一致，有报道发生肾小球肾炎和典型的膜性增生性肾小球肾炎的病例，但无冷球蛋白血症、淋巴瘤的报道。HCV 感染中枢神经系统已明确导致一些成人 CHC 认知功能障碍，但 CHC 儿童是否导致学习障碍、多动症等问题，目前没有明确的证据。

三、监测和随访

抗 HCV 抗体一般在感染后 6～8 周呈阳性，抗 HCV IgG 抗体可以通过胎盘，如

果婴儿要确定是否为 HCV 感染，应检测血清 HCV-RNA。超过 18 月龄抗 HCV 抗体阳性说明感染，应检查血清 HCV RNA 以确定是否为活动性感染。如果父母担心婴儿存在潜在的感染风险，应进行 HCV RNA 筛查，早期排除 HCV 感染以使其父母放心。但一般婴儿至少 2 月龄大时才进行血清 HCV RNA 检测。在婴儿早期如果血清 HCV RNA 阳性，应定期监测 HCV RNA，因为婴幼儿期可能会自发清除病毒，特别是感染 HCV RNA 基因 3 型的患儿。如果不是通过母婴传播，而是通过污染的针头或血液制品等其他途径感染的丙型肝炎儿童则需要定期监测肝功能和 HCV RNA 定量。

接触病毒 1 ～ 2 周后在抗体阳性前或肝酶升高前几周就可检出 HCV RNA。如抗体检测和 HCV RNA 检测阳性，急性或慢性依临床而定。如果抗体阳性，HCV RNA 检测为阴性，表明清除病毒或急性丙型肝炎在一个低水平的病毒血症期。如果抗体阴性，但 HCV RNA 阳性，可能的情况如下：①急性丙型肝炎早期；② HCV 感染免疫功能低下状态；③ HCV RNA 检测假阳性。如果 HCV RNA 阴性，6 个月内重复仍是阴性，可以确认没有感染 HCV。

HCV RNA 基因分 6 型，基因分型可预测抗病毒药物的应答，并决定最佳用药（DAA）和最佳疗程，与成人一致。儿童开始干扰素治疗之前最好检测宿主的白细胞介素 28β（IL-28β），因为 IL-28β 可以预测干扰素对抗病毒治疗的应答。

未接受抗病毒治疗的 CHC 儿童应定期评估，并提供持续的专科咨询。实验室检查包括血清转氨酶、胆红素、白蛋白、HCV RNA 水平、全血细胞计数（血小板计数）和凝血酶原时间 / 国际标准化比值（如肝硬化）。肝病程度较重的（如肝硬化），每年应考虑腹部超声及血清甲胎蛋白的监测。

四、儿童慢性丙型肝炎的治疗

（一）抗病毒治疗的目标及时机

儿童 CHC 治疗目标与成人一致，主要是清除 HCV RNA 获得治愈；清除或减轻 HCV 相关肝损伤，阻止进展为肝硬化、失代偿期肝硬化、肝衰竭或肝细胞癌，改善患儿的长期生存率，提高生活质量。作为儿童丙型肝炎治疗的目标还有一个越来越受重视的就是要消除家庭的病耻感。成人 CHC 治疗适应证为所有 HCV RNA 阳性者，只要有治疗意愿，无治疗禁忌证，均应接受抗病毒治疗。儿童 CHC 抗病毒治疗指征是出现持续的 ALT 升高和（或）HCV RNA 阳性和（或）肝脏出现进展性纤维化。目前的临床研究证实儿童抗病毒治疗安全有效，而青少年和青年忙于学业或工作，反而导致不能遵医嘱治疗及随访，幼儿较青少年可能更容易接受治疗并完成全疗程，故倾向于儿童早期即抗病毒治疗。但也有极少数专家认为儿童与成人比较并未提高应答率，且不良反应多见，可以暂时不治疗。总之，儿童 CHC 是否启动抗病毒治疗要权衡多个方面，包括年龄、病情、治疗方案、疗效、不良反应、依从性和治疗意愿等，在治疗之前须与家长或患病儿童进行充分的沟通。

（二）抗病毒治疗方案及疗效

1. 聚乙二醇 - 干扰素 α（PEG-IFNα）或 IFNα 联合利巴韦林治疗　目前儿童 CHC 可选择的抗病毒治疗是 IFNα 或 PEG-IFNα 联合利巴韦林（ribavirin，RBV）治疗（简称 PR 治疗）。美国 FDA 和欧洲共同体药物评审委员会（EMEA）已批准 IFNα 或 PEG-IFNα 联合 RBV 治疗 3 岁以上儿童 CHC，美国肝病研究协会年会（AASLD）推荐 PEG-IFNα 联合 RBV 是成人和 3 ～ 17 岁儿童 CHC 的一线治疗。推荐剂量分别为每周 PEG-IFNα-2b 60μgm^2 或每周 PEG-IFNα-2a 104μg/m^2，RBV 15mg/（kg·d），分 2 次服用。推荐疗程 HCV 基因 1 型、4 型 48 周，2 型、3 型低病毒载量（$< 6 \times 10^5$ IU/L）24 周，高病毒载量（$> 6 \times 10^5$ IU/L）48 周。国外一项多中心关于 PEG-IFNα-2b 联合 RBV 治疗 107 例 3 ～ 17 岁儿童初次治疗的代偿性肝病的疗效和安全性评估研究表明，基因 2 型、3 型持续病毒应答（sustained virology response, SVR）率高达 90%，基因 1 型和 4 型 SVR 率为 53%，基因 1 型 12% 复发。PEG-IFNα-2a 联合或未联合 RBV 治疗 114 例 5 ～ 17 岁 CHC 患儿的研究结果提示，联合治疗 53% 实现 SVR，未联合治疗为 21%。基因 1 型的患儿联合治疗应答率为 47%，单用 PEG-IFN 的应答率为 17%。国内一项对 162 例 1 ～ 5 岁儿童进行 IFNα 联合 RBV 治疗，取得了 98% 的 SVR 率，基因 1b SVR 率为 94.6%（53/56 例），基因 2a SVR 率为 98.7%（76/77 例），未检测出基因型的 SVR 率为 100%（29/29 例）。

儿童 CHC 抗病毒治疗取得 SVR 的预测因素包括：快速病毒学应答（rapid virology response, RVR），HCV 基因 2 型、3 型和基因 1 型的低病毒载量。RVR 是 SVR 最强的预测因子，取得了 RVR 的患者，可能需要更短的疗程来实现 SVR。年龄、体重、纤维化评分和治疗依从性均可影响 SVR。已经发现至少有 2 个 IL-28β 基因多态性位点对 PEG-IFNα/RBV 治疗成人 CHC 的应答有预测价值，但一项对 162 例 1 ～ 5 岁患儿进行 IFNα 联合 RBV 治疗研究未发现上述结论，但该研究与既往研究表明，IL-28β 基因多态性位点 CC 与儿童 HCV 自发清除有关。

2. 儿童 DAA 的治疗　CHC 抗病毒治疗的标准方案为 PR 治疗，但疗程长、不良反应较多，SVR 难以达到 90% 以上，HCV 基因 1 型的患者在欧洲和美国 SVR 率仅为 41% ～ 66%。为进一步提高 SVR、缩短疗程和降低药物的不良反应，针对 HCV 生活

周期中病毒蛋白靶向特异性治疗的许多小分子化合物得到了迅速发展，提高了抗病毒疗效。抗 HCV 的直接抗病毒药物包括非结构蛋白 NS3/4A 蛋白酶抑制剂、NS5A 抑制剂和 NS5B 聚合酶抑制剂等。2011 年以来在临床广泛应用，DAA 治疗 12 ～ 24 周，使 HCV 基因 1 型患者的 SVR 率达到 98% 以上，抗 HCV 治疗进入 DAA 时代。目前国外 Ledipasvir/Sofosbuvir 固定剂量 ±RBV 及 Sofosbuvir+ RBV 已完成在基因 1 型及基因 2 型、3 型儿童和青少年中（3 ～ 17 岁）进行安全性和疗效的临床试验。其中 Ledipasvir/Sofosbuvir（90mg/400mg）治疗 12 ～ 18 岁基因 1 型 100 例青少年 12 周的研究结果如下：随访 12 周 SVR12 为 97%，主要的不良事件有头痛（27%）、腹泻（14%）、乏力（13%）、恶心（12%）、咳嗽（10%）和呕吐（10%），未发生严重不良事件。提示 Ledipasvir/Sofosbuvir 固定剂量在基因 1 型青少年 CHC 中与成人一样有较好的安全性和疗效。因此 2017 年美国食品药品监督管理局（FDA）已批准 Ledipasvir/Sofosbuvir 固定剂量治疗 12 ～ 17 岁基因 1 型丙型肝炎患者，Sofosbuvir+RBV 治疗基因 2 型、3 型 12 ～ 17 岁丙型肝炎患者。试验也证实 3 ～ 5 岁和 6 ～ 11 岁儿童丙型肝炎患者接受 LDV/SOF ±RBV 治疗可以获得 99% ～ 100% SVR12，耐受性良好。因此，2019 年美国 FDA 也批准了 Ledipasvir/Sofosbuvir 治疗 3 ～ 11 岁基因 1 型丙型肝炎患者，Sofosbuvir+RBV 治疗基因 2 型、3 型 3 ～ 11 岁丙型肝炎患者。2016 年启动了开放、多中心、多个队列的 Sofosbuvir/Velpatasvir 治疗慢性丙型肝炎儿童和青少年（3 ～ 17 岁）的安全性和疗效的 II 期临床研究（GS-US-342-1143）。已被批准用于治疗成人基因 1 ～ 6 型慢性 HCV 感染泛基因型的格卡瑞韦 / 哌仑他韦（G/P）正在进行 II / III 期非随机、开放性、多中心研究（DORA

研究）以评估 G/P 在慢性 HCV 感染的儿童患者中的药动学、安全性和疗效。12～17 岁的青少年患者，包括 HCV/HIV 合并感染者，接受成人剂量的 G/P 治疗，获得 100% SVR12。在 HCV 感染的青少年中，G/P 的稳态暴露量与在 HCV 感染的成人中观察到的相当。G/P 在青少年中耐受良好，安全性与成人一致。3～11 岁的患者正在研究中。其他 DAA 在儿童和青少年 CHC 中是否有类似的安全性和疗效有待进一步临床试验证实。

2018 年美国肝病年会建议对于 3～12 岁的 CHC 儿童，应该推迟治疗，直至可获得无干扰素的方案；如果存在肝外表现（如冷球蛋白血症、皮疹和肾小球肾炎）及晚期纤维化，应该尽早开始抗病毒治疗，以最小程度降低并发症发生率和死亡率。年龄≥ 12 岁或体重≥ 35kg 的青少年推荐：①初治无肝硬化或有代偿期肝硬化，或经治无肝硬化的基因 1 型、4 型、5 型或 6 型感染患者，推荐 12 周来迪派韦 / 索磷布韦治疗；②经治有代偿期肝硬化的基因 1 型感染患者，推荐 24 周来迪派韦 / 索磷布韦治疗；③初治或经治无肝硬化或有代偿期肝硬化的基因 2 型感染患者，推荐 12 周索磷布韦加基于体重的利巴韦林治疗；④初治或经治无肝硬化或有代偿期肝硬化的基因 3 型感染患者，推荐 24 周索磷布韦加基于体重的利巴韦林治疗。

（三）儿童慢性丙型肝炎标准 PR 抗病毒治疗的不良反应

PEG-IFN 或 IFN 治疗儿童 CHC 可引起一些不良反应，常见的如下：①流感样综合征和皮肤反应等，如发热、乏力及全身肌肉关节痛；皮疹、脱发等，这些症状均可对症处理。②外周血常规异常，IFN 可引起外周血白细胞和血小板下降，中性粒细胞减少是 CHC 患儿 IFNα 或 PEG-IFNα 剂量下调最常见的原因（高达 25%）。因此，

提高外周血白细胞、血小板可保证 IFN 治疗的依从性，提高 SVR。③甲状腺疾病是最常见的内分泌不良反应之一，可发生在治疗的任何时间段。所以需定期监测甲状腺功能，必要时请内分泌科医师会诊，如甲状腺功能亢进药物治疗控制不佳则需暂停 IFN 治疗。④诱发或加重心理或精神类疾病，治疗前和治疗中需对患者的神经精神状态进行评估，治疗中一旦出现抑郁或其他精神疾病，应请精神科医师会诊，必要时进行心理或药物干预或暂停 IFN 治疗。⑤治疗中需监控患儿的生长发育。PEG-IFN 或 IFN 和 RBV 可导致厌食、恶心、体重下降。有研究发现体重下降是常见的，大部分患者在治疗后恢复。就身高来说，治疗期间 70% 的患儿生长速度受抑制，在治疗结束和随访 24 周时生长发育速度回升至中位数水平占 44.3%，稍低于基线的 50.9%。对参加儿童丙型肝炎临床试验（PEDS-C）的患儿在治疗结束后随访 6 年的研究结果提示 PEG-IFNα 联合 RBV 治疗可引起患儿身高及体重的发育延迟，但在停止治疗后，药物对儿童生长发育的影响可逆转；同时也提示应尽量避开儿童生长发育较快的青春期进行治疗，以将对儿童发育的影响降至最低。⑥其他，IFN 可引起或诱发其他少见的不良反应，如糖尿病、肾脏损害、视网膜疾病和间质性肺炎等。

RBV 主要导致上消化道反应，如恶心、食欲缺乏，可对症处理。另一不良反应是血红蛋白下降。20%～25% 的成人患者因贫血或贫血相应的症状需要减少剂量，同时发现贫血与 SVR 升高相关，红细胞生成素可改善临床贫血，提高生活质量，但儿童剂量尚未批准。

总之，通过必要的治疗、护理及与监护人的有效沟通可缓解部分不良反应。儿童对标准 PR 治疗比成人耐受性好，依从性好，儿童因不良反应停止治疗者少见。

（四）特殊人群的抗病毒治疗

在儿童 CHC 中还涉及一些特殊人群的抗病毒治疗，如合并血液系统疾病需要反复输血的患儿。一项对血友病合并 CHC 的 31 例儿童及 62 例成人给予 PEG-IFN+RBV 治疗，两组 SVR 率分别为 83.9% 和 62.9%，结果提示儿童抗病毒疗效高于成人。这些特殊人群还包括：HBV/HCV 及 HCV/HIV 双重感染的患儿；或病情已进展至肝硬化的患儿；移植（肾脏或肝脏）和肾脏疾病（包括透析）患儿；应用化疗及免疫抑制剂治疗的患儿；合并精神神经疾病的患儿等。这些特殊人群的抗病毒疗效和安全性数据有限，目前均是参考成人推荐的标准 PR 治疗方案，但随着 DAA 在儿童 CHC 的临床研究进展，也许这些特殊人群的治疗要比目前的 PR 标准治疗简单和容易一些，但可能会带来一些新的问题。

（朱世殊）

参 考 文 献

魏来，2012. 丙型肝炎临床诊断与治疗手册. 北京：科学出版社：23-28,120-124.

张鸿飞，朱世殊，杨晓晋，等，2006. 小儿乙、丙型肝炎临床与病理研究. 传染病信息，19 (3): 130-132.

中华医学会肝病学分会，中华医学会感染病学分会，2015. 丙型肝炎防治指南 (2015 更新版). 中华肝脏病杂志，23(12): 906-923.

Jonas MM, Schwarz KB, Gonzalez-Peralta R, et al, 2014. Long-term growth outcomes in children treated for chronic hepatitis C. J Pediatr, 165(6): 1252-1254.

Sokal EM, Bourgois A, Stéphenne X, et al, 2010. Peginterferon alfa-2a plus ribavirin for chronic hepatitis C virus infection in children and adolescents. J Hepatol, 52(6): 827-831.

WHO, 2016. Guidelines for the screening, care and treatment of persons with hepatitis C infection:updated version.Geneva: World Health Organization.

Wirth S, Pieper-Boustani H, Lang T, et al, 2005. Peginterferon alfa-2b plus ribavirin treatment in children and adolescents with chronic hepatitis C. Hepatology,41(5):1013-1018.

Zhu SS, Zeng QL, Dong Y, et al, 2015. Interferon-α plus ribavirin yields 98 % sustained virologic response in children aged 1-5 years with iatrogenic chronic hepatitis C. Hepatol Int, 9(4): 578-585.

第 **15** 章

戊型肝炎

要点

戊型肝炎是由戊型肝炎病毒（HEV）感染引起，HEV 是一种 RNA 病毒，基因组是约 7.5kb 的单链正义 RNA，具有三个开放读码框（ORF）。它在分类上被确认为一种独立的病毒属。它是病毒性肝炎的常见病因，但随着经济发展和卫生条件的改善，临床呈逐渐减少趋势。

病毒可随粪便排出，粪 - 口传播是戊型肝炎主要的传播途径。HEV 主要引起急性感染，可发生无症状或无黄疸的感染，临床表现与感染其他病毒相似，但孕妇感染后死亡率可高达 25%。

诊断 HEV 感染主要通过检测患者血清中抗 HEV 抗体或 HEV RNA。病毒排出自发病 1 周前并可持续近 2 周时间。IgM 抗体可在疾病早期出现，IgG 抗体出现较晚，但可在患者体内持续数年。在流行地区预防戊型肝炎最基本的措施是提供清洁的饮用水，并严格控制对粪便的处理。已有报道聚乙二醇干扰素α 联合利巴韦林可治疗慢性 HEV 感染。限制活动、多饮水和营养支持等治疗对病情恢复有帮助，同时应避免使用肝毒性药物。

一、病 毒 学

戊型肝炎病毒（HEV）是一种对称二十面体，无包膜，含有 RNA 的粒子，直径为 27 ～ 34nm，如 HAV 一样通过消化道传播。HEV 基因组是约 7.5kb 的单链正义 RNA，具有三个开放读码框（ORF）。HEV 在 1988 ～ 1998 年被分类为杯状病毒科（Caliciviridae），现被归类为戊肝病毒科的戊肝病毒属。使用分子技术发现，HEV 由 5′ 端和 3′ 端的短非编码区和 3 个 ORF 组成。第 1 个由 1693 个密码子组成，是最

大的，并且编码负责病毒基因组复制和病毒多蛋白加工的非结构蛋白。第 2 个由 660 个密码子组成，并编码结构蛋白。第 3 个由 123 个密码子组成，编码具有不确定功能的小细胞骨架相关磷蛋白。虽然 ORF2 与 ORF3 重叠，但不与 ORF1 重叠。病毒感染动物模型（猕猴），导致血清转氨酶显著升高，粪便和胆汁中可检出特征性病毒样颗粒。从受感染猕猴的胆囊获得的胆汁也具有传染性。胆汁含有与 HEV 血清学相关的小（32 ～ 34nm）病毒样颗粒，用于构建重组互补 DNA（cDNA）的文库。差异杂

交技术用于鉴定假定的 HEV 克隆序列。应用扩增 DNA 的聚合酶链反应检测技术，从记录有过 HEV 暴发的 5 个不同区域获得的人粪便样本中分离检测到了该序列。这些研究表明，HEV 是这些患者水源性肝炎的主要病因。

肝细胞是病毒的主要靶细胞，通过免疫组化分析发现 HEV 天然抗原定位于肝细胞，而用 HEV 探针杂交检测出两种亚基因组转录产物。目前尚未明确关于 HEV 的黏附与进入宿主细胞、基因组转录、病毒蛋白合成及子代病毒颗粒的组装与释放等机制。需要建立一个可靠的组织培养系统以繁殖 HEV，从而更好地研究解释 HEV 的复制过程。

二、流行病学

流行病学研究表明，HEV 与 HAV 一样，主要集中于发展中国家，特别是在公共卫生设施不足或洪水泛滥的地区。粪 - 口传播是流行性戊型肝炎传播的主要途径。消化道传播性肝炎的暴发通常可追溯到污染的水源。

全世界超过 25% 的散发性非甲型肝炎、非乙型肝炎和非丙型肝炎病例是由 HEV 引起的。在法国和美国，HEV 病例罕见。过去北美地区几乎没有关于 HEV 的报道。而现在许多美国成年人患有基因 3 型的 HEV，血清流行率接近 20%。

2004 ～ 2017 年，我国累计报道 329 519 例戊型肝炎病例，报道发病率由 1.27/10 万上升至 2.10/10 万，呈逐渐上升趋势。< 20 岁人群戊型肝炎报道发病率 < 0.20/10 万，≥ 40 岁人群报道发病率均高于 2/10 万。发病率至 65 ～ 69 岁达到最高（2012 ～ 2017 年为 5.22/10 万），报道发病率随年龄增长逐渐升高。与 2004 ～ 2007 年、2008 ～ 2011 年相比，2012 ～ 2017 年 ≥ 20 岁人群报道发病人数及发病率明显上升。

即使在发达国家，也可发现少量散发

的戊型肝炎。例如，2.6% 的日本儿童对照人群 HEV IgG 阳性。HEV 是北非和中东散发性肝炎的第二大常见原因。在我国香港，HEV 被证明占非甲型肝炎、非乙型肝炎和非丙型肝炎病例的 1/3。因此，从流行地区返回的旅行者应怀疑 HEV 感染。从流行病学研究中可以推测，戊型肝炎是一种人畜共患病，以猪为宿主。除猪外，还在牛、犬、啮齿类动物和猕猴中检测到抗 HEV。日本的 HEV 感染人群还被查出曾摄入未煮熟的鹿肉和猪肝。针对 HEV 抗体的敏感测定（最常见的酶联免疫吸附测定）的应用已经证实，肠道传播的 HEV 也是某些地区中儿童急性散发性和流行性肝炎的主要原因。在流行地区，抗 HEV 血清反应存在相当大的差异。在印度地区，多达 5% 的 10 岁以下儿童检测到抗 HEV。然而，在埃及，超过 60% 的儿童在 10 岁时发现了抗 HEV 抗体。在印度，25 岁以上的成年人的血清流行率高达 30% ～ 40%。在发展中国家的幼儿中抗 HEV 的发生率低于抗 HAV。此外，HEV 可通过输血传播。已有母婴传播 HEV 的报道。虽然关于 HEV 母婴传播的数据有限，但母婴传播的发生与显著的发病率和死亡率相关。

三、发病机制

病毒主要经口进入宿主体内，但自胃肠道进入肝脏的机制尚不明确。消化道暴露后的潜伏期为 4 ～ 5 周。HEV 最早可于症状出现前 1 周在粪便中被检出，此后可持续 2 周。初始几周可通过反转录聚合酶链反应（RT-PCR）在大多数 HEV 感染者的粪便中检测出 HEV RNA。一般在症状出现后的前 2 周可在所有患者血清中检测出 HEV RNA。一般情况下，血清转氨酶开始升高和肝脏组织学病理改变与血清抗 HEV 抗体的检出和肝细胞中 HEV 抗原水平的下降是一致的。研究发现，肝细胞的损伤可能主要由免疫来介导，特别是肝内浸润的淋巴细胞具有细胞毒表型。

四、组织病理学

HEV 的组织学特征与其他形式的急性病毒性肝炎有所不同。几乎 50% 的戊型肝炎患者都会有毛细胆管胆汁淤积或肝细胞的腺样转化。一般可出现肝细胞气球样变性、嗜酸性小体、局灶性或融合性肝细胞坏死，可伴网状结构的塌陷，小叶内可见以巨噬细胞和淋巴细胞为主的炎性细胞浸润。在胆汁淤积区域可见多形核细胞显著增多。病重者可发生肝细胞的大片坏死和塌陷。

五、临床表现

戊型肝炎的临床表现与甲型肝炎的临床表现非常相似；但是存在显著差异。戊型肝炎的潜伏期稍长，约 6 周。HEV 感染的发生率在青少年和青年人（15 ～ 40 岁）中最高，无论是流行还是散发形式。通常，HEV 感染表现为青少年和成人的急性黄疸型肝炎。最初有流感样症状，如发热、畏寒、腹痛、厌食、恶心、呕吐、腹泻、关节痛和一过性黄斑疹，继而出现黄疸、尿色加深、白陶土色大便和偶发的瘙痒症。与 HAV 感染类似，HEV 感染可能会出现长时间的胆汁淤积。体格检查显示伴有或不伴有脾大的黄疸和肝大。实验室研究包括血清转氨酶、γ - 谷氨酰转移酶、碱性磷酸酶和结合胆红素水平的升高。

虽然总体死亡率为 0.2% ～ 4%，但孕妇的死亡率为 15% ～ 25%，其中暴发性疾病在妊娠晚期最高。已观察到 HEV 宫内感染对围生期发病率和死亡率有显著影响。与 HAV 感染一样，人们认为急性 HEV 感染后慢性肝病的发生没有风险。然而，在接受免疫抑制的器官移植者中已经报道了慢性 HEV 感染进展为肝硬化。此外，HEV 在患有慢性肝病个体中的重叠感染可能导致严重的肝功能失代偿。

HEV 感染的组织学特征如下：伴有气球样变性、胆汁淤积和假性腺体改变。最近，根据药物诱导的肝损伤机制的研究，已经确定一小部分被认为患有药物诱导的肝损伤的美国患者实际上具有活动性或 HEV 的既往感染。

在非人类灵长类动物的实验研究中，HEV 导致不同程度的病毒排出、血清 ALT 升高和肝脏组织学变化。尽管发病的确切机制尚不清楚，但 ALT 升高通常与血清中抗 HEV 的检测和肝细胞中 HEV 抗原的降低一致。这些发现支持本病是免疫介导反应的作用。另外，已经发现肝脏中的浸润性淋巴细胞具有细胞毒性 / 抑制性免疫表型。妊娠期间出现更严重肝损伤的原因尚不清楚。

六、诊　断

急性 HEV 感染的诊断依赖于抗 HEV IgM 抗体的检测，可在症状发作后 7 ～ 60d 于血清中检测到该抗体。既往感染与血清抗 HEV IgG 抗体有关。可以使用其他检测 HEV 的方法，但没有临床价值。尽管在急性感染期间通过核酸扩增可以在血清和粪便中检测到 HEV RNA，但是该方法临床不易开展。在急性 HEV 感染患者中观察到血清转氨酶、碱性磷酸酶、总胆红素和结合胆红素水平升高。在治疗过程中，通常还需要其他实验室指标来评估肝脏合成功能（国际标准化比值、白蛋白等）。

七、预防及治疗

目前，戊型肝炎患者无法进行被动和主动免疫。因此，主要关注的是预防。为控制感染，必须提供清洁的饮用水，确保良好的卫生，并妥善处理污水。在疾病流行期间，加强对水源的消毒可以迅速减少新发病例的数量。饮用前将水烧开可能会降低 HEV 感染的风险。由于人与人之间的传播率较低，因此未要求进行隔离处理。

血清免疫球蛋白的使用在减少 HEV 流行地区的患病率方面尚未成功。在实验研究中，抗 HEV 的注射可以减轻猕猴的 HEV 感染。同样的，实验性 HEV 疫苗在实验模型中显示出一些前景，需要进一步研究以开发有效的疫苗和其他预防措施。与 HAV 一样，HEV 被认为仅引起急性肝炎。然而，

一个加拿大系列报道免疫抑制的小儿肝移植者可能患有慢性 HEV 感染。最近，聚乙二醇干扰素 α 和利巴韦林均已显示可治疗慢性 HEV 感染。此外，建议采取支持疗法，包括限制活动、充足饮水和营养及避免使用肝毒性药物。

（闫建国）

参 考 文 献

孙校金，张国民，郑徽，等，2019. 2004 ~ 2017 年中国戊型肝炎流行特征分析. 中华预防医学杂志，53(4): 382-387.

Alric L, Bonnet D, Laurent G, et al, 2010. Chronic hepatitis E virus infection: successful virologic response to pegylated interferon-alpha therapy. Ann Intern Med, 153: 135-136.

Dalton HR, Hepatitis E, 2012. Decompensated chronic liver disease. Nat Rev Gastroenterol Hepatol, 9:430-432.

Davem TJ, Chalasani N, Fontana RJ, et al, 2011. Acute hepatitis E infection accounts for some cases of suspected drug-induced liver injury. Gastroenterology, 14: 1665-1672.

Kamar N, Marion O, Abravanel F, et al, 2016. Extrahepatic manifestations of hepatitis E virus. Liver International, 36(4): 467-472.

Sclair SN, Schiff ER, 2013. An update on the hepatitis E virus. Current Gastroenterology Reports, 15(2): 304.

第 16 章

儿童巨细胞病毒感染

要点

巨细胞病毒（cytomegalovirus，CMV）感染在我国人群中广泛发生，免疫力低下的婴儿易受侵害。其为引起先天性畸形最常见的感染，与婴儿非遗传性感音神经性耳聋、神经系统发育落后密切相关。巨细胞病毒最常见的靶器官是肝脏，此外还可侵犯呼吸系统、神经系统、血液系统等，巨细胞病毒感染是免疫力低下人群致残、致死的重要病因之一。

人巨细胞病毒（HCMV）是一种潜伏性双链 DNA 病毒，属于 β 疱疹病毒亚科，于 1956 年首次由 Rowe、Weller 和 Smith 同时分离获得。HCMV 感染在临床上较为普遍，对免疫功能正常个体并不具有明显致病性，多数表现为无症状性感染，但对于病理性和生理性免疫力低下人群，其可累及消化系统、呼吸系统、血液系统和中枢神经系统等，是致残、致死的重要病因。

一、流行病学及疾病负担

HCMV 在人群中感染广泛，在发达国家感染率为 40% ～ 50%，发展中国家感染率高达 90% 以上。发达国家(如美国或英国)中，人群中多达 60% ～ 80% 的个体在成年前感染 HCMV，发展中国家的大多数儿童在 3 岁前感染 HCMV。

妊娠期不同阶段发生的原发或非原发感染均可导致 HCMV 突破胎盘屏障感染胎儿，发生先天性 CMV 感染。发达国家如美国及一些欧洲国家，先天性 CMV 感染率波动于 0.6% ～ 0.7%，发展中国家更高，波动于 1% ～ 5%。我国也是 HCMV 感染的高发国家，孕产妇血清阳性率高达 95% 以上，儿童血清抗体阳性率为 83.2% ～ 87.3%。北京和上海报道先天性 CMV 感染发生率分别为 0.23% 和 0.9%。

HCMV 可通过血液、体液和移植器官进行传播。母婴传播为主要的传播方式，可通过胎盘、产道及哺乳 3 种方式传染给子代，传播可发生于妊娠期、分娩期、哺乳期。水平传播包括通过密切接触患儿的唾液、尿液、眼泪，输注血制品、接受器官 / 骨髓移植等医疗活动传播及性传播。

二、临床类型

根据感染来源分类：①原发感染，初次感染外源性 HCMV；②再发感染，内源性潜伏病毒活化或再次感染外源性不同病毒株。

根据原发感染时间分类：①先天感染，先天性 CMV 感染的定义国内外尚不统一，我国常指出生后 14d 内证实有 CMV 感染。国际上多以出生后 3 周内在体液或组织中检测到 CMV 诊断为先天性 CMV 感染。②围生期感染，出生后 2 周内证实无感染，出生后 3 ～ 12 周有感染证据，通常经产道、母乳或输血等途径获得。③出生后感染，出生 12 周后经密切接触、输血制品或移植器官等水平传播途径获得。

根据临床征象分类：①症状性感染，存在临床症状表现，病变累及 2 个或 2 个以上器官系统时称全身性感染，多见于先天感染和免疫缺陷者；或病变主要集中于某一器官或系统。②无症状性感染，有 HCMV 感染证据但无症状和体征，或无症状，但有受损器官的体征和（或）实验室检查异常。

三、临床特点

（一）先天性巨细胞感染

约 90% 的先天性 CMV 感染新生儿在出生时没有明显症状，5% 症状轻微，5% 出现全身播散性感染。无症状新生儿中，10% ～ 15% 于出生后数月至 6 岁前出现症状。症状性感染可表现为瘀点、黄疸、血小板减少、肝脾大、小头畸形、感音神经性耳聋（sensorineural hearing loss，SNHL）、脉络膜视网膜炎、癫痫、肺炎等。黄疸（直接胆红素升高为主）和肝脾大最常见。采用非增强计算机断层扫描（computed tomography，CT）、磁共振成像（magnetic resonance imaging，MRI）或超声对脑部进行的影像学检查，显示 70% 的症状性先天性 CMV 感染婴儿存在异常。神经影像学的表现包括颅内钙化、豆状核纹状体血管病变、白质病变、脑室扩张、神经元移行异常（包括局灶多小脑回、巨脑回和无脑回）、脑室周围白质软化和囊性变。重症病例可出现多系统受累，虽接受抗病毒治疗可能在数日或数周内死亡。先天性 CMV 感染婴儿在出生后第 1 年内的总体死亡率为 4% ～ 8%，

存活者中 70% ～ 80% 会出现迟发并发症，可能包括听力损失、视力障碍、牙齿异常及不同程度的智力障碍和精神运动发育迟缓。其中 SNHL 是先天性 CMV 感染最常见的后遗症，1/3 ～ 1/2 症状性感染婴儿出现该后遗症，50% 症状性感染患儿的听力损害呈进行性进展，78% 的患儿受累耳出现重度至极重度听力损失。无症状先天性 CMV 感染新生儿中 10% ～ 15% 也会出现 SNHL。这些新生儿中的一部分存在先天性听力损失，表现为单耳或双耳新生儿听力筛查未通过，9% 的病例听力损失延迟发作。相关研究显示头颅影像学异常，特别是小头畸形和颅内钙化，与远期神经发育不良结局相关。

（二）肺炎

免疫功能正常宿主极少发生，肺炎多见于 6 个月以下原发感染者，可有咳嗽、气促、肋间凹陷等呼吸道症状，伴或不伴发热，影像学主要表现为肺间质病变，可有支气管周围浸润伴肺气肿和结节性浸润。

（三）肝炎

肝炎为主要发病类型，多见于婴幼儿原发感染，分为黄疸型、无黄疸型、亚临床型，表现为黄疸消退延迟、大便色浅，可间断或持续出现白陶土样大便，黄疸型常有不同程度胆汁淤积、肝大、脾大、肝酶轻至中度增高，大多数预后良好，少数进展为重症肝炎、肝硬化、肝衰竭，并发凝血功能异常。

（四）单核细胞增多症样综合征

单核细胞增多症样综合征最常见表现为发热、乏力、咽炎、淋巴结肿大（尤其是颈部淋巴结肿大）及肝炎。患儿也可能出现头痛、腹痛伴腹泻、关节痛和皮疹。实验室检查结果异常包括淋巴细胞增多或淋巴细胞减少，以及血小板减少和转氨酶升高。嗜异性抗体滴度呈阴性。

其他不常见表现或并发症包括：中枢神经系统损害如脑膜脑炎、脊髓炎等，心血

管系统受累如心肌炎、心包炎、溶血性贫血、病毒性噬血细胞综合征等。

儿童 CMV 感染的临床表现及转归取决于患者年龄和免疫状态，母亲妊娠期有原发感染或再发感染的新生儿，1 岁以下婴儿，艾滋病患儿，接受骨髓、干细胞或实体器官移植者，接受大剂量或长期免疫抑制剂或糖皮质激素治疗及其他免疫抑制的患儿，常发生 CMV 感染，表现为广泛全身症状和器官特异性疾病（包括肝、肺和胃肠道症状，偶见 CMV 脑炎）。在移植患者中，CMV 还可产生一些间接效应，如移植物排斥反应、其他机会感染的风险增加。肝炎在肝移植受者中常与急性排斥反应同时存在，以持续发热、肝酶升高、高胆红素症和肝衰竭为特征。肾移植受者可发生免疫复合物性肾小球肾炎。HIV 和 CMV 联合感染的儿童可能发生视网膜炎、结肠炎、肺炎和脑炎／脑病；如果未得到治疗，则这些患儿的 HIV 感染常在婴儿期快速进展。

四、诊断方法

（一）血清学

根据临床疾病过程中不同时间抗体滴度的变化，血清学检查可提供近期或既往 CMV 感染的间接证据。目前有多种不同的抗体检测技术可供使用。临床实验室中最常用的血清学试验为酶联免疫吸附试验及间接和抗补体免疫荧光测定。血清学试验可检测是否存在抗 CMV 的 IgM 和 IgG。动态监测到抗 HCMV IgG 抗体由阴性转为阳性、抗 HCMV IgM 阳性而抗 HCMV IgG 阴性或低亲和力提示原发感染，双份血清抗 HCMV IgG 滴度 ≥ 4 倍增高、HCMV IgM 和 IgG 阳性提示近期活动性感染。除新生儿外单纯 HCMV IgM 阳性并不能说明感染状态，因为 IgM 抗体虽然可在症状发生后 2 周内检测到，但其可持续存在数月。若存在严重免疫缺陷则 IgM 抗体可出现假阴性。

（二）病毒分离

应用人成纤维细胞培养可从以下多种类型的样本中分离出 CMV：血液、脑脊液、支气管肺泡灌洗液、尿液及活检标本。其为临床诊断活动性 HCMV 感染的"金标准"。在临床病毒学实验室中，小瓶培养法（shell vial culture）已在很大程度上取代了传统培养方式。

（三）抗原检测

该项检测主要基于单克隆抗体和特异性抗原有效结合的原理，通过免疫组化方式检测受检样本中的病毒抗原。当前，主要对早期速发抗原（IEA）、早期抗原（EA）及晚期抗原（LA）如 PP65 进行相关检测。最为常用的抗原是 PP65，其为 CMV 病毒复制过程中表达于白细胞表面的晚期结构蛋白，是活动性病毒感染的直接证据。PP65 不仅可以定性，还可以定量，研究证实与免疫缺陷人群的病毒血症和临床严重程度密切相关。该检测法的不足是抗病毒药物治疗后 PP65 抗原阳性率及其水平会明显下降，此外该检测法要求检测标本中有足量粒细胞，因此在中性粒细胞缺乏患者中该检测方法不敏感。

（四）组织病理学

对活检组织进行组织学检查有助于诊断 CMV 侵袭性疾病。诊断的依据是存在包涵体，一些专家推荐对未见包涵体的活检标本进行免疫组织化学染色，以提高诊断的敏感度。

（五）巨细胞病毒 mRNA、DNA 检测

病毒复制需通过 mRNA—DNA—蛋白质这一过程。潜伏性 CMV 感染的病毒复制水平不高，只有少许细胞转录成 CMV mRNA，如果病毒感染进入活动期，CMV mRNA 表达上调，因此 HCMV mRNA 为 HCMV 复制的标志，其阳性表明活动性感染。潜伏感染、隐性感染、活动性感染均可检测出 HCMV DNA。HCMV DNA 载量与活动性感染呈正相关，高载量或动态监测

中出现载量明显升高提示活动性感染可能。血清或血浆样本 HCMV DNA 阳性是活动性感染的证据；全血或单个核细胞阳性时存在潜伏感染的可能，高载量支持活动性感染。采用荧光定量聚合酶链反应（PCR）技术在小于 14d 的新生儿体液标本中检出 HCMV DNA 可用于快速诊断先天性 CMV 感染。HCMV DNA 水平在新生儿和免疫抑制个体与感染严重程度有相关性。对 HCMV DNA 进行连续性监测，可用于评价抗病毒治疗效果。

五、诊断标准

具备活动性感染的病毒学证据，临床上具有 HCMV 性疾病相关表现，排除现症疾病的其他常见病因后可做出临床诊断。确定诊断则需从活检病变组织或特殊体液如脑脊液、肺泡灌洗液内分离到 HCMV 病毒或检出病毒复制标志物（病毒抗原和基因转录产物）。

对于先天性巨细胞病毒感染的诊断，需满足出生后 2 周（国外多为 3 周）内获得的尿液、唾液、呼吸道分泌物、血液（干血斑）或脑脊液 CMV 病毒学检测阳性，如 CMV DNA、CMV IgM、PP65 抗原、组织病理学检测等。对于存在一种或多种先天性 CMV 感染的症状或体征，已排除导致这些异常的其他疾病，如其他 TORCH 感染、寨卡病毒感染、新生儿脓毒症、遗传代谢病、毒素暴露等，出生 2 周（国外多为 3 周）后自尿液或唾液样本中检测到 CMV DNA 或在血液中检测到 CMV IgG 抗体，需疑诊先天性 CMV 感染，可利用出生时新生儿筛查干血点标本回顾性检测病毒基因进一步协诊。如未获得出生 2 周（国外多为 3 周）内病毒学检测依据，则不能与围生期感染相鉴别。

六、治　疗

对于免疫功能正常且无症状或轻症患儿无须抗病毒治疗。中华医学会儿科学分会感染学组、全国儿科临床病毒学协作组于 2012 年发表了儿童巨细胞病毒性疾病诊断和防治的建议，提出符合临床诊断或确定诊断的标准并有较严重的易致残的 HCMV 疾病、移植后预防性用药、有中枢神经损伤（包括感音神经性耳聋）的先天感染者需接受抗病毒治疗。但先天性 HCMV 感染国际专家组于 2017 年发表的孕妇与新生儿先天性 HCMV 感染预防、诊断与治疗共识，提出对于仅有感音神经性耳聋而无其他感染症状的新生儿不建议抗病毒治疗。

在我国更昔洛韦（ganciclovir，GCV）仍然为治疗 CMV 感染的首选用药。推荐诱导治疗 5mg/kg，每 12 小时 1 次，共 2～3 周；维持治疗 5mg/kg，1 次 / 天，连续 5～7d，共 3～4 周，若诱导期疾病缓解或病毒血症 / 尿症清除可提前进入维持治疗；若诱导治疗 3 周无效，应考虑原发或继发耐药或现症疾病为其他病因，若维持期进展则可考虑行再次诱导治疗。

对于免疫功能受损儿童，如造血干细胞移植受者、HIV 感染者，或预期会出现长期免疫抑制的患者等，建议延长维持疗程，采用更昔洛韦 5mg/kg，1 次 / 天；或 6mg/kg，每周 5d；对于能够耐受并吸收口服药物的患者，也可序贯缬更昔洛韦口服，一次 15～16mg/kg，每 12 小时 1 次，以避免病情复发。此外对于造血干细胞移植患者，可联合应用免疫球蛋白或 CMV 免疫球蛋白。一些研究也指出干细胞移植受者、艾滋病患者 HCMV 感染初次抗病毒治疗失败后西多福韦可作为二线药物使用，该药对某些耐药病毒株的治疗具有重要意义。

此外膦甲酸（foscarnet，FOS 或 PFA）由于具有肾毒性，在儿童中可作为替代用药，特别是单用 GCV 仍出现疾病进展时，可单用或与 GCV 联用。国外介绍儿童参照成人方案：诱导治疗，60mg/kg，每 8 小时

1 次（持续静脉滴注 1h），连用 2～3 周；免疫抑制者需维持治疗，90～120mg/kg，1 次 / 天。维持期间疾病进展，则再次诱导或与 GCV 联用。针对先天性 CMV 感染新生儿的治疗方案国内外尚不统一，国外研究显示，更昔洛韦 12mg/（kg·d）连续应用 6 周对新生儿听力有稳定及改善作用。近年国外新生儿先天性 CMV 感染的治疗多用口服缬更昔洛韦，一次 15～16mg/kg，每 12 小时 1 次，其治疗依从性更好。Kimberlin 等进行的前瞻性随机双盲安慰剂对照研究显示，用缬更昔洛韦治疗有症状的先天性

CMV 感染新生儿 6 个月疗程比 6 周疗程效果好，对远期听力和神经发育有较好的改善作用。因此 2017 年国际孕妇与新生儿先天性 HCMV 感染预防、诊断与治疗共识建议抗病毒治疗对象为有中重度感染症状的先天性 CMV 感染新生儿，强调出生后 1 个月内开始治疗，治疗方案中仅推荐应用更昔洛韦，疗程不超过 6 个月，另有国外共识推荐伴或不伴中枢神经系统损害的先天性巨细胞病毒感染新生儿可应用 GCV 或缬更昔洛韦治疗 6 个月。

（冯文雅　刘　钢）

参 考 文 献

北京地区母婴巨细胞病毒感染课题组，2012. 北京地区新生儿先天巨细胞病毒感染状况研究 . 中国新生儿科杂志，27(1): 5-9.

中华医学会儿科学分会感染学组，全国儿科临床病毒感染协作组，《中华儿科杂志》编辑委员会，2012. 儿童巨细胞病毒性疾病诊断和防治的建议 . 中华儿科杂志 , 50(4): 290- 292.

Barbaro G, 2005. HIV associated cardiomyopathy etiology pathogenesis and clinical aspects. Herz, 30(6): 486-492.

Coll O, Benoist G, Ville Y, et al, 2009. Guidelines on CMV congenital infection. Journal of Perinatal Medicine, 37(5): 433-445.

El Chaer F, Shah DP, Chemaly RF, 2016. How I treat resistant cytomegalovirus infection in hematopoietic cell transplantation recipients. Blood, 128(23): 2624-2636.

Gantt S, Bitnun A, Renaud C, et al, 2017. Diagnosis and management of infants with congenital cytomegalovirus infection. Paediatr Child Health, 22(2): 72-74.

Kimberlin DW, Jester PM, Sánchez PJ, et al, 2015. Valganciclovir for symptomatic congenital cytomegalovirus disease. N Engl J Med, 372(10): 933-943.

Marsico C, Kimberlin DW, 2017. Congenital cyto-megalovirus infection: advances and challenges in diagnosis, prevention and treatment. Italian Journal of Pediatrics, 43(1): 38.

Van Zuylen WJ, Hamilton ST, Naing Z, et al, 2014. Congenital cytomegalovirus infection: Clinical presentation, epidemiology, diagnosis and prevention. Obstetric Medicine, 7(4):140.

第 17 章

慢性活动性 EB 病毒感染

要点

慢性活动性 EB 病毒感染（CAEBV）是一种少见病，主要表现为慢性或复发性传染性单核细胞增多症（IM）样症状，包括发热、淋巴结肿大、肝大、脾大、肝功能异常、血小板减少、蚊虫叮咬过敏、皮疹等；伴有外周血 EB 病毒载量升高和（或）异常的 EB 病毒抗体谱，以及在病变组织中发现 EB 病毒阳性的淋巴细胞浸润。该病往往持续进展，可由于免疫功能受损，出现机会感染、噬血细胞性淋巴组织细胞增多症、多脏器功能衰竭或 EB 病毒相关淋巴瘤。临床预后较差，发病机制目前尚不清楚。传统的抗病毒治疗无效，免疫抑制剂、免疫调节治疗、免疫细胞治疗等措施效果也不肯定。唯一被证明有效的方法是异基因造血干细胞移植。

EB 病毒（Epstein-Barr virus，EBV）属于疱疹病毒的一种，世界范围内人群感染率超过 90%。原发性 EBV 感染中，EBV 感染 B 细胞，在儿童及青少年可表现为传染性单核细胞增多症，其临床特征是发热、咽峡炎和颈部浅表淋巴结肿大，可合并肝脾大和外周血异型淋巴细胞比值增高。受 EBV 感染的 B 细胞表达特异性的抗原，从而被机体杀伤（NK）细胞或特异性细胞毒性 T 细胞（cytotoxicity T cell，CTL）清除。某些特殊情况下，如 NK/T 细胞功能缺陷或免疫抑制患者，可以发展成为淋巴细胞增生性疾病（lymphoproliferative disease，LPD）；另外，EBV 阳性的淋巴细胞或上皮细胞来源的恶性肿瘤，往往发生在免疫系统正常的患者中，具体机制仍不清楚。

在某些情况下 EBV 可以感染 T 细胞和（或）NK 细胞，但具体机制不明，因为 T/

NK 细胞表面没有表达 EBV 受体 CD21。这些患者多数没有已知的免疫缺陷，临床表现为 EBV 感染后，出现持续或间断发热、淋巴结病、肝脾大和肝功能受损，患者外周血中可以检测到明显升高的 EBV DNA 拷贝和（或）异常的 EBV 相关抗体，病变组织内可以检测到 EBV 编码的 RNA 和病毒蛋白。目前将此类情况称为慢性活动性 EBV 感染（chronic active Epstein-Barr virus infection，CAEBV）。

一、慢性活动性 EB 病毒感染的定义

慢性活动性 EB 病毒感染从早期概念的提出到目前诊疗的逐渐完善，经历了数十年的研究。Virelizier 于 1978 年首先描述了一种有着 EBV 持续感染血清学证据的非典型性疾病，临床特征为发热、淋巴组织增生、间质性肺炎、血小板减少和单

克隆高 γ- 球蛋白血症等。后续研究者曾将类似疾病称为慢性单核细胞增多综合征（chronic mononucleosis syndrome）、慢性症状性 EBV 感染（chronic, symptomatic EBV infection）等。1987 年最终将此类疾病定义为慢性活动性 EBV 感染。

早期的研究将慢性活动性 EB 病毒感染定义为一种没有已知的免疫缺陷的证据，但症状持续至少 6 个月的慢性疾病，病变组织或外周血的 EBV 水平升高。其他学者在定义严重的慢性活动性 EB 病毒感染时，强调了血液中的 EBV 载量升高和 EBV 阳性的淋巴细胞在组织中浸润的重要性。但是综合近年来的研究，学者们认为应该把诊断慢性活动性 EB 病毒感染的病程缩短为 3 个月。

二、慢性活动性 EB 病毒感染的发病机制

慢性活动性 EB 病毒感染的发病机制目前尚不清楚，近年来的研究主要集中在 EBV 感染的细胞类型和患者可能存在的免疫异常方面。

（一）慢性活动性 EB 病毒感染中受感染的细胞类型

研究已诊断的慢性活动性 EB 病毒感染患者中，EBV 主要感染 T 细胞和（或）NK 细胞，个别病例可以感染 B 细胞（主要见于欧美国家），大多数 T 细胞和 NK 细胞不表达 EBV 受体 CD21，其感染 EBV 的机制尚不清楚。通过免疫突触将 CD21 从 B 细胞转移到 NK 细胞，可能是 EBV 感染 NK 细胞的一种机制。同时，EBV 如何诱导 T 细胞和 NK 细胞增多的机制也不清楚。而 CD40-CD40 配体信号途径可以促使受 EBV 感染的 T 细胞和 NK 细胞长期存活，从而在 EBV 导致的淋巴增生性疾病中起到重要作用。

（二）慢性活动性 EB 病毒感染患者中可能存在的基因缺陷

在慢性活动性 EB 病毒感染患者中，EBV 感染的 T 细胞和 NK 细胞不表达免疫显性的 EBNA3 和 EBNA2，但它们表达 EBNA1、潜伏膜蛋白 1（LMP1）和潜伏膜蛋白 2（LMP2），这种 EBV 特异性的细胞是可以被具有正常免疫功能的 CTL 识别的。因此可以推测，慢性活动性 EB 病毒感染的患者可能存在某种形式的免疫功能缺陷，导致对 EBV 感染潜伏期细胞的识别和（或）杀伤能力降低。有研究发现 T 细胞对 LMP2A 反应的缺陷可能与此现象有关。曾经有学者在 1 例有着慢性活动性 EB 病毒感染样临床表现的 B 细胞型患者中发现过穿孔素基因的突变，但大多数慢性活动性 EB 病毒感染患者并没有检测到明确的基因缺陷，包括 XLP、XLPA、家族性 HLH 的基因缺陷。

尽管有很多研究在探讨慢性活动性 EB 病毒感染的基因异常，目前的研究还没有找到导致疾病发生的共同原因。小样本的研究提示慢性活动性 EB 病毒感染患者被发现有穿孔素的复合杂合子突变、Munc13-4 的复合杂合子突变、Munc 18-2 的纯合子或复合杂合子突变、磷酸肌醇 -3- 激酶 p110δ 的杂合子突变、MAGT1 的复合杂合突变、GATA2 突变和 CTPS1 纯合子突变。以上研究中的患者，EBV 感染的均是 B 细胞。还有一些研究发现，HLA 的多态性与慢性活动性 EB 病毒感染的发生有关，如在亚洲和墨西哥，HLA-A26 与慢性活动性 EB 病毒感染呈正相关，而 HLA-B52 呈负相关。

全外显子测序近年来也应用于对慢性活动性 EB 病毒感染的遗传分析，结果提示慢性活动性 EB 病毒感染中很少出现胚系突变（germline mutations），但有体细胞驱动突变（driver mutation），在感染 EBV 的患者中很常见。包括 *DDX3X* 和其他与血液系统恶性肿瘤相关的驱动突变在 EBV 感染

的 T/NK 细胞中有富集现象。在一个对连续样本进行研究的病例中，通过 *DDX3X* 的分支突变证实了 EBV 感染细胞的克隆进化。*DDX3X* 突变多见于 Burkitt 淋巴瘤和结外 NK/T 淋巴瘤。这些结果表明 EBV 感染的 NK 细胞或 T 细胞的获得性突变，可能导致细胞转化并可能有助于淋巴瘤的发生。

最新的研究发现，慢性活动性 EB 病毒感染起源于一个 EBV 感染的淋巴祖细胞，具有 *DDX3X* 和其他的基因突变，导致由多个细胞系的克隆性进化。值得注意的是，慢性活动性 EB 病毒感染患者的 EBV 基因组存在频繁的基因内缺失，这种现象常见于各种 EBV 相关的肿瘤疾病，包括结外 NK/T 细胞淋巴瘤和 EBV 阳性弥漫性大 B 细胞淋巴瘤，但在传染性单核细胞增多症或移植后淋巴细胞增生性疾病中未检测到。

三、慢性活动性 EB 病毒感染的临床特征

T 细胞或 NK 细胞型慢性活动性 EB 病毒感染多数发生在东亚地区，具有一定的地域特征。日本的研究发现几乎 60% 的慢性活动性 EB 病毒感染为 T 细胞型，40% 为 NK 细胞型，发病年龄为 9 个月至 53 岁（平均年龄为 11.3 岁）。而在美国的一项研究中发现，多数西方国家慢性活动性 EB 病毒感染是 B 细胞型，发病年龄为 4 ～ 51 岁（平均年龄为 19 岁）。

在中国，慢性活动性 EB 病毒感染相关研究比较少，一项包括 53 名儿童的研究提示儿童慢性活动性 EB 病毒感染平均年龄为 6.3 岁（6 个月至 15 岁），另一项包括 28 名成年人的研究提示成人慢性活动性 EB 病毒感染发病年龄中位数为 45 岁（20 ～ 81 岁）。目前针对中国慢性活动性 EB 病毒感染患者中 EBV 感染细胞类型的研究只有一项小样本的研究，该研究提示在 10 例慢性活动性 EB 病毒感染患者中 7 例检测到了病毒感染的细胞类型，其中 6 例为 T 细胞，1 例为 NK 细胞。

慢性活动性 EB 病毒感染的临床表现复杂多样，主要表现包括持续或间断的发热、淋巴结肿大、肝大和（或）脾大、肝功能异常、血小板减少、贫血、蚊虫叮咬过敏、皮疹或牛痘样水疱疹、腹泻、眼葡萄膜炎等。40% 的儿童患者起病时表现为类似传染性单核细胞增多症的症状，其他异常表现包括全血细胞减少、中枢神经受累、消化系统受累、腮腺炎、副鼻窦炎、口腔溃疡等症状。

美国报道的一项回顾性慢性活动性 EB 病毒感染研究中，感染的主要细胞类型是 B 细胞，T 细胞和 NK 细胞受累的比例较低。T 细胞型患者起病年龄较 B 细胞型要早（平均年龄为 7 岁），B 细胞型起病年龄平均为 23 岁。最常见临床表现是淋巴结病和脾大，其次是发热、肝炎、低丙种球蛋白血症、全血细胞减少、噬血细胞综合征和肝大。少见的临床表现包括肺炎、中枢神经系统受累和周围神经病变。最常见的死亡原因是进行性 EBV 淋巴细胞增生性疾病或机会性感染。

东亚地区慢性活动性 EB 病毒感染发病年龄为 9 个月至 53 岁（平均为 11.3 岁）。临床表现与欧美国家不同，患者经常出现发热、肝脾大、淋巴结病；其他症状有血小板减少、贫血、皮疹、腹泻和葡萄膜炎。有时会合并噬血细胞综合征、凝血障碍、消化道溃疡 / 穿孔、中枢神经系统受累、心肌炎、间质性肺病、多器官功能衰竭和败血症等，偶尔可见冠状动脉瘤。NK 细胞型患者往往有严重蚊虫叮咬过敏现象，γδT 细胞型患者往往有 EBV 感染相关牛痘样水疱疹。东亚地区慢性活动性 EB 病毒感染患者有时发生 T 细胞或 NK 细胞淋巴瘤、NK 细胞白血病和外周 T 细胞淋巴瘤等。

四、实验室检查

（一）普通实验室检查

1. 血常规检查　血常规可以见到一系

或多系血细胞减少，其中以血红蛋白和血小板减少常见，也有出现白细胞和血小板升高的病例。

2. 肝功能检查　90% 以上的患者可以出现转氨酶异常、间接胆红素升高、白蛋白降低、血脂异常等。

3. 凝血功能检查　有部分患者可以出现凝血功能异常。

4. 骨髓细胞学检查　大多数患者骨髓细胞学检查正常，如果合并噬血细胞淋巴组织细胞增多症，则可在骨髓中发现吞噬血细胞。

5. 影像学检查　胸部 X 线片可以出现间质改变，也可以出现胸腔积液等。头颅磁共振可以发现神经系统改变。但这些都不是特征性改变，需要根据临床表现客观分析。

6. 病理学检查　受累组织的病理可以发现 EBV 感染的征象，并能除外恶性肿瘤性改变。

（二）EB 病毒相关病毒学检查

1. EBV 血清学抗体检测　应用免疫荧光法测定血清 EBV 相关抗体已成为临床常用手段，虽然各家实验室条件不同结果可能有所差别，但目前取得的共识是，CAEBV 患者抗 EBV-VCA IgG 抗体 ≥ 1 : 640，抗 EA IgG 抗体 ≥ 1 : 160，部分慢性活动性 EB 病毒感染患者可能只有循环中 EBV DNA 升高。需要注意的是 VCA IgG 血清抗体滴度变化很大，临床应该从本单位实验室具体情况出发，分析相关结果。

2. EBV DNA 检测　EBV 核酸载量检测可以区分 EBV 健康携带者的低水平复制和 EBV 感染的多种疾病的患者高水平活动性感染。实时定量荧光 PCR（real-time PCR）是目前最常用的检测 EBV 核酸载量的方法，有着较高的敏感性和特异性。EBV 感染的疾病不同，需要进行 real-time PCR 检测的标本也不相同；传染性单核细胞增多症和肿瘤患者，建议用血清或血浆检测，对于慢性活动性 EB 病毒感染患者，则建议用外周血单个核细胞（PBMC）进行检测。

新近有学者对如何界定 EBV DNA 的参考范围做了研究。方法采用世界卫生组织的国际标准，对 107 例 PBMC 和 95 例血浆 / 血清样本中的 EBV DNA 进行研究。结果显示慢性活动性 EB 病毒感染组 EBV DNA 的中位数显著高于传染性单核细胞增多症组和对照组，并认为作为诊断来说，PBMC 优于血清 / 血浆。

我国最近发表的关于儿童慢性活动性 EB 病毒感染的诊断标准中，将 PBMC 中 EBV DNA 水平高于 $10^{2.5}$ 拷贝 /μg DNA，或血清 / 血浆 EBV DNA 定性阳性作为诊断标准之一。

3. 微 RNA（microRNA，miRNA）　是包含 18 ～ 25 个核苷酸的非编码 RNA，通过负向调节 mRNA 的翻译功能，在调节细胞增殖、分化和凋亡中发挥关键作用。EBV 是第一个被证实能编码 miRNA 的病毒。研究发现，慢性活动性 EB 病毒感染患者的血浆 miR-BART 1-5p、2-5p、5 和 22 的水平显著高于传染性单核细胞增多症和健康对照组，miR-BART 13 水平可以区分患有活动性疾病的患者和患有非活动性疾病的患者，具有明确的临界值。

4. 其他方法　组织活检、Southern 杂交、免疫组化和（或）免疫印迹法等方法可以找到 EBV 感染的相关证据。

五、诊断和鉴别诊断

（一）诊断标准

随着对慢性活动性 EB 病毒感染研究的深入及分子生物学的进展，慢性活动性 EB 病毒感染的诊断标准也在发生变化。早期的研究强调明显异常的抗体滴度，如 Straus 提出的严重慢性 EBV 感染的标准：① EBV 感染的症状持续大于 6 个月，EBV 抗体谱滴度异常增高（抗 VCA IgG ≥ 1 : 5120，抗 EA 抗体 ≥ 1 : 640 或 EBNA 抗体 < 1 : 2）；②出现脏器受损的组织学证据，如间质性

肺疾病、骨髓增生不良、视网膜炎、淋巴结病、肝功能异常、肝脾大等；③ EBV 载量在受损组织中升高。但临床实践中发现有些患者的抗体滴度达不到这么高的水平，所以 Okano 等于 2005 年对慢性活动性 EB 病毒感染的诊断提出了修改建议，指出病程大于 3 个月，VCA IgG ≥ 1 ∶ 640 和 EA IgG ≥ 1 ∶ 160 即可，同时需要做组织病理学、分子生物学、免疫学等实验室检查。

鉴于慢性活动性 EB 病毒感染疾病的复杂性和中国儿童的特点，中华医学会儿科学分会感染学组、全国儿童 EB 病毒感染协作组提出了我国儿童慢性活动性 EB 病毒感染的诊断标准，建议将现代分子生物学方法纳入慢性活动性 EB 病毒感染的诊断，将有助于国内儿童慢性活动性 EB 病毒感染的诊治水平的提高（表 17-1）。

表 17-1　慢性活动性 EB 病毒感染的诊断标准

同时满足下列Ⅰ、Ⅱ和Ⅲ条者，可以诊断慢性活动性 EB 病毒感染

Ⅰ. 传染性单核细胞增多症类似症状持续或反复发作 3 个月以上
（1）传染性单核细胞增多症样症状：发热，淋巴结肿大和肝脾大
（2）传染性单核细胞增多症已报道的其他系统并发症，包括血液系统（如血细胞减少）、消化系统（如出血与溃疡）、肺（如间质性肺炎）、眼（如视网膜炎）、皮肤（如牛痘样水疱及蚊虫过敏）和心血管系统并发症（包括动脉瘤和心瓣膜病）等

Ⅱ. EBV 感染及引起组织病理损害的证据，满足下列条件之一
（1）血清 EBV 抗体滴度异常增高，包括抗 VCA IgG ≥ 1 ∶ 640 和 抗 EA IgG ≥ 1 ∶ 160，VCA IgA 和（或）EA IgA 阳性
（2）外周血单个核细胞中 EBV DNA 水平高于 $10^{2.5}$ 拷贝 /μg DNA，或血清 / 血浆 EBV DNA 阳性
（3）受累组织中 EBV EBER 原位杂交或 EBV LMP1 免疫组化染色阳性
（4）Southern 杂交在组织或外周血细胞中检测出 EBV DNA

Ⅲ. 排除目前已知自身免疫性疾病、肿瘤性疾病及免疫缺陷性疾病所致的上述临床表现

（二）鉴别诊断

1. 慢性活动性 EB 病毒感染有可能是恶性淋巴瘤的早期表现，进行必要的组织病理检查很重要。同时要注意除外其他病原体的感染。

2. 某些免疫缺陷综合征，如 Wiskott-Aldrich 综合征、X- 连锁的淋巴细胞异常增生症（XLP）和严重联合免疫缺陷病、某些获得性免疫抑制状态等情况下，合并 EBV 感染时可以出现类似于慢性活动性 EB 病毒感染的临床表现。

六、治疗措施

阿昔洛韦、更昔洛韦、阿糖胞苷、干扰素（如 IFNα）、白细胞介素 -2（IL-2）等都曾应用于慢性活动性 EB 病毒感染的治疗，但都无明确治疗效果。免疫球蛋白对处于细胞内潜伏的病毒没有治疗效果。皮质类固醇和环孢素仅可以缓解部分慢性活动性 EB 病毒感染的症状，但并不能治愈慢性活动性 EB 病毒感染。

免疫调节治疗，如 IFNα、IFNγ、IL-2 等均有报道用于慢性活动性 EB 病毒感染的治疗，可以减轻慢性活动性 EB 病毒感染的症状，但远期治疗效果尚不肯定。有少量研究发现自体淋巴因子激活的杀伤细胞（LAK 细胞）、HLA 相合的同胞来源的淋巴细胞和自体 EBV 特异性 CTL，在固体器官或造血干细胞移植术后并发 EBV 相关淋巴细胞增生性疾病的治疗中有一定效果，但对于慢性活动性 EB 病毒感染的治疗还没有相关报道。

因此，异基因骨髓造血干细胞移植是目前治疗慢性活动性 EB 病毒感染的可治愈性方法，但也存在一些问题，如移植并发症或移植后复发等。日本的研究提示，在进行干细胞移植前，可考虑进行联合化疗方案以控制病情。首先抑制被激活的 T 细胞、NK 细胞、巨噬细胞等；然后清除受 EBV

感染的 T 细胞和 NK 细胞，如果 EBV 载量下降不理想（小于 1 log 值），可行再次化疗或调整使用新的化疗方案。在治疗过程中，根据 EBV DNA 载量和临床表现对慢性活动性 EB 病毒感染患者的状态进行动态评估，如果发现即使做了化疗，患者疾病仍持续处于活动状态 [表现为反复发热、持续异常的肝功能、肝大、脾大、淋巴结肿大、全血细胞减少和（或）出现进行性的皮肤损害、外周血 EBV DNA 载量持续升高等]，则建议尽快进行干细胞移植术。

美国的最新研究提示，对于 T 细胞型慢性活动性 EB 病毒感染患者，特定药物，如高剂量全身性皮质类固醇或更昔洛韦联合使用组蛋白去乙酰化酶抑制剂或硼替佐米可暂时降低与 T 细胞型慢性活动性 EB 病毒感染相关的全身毒性，并争取使患者有时间接受移植手术。

七、展　望

慢性活动性 EB 病毒感染虽然发病率低，但是临床表现重，治疗困难。抗病毒治疗及某些免疫治疗方法的临床效果并不确定。目前异基因造血干细胞移植是慢性活动性 EB 病毒感染可以治愈的方法。

（秦　强　谢正德）

参 考 文 献

中华医学会儿科分会感染学组，全国儿童 EB 病毒感染协作组，2016. 儿童主要非肿瘤性 EB 病毒感染相关疾病的诊断和治疗原则建议 . 中华儿科杂志，54(8): 563-568.

Ai J, Xie Z, 2018. Epstein-Barr virus-positive T/NK-cell lymphoproliferative diseases in Chinese Mainland. Front Pediatr, 6:289.

Bollard CM, Cohen JI, 2018.How I treat T-cell chronic active Epstein-Barr virus disease. Blood, 131(26): 2899-2905.

Buchwald D, Sullivan JL, Komaroff AL, 1987. Frequency of 'chronic active Epstein-Barr virus infection' in a general medical practice. JAMA, 257(17): 2303-2307.

Jiang L, Gu ZH, Yan ZX, et al, 2015. Exome sequencing identifies somatic mutations of DDX3X in natural killer/T-cell lymphoma. Nat Genet, 47(9): 1061-1066.

Kimura H, Morishima T, Kanegane H, et al, 2003. Prognostic factors for chronic active Epstein-Barr virus infection. J Infect Dis, 187(15): 527–533.

Okano M, Kawa K, Kimura H, et al, 2005. Proposed guidelines for diagnosing chronic active Epstein-Barr virus infection. Am J Hematol, 80(1): 64-69.

Okuno Y, Murata T, Sato Y, et al, 2019. Defective Epstein-Barr virus in chronic active infection and haematological malignancy. Nat Microbiol, 4(3): 404-413

Ruf S, Wagner HJ, 2013. Determining EBV load: current best practice and future requirements. Expert Rev Clin Immunol, 9(2): 139-151.

第 18 章

儿童自身免疫性肝炎

要点

儿童自身免疫性肝病可分为 3 种，以儿童自身免疫性肝炎最为常见。

儿童自身免疫性肝炎是一种自身免疫介导的进展性肝脏炎症性疾病，发病机制目前并不十分清楚。典型的特点是女性儿童多见、血清转氨酶升高、高免疫球蛋白 G 和（或）高 γ - 球蛋白血症、血清自身抗体阳性、肝组织学呈界面性肝炎。免疫抑制剂对大多数儿童患者治疗效果好，如果不及时治疗则可进展为肝硬化、肝衰竭，甚至需要肝移植。

一、概　述

儿童肝脏疾病谱近年来正逐渐发生变化。一方面，随着乙肝疫苗的广泛接种和儿童丙型肝炎被不断治愈，病毒性肝炎发病率呈下降趋势。另一方面，随着儿童自身免疫性肝病发病率的上升和对该病认识的提高，确诊的病例数逐年增加，越来越多的研究也印证了此点。儿童自身免疫性肝病有其自身特点，与成人明显不同，可分为 3 种：自身免疫性肝炎（autoimmune hepatitis，AIH）、自身免疫性硬化性胆管炎（autoimmune sclerosing cholangitis，ASC）、肝移植后新发自身免疫性肝炎。自身免疫性肝病以 AIH 最为常见，本章重点阐述 AIH。

儿童 AIH 是一种自身免疫介导的进展性肝脏炎症性疾病，比成人更有侵袭性，发病机制目前并不十分清楚。典型的特点是女性儿童多见（占 3/4）、血清转氨酶升高、高免疫球蛋白 G（IgG）和（或）高 γ - 球蛋白血症、血清自身抗体阳性、肝组织学呈界面性肝炎。免疫抑制剂对大多数儿童 AIH 治疗效果好，可显著改善预后和生活质量。如果不及时治疗则可进展为肝硬化、肝衰竭，甚至需要肝移植。

二、流行病学

儿童 AIH 的发病率目前并不清楚，加拿大最近一项研究报道儿童 AIH 年发病率为 0.23/10 万儿童。英国国王学院医院的儿童肝病中心数据显示 1990 ～ 2010 年儿童 AIH 的年发病率增加了 6 倍，而丹麦的研究发现同一时期成人 AIH 仅增加了 2 倍。

三、自身免疫性肝炎分型和自身抗体

自身抗体阳性是诊断儿童 AIH 的关键，儿童 AIH 根据自身抗体不同分为两型。Ⅰ型 AIH（AIH-1）：抗核抗体（antinuclear antibody，ANA）和（或）抗平滑肌抗体（anti-smooth muscle antibody，SMA）阳性。

Ⅱ型 AIH（AIH-2）：抗肝肾微粒体抗体 1 型（anti-liver kidney microsomal type 1 antibody，抗 LKM-1）和（或）抗肝细胞溶质抗原 1 型抗体（anti-liver cytosol type 1 antibody，抗 LC-1）阳性。儿童自身抗体滴度通常低于成人被认为是阳性的临界值，如成人自身抗体滴度≥1：40 是阳性，而儿童 ANA 和 SMA≥1：20，抗 LKM-1≥1：10 就有临床意义。抗可溶性肝抗原抗体（anti-soluble liver antigen antibody，抗 SLA）对 AIH 诊断有高度的特异性，阳性提示病情更严重、预后更差。核周型抗中性粒细胞胞质抗体（perinuclear neutrophil cytoplasm antibody，pANCA）在 AIH-1、原发性硬化性胆管炎和炎性肠病（inflammatory bowel disease，IBD）中常被检测到，AIH-2 中则几乎检测不到。不管是成人还是儿童 AIH，起病之初特别是在急性发作或暴发过程中，可能出现自身抗体低滴度甚至阴性，但在以后随访中可检测到。这常常给早期诊断带来了困难。

四、临床表现

儿童 AIH 临床表现复杂多样，缺乏特异性。欧洲最大队列研究中总结了儿童 AIH 临床表现：①类似于急性病毒性肝炎样表现，如乏力、恶心、呕吐、厌食、关节痛、腹痛、黄疸、尿黄、大便灰白（40%～50% 的 AIH-1 或 AIH-2 患者）；②起病后 2 周至 2 个月发展成暴发性肝衰竭伴Ⅱ～Ⅳ级肝性脑病（3% 的 AIH-1、25% 的 AIH-2 患者）；③起病隐匿，非特异性症状（如持续疲劳、反复黄疸、闭经、头痛、厌食、关节痛、腹痛、腹泻、体重减轻）在确诊 AIH 前可持续 6 个月到数年（40% 的 AIH-1、25% 的 AIH-2 患者）；④无黄疸或肝病史而出现肝硬化和门静脉高压的并发症，如食管/胃底静脉曲张导致的呕血、出血倾向、脾大（10% 的 AIH-1 或 AIH-2 患者）；⑤无任何症状或体征，偶然发现转氨酶升高。无论有无临床表

现，至少 1/3 患者确诊时已发生肝硬化，说明疾病是长期活动过程。AIH 病情可呈波动性，即急性发作与自发临床和生化缓解会交替出现，这种情况并不少见，容易导致诊断和治疗的延误。因此建议有长期或严重肝病症状和体征的儿童都应怀疑并排除 AIH。

儿童 AIH-1 占至少 2/3 病例，常出现在青春期。AIH-2 则发生在更小年龄，包括婴儿期。两种类型的病情严重程度相似，AIH-2 更倾向于发生急性肝衰竭和最终更难停药。两种类型中约 40% 的患者有自身免疫性疾病家族史。约 20% 的患者在确诊 AIH 或随访中出现相关的自身免疫性疾病，如甲状腺炎、IBD、溶血性贫血、白癜风、乳糜泻、胰岛素依赖型糖尿病、白塞病、干燥综合征、肾小球肾炎、特发性血小板减少症、荨麻疹、甲状旁腺功能减退和艾迪生病（主要在 AIH-2）。

五、免疫学检查

IgG 和（或）γ-球蛋白升高是儿童 AIH 特征性的血清免疫学改变。IgG 通常在发病时升高，经免疫抑制治疗后可逐渐恢复正常。所以 IgG 不仅有助于诊断，更是评估治疗应答的重要指标。但约 15% 的 AIH-1 和 25% 的 AIH-2 患者的 IgG 水平正常，特别是在急性发作期。而这些 IgG 在正常范围的患者，治疗后也会出现 IgG 水平下降。约 40% 的 AIH-2 患者的 IgA 缺失。

六、病理特点

肝组织学检查在儿童 AIH 中非常重要，是明确诊断、评估纤维化程度、协助诊断重叠综合征和可能伴随疾病的金标准。界面性肝炎是典型的组织学特征，但并非 AIH 所独有。大量浆细胞在门管区和界面甚至肝小叶内浸润是另一个特征性改变，但是少量浆细胞浸润并不能排除 AIH 诊断。穿入现象（淋巴细胞进入肝细胞胞质）和肝细胞

呈玫瑰花结样改变，在最近研究中被认为比界面性肝炎或浆细胞大量浸润更有意义，与诊断显著相关。AIH 急性发作和复发时，伴有桥接坏死的全小叶性肝炎是一个常见特点。然而并非所有患者都有上述典型病理特点，有研究表明，仅 56% 的患者有典型的界面性肝炎、淋巴细胞和浆细胞浸润、穿入现象和玫瑰花结样改变。另外一小部分典型的 AIH 患者也可有胆管周围炎性病变，但如果胆管病变显著则提示重叠硬化性胆管炎。AIH 导致急性肝衰竭的组织学损伤主要在小叶中央区，表现为肝细胞大面积坏死和多小叶塌陷，与其他病因导致的肝衰竭常无法鉴别。

七、诊断标准

儿童 AIH 需要综合临床表现、血清生化、免疫学检查和组织学特征进行诊断，但一定要排除与 AIH 有相似血清和组织学特征的其他已知肝病（如乙型肝炎、丙型肝炎、戊型肝炎、Wilson 病、非酒精性脂肪性肝炎、药物性肝病）。国际自身免疫性肝炎小组（International Autoimmune Hepatitis Group，IAIHG）制定的综合和简化诊断两种积分系统并不适合儿童，特别是暴发性肝衰竭时。另外儿童自身抗体滴度通常低于成人，IAIHG 积分系统也不能鉴别儿童 AIH 和 ASC。所以 2017 年欧洲儿科胃肠病、肝病和营养学会（European Society for Pediatric Gastroenterology，Hepatology，and Nutrition，ESPGHAN）发表的《儿童自身免疫性肝病的诊断和治疗共识》中提出了儿童诊断评分系统（表 18-1），但需要进一步验证。AIH-1、AIH-2 和 ASC 的鉴别见表 18-2。

表 18-1　**儿童自身免疫性肝病诊断评分标准**

变量	临界值	分值	
		AIH	ASC
ANA 和（或）SMA	≥ 1 : 20	1	1
	≥ 1 : 80	2	2
抗 LKM-1 或	≥ 1 : 10	1	1
	≥ 1 : 80	2	1
抗 LC-1	+	2	1
抗 SLA	+	2	2
pANNA	+	1	2
IgG	> 正常值上限	1	1
	> 1.2 倍正常值上限	2	2
肝脏组织学	符合 AIH	1	1
	典型 AIH	2	2
排除病毒性肝炎（甲型肝炎、乙型肝炎、丙型肝类、戊型肝炎、EB 病毒感染）、非酒精性脂肪性肝炎、Wilson 病和药物暴露	是	2	2
有肝外自身免疫性疾病	是	1	1
有自身免疫性疾病家族史	是	1	1
胆管造影	正常	2	-2
	不正常	-2	2

注：分数 ≥ 7，AIH 可能，≥ 8，确诊 AIH；分数 ≥ 7，ASC 可能，≥ 8，确诊 ASC；ANA、SMA、抗 LKM-1、抗 LC-1 和抗 SLA 积分最高不超过 2 分

表 18-2 AIH-1、AIH-2 和 ASC 鉴别

变量		AIH-1	AIH-2	ASC
女性		80%	80%	50%
男性		20%	20%	50%
ANA 或 SMA	≥ 1 : 20	++	+/−	++
抗 LKM-1	≥ 1 : 10	−	++	+/−
抗 LC-1	+	−	++	−
抗 SLA	+	+	+	+
pANNA	+	+	−	++
IgG	> 正常值上限	++	+	++
	> 1.2 倍正常值上限	++	+	++
肝脏组织学	符合 AIH	+	+	+
	典型 AIH	+	+	+
病毒性肝炎（甲型肝炎、乙型肝炎、丙型肝炎、戊型肝炎、EB 病毒感染）、非酒精性脂肪性肝炎，Wilson 病和药物暴露		−	−	−
有肝外自身免疫性疾病		+	+	+
有自身免疫性疾病家族史		+	+	+
胆道造影	正常	+	+	−
	不正常	−	−	+
激素治疗后的生化和免疫学应答	是	+	+	+
	否	−	−	−

八、治　疗

儿童 AIH 多进展迅速，但对免疫抑制剂应答敏感。除伴有肝性脑病的暴发性肝衰竭外，有报道缓解率高达 90%，故一旦确诊应立即开始治疗以阻止病情进展。

（一）治疗目标

减少或消除肝脏炎症，诱导缓解，改善症状，延长生存期。治疗分诱导缓解和维持缓解两个阶段。儿童 AIH 缓解的定义比成人更严格，近年来的标准是转氨酶和 IgG 水平恢复正常，自身抗体阴性或低滴度，肝组织的炎症反应消退。需要注意肝组织学应答滞后于生化应答，临床/生化/免疫学的缓解并不总是反映组织学缓解，这点在停药时很关键。治疗期间约 40% 的患者会复发，复发是指病情缓解后转氨酶水平再次升高，需要临时增加激素剂量。复发的重要原因：①依从性差，尤其是青少年；②为了减少激素对儿童生长发育的不良影响改为隔日服用。实际上每天小剂量应用激素更能有效控制病情、降低不良反应，而且不影响最终身高。

（二）标准治疗方案

泼尼松龙（或泼尼松）2mg/（kg·d）（最大量 60mg/d），根据转氨酶下降水平，在 4 ～ 8 周逐渐减量至维持量 2.5 ～ 5mg/d。在前 2 个月大多数患者转氨酶水平下降 80%，但完全恢复正常可能需要几个月。联合硫唑嘌呤的时间因各中心使用的方案不同而不同。一些中心只有出现严重激素不良反应或在激素治疗中转氨酶水平停止下降，才加硫唑嘌呤。其他中心则经过几周（通常

2 周）激素治疗后再加硫唑嘌呤 0.5 ~ 2mg/ (kg·d)。无论何种方案，85% 的患者最终都需要加硫唑嘌呤。还有些中心起始治疗就联合激素和硫唑嘌呤，但建议谨慎使用这种方案，因为硫唑嘌呤有肝毒性，尤其是对肝硬化和严重黄疸患者。一项回顾性分析表明，硫唑嘌呤 + 泼尼松龙起始联合治疗组有更高的不良反应（93%）和复发率（67%），而激素诱导治疗后根据结果加硫唑嘌呤组的不良反应为 18% ~ 38%，复发率为 33% ~ 36%。故 2017 年 ESPGHAN《儿童自身免疫性肝病的诊断和治疗共识》中推荐激素治疗 4 ~ 6 周后，如果没有充分生化应答应加用硫唑嘌呤 0.5mg/（kg·d）逐渐至 2 ~ 2.5mg/（kg·d）。

（三）替代治疗方案

替代治疗的目的：①诱导缓解，在初始治疗时就尽量减少激素应用以避免不良反应；②治疗难治性患者（即对标准治疗方案不能耐受或无应答的患者）。

1. 诱导缓解　布地奈德是第二代糖皮质激素，肝脏首过消除率 > 90%，比泼尼松（龙）不良反应更少，患者更能耐受。但是不能用于肝硬化（至少 1/3 患者）。一项研究报道，成人布地奈德 + 硫唑嘌呤组治疗缓解率高于泼尼松 + 硫唑嘌呤组，但儿童组数据并无差异，不良反应相似，缓解率远低于标准治疗方案，因此建议谨慎使用布地奈德诱导青少年 AIH 缓解。初治患者单用环孢素 A 治疗 6 个月后获得缓解，随后加泼尼松和硫唑嘌呤，1 个月后停环孢素 A。该方案已成功用于克罗地亚少数儿童 AIH 患者，然而是否比标准治疗更有优势还有待于评估。他克莫司是一种比环孢素 A 更有效的免疫抑制剂，有报道用于诱导成人 AIH 缓解。它用于青少年 AIH 仅限于 1 份报道，治疗 17 例初治和 3 例标准治疗失败的患者。结果表明他克莫司单药治疗不足以完全缓解大多数病例，但是可以减少泼

尼松龙和硫唑嘌呤的剂量以避免不良反应。服药期间 10 例患者出现头痛和（或）复发性腹痛，1 例因出现 IBD，1 例因肝功能恶化需要肝移植而停止治疗。

2. 治疗难治性患者　吗替麦考酚酯（mycophenolate mofetil，MMF）对于难治性患者是一种有前景的药物。在标准治疗不能诱导持续缓解或不能耐受硫唑嘌呤的青少年 AIH，MMF 剂量是 20mg/kg，2 次／天，与泼尼松龙联合应用已获得成功。最近一项关于标准治疗无效的儿童 AIH 进行二线用药研究的荟萃分析表明，钙调磷酸酶抑制剂（环孢素 A、他克莫司）在治疗 6 个月时可能有最高应答率，但不良事件发生率也最高。MMF 是第二有效药物且不良反应较小，故建议将 MMF 作为二线治疗的首选。关于抗 B 淋巴细胞单克隆抗体（利妥昔单抗）成功治疗 2 例难治性儿童 AIH 患者的经验已有报道。该药不良事件发生率较低，但在儿童自身免疫性疾病中与 2.4% 的败血症发生率有关。英夫利昔单抗可有效治疗难治性 AIH，包括 1 例儿童病例。不良反应有潜在严重感染和肝毒性，故应仔细评估其作为挽救治疗的利弊。此外抗 TNFα 在治疗成人和儿童 IBD 或其他自身免疫性疾病中可导致 AIH 也有报道。AIH 患者有影响免疫调节性 T 细胞的缺陷，而西罗莫司是一种可选择性扩增体内和体外调节性 T 细胞的药物，已用于治疗 4 例难治性儿童 AIH 患者，其中 2 例短期获益。

（四）自身免疫性肝炎特殊类型的治疗

AIH 表现为暴发性肝衰竭（AIH fulminant hepatic failure，AIH FHF）的治疗存在争议。有报道激素治疗成人 AIH FHF 几乎没有获益，容易发生脓毒症。但在最近儿科研究中，发现 9 例转至移植中心的患者中有 4 例通过泼尼松的治疗得到恢复，其余 5 例尽管使用激素仍需肝移植。印度的一篇文章也报道了 13 例急性重症 AIH 患者通过

泼尼松治疗后有 10 例（包括 6 例合并肝性脑病）获救。

（五）疗程和停药时机

儿童 AIH 目前推荐是至少治疗 2～3 年。只有在转氨酶和 IgG 水平正常及自身抗体阴性（或免疫荧光法检测 ANA/SMA 最大滴度为 1：20）至少 1 年的情况下才尝试停药。决定停药前应复查肝组织活检，如果肝脏仍有残留的炎症，即使血液检查正常，也预示着复发可能。按照此方案，20% 的 AIH-1 可能成功的长期停药，AIH-2 却无法停药。所有患者中有 45% 尝试停药后复发。最近一项包括 21.4% 的儿童 AIH/硬化性胆管炎重叠综合征的回顾性研究中，发现 16 例 AIH-1 患者中有 14 例成功停药，但无 1 例 AIH-2 患者。未能成功停药可能与国际标准化比值升高、pANCA 阳性、肝硬化和非肝脏自身免疫性疾病存在有关。

（六）肝移植

肝移植是 AIH 导致的终末期肝病和急性肝衰竭的补救治疗方法。因 AIH 导致的儿童肝移植占欧洲和美国儿童肝移植的 2%～5%，肝移植 5 年生存率达 80%～90%，复发率为 38%～83%，从移植到复发的平均时间是 5 年。

八、小　结

尽管儿童 AIH 受到越来越多的研究者关注，其诊断和治疗也不断有新进展，但是仍然面临着许多问题和挑战，细胞治疗、免疫治疗仍在研究阶段。今后需要更多的基础和临床多中心研究来帮助解决临床问题、治愈患者。

（董　漪）

参 考 文 献

Di Giorgio A, Bravi M, Bonanomi E, et al, 2015. Fulminant hepatic failure of autoimmune aetiology in children. J Pediatr Gastroenterol Nutr, 60(2): 159-164.

Gregorio GV, Portmann B, Karani J, et al, 2001. Autoimmune hepatitis/sclerosing cholangitis overlap syndrome in childhood: a 16-year prospective study. Hepatology, 33(3): 544-553.

Gregorio GV, Portmann B, Reid F, et al, 1997. Autoimmune hepatitis in childhood: a 20-year experience. Hepatology, 25(3): 541-547.

Jimenez-Rivera C, Ling SC, Ahmed N, et al, 2015. Incidence and characteristics of autoimmune hepatitis. Pediatrics, 136(5): e1237-1248.

Kumari N, Kathuria R, Srivastav A, et al, 2013. Significance of histopathological features in differentiating autoimmune liver disease from nonautoimmune chronic liver disease in children. Eur J Gastroenterol Hepatol, 25(3): 333-337.

Mieli-Vergani G, Heller S, Jara P, et al, 2009. Autoimmune hepatitis. J Pediatr Gastroenterol Nutr, 49(2): 158-164.

Mieli-Vergani G, Vergani D, Baumann U, et al, 2018. Diagnosis and management of pediatric autoimmune liver disease: ESPGHAN hepatology committee position statement. J Pediatr Gastroenterol Nutr, 66(2):345-360.

Pniewska A, Sobolewska-Pilarczyk M, Pawlowska M, 2016. Evaluation of the effectiveness of treatment with prednisone and azathioprine of autoimmune hepatitis in children. Prz Gastroenterol, 11(1): 18-23.

Ramachandran J, Sajith KG, Pal S, et al, 2014. Clinicopathological profile and management of severe autoimmune hepatitis. Trop Gastroenterol, 35(1): 25-31.

Zizzo AN, Valentino PL, Shah PS, et al, 2017. Second-Line agents in pediatric patients with autoimmune hepatitis: A systematic review and meta-analysis. J Pediatr Gastroenterol Nutr, 65(1): 6-15.

第19章

儿童硬化性胆管炎

要点

儿童硬化性胆管炎的发病率逐渐上升。成人原发性硬化性胆管炎的概念并不能准确地描述儿童硬化性胆管炎。

儿童硬化性胆管炎主要有 4 种临床类型：①新生儿硬化性胆管炎；②自身免疫性硬化性胆管炎；③继发性硬化性胆管炎；④原发性硬化性胆管炎，即病因不明。

儿童硬化性胆管炎的诊断主要根据胆管病变的影像学证据，肝脏病理和结肠镜检查有时是必要的。

治疗和预后取决于其潜在的病因。继发性硬化性胆管炎预后与原发病的控制程度密切相关。原发性硬化性胆管炎目前尚无标准的治疗方法，熊去氧胆酸对儿童疗效不确定。自身免疫性硬化性胆管炎如果按照自身免疫性肝炎的标准方案及早治疗，应答良好者有很好中长期生存率。但是仍有约 50% 的患者胆管病变会进展，尤其伴有难治性炎性肠病者，导致终末期肝病而需要肝移植。

一、概　　述

硬化性胆管炎（sclerosing cholangitis，SC）是一种慢性肝胆系统疾病，其特征是肝内和（或）肝外胆管炎症，导致胆管局灶性扩张、狭窄或闭塞并伴有局部胆管周围纤维化。进行性闭塞性纤维化最终导致胆汁性肝硬化和终末期肝病。既往该病一直被认为是一种局限于成人的疾病，但现在已明确它可发生在所有年龄段，有些特征甚至是儿童独有的。随着对该病认识的提高及胆管造影技术的应用，儿童硬化性胆管炎的发病率逐渐上升。加拿大的卡尔加里和美国犹他州的发病率分别为 0.23/ 万和 0.2/10 万儿童。美国 1988 ～ 2008 年的儿童肝移植中，因硬化性胆管炎导致的肝移植占 2%。

二、定义与分类

在成人患者中普遍使用的原发性硬化性胆管炎（primary sclerosing cholangitis，PSC）的概念并不能准确地描述儿童硬化性胆管炎。"原发性"表示病因和发病机制并不清楚，而在儿科中硬化性胆管炎存在有明确定义的临床类型。在新生儿期表现为胆道闭锁和新生儿硬化性胆管炎（neonatal sclerosing cholangitis，NSC），后者是一种常染色体隐性遗传病。其他一些遗传性疾病、系统性恶性肿瘤和免疫缺陷可能表现出与成人 PSC 相似的临床特征，如 *ABCB4*（*MDR3*）基因轻到中度缺陷可能是一部分儿童和成人小胆管型硬化性胆管炎的原因。儿童硬化性胆管炎也可能继发于多种疾病，如原发性和继发性免疫缺陷、朗格汉斯细胞组织细胞增生症（Langerhans cell histiocytosis，LCH）、银屑病、囊性纤维化、网状细胞肉瘤和镰状细胞贫血。此外，自身免疫性肝炎和硬化性胆管炎重叠综合征在儿童中比成人更为常见，被命名为自身免疫性硬化性胆管炎（autoimmune sclerosing cholangitis，ASC）。只有在发生硬化性胆管炎且没有上述任何定义特征的儿科患者中，才应使用 PSC 的名称。M. Girard 总结了儿童硬化性胆管炎主要有 4 种临床类型：①新生儿硬化性胆管炎，最可能是一种隐性遗传性疾病。②自身免疫性硬化性胆管炎，有显著的自身免疫性特征，对免疫抑制剂应答良好。③继发性硬化性胆管炎，可继发于朗格汉斯细胞组织细胞增生症和免疫缺陷等疾病。④原发性硬化性胆管炎，即病因不明。

三、诊　　断

儿童硬化性胆管炎的诊断主要根据胆管病变的影像学证据，而不论是否有肝脏组织学的胆管病变特征。近年来发现有一种小胆管型硬化性胆管炎，即有慢性胆汁淤积和硬化性胆管炎的肝脏组织学特点，但是胆管造影正常，有研究发现比例高达 36%。确诊这类患者行肝组织活检是必需的。有些研究比较了磁共振胰胆管成像（magnetic resonance cholangiopancreatography，MRCP）和内镜逆行胰胆管造影术（endoscopic retrograde cholangiopancreatography，ERCP）在成人和儿童硬化性胆管炎诊断中的准确性，发现 MRCP 的敏感度和特异度高于 ERCP，但 ERCP 诊断早期病变的准确性更高，且

在部分胆管狭窄的患者中可进行治疗。有报道 MRCP 在儿童硬化性胆管炎的诊断中敏感度和准确性为 84%。英国国王学院医院的儿童肝病中心首先用 MRCP 进行胆道系统成像，如果 MRCP 提供的信息不充分，再行 ERCP 检查，所有自身免疫性相关肝病患者都要做结肠镜检查以进行评估。

四、治　　疗

儿童硬化性胆管炎的治疗和预后取决于其潜在的病因。与免疫缺陷综合征、LCH 或代谢 / 遗传性疾病相关的硬化性胆管炎，其治疗与控制原发病密切相关。没有明确病因的硬化性胆管炎目前尚无标准的治疗方法。有研究熊去氧胆酸（ursodeoxycholic acid，UDCA）对成人 PSC 有一定的疗效，它也可用于儿童硬化性胆管炎的治疗，但是否有助于阻止胆管病变进展仍有待进一步明确。在成人 PSC 中最初报道大剂量 UDCA 比标准剂量更有益，但梅奥诊所一项随机双盲对照研究显示，大剂量 UDCA 有不良反应，因此建议剂量不超过 15 ～ 20mg/（kg·d）。还有一些研究发现口服万古霉素可缓解和改善儿童硬化性胆管炎。14 例合并炎性肠病（inflammatory bowel disease，IBD）的患者口服万古霉素 50mg/（kg·d）治疗后，转氨酶和 GGT 水平、红细胞沉降率、临床症状均有明显改善，治疗前无肝硬化的患者效果最好。在平均 3 个月的治疗后 4 例患者抗核抗体（antinuclear antibody，ANA）、抗平滑肌抗体（anti-smooth muscle antibody，SMA）和（或）核周型抗中性粒细胞胞质抗体（perinuclear neutrophil cytoplasm antibody，pANCA）转为阴性，4 例停药后复发，经再次治疗好转，3 例治疗后肝脏组织学恢复正常。这些患者是否代表硬化性胆管炎的一个亚组，其中感染因素在其发病机制中的重要作用尚不清楚。万古霉素是否通过其抗炎、免疫调节或促胆汁分泌等特性发

挥作用仍有待进一步研究。尽管还需要更多的临床研究，但口服万古霉素为儿童硬化性胆管炎的治疗提供了新的思路。

五、肝移植及预后

儿童硬化性胆管炎的预后比儿童自身免疫性肝炎（autoimmune hepatitis, AIH）差，其发展成终末期肝病建议肝移植，20% ～ 30% 的患者需要肝移植。移植后复发率为 27% ～ 67%，复发的高危因素是显著的自身免疫特征和难治性 IBD。这些患者应坚持以激素为基础的大剂量免疫抑制剂治疗，因为复发可能发生在移植后许多年，复发也导致很大比例的患者再次肝移植。一项关于活体肝移植术后 PSC 复发危险因素的研究中，多因素分析发现年龄 < 30 岁（包括儿童和青少年）是复发的独立危险因素。成人硬化性胆管炎每年胆管癌的发病率为 5% ～ 36%，而儿童患者中只报道了 3 例发生胆管癌，均伴有溃疡性结肠炎。3 例确诊胆管癌时的年龄分别是 17 岁、18 岁、14 岁，在 PSC 确诊后 6 年、4.2 年、14 个月发生胆管癌。

六、新生儿硬化性胆管炎和自身免疫性硬化性胆管炎

（一）新生儿硬化性胆管炎

NSC 是一种罕见的新生儿期发病的胆管炎，病情严重，进展迅速，常导致终末期肝病而需要肝移植。1987 年 Amedee-Manesme 等首次报道，有 8 名新生儿出现了与硬化性胆管炎一致的临床、组织学和放射学特征。经皮胆囊造影显示肝内胆管异常，节段性胆管分支稀疏，胆管狭窄伴局灶性扩张，有 6 例肝外胆管异常，肝组织学检查发现胆管增生和肝硬化。1994 年 Debray 等报道 15 例新生儿发生硬化性胆管炎，均在出生后第 1 个月出现胆汁淤积，并发展为肝硬化。2009 年 NP. Shanmugam 等研究了 48 例 < 100d 的婴儿，行 ERCP 检查评估胆道闭锁的诊断，其中 6 例被诊断为 NSC。所有这些患者的临床特征和肝脏组织学均与胆道闭锁无明显区别，只是大便中存在不同程度的胆色素，随访期间所有患者黄疸和肝功能改善。NSC 还与两种综合征有关：Kabuki 综合征（包括面部畸形、发育迟缓、生长激素缺乏、骨骼异常、先天性心脏病）和新生儿鱼鳞病 - 硬化性胆管炎综合征。

NSC 最初因其有家族聚集现象而推测病因可能与遗传相关，2004 年 Hadj-Rabia 等首先发现 *CLDN1* 基因与 NSC 有相关性，目前 NSC 和相关的鱼鳞病患者已经被确定为 *CLDN1* 基因突变。2016 年 M.Girard 等证实 *DCDC2* 基因变异也可导致 NSC。所以目前明确 NSC 是一种常染色体隐性遗传病。

NSC 的临床表现主要为婴儿期黄疸伴陶土样大便，高 GGT 型胆汁淤积是重要的生化特征。早期 NSC 很难与胆道闭锁及其他新生儿期胆汁淤积症相鉴别，肝组织病理特点与胆道闭锁也相似。所以胆道造影检查非常关键，如果有典型的硬化性胆管炎影像学特征和肝组织学上的胆管病变则支持诊断，最终还需要基因确诊。

（二）自身免疫性硬化性胆管炎

儿童 ASC 是一种明确的自身免疫介导的硬化性胆管炎，又称自身免疫性肝炎和硬化性胆管炎重叠综合征。最近研究表明，ASC 发病率和流行率分别为 0.1/10 万和 0.6/10 万儿童。

一项关于儿童 ASC 和 AIH 流行率的研究中，发现经胆管造影检查后 ASC 与 AIH-1 的发病率一样普遍，对儿童 ASC 和 AIH 的临床特征进行比较后发现：① 50% 的 ASC 患者是男性；② ASC 和 AIH-1 患者都经常出现腹痛、体重减轻、间断黄疸；③ 45% 的 ASC 患者合并 IBD，AIH 仅 20%；④ ASC 和 AIH 患者均呈 ANA 和（或）

SMA 阳性；⑤ 90% 的 ASC 患者血清 IgG 水平明显升高；⑥肝功能检测不能鉴别 ASC 和 AIH；⑦国际自身免疫性肝炎小组（International Autoimmune Hepatitis Group, IAIHG）两种积分系统也不能鉴别 ASC 和 AIH，因为其不含胆管造影检查；⑧ 75% 的 ASC 患者 pANCA 阳性，AIH-1 为 45%，AIH-2 仅 10%。常在胆汁淤积性疾病中升高的 AKP 和 GGT 却在 ASC 早期正常或轻度升高，而 AKP/AST 比值显著升高。约 50% 的 ASC 患者中抗可溶性肝抗原抗体（anti-soluble liver antigen antibody，抗 SLA）阳性，预示病情更严重。

ASC 与 IBD 有显著相关性，60% ~ 90% 的 ASC 患者合并 IBD。超过 2/3 患者有溃疡性结肠炎，其他的有原因不明结肠炎或克罗恩病。IBD 可以在 ASC 确诊前数年出现，或者同时诊断，或在随访中被发现。最近有研究表明，ASC 相关慢性 IBD 可能不同于典型溃疡性结肠炎和克罗恩病。初诊 ASC 患者中，如果有腹泻、生长发育迟缓、贫血等 IBD 症状和粪便钙卫蛋白明显升高则建议行结肠镜检查。ASC 患者肝病的再活动往往继发于肠道疾病的发作，今后需要更多的研究来验证是否有效控制 IBD 能阻止肝脏疾病进展。

几乎所有 ASC 与 AIH-1 患者都有相似自身免疫学和组织学特征（表 18-2），只有通过胆管造影才能鉴别诊断，ASC 患者常在起病时就有胆管病变。1/4 的 ASC 患者虽然胆管造影异常，但没有胆管受累的组织学特征。相反 27% 确诊 AIH 患者组织学上却有胆管病变 [包括胆管损伤、急性和（或）慢性胆管炎、胆汁性界面炎]。

最近一项研究也证实，ASC 和 AIH 组织学特征是重叠的。临床中 ASC 经常被误诊为 AIH-1 而进行治疗，只有随访中出现明显胆汁淤积生化特征时才会被诊断 ASC，因此建议所有初诊 AIH 患者都应进行胆管造影检查。

如果按照 AIH 标准方案及早开始治疗 ASC，患者的肝脏炎症应答良好，生化和免疫指标恢复正常，有很好中长期生存率。但是仍有约 50% 的患者胆管病变会进展，尤其伴有难治性 IBD 者，导致终末期肝病需要肝移植。一项回顾性研究发现，AIH 和 ASC 对泼尼松龙 ± 硫唑嘌呤都有良好应答，两组疗效没有差别。在一项前瞻性研究中加入 UDCA 治疗，但其阻止胆管病变进展的作用需进一步评估。2017 年欧洲儿科胃肠病、肝病和营养学会（European Society for Pediatric Gastroenterology, Hepatology, and Nutrition, ESPGHAN）发表的《儿童自身免疫性肝病的诊断和治疗共识》中推荐 ASC 治疗方案：泼尼松龙 ± 硫唑嘌呤 +UDCA，UDCA 剂量不超过 15mg/（kg•d）。ASC 预后比 AIH 差，肝移植后复发也比 AIH 更常见。

七、小　　结

儿童硬化性胆管炎是几种不同的病因导致不同的临床类型，其中相当一部分患者有 IBD 和自身免疫特征。但是目前对儿童硬化性胆管炎的研究并不多，今后需要更多的研究以明确发病机制和诊断途径，发现更有效的治疗方法来改善预后。

（董　浒）

参 考 文 献

Abarbanel DN, Seki SM, Davies Y, et al, 2013. Immunomodulatory effect of vancomycin on Treg in pediatric inflammatory bowel disease and primary sclerosing cholangitis. J Clin Immunol, 33(2): 397-406.

Amedee-Manesme O, Bernard O, Brunelle F, et al,

1987.Sclerosing cholangitis with neonatal onset. J Pediatr, 111: 225-229.

Deneau M, Jensen MK, Holmen J, et al, 2013. Primary sclerosing cholangitis, autoimmune hepatitis, and overlap in Utah children: epidemiology and natural history. Hepatology, 58(4): 1392-1400.

Deneau MR, El-Matary W, Valentino PL, et al, 2017. The natural history of primary sclerosing cholangitis in 781 children: A multicenter, international collaboration. Hepatology，66(2): 518-527.

Girard M, Bizet AA, Lachaux A, et al, 2016. DCDC2 mutations cause neonatal sclerosing cholangitis. Hum Mutat,37(10):1025-1029.

Girard M, Franchi-Abella S, Lacaille F, et al,2012. Specificities of sclerosing cholangitis in childhood. Clin Res Hepatol Gastroenterol，36(6)：530-535.

Gregorio GV, Portmann B, Karani J, et al, 2001. Autoimmune hepatitis/sclerosing cholangitis overlap syndrome in childhood: a 16-year prospective study. Hepatology,33(3):544-553.

Mieli-Vergani G, Vergani D, 2016. Sclerosing cholangitis in children and adolescents. Clin Liver Dis, 20(1): 99-111.

Mieli-Vergani G, Vergani D, Baumann U, et al. 2018. Diagnosis and management of pediatric autoimmune liver disease: ESPGHAN hepatology committee position statement. J Pediatr Gastroenterol Nutr, 66(2): 345-360.

Miloh T, Arnon R, Shneider B, et al, 2009. A retrospective single-center review of primary sclerosing cholangitis in children. Clin Gastroenterol Hepatol, 7(2): 239-245.

第20章

儿童药物性肝损伤

要点

儿童药物性肝损伤在临床上较成人少见，但发生率有逐年升高趋势。

临床表现主要以肝炎为主，胆汁淤积、脂肪变、纤维化、血管损伤等也时有发生。发病机制主要有肝脏有毒代谢物直接损伤、解毒缺陷和免疫损伤。

药物遗传学和免疫遗传学特征在大多数小儿药物肝毒性中具有重要的意义。儿童和青少年服用已知可能具有肝毒性的药物需要密切监测。

由于儿童药物代谢和生物转化随年龄增长发生变化，儿童药物性肝损伤在临床诊治上与成人有较大区别，在很大程度上依赖于鉴别诊断。在排除儿童肝病的其他病因后，应考虑药物或环境外源生物引起的肝毒性。

需要进一步阐明儿童药物代谢特征、寻找可预测或个体化用药的遗传标志物（如细胞色素 P450 相关基因的多态性）、预防和正确处置严重儿童药物性肝损伤。

药物性肝损伤（drug induced liver injury, DILI）是指由各类处方或非处方的化学药物、生物制剂、传统中药、天然药、保健品、膳食补充剂及其代谢产物甚至辅料等所诱发的肝损伤。DILI 属药物不良反应之一，轻者仅表现为血清转氨酶和胆红素升高，重者可出现急性肝衰竭甚至死亡。儿童肝脏发育相对不成熟，对药物的代谢、转化等功能与成人有诸多不同之处，同时很多药物缺乏儿童应用安全性相关数据，因此儿童 DILI 有特殊性。

一、流行病学

儿童 DILI 在临床上相对成人较为少见，世界卫生组织 Vigibase 数据库数据显示，儿童 DILI 占所有 DILI 的 10% 以下，中国近期一个多中心研究报道了 25 927 例 DILI，其中 18 岁以下 DILI 占总数的 4.29%。原因可能有以下几方面：①儿童服用有肝毒性的药物（如心血管药物、降压药、抗抑郁药等）等情况较少；②少见饮酒和吸烟因素；③可能由于上报数据不全，导致儿童 DILI 的发病率数据不精准。随着认识提高，儿童 DILI 发生率有升高趋势。中国人民解放军总医院第五医学中心青少年肝病科 2001～2010 年收治的 703 例非肝炎病毒所致儿童肝病中，由 DILI 引起的占 10.53%，到 2011～2017 年 DILI 比例达到 31%（287/925）。年龄分布上，在 Vigibase 数据库的 6595 例儿童 DILI 中，< 3

岁、3～11 岁和 12～17 岁患儿分别占 20.62%、29.75% 和 49.63%。性别无显著性差异。

可引起儿童 DILI 的常见药物有解热镇痛药（对乙酰氨基酚）、抗癫痫药物（如丙戊酸、卡马西平）、抗微生物药（如米诺环素、头孢曲松、红霉素、齐多夫定、伏立康唑）、免疫抑制剂（如巴利昔单抗、环孢素、甲氨蝶呤等）、抗注意力缺陷多动障碍药（阿托莫西汀）及抗精神病药（奥氮平）等。国内的研究中，引起儿童 DILI 的药物前 3 位是抗生素、中草药和解热镇痛药，与儿童多发感染性疾病、血液系统疾病、肿瘤性疾病有关。值得注意的是，中草药所致 DILI 逐渐增多，如何首乌、雷公藤、土三七等草药可致肝损害，还有些成分不明的中成药导致 DILI 的报道。

儿童药物毒性中一个经常被忽视的因素是环境毒物暴露。成长中的儿童会探索他们生活的环境，特别容易受到环境中潜在未知风险的影响。一个很典型的例子是幼儿的手 - 口途径。儿童可能会从地板上捡起一个玩具，玩具和地板最近被家用杀虫剂处理过。儿童的手上接触杀虫剂，然后又被无意中送到口里。假设摄入了足够数量的杀虫剂或其他化学物质，可能会与一种伴随服用的药物相互作用，从而产生 DILI。青少年时期的易感因素可能是私下尝试酒精和非法药物，其可导致肝损伤或药物相互作用，从而导致 DILI。

二、儿童药物代谢特征

儿童不同发育阶段的生理变化会影响药物的吸收、分布、代谢、消除。儿童并不是成人缩小版，某些药物需要根据发育阶段谨慎推算使用方式和剂量。

（一）吸收

大多数药物在新生儿和婴儿中的吸收速度较慢，并随年龄增长而加快。例如，新生儿出生时胃肠道对苯巴比妥的吸收率较低，但此后可增长多达 10 倍；而药物经皮肤吸收率远大于成人，因此经皮肤使用类固醇类药物时应十分谨慎。

（二）分布

与成人相比，儿童体内含水量和体表面积 / 质量指数较高，体内脂肪和血浆蛋白结合药物的能力较低。新生儿由于血清蛋白含量低，未结合的游离药物浓度高，易蓄积导致 DILI 等不良反应。酸性药物和碱性药物的蛋白结合率分别至 1 岁时和 3～4 岁时才能达到成人水平。

（三）代谢

药物在肝脏内代谢、转化可分三相反应：Ⅰ 相（活化）、Ⅱ 相（解毒）和 Ⅲ 相（排泌）。Ⅰ 相反应为氧化还原水解，使脂溶性物质变成水溶性物质，需要细胞色素 P450（cytochrome P450，CYP450）参与。CYP450 依据基因多态性可分为快代谢型和慢代谢型。慢代谢型者可能出现服用某些药物时血药浓度增加，表现出对这些药物耐受性差。Ⅱ 相反应为结合反应，是将 Ⅰ 相反应的产物在 UDP- 葡萄糖醛酸转移酶、谷胱甘肽硫转移酶等催化下，与葡萄糖醛酸、硫酸、乙酰基等结合，使药物活性降低或灭活，并使其极性增加，易于以尿液或胆汁的形式排出，达到解毒的目的。Ⅱ 相酶也有多态性，可被诱导，慢代谢型可以引起药物毒物的蓄积。Ⅰ 相和 Ⅱ 相反应之间的平衡至关重要。Ⅰ 相反应的产物可能是一种"有毒的"活性代谢产物，Ⅱ 相反应通常使这些化学物质在损害肝细胞之前失活。Ⅲ 相反应是经历前两相反应的药物及其代谢产物通过主动耗能的方式排入胆道的过程。在这一过程中发挥作用的物质主要有肝细胞膜上的转运体，如多药耐药蛋白和多药耐药相关蛋白等。

肝脏内这三相反应的酶和蛋白随生长发育而变化。Ⅰ 相反应中的 CYP450 的发育表达有 3 种模式：①在胎儿肝脏中表达，随着年龄增长逐渐下降（如细胞色素 P450 酶 3A7 亚型，即 CYP3A7）；②在新生儿早期（如 CYP2D6 和 CYP2E1）开始表达；③在新生儿发育后期（如 CYP1A2 和 CYP3A4）开始表达。新生儿特别是早产儿肝脏的 CYP3A4 活性远低于成年人，从而导致早产儿对抗生素、抗真菌药、抗病毒药、免疫调节剂、激素等药物在肝脏的代谢和清除率降低，易因药物蓄积导致 DILI。但儿童某些 CYP450 活性低可能是有益的，如新生儿 CYP2D6 活性仅相当于成人的 3%～5%，因而摄入对乙酰氨基酚时转化生成的肝毒性代谢产物 N- 乙酰 -P- 苯唑醌较少，对乙酰氨基酚相关的 DILI 及肝衰竭发生率较成人低。在儿童时期，肝脏在清除许多药物方面比成年人更快，如茶碱、苯巴比妥、苯妥英和咖啡因。到了青春期，肝药物代谢的模式基本同成人。Ⅱ相反应也显示出随发育进展而变化。葡萄糖醛酸转移酶通常在出生后短时间内缺乏，不仅可影响胆红素偶联造成生理性黄疸，还可使氯霉素在肝脏内代谢障碍，引起灰婴综合征。在幼儿，对乙酰氨基酚代谢时的磺化作用往往比葡萄糖醛酸作用更占优势，也是幼儿能更好地耐受对乙酰氨基酚的原因之一。Ⅲ相转运蛋白、影响药物生物利用度的肠道菌群活性、肠道药物代谢酶也都随生长发育出现差异，具体尚无精确数据。

（四）清除

清除率是肝脏代谢、胆汁排泄、肾脏排泄等多种因素共同作用的结果。儿童在 1 岁以内，药物的总清除量低，2～10 岁增加并达到最大值，随后随年龄增长而下降，与肝脏发育水平相匹配。肾脏排泄方面，儿童的肾小球和肾小管数量、功能等均低于成人，药物排泄能力低，易导致药物在体内蓄积引起包括肝脏和肾脏在内的脏器损害。

三、发病机制和病理

药物肝毒性发病机制通常可概括为直接肝毒性和特异质性肝毒性。

（一）直接肝毒性

直接肝毒性指摄入体内的药物和（或）其代谢产物对肝脏产生的直接损伤，往往呈剂量依赖性，通常可预测，也称固有型 DILI。损伤机制：①有毒代谢物与细胞内蛋白或细胞膜结合，影响细胞完整性，引起肝细胞死亡；②毒物与细胞蛋白结合并改变其结构，产生新抗原引发免疫反应；③毒物损伤胆管膜内蛋白，影响糖蛋白、胆盐排泄泵及其他胆管转运蛋白的功能，干扰胆汁的生成，从而导致胆汁淤积；④有毒代谢物与细胞 DNA 结合，最终可能导致突变或致癌物等，在胎儿组织中导致畸形发生。

（二）特异质性肝毒性

特异质性肝毒性引起特异质性药物性肝损伤（IDILI），特征是不可预测，不呈剂量依赖性，个体差异大，是近年的研究热点。不同个体的药物代谢酶系的基因多态性如 CYP450、跨膜转运蛋白（ATP 结合盒 B11 等），HLA 基因多态性决定了个体对某些药物是否发生特异质性肝毒性，是否较易产生适应性免疫应答，对 DILI 有更高易感性。发生肝损伤的共同机制有包括肝脏靶细胞损伤通路和保护通路失衡，从而出现肝细胞线粒体受损和氧化应激、内质网应激反应（ERSR），活化多种死亡信号通路促进细胞凋亡、坏死和自噬，最后发生适应性免疫攻击。适应性免疫应答不仅可以介导 IDILI，还可能引起肝外免疫损伤，产生发热和皮疹等全身性表现。

值得一提的是，随着新生儿重症抢救水平的提高，新药和特殊用药使用机会增多，儿童发生特异性 DILI 的比例提升。固有型 DILI 一般有临床前期数据，与药物使用剂量、时间相关，临床用药过程中有预警且相对容易识别控制。但特异性 DILI 与个体遗传特质相关，表现多样，不易控制。个别患者呈暴发性进展，即使停药后也可能出现急性肝衰竭进展，需要行肝移植。

儿童药物性肝损伤病理表现与成人相似，以肝细胞损伤型多见。肝细胞区域性坏死常位于肝小叶腺泡 3 区，因为 3 区肝细胞 CYP450 浓度最高，提示为毒性代谢物导致。细胞毒性也可干扰特定的代谢，如蛋白质、脂质合成或能量产生，导致肝细胞内脂肪或其他物质的积累，如四环素毒性可见脂肪肝。当肝细胞损伤足够严重时，患儿会出现不同程度的胆汁淤积。细胞毒性损伤还可以出现于肝内各种细胞，如胆管细胞（如氯丙帕胺）、肝星形细胞（维生素 A 毒性）或内皮细胞（如某些药茶中的吡咯利嗪生物碱中毒），导致胆汁淤积、纤维化和血管病变，造成肝硬化、静脉阻塞疾病（VOD）等更广泛的后果。最后，肝毒性还可能导致肿瘤。药物性肝损害的病理变化及可能对应的相应药物见表 20-1。

表 20-1　药物或环境毒物肝毒性的临床和病理表现范围

序号	病理表现	典型的致病药物
1	急性肝炎	异烟肼、氟烷
2	带状肝细胞坏死	对乙酰氨基酚
3	肝内胆汁淤积	红霉素、氯丙嗪、硫唑嘌呤、呋喃妥因
4	单纯胆汁淤积	雌激素 / 口服避孕药、环孢素、氟哌啶醇
5	脂肪坏死（类似酒精性肝炎）	心舒宁、胺碘酮
6	磷脂中毒	胺碘酮
7	微小脂肪变性	丙戊酸、四环素
8	大泡脂肪变	利血生

续表

序号	病理表现	典型的致病药物
9	脂肪变性加纤维化	甲氨蝶呤
10	类 AIH	米诺环素、呋喃妥因、α-甲基多巴
11	肉芽肿病	磺酰胺类、苯基丁氮酮、卡马西平
12	胆汁性肝硬化	安他唑啉、氯磺丙脲
13	硬化性胆管炎	氟尿苷（经肝动脉给药）
14	胆结石	头孢曲松钠、双嘧达莫
15	紫癜	雌激素、雄激素
16	肝静脉血栓形成	雌激素 / 口服避孕药
17	静脉阻塞疾病	吡咯利嗪类生物碱（"灌木茶"）、6-硫鸟嘌呤、布苏凡、奥沙利铂
18	结节状再生增生	咪唑硫嘌呤、地达诺新、6-硫鸟嘌呤
19	非硬化性门静脉高压	砷、氯乙烯
20	肝细胞腺瘤	雌激素 / 口服避孕药、合成类固醇
21	恶性肿瘤（肝细胞癌、血管肉瘤）	雌激素 / 口服避孕药、合成类固醇、砷、氯乙烯
22	卟啉症	2，3，7，8-四氯二苯并对二噁英、氯喹

四、临床分型和表现

药物引起的肝毒性可按临床肝损伤特点（肝细胞性、胆汁淤积或肝胆混合型、肝血管损伤型），有或没有相关的全身综合征（药物过敏综合征，AIH 样）和时间进程（急性、亚急性或慢性）来描述。

（一）按临床肝损伤特征分型

1. 肝细胞损伤型　肝炎样表现，表现为疲劳、厌食症、恶心或呕吐等非特异性症状或无症状，血清转氨酶升高。

2.胆汁淤积型　临床表现为黄疸、瘙痒、碱性磷酸酶明显升高、转氨酶轻度升高。

3.肝炎和胆汁淤积混合型　由于肝细胞和胆管上皮细胞损伤，或肝细胞胆管侧膜的损伤，兼有前两者特点，如氯丙嗪和红霉素引起的肝毒性特征。

4.肝血管损伤型　DILI 儿童相对少见，多与化疗药相关，靶细胞可为肝窦、肝小静脉和肝静脉主干及门静脉等的内皮细胞，临床类型包括肝窦阻塞综合征/肝小静脉闭塞病（SOS/VOD），还可见特发性门静脉高压症（IPH）、肝脏结节性再生性增生（NRH）等。

（二）药物性肝损伤相关特定综合征

1.药物高敏综合征（drug hypersensitivity syndrome，DHS）包括发热、各种器官系统的炎症（肝炎、麻疹样皮疹或 Steven-Johnson 综合征、肾功能障碍或心肌炎）、淋巴结病、嗜酸性粒细胞增多症和非典型淋巴细胞增多症。皮肤科也将 DHS 称为 DRESS（drug rash with eosinophilia and systemic symptoms），即药物皮疹伴嗜酸性粒细胞增多和全身症状。这是机体对毒性代谢物产生免疫过敏的结果。某些病毒合并感染也可能是 DHS 的诱因，常见儿童呼吸道感染后用药引发 DHS，就是患儿感染状态时对药物敏感性增高、发生肝损害阈值降低的结果。

2.自身免疫性肝炎（autoimmune hepatitis，AIH）**样综合征**　包括亚急性或慢性活动性肝炎、疲劳、厌食、肝外表现（狼疮样皮疹、关节炎）、血清 IgG 升高及非特异性自身抗体（如抗核抗体）阳性。与 AIH 样肝毒性相关的药物包括氧化非尼沙汀和 α-甲基多巴（均已废弃）、呋喃妥因和米诺环素。药物引起的肝毒性与某些抗肝肾微粒体抗体（抗 LKM）相关。有报道称一般具有超敏特征的儿童 DILI 病例会显示出更好的临床结局。

（三）按进程分类

1.急性肝损伤　在相对较短的时间内发生，并导致没有任何组织学特征的病变。

2.亚急性肝损伤　病变发生在数周到数月，表现为纤维化和可能的再生如结节再生增生。

3.慢性肝损伤　病程半年以上，病变包括纤维化或肝硬化、小胆管缺乏、血管改变和肿瘤。

五、诊　　断

儿童 DILI 尚缺乏独立的诊断标准。目前儿童 DILI 的研究多套用成人 RUCAM 诊断标准，这是迄今适用范围最广、准确率最高的评分表，受到多个国家药物性肝损害临床指南的推荐。但由于生理、病理特点及疾病谱特殊性等因素的影响，RUCAM 标准用于儿童 DILI 的诊断不够准确。例如，儿童处于骨骼生长发育旺盛期，血清中的 ALP 高，ALP 比（ALP/ALP 正常值上限）不宜用来评估胆汁淤积程度。又如，儿童疾病谱与成人有很大的差别，非嗜肝病毒感染、遗传代谢肝病和胆道疾病是儿童肝损伤常见的原因，需要特殊检查以排除或确定为伴发 DILI。药物再次应用具有潜在的风险，也存在一定误差，不宜在儿科实践中应用。体外的再次应用试验有时可能有所帮助，但有一定风险，不宜常规开展。

儿童 DILI 的一般诊断思路：① 3 个月内有明确的用药史。需注意有些被认为"安全"的药物如中草药制剂、保健品等，还有接触环境或工业毒素的机会包括家庭杀虫剂或儿童误服长辈的药物的可能性。②有肝损伤的临床症状和肝脏生化指标异常。有些可能伴有 DRESS 等免疫过敏表现。③药物与肝损伤之间有时序特征和关联性，再暴露试验阳性。④除外其他可能导致肝损伤的病因，如病毒性肝炎、脂肪肝、代谢性肝病等，这是诊断儿童 DILI 必要的步骤，也是难点。有时也有在原发肝病的基础上合并发生 DILI 的情况，需要综合判断。⑤参考 RUCAM 等 DILI 诊断标准进行评分，必要时可进行肝脏穿刺活检。肝脏活检通常包含丰富信息，有时可以决定性地鉴别 AIH。但 DILI 病理损害谱广，缺乏特异性。有学者提出了 DILI 病理评分系统，将药物性肝损害的特征性病理变化赋分：肝细胞脂肪变性 3 分（大泡性 1 分，小泡性 2 分），肝细胞性胆汁淤积 1 分，凋亡小体 1 分，嗜伊红白细胞浸润 2 分，总计 7 分，另有上皮性肉芽肿附加 1 分，坏死区铁沉着附加 1 分。根据 DILI-PSS 得分高低进行可能性评判，具有一定参考价值。

近年报道多种新的 DILI 相关血清标志物，如细胞角蛋白 18 片段（CK-18Fr）高迁移率族 B1 蛋白（HMGB1）等，HLA、药物代谢酶和药物转运蛋白等的基因多态性检测也有助于识别 DILI。但上述标志物对 DILI 诊断均缺乏特异性，临床应用价值尚需广泛验证。目前发现吡咯 - 蛋白加合物是诊断土三七引起 SOS/VOD 的重要生物标志物，对乙酰氨基酚（APAP）- 蛋白加合物是诊断 APAP-DILI 的特异性生物标志物。

六、治　　疗

儿童 DILI 的治疗原则：①停止使用可能导致肝损伤的药物，应充分权衡停药引起原发病进展和继续用药导致肝损伤加重的风险；②根据肝损伤的程度予以相应药物保肝或其他治疗措施；③肝移植。

停止肝损伤药物是处理 DILI 的优先选项，停药原则可以参考美国 FDA 临床药物试验的标准，但仍需根据临床情况，有时需要充分权衡基础病情并考虑药物可能产生适应。

关于保肝对症治疗：①护肝药物的选择，甘草酸类制剂、细胞膜稳定剂和抗氧化剂可考虑优先使用。可根据患儿病情，选择恰当的"护肝、降酶、退黄"等药物。需要注意的是"护肝"药物不宜超过 2 种，以防加重肝脏的代谢负担或药物之间相互作用产生肝毒性中间产物。②某些肝毒素，如对乙酰氨基酚，可使用特定的解毒剂 N-乙酰半胱氨酸治疗。③糖皮质激素的使用，某些特殊 DILI，如严重胆汁淤积性肝炎、AIH 样、DRESS 综合征等，可考虑使用糖皮质激素，泼尼松龙 1 ~ 2mg/（kg·d）起始，根据病情调整，一般在 3 ~ 6 个月减停。如果停药后再次出现无诱因肝功能波动，应警惕药物诱导 AIH。④血浆置换和血液滤过可缓解临床症状，延缓进展，但难以改变临床结局。

对于某些 DILI 迅速进展为肝衰竭的，最有效的治疗为及时行肝移植。

七、展　　望

对于新药研制而言，基因组学和生物信息学技术也可以在儿童药物开发之初发现原发性肝毒性，避免儿童固有肝毒性药物的出现，因此，固有型 DILI 会越来越少。特异质性 DILI 由于其不可预测性和严重性，将是儿童 DILI 未来研究的重点。毒物基因组学和代谢组学的各种新方法可以更好地描述特定药物的在儿童的肝毒性及其与免疫关系的各种组学图谱，未来也许能够做到不仅避免药物引起的特异质性肝损伤，还能根据预测疗效来甄选药物，实现真正的"个体化医疗"。

（张　敏）

参 考 文 献

甘雨，张敏，朱世殊，等，2019. 2011—2017 年单中心儿童非病毒性肝病谱分析. 传染病信息，32(2)：109-112.

胡锡琪，2012. 药物性肝损伤组织病理学评分探讨，中华肝脏病杂志，20(3)：176-177.

赵克开，缪晓辉，2014. 儿童药物性肝损伤的发病机制与诊治. 中华儿科杂志，52(8)：583-585.

中华医学会肝病学分会药物性肝病学组，2015. 药物性肝损伤诊治指南. 肝脏，20(10)：750-762.

Chalasani NP, Hayashi PH, Bonkovsky HL, et al, 2014.ACG Clinical Guideline: the diagnosis and management of idiosyncratic drug-induced liver injury. Am J Gastroenterol, 109(7): 950-966.

Fontana RJ, 2014. Pathogenesis of idiosyncratic drug-induced liver injury and clinical perspectives.

Gastroenterology, 146(4): 914-928.

Hayashi PH, Fontana RJ, 2014. Clinical features, diagnosis, and natural history of drug-induced liver injury. Semin Liver Dis, 34(2):134-144.

Kleiner DE, Chalasani NP, Lee WM, et al, 2014. Hepatic histological findings in suspected drug-induced liver injury: systematic evaluation and clinical associations .Hepatology, 59(2): 661-670.

Shen T, Liu Y, Shang J, et al, 2019. Incidence and Etiology of Drug-Induced Liver Injury in Mainland China. Gastroenterology, 156(8): 2230-2241.

Stephens C, Andrade RJ,Lucena MI, 2014. Mechanisms of drug-induced liver injury. Curr Opin Allergy Clin Immunol, 4(4): 286-292.

第 **21** 章

肝病与免疫缺陷病

要点

　　肝内有丰富的抗原呈递细胞，包括库普弗细胞、树突状细胞等，其都参与了诱导和维持免疫耐受的过程。急性肝衰竭和慢性肝病均可引起多种免疫功能紊乱，而先天性免疫功能缺陷本身也可能导致急性和慢性肝病，尤其与儿童相关。

　　约25%的原发性免疫缺陷病患者有某种形式的肝脏受累，目前最常见的肝脏并发症是硬化性胆管炎。

　　X-连锁淋巴组织增生性疾病引起的肝脏受累包括肝炎、肝脾大或肝衰竭。

　　慢性肉芽肿病是一种原发的中性粒细胞疾病，约25%的慢性肉芽肿病患者会出现肝脓肿。

　　一些罕见的代谢性肝病与免疫缺陷有关，普通变异型免疫缺陷病可能和结节性再生性门静脉高压有关。

一、概　　述

　　人类免疫系统是抵御外源性微生物入侵的有力工具。肝脏在免疫防御中发挥着重要的作用，它毗邻胃肠道，代表着第一道防线，抵御摄入或易位的病原体和来自食物中的各种抗原。肝脏的主要免疫功能包括参与急性炎症反应，产生急性期蛋白，诱导对各种抗原的耐受，监视肿瘤及消除活化的淋巴细胞。这些都是通过巨噬细胞、抗原呈递细胞、肝细胞、固有免疫和适应性免疫系统的效应细胞之间复杂的相互作用来实现的。肝内抗原呈递细胞，包括库普弗细胞、树突状细胞、窦内皮细胞、星形细胞等，都参与了诱导和维持免疫耐受

的过程。肝脏的这一关键作用有助于理解其相对的免疫优势和成功肝移植需要较低程度的组织相容性。

　　急性肝衰竭和慢性肝病均可引起多种免疫功能紊乱，包括上调各种细胞因子（如IL-1、IL-6、TNFα和IFNγ）及急性期蛋白和补体的异常合成。值得注意的是尽管免疫成分经常过量产生，但整体免疫功能仍然受损，提示缺乏相互作用或免疫调节。这种免疫麻痹在肝病中常增加感染相关的死亡率，尤其是在急性肝衰竭中。相反，先天性免疫功能缺陷本身也可能导致急性和慢性肝病，这与儿童尤其相关，因为这些疾病往往出现在儿童期。

　　免疫防御机制的缺陷可分为原发性免

疫缺陷和继发性免疫缺陷，原发性免疫缺陷是由遗传原因导致的免疫功能受损，继发性免疫缺陷是由病毒（如 HIV）或一些医学干预（如化疗或免疫抑制药物）导致的免疫反应异常。下面重点讨论肝病与原发性免疫缺陷病。

二、原发性免疫缺陷病

原发性免疫缺陷病（primary immuno-deficiency disease, PID）是一种罕见但可能致命的固有免疫和适应性免疫系统疾病。最新研究报道在临床或遗传学水平上已经确定了 500 余种，估计发病率约为 1/10 000 活产儿，PID 严重威胁儿童健康。自 20 世纪 80 年代，由于免疫遗传学的发展、更有效的抗感染策略及造血干细胞移植（hematopoietic stem cell transplantation, HSCT）成为一种明确有效的治疗方法，PID 的诊断、治疗和预后得到了显著改善。

PID 以常染色体隐性遗传或 X- 连锁方式遗传，所以男孩更容易受到影响。大多数典型 PID 患者在婴儿早期就出现症状，此时经胎盘和母乳获得的免疫球蛋白的被动保护作用已经开始减弱。由肺孢子虫导致的危及生命的肺部感染是重症联合免疫缺陷病（severe combined immunodeficiency, SCID）或高 IgM 综合征患者的典型临床表现。通过慢性腹泻及反复的肺部、皮肤或耳部感染，或者生长发育迟缓可以诊断出轻型 PID。许多患者来自于近亲家庭。由于某些 PID 的 X- 连锁遗传方式，一些 PID 患者有无法解释的同胞或母系家族中新生儿和婴儿死亡的阳性家族史。

临床上 PID 治疗的主要问题是复发性和机会性感染。此外，这些患者终身患恶性肿瘤和自身免疫性疾病的风险增加。在大多数 PID 患者中，细胞和体液免疫通路都受到一定程度的影响。因此，早期抗生素的预防、皮下或静脉注射免疫球蛋白的

替代治疗是大多数 PID 的首选方法。这种治疗方法通过减少感染的发生率，大大改善了患者的生活质量，但是还没有关于其对长期并发症发生率的影响数据。

（一）原发性免疫缺陷病中肝脏并发症

PID 中的肝脏并发症可能与抗生素预防无效的慢性感染、用于控制感染的药物或 HSCT 前后的并发症有关。据估计约 25% 的 PID 患者有某种形式的肝脏受累。到目前为止，PID 中最常见的肝脏并发症是硬化性胆管炎。通常合并硬化性胆管炎的 PID 患者不会出现典型胆管病变的症状，如黄疸、疲劳或瘙痒。肝酶（谷草转氨酶、γ- 谷氨酰胺转移酶或碱性磷酸酶）可能不升高或升高不明显。超声检查提示肝外胆管轻度扩张，肝内胆管扩张及脾大较少见。在生化或超声有改变的情况下，应进一步评估肝脏活检和胆管造影。磁共振胰胆管成像（magnetic resonance cholangiopancreatography, MRCP）灵敏度的提高，降低了对侵入性更强的胆管造影术的要求 [如内镜逆行胰胆管造影术（endoscopic retrograde cholangiopancreatography, ERCP）和经皮胆管造影术]。一项研究报道了 MRCP 和 ERCP 在诊断严重胆管病变时良好的一致性，然而 MRCP 可能会错过细微的影像学改变。同样的研究也表明，影像学检查方法与肝脏组织学在诊断儿童 PID 相关性硬化性胆管炎方面具有良好的相关性，但影像学方法敏感度略有提高。

1. 机会感染在 PID 相关性硬化性胆管炎中的作用　硬化性胆管炎可出现在许多免疫缺陷病中，大部分是细胞和体液的联合免疫缺陷，如高 IgM 综合征、联合免疫缺陷病、普通变异型免疫缺陷病、湿疹血小板减少伴免疫缺陷病（Wiskott-Aldrich syndrome）、MHC-Ⅱ缺陷病、干扰素 γ 缺陷病、DiGeorge 综合征（DiGeorge syndrome, DGS）、免疫球蛋白亚型缺陷病，

最常见的是高 IgM 综合征。在这些患者中有相当大比例患者明确感染隐孢子虫，特别是使用了更为敏感的检测方法（如 PCR 方法）。经过改良抗酸染色后，在标准显微镜下会经常忽略了隐孢子虫卵囊在胃肠道的灶性存在，它们常常存在于肠道和胆管上皮。在光学显微镜下很少能在肝组织的胆管上皮表面发现隐孢子虫。隐孢子虫共有 10 种，其中微小隐孢子虫是最常见的感染人类的病原体，胆管损伤似乎是由微小隐孢子虫通过凋亡机制直接引起的细胞病变。此外，微小隐孢子虫在 HIV 感染和器官移植后均可诱发胆管病变。据报道有慢性胆管病变的患者发生胃肠道恶性肿瘤的概率有所增加，包括胆管癌、淋巴瘤和肝细胞癌。一项多中心研究报道 55% 的高 IgM 综合征伴硬化性胆管炎患者有隐孢子虫病。因此，可以推测抗生素不能清除胆道中的微小隐孢子虫或其他原虫，可能导致慢性胆管病变、胆管畸形改变，并最终导致胆道恶性肿瘤。

2. 高 IgM 综合征　在 PID 中，高 IgM 综合征是一种典型的可合并硬化性胆管炎的疾病。如果不加以干预，大多数患者会发展成慢性胆管疾病和肝硬化。此外，高 IgM 综合征患者可有中性粒细胞减少症、机会性感染、慢性口腔溃疡、慢性腹泻、发育不良和难以定义的慢性脑病。估计发病率为 1/500 000 ～ 1/1000 000 活产儿。一项研究报道到 20 岁的存活率只有 20%，危及生命的机会感染和进展性肝胆系统并发症是死亡的主要原因。高 IgM 综合征的病因：① 活化的 T 淋巴细胞上 CD40 配体表达缺陷，呈 X- 连锁方式遗传；② 活化诱导的胞苷脱氨酶表达缺陷，呈常染色体隐性遗传。这两种病因均可导致 B 细胞不能直接将生理性 IgM 转化为其他类型免疫球蛋白，故血清 IgG、IgA 和 IgE 明显降低。值得注意的是血清 IgM 水平并不总是升高，IgM 水平也可正常。

在过去，大多数高 IgM 综合征的患者会出现明确的晚期肝病征象，如生化异常和门静脉高压。近年来，随着免疫学家对 PID 中肝损害认识的提高及更早的转诊和预防措施，从而减少了严重肝损害。许多患者可能在 20 岁时仍然没有临床症状，通常在这个年龄段会发生肝脏疾病的进展。

肝移植已被用于高 IgM 综合征的终末期胆道疾病的治疗，但致命的胆管病变常在术后几个月内复发，移植后免疫抑制剂也可能导致胃肠道的潜伏感染被激活。免疫缺陷的纠正对患者和移植物的存活至关重要。虽然 HSCT 能够纠正免疫缺陷，但相关的肝脏并发症如肝窦闭塞综合征、药物肝毒性、移植物抗宿主病等显著降低了存活率。因此，在有明显器官（肺、肝或心脏）损伤的情况下，通过减轻预处理强度（低毒性低副作用的药物或联合小剂量放疗的预处理方案）的一种改良的 HSCT 被称为非清髓性或"小"HSCT。肝移植联合非清髓性 HSCT 已证实对 1 例继发于高 IgM 综合征的失代偿性胆汁性肝硬化的青少年是成功的，一些肝病进展较慢的患者在单独进行非清髓性 HSCT 治疗下可以生存。近年来有些学者尝试应用基因疗法，但均在试验阶段。

3. PID 中隐孢子虫病和硬化性胆管炎的治疗　隐孢子虫病在 PID 患者中是一个常见的问题，但在实体器官移植后也有报道。受感染的患者通常有腹部不适症状伴有水样腹泻和发热，但也可能完全没有症状。空肠活检可提高疑似患者的诊断率，表现为轻度至中度绒毛萎缩、黏膜下炎性浸润、隐窝增生等非特异性特征。一些研究发现由微小隐孢子虫感染导致胆管病变的 HIV 阳性患者中碱性磷酸酶异常升高。

硬化性胆管炎通常合并隐孢子虫病，虽然在高 IgM 综合征中最常见，但在其他

PID 患者中也有报道。因此，在所有肝脏生化指标异常的 PID 患者中，无论何种原发病都需要考虑这种情况。

隐孢子虫病的治疗目前并不令人满意。关键的治疗策略是尽可能提高宿主的免疫能力。尽管有几种药物对隐孢子虫有效，但确切疗效并不肯定，特别是在慢性免疫抑制的情况下。巴龙霉素、阿奇霉素、来曲珠利和重组白细胞介素 -2 已经在 HIV 阳性患者中进行了研究，但没有令人信服的证据证明它们的益处。还有研究建议用熊去氧胆酸 20mg/（kg·d）促进胆汁排泄，希望能降低微小隐孢子虫从肠道进入胆道的可能性。

PID 患者如果有持续的肝脏生化异常，即使只是轻微程度，也应该立即考虑进行 HSCT，因为这些变化可能会进展。当出现胆管扩张、脾大或轻度黄疸等更严重的肝脏受累情况时，每个患者都应单独评估 HSCT 的相对风险。有合适的供体，无微小隐孢子虫定植的证据，肾功能和肺功能良好，无中性粒细胞减少症，这些都增加了 HSCT 成功的机会。最后，如果 PID 患者已存在终末期慢性肝病（凝血功能障碍、低蛋白血症或腹水），唯一可行的选择是肝移植序贯 HSCT。

（二）X- 连锁淋巴组织增生性疾病与肝病

X- 连锁淋巴组织增生性疾病（X-linked lymphoproliferative disorders，XLP）是一种罕见的先天性免疫缺陷病，男性患病，目前统计发病率为 2 ～ 3/100 万男性。最常见的临床表型包括暴发性或致死性传染性单核细胞增多症、B 细胞淋巴瘤或进展性免疫球蛋白异常血症。1975 年 Purtilo 等在美国一个 Duncan 姓的大家族中发现 6 个男孩患该病，但没有一个女孩受影响，故起初该病被命名为 Duncan 病。大多数患者在 EB 病毒感染后会出现症状。EB 病毒感染是 XLP 的最主要诱因，麻疹病毒和脑膜炎球菌也可以诱发。

临床上患者常出现发热，肝脏受累，包括肝炎、肝脾大或肝衰竭，淋巴结病。女性携带者可能有轻微损伤。较少的情况下，XLP 在 5 岁以下的儿童中可表现为淋巴瘤和自身免疫性疾病，如结肠炎、血管炎、银屑病或韦格纳肉芽肿病。组织学上，受累器官表现为 EB 病毒感染细胞的多克隆浸润，但也有反应性 CD4 和 CD8 T 细胞，有时也有噬血细胞现象。因此，在嗜血细胞综合征的鉴别诊断中也应考虑 XLP。XLP 患者中，CTL 无法控制 EB 病毒持续驱动的 B 细胞增殖，最终可能导致淋巴瘤。

XLP 是由基因突变引起的家族遗传性疾病，到目前为止发现的相关基因包括 *SH2D1A* 基因和 *BIRC4* 基因，相关基因位于 X 染色体长臂 24—25 区。*SH2D1A* 基因突变类型占所有 XLP 患者的 83% ～ 97%。*BIRC4* 基因是 2006 年最新发现的，在 XLP 患者中占 17%。

XLP 预后差，总体病死率为 75%，其中在 10 岁之前的病死率可达 70%。治疗的选择也是有限的，在既往有阳性病史的家庭中，可以在受累的男孩暴露于 EB 病毒之前进行选择性 HSCT。新的治疗方法如抗 B 细胞单克隆抗体已被证明对 XLP 患者有临床益处。

（三）慢性肉芽肿病与肝病

慢性肉芽肿病是一种原发的中性粒细胞疾病，由呼吸暴发缺陷引起，导致无效的吞噬作用。约 2/3 的患者是在染色体 Xp21 位点发生突变的男孩，其余的患者则是在 7q11、1q25 或 16p25 位点发生突变，是病情较轻的常染色体隐性遗传病。

慢性肉芽肿病患者尤其容易受到产生过氧化氢酶的细菌和真菌感染。如果不能根除这些感染，就会在皮肤、肝脏、骨骼、大脑或肠道中形成肉芽肿。约 25% 的慢性肉芽肿病患者会出现肝脓肿。来自英国的一个系列研究报道在化脓性肝脓肿儿童中，慢性肉芽肿病的发生率为 33%。诊断是通过一个简单的硝基蓝四唑试验，细胞质内颗粒不能改变颜色提示中性粒细胞功能异常。携带者包括 X- 连锁的儿童的母亲，往往有复发性口腔溃疡或长期感染的病史，以及轻度异常的硝基蓝四唑试验。先证者被诊断后，整个家族都应该进行筛查，因为这种疾病最初可能是无症状的。强烈建议即使没有化脓性皮肤损伤或复发性感染病史，以肝脓肿为表现的儿童也应排除慢性肉芽肿病。

肝脓肿的诊断和治疗都需要穿刺。儿童中最常见的微生物是金黄色葡萄球菌。静脉注射抗生素通常需要几个月，直到超声检查和体温正常，炎症标志物如白细胞和 C 反应蛋白恢复正常。抗感染还可考虑用干扰素和输注纯化的白细胞。用伊曲康唑和复方新诺明进行无限期的抗菌预防是强制性的，有时与干扰素 γ 相关。如果这一策略失败，可进行 HSCT 并能获得满意的效果。

（四）其他免疫缺陷病和肝病

一些罕见的代谢性肝病与免疫缺陷有关，如腺苷脱氨酶缺乏、赖氨酸尿蛋白耐受不良和丙酸血症。它们的免疫表型可能从腺苷脱氨酶缺乏症的重症联合免疫缺陷到丙酸血症中感染的频率轻微增加。肝损害被认为是由有毒代谢物累积造成的。在腺苷脱氨酶缺乏症中，聚乙二醇腺苷脱氨酶补充剂似乎可以改善肝损害。最近的一份报告描述了一种有趣的联系，即普通变异型免疫缺陷病（通常出现在儿童年龄组以外）和结节性再生性门静脉高压有关。研究者假设是自身免疫性病因，血清自身抗体的效价较低，90% 患者的肝窦内有淋巴细胞浸润，还证实 43% 的患者存在上皮样肉芽肿。

（董　游）

参 考 文 献

Amrolia P, Gaspar HB, Hassan A, et al,2000. Nonmyeloablative stem cell transplantation for congenital immunodeficiencies. Blood, 96(4): 1239-1246.

Davies EG, Thrasher AJ, 2010. Update on the hyper immunoglobulin M syndromes. Br J Haematol, 149(2): 167-180.

Hayward AR, Levy J, Facchetti F, et al, 1997. Cholangiopathy and tumours of the pancreas, liver and biliary tree in boys with X-linked immunodeficiency with hyper-IgM. J Immunol, 158: 977-983.

Malamut G, Ziol M, Suarez F, et al, 2008. Nodular regenerative hyperplasia: the main liver disease in patients with primary hypogammaglobulinemia and hepatic abnormalities. J Hepatol, 48(1): 74-82.

McLauchlin J, Amar CFL, Pedraza-Diaz S, et al, 2003. Polymerase chain reactionbased diagnosis of infection with Cryptosporidium in children with primary immunodeficiencies. Pediatr Inf Dis J, 22(4): 329-334.

Muorah M, Hinds R, Verma A, et al, 2006. Liver abscesses in children in the developed world: a single centre experience. J Pediatr Gastroenterol Nutr, 42: 201-206.

Nichols KE, Ma CS, Cannons JL, et al, 2005. Molecular and cellular pathogenesis of X-linked lymphoproliferative disease. Immunol Rev, 203: 180-199.

Notarangelo L, 2010. Primary immunodeficiencies. J Allergy Clin Immunol, 125: S182-S194.

Paclopnik Schmid J, Canioni D, Moshous D, et al, 2011. Clinical similarities and differences of patients with X-linked lymphoproliferative syndrome type1 (XLP-1/SAP deficiency) versus type 2(XLP-2/XIAP deficiency). Blood, 117: 1522-1529.

Rodrigues F, Davies ED, Harrison P, et al, 2004. Liver disease in primary immunodeficiencies. J Pediatr,145:333-339.

第 **22** 章

新生儿血色病

要点

新生儿血色病（neonatal hemachromatosis，NH）大多数是妊娠（胎儿期）同族免疫性肝病（gestational alloimmune liver disease，GALD）所致，是一种严重的新生儿疾病，通常发生在分娩后几小时至几天内。

临床表现为黄疸伴凝血功能障碍、低血糖和低蛋白血症、高血清铁蛋白，肝衰竭发病除外其他原因，唾液腺活检过量的铁沉着和磁共振成像显示肝脏、胰腺和心脏铁沉积，但脾脏无铁沉积而诊断。

目前 NH 治疗方法有限且疗效不佳。部分可行肝移植治疗。

一、发病机制

新生儿血色病（neonatal hemachromatosis，NH）是源于胎儿的肝病，其具体原因存在争议。2010 年有学者发现 NH 机制为补体介导的肝细胞损害，即妊娠同族免疫性疾病导致严重胎儿肝损伤。母亲体内经典 IgG（仅 IgG）自妊娠 12 周后，FcRn（FC 受体）与 IgG 结合初次表达，会通过胎盘大量进入胎儿体内，此过程最主要的作用为胎儿及新生儿提供体液免疫，防御从未致敏的外来微生物抗原入侵。妊娠同族免疫关键为母体对胎儿抗原的"自我"识别失败，继而发生致敏而产生特异性 IgG 类免疫球蛋白。既往的妊娠同族免疫性疾病集中于血液系统，胎儿表达了来自父亲的血型亚抗原，而母亲无此抗原，如 Rh、ABO 血型不合溶血，免疫性血小板减少等。与同族免

疫机制相似的还有胎儿"自身免疫"性疾病，即患病母亲将抗体输入胎儿而导致器官、组织损伤，典型病例为狼疮母亲表达 SSR/LR 抗体致胎儿心脏病变。GALD 相关同族免疫特异地靶向于肝细胞，GALD 靶抗原为肝特异性表达蛋白，为胎儿期特有或成熟肝屏蔽性蛋白，刺激适应性免疫反应，产生抗胎肝 IgG 型抗体,而导致免疫损伤发生。母亲随时间推移对自我胎儿期抗原的免疫耐受会消失。如蛋白为屏蔽性成熟肝抗原，则也会发生类似的中枢性免疫耐受消失。一旦胎儿抗原进入母体，孕母通过外周或中枢途径反复暴露，则上述消失的免疫耐受会出现适应性反应，因此母亲 GALD 不易出现临床表现。

肝内非肝细胞成分及肝外组织无免疫受损表现。有资料显示，GALD 靶抗原具有膜结合性特点，在胎儿期广泛表达，表

达量数倍于成熟肝，且分子量较低，但具体功能不明，肝成熟后 GALD 靶抗原被屏蔽于肝细胞器。此抗原被俘获于外排囊泡，可透过胎盘进入母体，或在胎儿肝细胞凋亡时可溶性蛋白溢出进入母循环。一旦致敏，则母体内抗胎肝 IgG 形成，输入性结合于胎肝，产生损伤，其机制与胎儿固有免疫有关，终末补体级联效应通过经典途径被激活，形成膜攻击复合物，C5b-9 免疫组化染色显示几乎所有 GALD 病例均存在补体介导损伤，此为 GALD 的标志性特征。

二、临床表现

最常见表现为妊娠 6 ~ 7 个月死胎。确诊 NH 孕母既往有妊娠死胎史。大多数活产 NH 患儿有宫内发育迟缓、羊水过少或早产等。NH 为新生儿期最常见肝衰竭病因，多于出生后数小时，少数为生后数周，出现肝损害表现。然而，也发现部分 NH 无临床表现，或仅支持治疗即恢复正常。有报道 NH 患儿出现严重肝衰竭，但其双胞胎同胞仅表现轻微肝损害。

NH 临床表现多有肝衰竭、多脏器功能衰竭、低血糖、凝血机制明显异常、低蛋白血症、伴或不伴腹水、水肿（非免疫性水肿）、少尿等。即使血培养阴性，临床也极易误诊为重症败血症。出生后数天患儿出现黄疸，绝大多数结合胆红素、非结合胆红素均升高。血清转氨酶水平与肝损伤程度不成比例，ALT、AST 正常或更低，很少 > 100IU/L，转氨酶升高者提示预后良好，具体原因不详。甲胎蛋白（AFP）明显升高。同时，转氨酶下降、糖异生减低（低血糖）也与围生期代谢模式转换失败有关。转铁蛋白饱和度升高、血清转铁蛋白下降、血清铁蛋白升高（ > 800μg/L）为 NH 特异性改变，而不是其他新生儿期肝病特有。血清转铁蛋白下降提示严重肝损害。部分 NH 会出现血酪氨酸升高，提示肝代谢功能衰

竭，与酪氨酸血症 I 型不同的是其尿液中琥珀酰丙酮水平不会升高。曾推测胆汁酸合成缺陷（δ4- 氧化类固醇还原酶缺乏）导致新生儿肝衰竭及 NH 表型，但与 GALD 不同，其质谱分析发现仅为胆汁酸合成缺陷，可通过这种方法鉴别胆汁合成障碍与 NH。

NH 的肝脏病理属重度肝损伤，肝硬化明显、纤维化显著，主要集中于小叶内及中心静脉周围，可见再生性结节；部分病例几乎无肝细胞；残存或再生肝细胞为巨核形或假腺泡样改变，伴有毛细胆管淤积，与成人急性或亚急性肝衰竭相似。残存肝细胞出现硬化，伴库普弗细胞增生。铁沉着呈粗颗粒样，而正常新生儿肝铁沉着阳性，呈薄雾状。肝细胞铁沉着可见于许多新生儿期肝疾病，不属于 NH 特征性改变。铁沉着可影响肝外组织，最常受累包括胰腺管状上皮、心肌、甲状腺滤泡上皮、口咽和呼吸道黏膜层涎腺体，而胃肠腺体、甲状旁腺、脉络丛、胸腺、胰岛、腺垂体、透明软骨细胞较少受累；脾、淋巴结、骨髓铁染阳性少量；肝外铁沉着属于 NH 表型。GALD 是仅有的明确为补体介导所致。绝大多数 GALD 与 NH 病理改变非常相似，然而，GALD 所致肝损伤表现与 NH 不完全一致。GALD 会导致胎儿急性肝衰竭而致胎儿死亡，病理显示急性肝细胞坏死，而无纤维化，绝大多数无肝或肝外组织铁沉着，也有数例足月 NH 患儿出现相似病理改变。曾报道同母子代中，既可表现为肝损害而无铁沉着，也会出现肝硬化及广泛的肝外组织铁沉着。可见，抗原 - 抗体（IgG）反应相同，但出现不同临床效应。

三、诊 断

NH 多为病理性诊断，许多组织会出现铁沉着。对产前或出生后短期内即有肝病表现，无法解释的新生儿死亡或死产应考虑 NH。正常新生儿肝会出现铁染色阳性，

易与病理性铁沉着混淆，但无肝外组织铁沉着，因此肝内铁沉着非诊断所必需。肝外组织铁沉着才是诊断 NH 必备条件。另外因为多数 NH 病例肝细胞存在量少，肝内铁沉着仅与残存肝细胞数量有关，肝组织铁染色阴性也不能排除 NH 诊断。任何肝衰竭、可疑肝病、无法解释死产或新生儿死亡均应行典型组织普鲁士蓝铁染色。未行病理检查者易漏诊 NH，孕母再次妊娠存在不良结局高风险。通过组织活检（临床推荐口腔黏膜活检）和 MRI 以确定生存者肝外组织铁沉着。T$_2$ 加权 MRI 可区分铁负荷及正常组织而判断铁沉着，尤其是胰腺及肝脏。如取样黏膜下腺体太少则易出现假阴性结果，如样本充分则 2/3 的 NH 口腔黏膜铁染色阳性（只要铁染色阳性则均为异常）。同样，MRI 异常也达 2/3 的 NH。推荐选择其一，如阴性再行另一检查，无须两种同时进行。无法确诊 NH 时（即肝外铁沉着阴性），还可通过肝组织 C5b-9 免疫组化阳性而确诊 GALD。

肝衰竭或非免疫性水肿新生儿应行口腔黏膜活检和（或）MRI 确认肝外铁沉着存在与否。如阳性 NH 诊断成立，再排除非 GALD 所致 NH（如胆汁酸合成缺陷、DGUOK 变异所致线粒体 DNA 缺失）。如阴性则行肝组织 C5b-9 染色。临床对肝衰竭新生儿如排除可鉴别病因（如围生期疱疹感染），考虑 GALD 存在，可给予相应治疗。除明确死因外，死产尸检均应行肝外组织铁染色。死产由于组织过度浸渍难以确定肝损程度，且染色困难，故不推荐肝组织 C5b-9 染色。新生儿期肝衰竭死亡者除了肝外组织铁染色外，对疑诊 GALD 且无肝外铁沉着证据时，需 C5b-9 组化染色。最新研究显示，单纯疱疹或肠道病毒导致肝炎、巨细胞性肝炎、囊性纤维化等病变时，肝组织 C5b-9 也会出现阳性结果，所以，临床需要加以排除上述病变，同时还需要

注意与希特林蛋白缺陷致新生儿肝内胆汁淤积症、胆汁淤积性肝纤维相鉴别。

四、治疗及预后

目前 NH 治疗方法有限且疗效不佳。曾尝试抗氧化剂和铁螯合剂联合的鸡尾酒式疗法，但疗效不佳，有效率仅 10%～20%。随之，基于对 GALD 抗体介导免疫性损伤机制完善、认可，NH 治疗策略逐渐转向免疫治疗，如双倍换血联合大剂量丙种球蛋白（1g/kg）。与以往方法相比，重症 NH 生存率显著提高，预后良好（未行肝移植而存活）。截至 2012 年，采用此疗法共积累 44 例，35 例生存（79.5%），4 例接受肝移植（2 例死亡，2 例短期存活），5 例未行肝移植死亡。NH 确诊且临床无改善可采用第二剂免疫球蛋白联合换血治疗。此方法仅能减轻免疫介导损伤而无法逆转肝病变，因此，肝功能恢复较慢，平均为 4～6 周。

NH 治疗面临主要问题为肝移植时机选择。非移植治疗失败多数存在感染、颅内出血、多脏器功能衰竭，而此为移植禁忌。NH 肝移植伴随一系列复杂情况，如早产、小于胎龄儿、多脏器功能衰竭。部分 NH 可自行缓解恢复，故而选择肝移植治疗 NH 应慎重。也有学者提出 NH 病例不应推荐肝移植。重症 NH 预后极差，出生后 3 个月内常需要肝移植，NH 肝移植的患儿总生存率约为 35%。重症 NH 免疫治疗可存活，目前随访的 12 例生存者，均在出生后不久出现肝衰竭（＞4d），绝大多数伴肝硬化，从肝衰竭发生到出院平均为 1～4 个月。随访 1～2 年，所有患儿完全康复无肝病表现。

Ekong 等报道，GALD 同胞患儿，分别于新生儿期及 2～4 年后行病理活检，新生儿期显示为重症 NH 伴硬化改变，再次活检无任何肝病改变，这些有限性经验提示 NH 患儿可塑性极大，重症 NH 也可完全恢复。

母亲妊娠期治疗可阻断重症 NH 发生。目前推荐治疗：输注丙种球蛋白（IVIG）每次 1g/kg，分别在妊娠 14 周、16 周、18 周后则每周 1 次直至分娩。前胎诊断为 NH 孕母，再次妊娠应接受治疗。截至 2010 年，Whitington 和 Kelly 报道接受产前治疗共 110 例，1 例因重症 GALD 在妊娠 22 周流产；2 例分别在 22 周、32 周早产，均生存，预后良好；其余均无生长发育受限、胎儿肝病或胎儿窘迫表现；5 例出生后出现明显肝病表现，108 例妊娠结局良好，目前随访无明显异常。2014 年 Baruteau 等和 2016 年 Anastasio 等类似研究均显示，产前丙种球蛋白治疗能减少重症 NH 发生。这些累积性数据说明妊娠期大剂量 IVIG 治疗可逆转再发性 GALD，对胎儿及新生儿来说 GALD 已属非致死性疾病。

（王丽旻）

参 考 文 献

Bonilla S, Prozialeck JD, Malladi P, et al, 2012. Neonatal iron overload and tissue siderosis due to gestational alloimmune liver disease. J Hepatol, 56(6): 1351-1355.

Shimono A, Imoto Y, Sakamoto H, et al, 2016. An immunohistochemical study of placental syncytiotrophoblasts in neonatal hemochromatosis. Placenta, 48: 49-55.

Taylor SA, Whitington PF, 2016. Neonatal acute liver failure. Liver Transpl, 22(5): 677-685.

Zoller H, Knisely AS, 2012. Control of iron metabolism-lessons from ileo-hemochromatosis. J Hepatol, 56(6): 1226-1229.

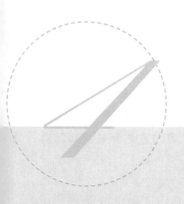

第四篇

遗传代谢篇

第 23 章

先天性代谢缺陷的实验室诊断

要点

人体很多基因与肝细胞独特的代谢功能有关，当这些关键基因中的一个或多个发生突变和功能障碍时，就可能影响肝脏的功能，出现代谢紊乱和肝损伤。因此当代谢途径损伤时造成代谢产物的堆积并导致相应的疾病，称为代谢性肝病。

随着现代诊断方式和技术的不断进展，基因芯片和全基因组测序的实用性不断提高且成本大大降低，今后可以不需要依赖于实验室检查或特异性组织活检等而仅通过基因检测就能确诊代谢性肝病。

随着单基因疾病逐渐被人们发现，先天性氨基酸、碳水化合物、脂肪酸等中间代谢缺陷因涉及从胎儿到老年整个生命阶段中的各个器官都有可能受到损伤而越来越受到关注，但发病率明显被低估，且常发生误诊。

一、定 义

肝脏作为人体新陈代谢的主要器官，主要处理外源性物质（如食物、毒素、药物）和内源性物质。在人类约 23 000 个基因中，约 11 000 个在肝细胞中主动转录，很多基因都与肝细胞独特的代谢功能有关。因此这些关键基因中的一个或多个发生突变和功能障碍时，就可能影响肝脏的功能，出现代谢紊乱和肝损伤。当代谢途径损伤时造成代谢产物的堆积并导致相应的疾病，称为代谢性肝病。

二、分类和流行病学

据统计，我国每年出生的新生儿约 2000 万，其中 40 万～50 万可能患有遗传代谢性疾病。目前能确诊的遗传代谢性肝病已有 600 余种，主要包括碳水化合物代谢病、氨基酸代谢病、脂肪酸代谢病、有机酸代谢病、线粒体肝病、溶酶体病、过氧化物酶体病、金属代谢障碍及 α_1 抗胰蛋白酶缺乏症九大类。就单一病种而言，发病率并不高，但总体发病率却不容忽视。因我国在遗传代谢性肝病方面临床及研究工作启动较晚，社会及医务工作者对其认知不足，检测技术及诊断手段有限，故目前我国内地缺乏儿童遗传代谢性肝病大规模的流行病学资料。

三、临床特征

遗传代谢性肝病主要是代谢产物或胆汁淤积导致的对肝细胞的损伤，但肝脏的反应形式很有限，所以代谢性肝病的临床表现并无特异性，如乏力、食欲缺乏、恶心、呕吐、腹胀、腹泻甚至昏迷等。体征主要有黄疸、肝脾大或发育迟缓。新生儿或婴儿的临床表现以严重的神经系统退化为主要特征。例如，碳水化合物代谢障碍（糖原贮积症Ⅰ和Ⅲ型、果糖不耐受症和半乳糖血症等）主要的症状为持续的低血糖表现和肝功能紊乱等（见相关章节）。还有一些遗传代谢病的缺陷酶主要位于肝脏，肝功能本身无特异性改变，如家族性高胆固醇血症、原发性高草酸尿症、甲基丙二酸尿症等，但肝移植可能纠正代谢缺陷（见相关章节）。

四、专业的实验室检测

（一）生化检测

检测肝肾功能、心肌酶谱、血糖、血氨、电解质、钙、磷、酮体、乳酸／丙酮酸、尿酸、血清铜、铜蓝蛋白、转铁蛋白和血气分析等，这些结果可能提示某些遗传代谢性疾病，缩小诊断范围，为进一步诊断指明方向。

尽管血气分析，电解质、血糖是每个急性病儿童常规评估方法，但血氨、血乳酸、丙酮酸盐在住院期间却未被一致要求检查。

（二）血、尿等相关代谢物的检测

气相色谱（gas chromatography，GC）和质谱技术（mass spectrometry，MS）早已在临床中广泛应用，并已成为代谢缺陷病最重要的筛查和诊断方法之一。随着近年技术的进步，临床应用液相串联质谱分析（liquid chromatography tandem MS，LC-MS/MS）和 GC/MS 进行血、尿氨基酸检测，尿有机酸分析，血浆脂肪酸分析和血浆酰基肉碱分析，在筛查和诊断尿素循环障碍性疾病、有机酸代谢异常及脂质氧化障碍等疾病中扮演了更加重要的角色。尿筛查留取标本方便、简易、无痛、无创，更为首选。但尿 GC/MS 只能用于诊断代谢缺陷病中的 150 余种疾病，不能涵盖所有疾病，

尿液筛查阴性也不能排除其他代谢性疾病。以下几点值得我们注意：因疾病所处时期不同，血、尿代谢物浓度差别会很大；有些异常的代谢物是数种不同疾病的共同标志物；患者食物和（或）药物会造成干扰，所以遗传代谢性疾病的诊断须排除干扰，根据疾病时期的不同及 LC-MS/MS 和 GC/MS 结果综合分析提示诊断或明确诊断。

与其他疾病进行鉴别诊断时，其他简单的可能有用的检查包括尿液中还原性物质和亚硫酸盐的检测。还原性物质检测阳性可能对半乳糖血症、遗传性果糖不耐症有提示作用。然而，任何严重的肝病患者都可能发生严重的半乳糖尿，有临床症状的新生儿半乳糖血症中也可能观察到对还原性物质的假阴性反应。

对于有严重失代偿的患者应该及时收取并储存尿样和血样。因为患者去世后再无法获取；或者疾病恢复后患者的样本可能无法显示异常，而急性期是可以检测且极其容易检测出来的。任何尿量（不添加防腐剂保存于 −20℃ 或从急诊获取的湿尿布）和血浆／血清（少于 5ml，存于 −20℃）足以用于检测。在滤纸上的血液斑点也可以作为专业检查的样本。如果患者死亡，也可以收集其体液和组织用于分析。

对血浆中氨基酸、肉（毒）碱和酰肉碱，以及尿液中有机酸和酰基甘氨酸定量分析也是这些代谢障碍的生化诊断的分析方法和途径。当然，在鉴别诊断不同类型的先天性代谢障碍时，这些测试均具有其适应证、优点和局限性。

（三）酶学分析

有些遗传代谢性肝病可通过血清、细胞、皮肤成纤维细胞或器官组织细胞的特异性酶检测来确诊特异性遗传代谢性疾病，如呼吸链酶活性检测可测定肝脏中呼吸链酶复合体Ⅰ、Ⅳ的活性有无异常，在线粒体呼吸链功能缺陷所致的线粒体肝病的筛查

和诊断中具有很重要的临床意义。溶酶体贮积症是一组主要采用酶活性测定进行诊断的病症，也是某些病症（如黏多糖贮积症）分型的重要依据。但目前能根据特异性的酶检测确诊的疾病较少。

（四）基因诊断

遗传代谢性肝病多数为常染色体隐性遗传，少数为常染色体显性遗传、X连锁遗传或线粒体遗传等。随着分子生物学研究的进展，越来越多的代谢性肝病的基因缺陷被发现，也使通过基因检测确诊这一类疾病成为可能，尤其疾病早期生化改变不典型的患者，基因检测将使其得到尽早诊治从而改善预后。通过分析基因缺陷对其表达产物结构和功能的影响，有助于深入了解遗传代谢性肝病的发病机制，为开展新的治疗方法开辟新的思路。代谢性肝病诊断中，过去较为常用的基因检测方法有单核苷酸多态性分析、限制性内切酶酶切及荧光PCR等，存在费用较高且检测灵敏度欠佳等缺点。新一代测序技术的应用使检测速度更快、通量更高、精度更高、测序费用降低。随着基因直接测序费用的降低，对基因变异较多、变异分布广泛的遗传代谢性肝病进行直接测序是最为确切的检测方法。相对于全基因组测序，全外显子测序对一组临床表现相同而致病基因不同、一组特定疾病基因所致临床表现极其复杂的遗传代谢性疾病提供基因诊断依据。基因检测被广泛认为，并成为诊断代谢性肝病

的"金标准"，而且其优点还包括用血量小（进行全外显子测序只需2～5ml的血液）；不需要发病时采集标本；全基因外显子测序避免了连续送检，并且可能会因为该技术的全面性而发现多种基因变异形式及新的诊断基因。但由于代谢性肝病涉及基因数量大、复杂性高，且具有遗传异质性，分子生物学诊断极具挑战性，尤其是基因检测后的数据分析及与个体的关联分析更具挑战。

总之，不明原因肝病就诊的患者，出现以下情况须考虑遗传代谢性肝病可能：①肝损伤、黄疸、肝脾大，除外常见的获得性肝病；②合并多系统受损；③合并贫血、低血糖、乳酸性酸中毒、酮血症、病理提示肝脏脂肪变性或无特异形态学改变等。因此须再全面重新回顾临床资料，并进行特殊生化检查，缩小诊断范围；进一步进行血、尿氨基酸检测，尿有机酸分析，血浆脂肪酸分析，血浆酰基肉碱分析，和（或）特异酶检测，和（或）肝脏组织活检病理检查并结合超微病理检查，和（或）基因分析从而确诊。随着现代诊断技术和方式的不断发展，包括基因芯片和全基因组外显子测序的可用性、实用性的不断提高而且成本不断降低，对于诊断代谢性肝病来说，今后可以不依赖实验室检查或特异性组织活检，基因检查就可以提供准确的遗传诊断结果并且诊断周期非常短，完全可以满足临床需要。

（甘 雨 朱世殊）

参 考 文 献

Blau N, Duran M, Gibson KM, 2008. Laboratory Guide to the Methods in Biochemical Genetics. Berlin: Springer Verlag.

Chalmers RA, 1984. Organic acids in urine of patients with congenital lactic acidosis: an aid to differential diagnosis. J Inherit Metab Dis, 7(suppl 1): 79-89.

Crushell E, Chukwu J, Mayne P, et al, 2009. Negative

screening tests in classical galactosaemia caused by S135L homozygosity. J Inherit Metab Dis, 32: 412-415.

Eminoglu TF, Tumer L, Okur I, et al, 2011. Very long-chain acyl CoA dehydrogenase deficiency which was accepted as infanticide. Forensic Sci Int, 210: e1-3.

Munnich A, Saudubray JM, Taylor J, et al, 1982.

Congenital lactic acidosis, a-keto glutaric aciduria and variant form of maple syrup urine disease due to a single enzyme defect: dihydrolipoyldehydrogenase deficiency. Acta Paediatr Scand, 71: 167-171.

Rinaldo P, 2008. Organic acids//Blau N, Duran N, Gibson KM. Laboratory Guide to the Methods in Biochemical Genetics. Berlin: Springer-Verlag: 137-170.

Rinaldo P, 2010. Postmortem investigations//Hoffman GF, Zschocke J, Nyhan WL. Inherited Metabolic Diseases. Berlin: Springer-Verlag: 335-338.

Saudubray JM, van der Berghe G, Walter JH, 2012. Inborn Metabolic Diseases: Diagnosis and Treatment. Berlin: Springer-Verlag.

Shih VE, 2003. Amino acid analysis// Blau N, Duran M, Blaskovics ME, et al. Physician's Guide to the Laboratory Diagnosis of Metabolic Diseases. 2nd ed. Berlin: Springer-Verlag: 11-26.

Wang D, De vivo D, 2011. Pyruvate carboxylase deficiency//Pagon RA, Bird TD, Dolan CR, et al. Gene Reviews. Seattle, WA: University of Washington, Seattle: 1993-2015.

第 **24** 章

碳水化合物代谢异常

第一节　糖原贮积症

要点

糖原贮积症（glycogen storage disease，GSD）是先天性酶缺陷所造成的一组糖原代谢疾病。

临床表现多见肝大、生长发育落后、空腹低血糖及不同程度代谢紊乱等。

确诊依赖于糖原含量、酶活性检测及基因检测。

治疗原则是维持血糖在正常范围，抑制低血糖所继发的各种代谢紊乱。

糖原贮积症（glycogen storage disease，GSD）是先天性酶缺陷所造成的糖原分解、糖酵解、葡萄糖释放和糖原合成障碍的一组代谢疾病。已经证实糖原合成和分解代谢中至少需要 10 余种酶，据此将 GSD 共分为 16 型及一些不断发现的新型（表 24-1）。这类疾病的共同生化特征是糖原代谢异常，多数疾病可见到糖原在肝脏、肌肉、肾脏等组织中贮积量增加。根据临床表现和受累器官将 GSD 分为肝和肌 GSD。

表 24-1　**糖原贮积症分型、酶缺陷和主要特征**

分型（别名）	缺陷酶	突变基因	主要累及组织
O 型	肝脏糖原合成酶	*GYS2*	肝
Ⅰ 型（Ⅰa，von Gierke）	葡萄糖 -6- 磷酸酶（Ⅰa）	*G6PC*	肝，肾
	葡萄糖 -6- 磷酸酶转运体（Ⅰb）	*G6PT*	肝，肾，中性粒细胞
Ⅱ 型（Pompe）	酸性 α- 葡萄糖苷酶	*GAA*	心肌，骨骼肌
Ⅲ 型（cori）	糖原脱支酶	*AGL*	肝，肌肉，心肌
Ⅳ 型（Anderson）	糖原分支酶	*GBE1*	肝，肌肉
Ⅴ 型（McArdle）	肌肉磷酸化酶	*PYGM*	肌肉
Ⅵ 型（Hers）	肝脏糖原磷酸化酶	*PYGL*	肝
Ⅶ 型（Tarui）	肌肉磷酸果糖 -1- 激酶	*PFKM*	肌肉

续表

分型（别名）	缺陷酶	突变基因	主要累及组织
Ⅷ型	磷酸化酶 b 激酶		肌肉
Ⅸ型	肝脏磷酸化酶激酶、肌肉磷酸化酶激酶	*PHKA2*、*PHKB*、*PHKG2*	肝，红细胞
X	磷酸甘油酸葡萄糖变位酶		肌肉
XI	乳酸脱氢酶 A	*LDHA*	骨骼肌
	乳酸脱氢酶 B	*LDHB*	心肌
Fanconi-Bickle	葡萄糖转运体 2（GLUT2）	*SLC2A2*	肝，肾
XII	醛缩酶 A 缺乏症	*ALDOA*	肌肉，红细胞
XⅢ	β - 烯醇化酶		肌肉
XⅣ	葡萄糖磷酸变位酶 -1	*PGM1*	肌肉
XV	糖原蛋白 -1		肌肉

导致肝功能异常的先天性糖代谢异常主要包括 GSD Ⅰ、Ⅲ、Ⅳ、Ⅵ、Ⅸ型，Ⅲ型可同时有肝脏和肌肉受累。这些患者的临床表现包括不同程度的低血糖、酸中毒、生长发育落后和肝功能异常。仅凭临床症状难以区分，而糖原含量、酶活性检测及基因检测是确诊的必要条件。本章主要介绍Ⅰ、Ⅲ、Ⅳ型。

一、糖原贮积症Ⅰ型

（一）定义

GSD Ⅰ型是葡萄糖 -6- 磷酸酶系统缺陷所致的糖原代谢障碍性疾病，分为 GSD Ⅰa 和 GSD Ⅰb 两种亚型。GSD Ⅰa 亚型是葡萄糖 -6- 磷酸酶（glucose-6-phosphatase，G6PC）催化亚单位先天性缺陷所致；SD Ⅰb 亚型是葡萄糖 -6- 磷酸酶转运体（glucose-6-phosphatase transporter，G6PT）缺陷所致，为常染色体隐性遗传病。

（二）流行病学

GSD Ⅰ型的活产儿中发病率约为 1 ： 100 000，约占肝 GSD 的 30%，是肝 GSD 中最常见类型。其中 GSD Ⅰa 型约占 80%，GSD Ⅰb 型约占 20%。

（三）发病机制

G6PC 和 G6PT 均为细胞内质网膜蛋白，G6PT 可将葡萄糖 -6- 磷酸从细胞胞质转运到内质网腔，并被 G6PC 分解成葡萄糖和磷酸。G6PC 是糖异生和糖原降解的限速酶。两者对维持血糖稳定均有重要作用。

G6PC 和 G6PT 先天性缺陷使糖原仅能分解到 G6P 水平，糖异生途径也受阻。当外源性葡萄糖消耗殆尽时，血糖水平迅速下降，血糖降低使升糖激素分泌增多，过多的 G6P 转化为丙酮酸的旁路亢进，丙酮酸继续酵解产生大量乳酸；另外患者单糖和双糖利用障碍，单糖和双糖通过旁路途径代谢为乳酸，导致高乳酸血症。长期高乳酸血症可导致生长迟缓。同时，低血糖使脂肪大量动员，脂肪分解的中间代谢物乙酰辅酶 A、丙酮、游离脂肪酸等升高，导致高脂血症、脂肪肝等。G6PC 的底物 G6P 堆积使戊糖代谢旁路活跃，产生过量嘌呤，嘌呤分解产生大量尿酸；同时体内其他有机酸如乳酸、丙酮酸等异常增多而与尿酸在肾小管上皮的主动分泌存在竞争性抑制，两方面因素导致高尿酸血症。长期高尿酸血症可对肾脏造成损害。

（四）遗传学

GSD Ⅰa 型致病基因 *G6PC* 位于 17q21，长约 12.5kb，含 5 个外显子，编码含 357 个氨基酸 36kDa 的蛋白，共有 9 个跨膜单位。至今已报道的 *G6PC* 突变达 116 种，中国人最常见突变是 c.648G > T（56.3%～57%）和 c.248G > A（12.1%～14%）。

GSD Ⅰb 型致病基因 *G6PT* 位于 11q23，约 4.5kb，含 9 个外显子，编码 492 个氨基酸 37kDa 蛋白，10 个跨膜亚单位。已报道的 *G6PT* 突变 111 种，中国人最常见的突变是 c.572C > T 和 c.446G > A。

（五）临床表现

Ⅰ 型患者主要表现为婴幼儿期起病的生长发育落后、肝大、空腹低血糖、高脂血症、高尿酸血症、高乳酸血症等。GSD Ⅰb 患者还可因中性粒细胞数量减少和功能障碍而出现反复感染和炎性肠病等表现。腹部膨隆、生长迟缓、低血糖抽搐、反复鼻出血、腹泻和呕吐为儿童患者主要就诊原因。查体可见身材矮小和肝脏明显增大、娃娃脸。严重的低血糖和严重的肝大是该疾病最显著的特征。多数患者喜食淀粉类食物，而且食量大。GSD Ⅰ 型患者无肝硬化或肝衰竭。肝腺瘤是 GSD Ⅰa 型患者最常见的并发症，多于青春期发现，部分癌变。GSD Ⅰa 型至成人期可能发生痛风性关节炎、多发肝腺瘤、肾衰竭等。GSD Ⅰb 型患者除以上表现外，常出现反复感染伴中性粒细胞减少、口腔溃疡、炎性肠病、肛周溃疡、关节炎和脾大等。

（六）辅助检查

1.血液检查　空腹低血糖，代谢性酸中毒，高乳酸血症，高尿酸血症和高脂血症、转氨酶升高，肝功能异常。GSD Ⅰb 型患者除以上改变外，还有反复或持续外周血白细胞和中性粒细胞减少。

2.影像学检查

（1）腹部超声 /CT：肝脏体积增大、弥漫性病变或有脂肪肝样改变，可见单发或多发性肝腺瘤，为形态规则的低回声或中高回声，可伴有钙化灶。肾脏体积增大，可伴弥漫性病变、回声增强、皮髓质分界不清和肾或输尿管结石。

（2）心脏超声：少数患者可有心脏超声异常，包括左心房增大，左心室后壁轻度增厚，二尖瓣前叶增厚伴关闭不全，合并房间隔缺损和肺动脉高压等。

（3）肝组织活检：可见 HE 染色肝组织的空泡变性，PAS 染色阳性物增多，可有广泛脂肪沉积，电镜见胞质糖原增多。

（4）酶活性测定：组织酶活性降低，糖原含量增加，但糖原结构正常。

（5）基因分析：对 *G6PC* 或 *G6PT* 基因检测，检测方法包括 Sanger 测序、GSD 基因二代测序和全外显子分析等。

（七）诊断

GSD Ⅰ 型的诊断需要结合临床表现、实验室检查及基因检测综合判断。主要诊断依据是肝大、空腹低血糖、高乳酸血症、高尿酸血症、高脂血症，次要诊断依据是生长迟缓、娃娃脸、向心性肥胖、腹泻、反复鼻出血。初诊为 GSD Ⅰ 型的患者结合有无粒细胞减少和反复感染分为 Ⅰa 型和 Ⅰb 型。发现 *G6PC* 或 *G6PT* 基因 2 个等位基因致病突变有确诊意义。

（八）治疗

Ⅰ 型 GSD 治疗原则是维持血糖在正常范围，抑制低血糖所继发的各种代谢紊乱，减少或延迟严重并发症的发生，提高患者生活质量。主要为饮食治疗，通过增加进餐次数维持血糖水平正常。

1.饮食治疗　摄入热量不足将不足以纠正低血糖和代谢紊乱，而治疗过度则导致糖原过度负荷、肝大、高脂血症和肥胖。膳食结构上碳水化合物需占总能量的 60%～65%，蛋白质供能占 10%～15%，脂肪摄入占 20%～30%，以亚油酸等不饱和脂肪酸为主。应该限制乳糖、果糖、蔗糖等摄入，但仍应补充适量水果和乳制品以满足生长发育所需。

饮食治疗主要通过增加进餐次数维持血糖水平正常。只要维持血糖水平正常，高乳酸血症、高脂血症、高尿酸血症可以明显改善，并发症风险也大大降低。糖摄入不足则不能纠正代谢紊乱，导致生长迟缓；而补充过多则加重肝糖原累积、肝大、高脂血症和肥胖。因此需要根据生化代谢水平和实时监测血糖水平制订个体化治疗方案。1984年，Chen 等提出采用生玉米淀粉（uncooked cornstarch，UCS）的饮食疗法，使患者生活质量有明显改善。婴儿期可每 2～3 小时给予母乳或麦芽糊精按需喂养，也可胃管持续鼻饲葡萄糖或采用胃导管法将葡萄糖或葡萄糖聚合物通过胃微造瘘口注入胃肠道，9～12 个月后可逐渐改用生玉米淀粉替代麦芽糊精。幼儿期：UCS 每次 1.6g/kg，间隔 4～6 小时 1 次。学龄前和学龄期：UCS 每次 1.7～2.5g/kg，4～6 小时 1 次。成人：UCS 1.7～2.5g/kg，睡前 1 次。白天可采用多餐饮食法，夜间可口服 2～3 次 UCS。小于 6 个月患儿因胰淀粉酶尚未成熟推荐应用胃导管治疗方法，但需行胃微造瘘术，易并发感染，故 GSD Ⅰb 型患者宜口服 UCS 为主。GSD Ⅰa 型和 GSD Ⅰb 型患者出现发热、腹泻、呕吐时，需增加外源性葡萄糖摄入以维持血糖浓度，经静脉滴注疗效更佳。GSD Ⅰ型患者对空腹耐受性低，进食间隔时间延长或进食过度都可能导致急性代谢紊乱，处理原则是尽快恢复血糖水平和纠正酸中毒。

血糖管理：目标为餐前或空腹 3～4h 血糖 3.9～5.6mmol/L（70～100mg/dl）。生玉米淀粉：建议 1 岁左右开始添加，每次 1.6～2.5g/kg，以 1：2 比例与凉白开水混合，每 3～6 小时 1 次。

2. 辅助治疗　包括补充维生素、钙、铁等，即使饮食治疗很到位，高乳酸血症、高甘油三酯血症、高尿酸血症仍可存在。因此需要结合其他治疗措施改善症状。

（1）高脂血症：首先要控制血糖平稳，婴幼儿建议选择以麦芽糊精为主要碳水化合物、不含乳糖、含中链甘油三酯的奶粉。不建议 10 岁以下的患儿使用降脂药物。血甘油三酯 > 10.0mmol/L 应服用降脂药物。

（2）高尿酸血症：血尿酸持续高于 600μmol/L 时，口服别嘌醇 10～15mg/（kg·d），并碱化尿液。

（3）高乳酸血症：婴幼儿选择无乳糖奶粉。年长儿口服碳酸氢钠 85～175mg/（kg·d）以纠正慢性代谢性酸中毒。

（4）肝腺瘤：治疗方法包括随诊观察、手术切除、肝动脉栓塞、肝动脉化疗栓塞、射频消融和肝移植等。

（5）肾脏病变的治疗：肾脏病变包括微量白蛋白尿、蛋白尿、高尿钙、血尿、肾小管和肾功能损害等。建议在肾脏专科医师指导下治疗。

（6）粒细胞减少：可用粒细胞刺激因子治疗与粒细胞缺陷相关的严重感染、骨关节炎和炎性肠病等。每 2～3 周使用 1 次，每次 5μg/kg。

（九）预后

早期饮食治疗可以有效降低致死率和致残率，多数患者可以通过治疗而过正常人生活。如果血糖能维持在正常水平，除了血脂外的多数代谢和临床指标能获得明显改善，肝腺瘤发生率明显降低，但肾脏病变不能避免。治疗不理想或持续矮小的患者需要做肝移植或肝肾联合移植。

（十）遗传咨询

GSD Ⅰ型为常染色体隐性遗传病。患者父母再次生育再发风险为 25%。应对所有患者及其家庭成员提供必要的遗传咨询，对高风险胎儿进行产前诊断。

二、糖原贮积症Ⅲ型

(一)定义

GSD Ⅲ型是糖原脱支酶基因 *AGL* 先天性缺陷造成的糖原分解障碍引起的常染色体隐性遗传病。患者糖原支链不能完全被分解,导致带短支链的异常糖原贮积在肝脏、肌肉和心肌中,表现为肝大、空腹低血糖、生长落后、运动耐力下降。其可分成 a、b、c、d 四个亚型。Ⅲa 型约占 85%,肝脏和肌肉 AGL 酶活性均缺陷;Ⅲb 型约占 15%,仅肝脏 AGL 酶活性缺陷;Ⅲc 型仅淀粉 1,6-葡萄糖苷酶缺陷;Ⅲd 型仅 α-1,4 葡萄糖基转移酶活性缺陷,Ⅲc 型和Ⅲd 型罕见。

(二)流行病学

美国 GSD Ⅲ型发病率为 1/100 000。Ⅲ型约占已经分型明确的 GSD 十余个类型中的 25%,是除Ⅰ型外患者最多的一种类型。GSD Ⅲ型患者心肌受累的患病率为 30%~80%,其中最常见的表现为心肌肥厚,仅有少数患者最终发展为有症状的心肌病。

(三)发病机制

糖原主链是以 α-1,4 糖苷键连接,分支则以 α-1,6 糖苷键连接到主链上。磷酸化酶只能分解 α-1,4 糖苷键,对 α-1,6 糖苷键无分解作用。当糖链上的葡萄糖基逐个磷酸水解至离分支点约 4 个葡萄糖基时,磷酸化酶不能再发挥作用。这时需要脱支酶的葡聚糖转移酶活性将 3 个葡萄糖基转移到邻近糖链的末端,仍以 α-1,4 糖苷键连接。剩下一个以 α-1,6 糖苷键与糖链形成分支的糖基被脱支酶的 α-1,6 葡萄糖苷酶水解成游离葡萄糖。除去分支后,磷酸化酶即能继续发挥作用,糖原分解得以继续。

GSD Ⅲ型患者糖原分解过程中由于脱支酶活性的缺乏,糖原链除去分支过程受阻断,磷酸化酶无法继续发挥作用,支链糖原大量堆积于肝脏、肌肉组织,而出现相应组织受累表现如肝大、肌肉酸痛、肌

萎缩、肌无力、心肌肥厚。GSD Ⅲ型患者的低血糖发作甚至可能比Ⅰ型患者更严重,可导致昏迷甚至脑损伤及死亡。由于不能充分动员肝糖原维持血糖供能,从而促进了脂肪的 β 氧化,出现高脂血症、高胆固醇血症。当酮体生成超过肝外组织利用的能力时,血中酮体升高,出现酮尿。GSD Ⅲ型患者葡萄糖-6-磷酸酶活性及其转运是正常的,因而患者的血乳酸及尿酸水平常正常的。GSD Ⅲ型患者糖酵解途径受抑制,且乳酸糖异生途径正常,低血糖时机体糖异生活跃,所以 GSD Ⅲ型患者的血乳酸维持在基本正常水平。

(四)遗传学

AGL 基因位于染色体 1p21,长约 85kb,包含 35 个外显子。已报道的 *AGL* 基因突变至少 70 种。已经鉴定出 6 种 mRNA 亚型。亚型 1 在肝脏中表达,亚型 2、3 和 4 是肌肉特异性的,亚型 5 和 6 是次级亚型。脱支酶在一个多肽链上具有两种催化活性,分别发挥 α-1,4 葡萄糖基转移酶和淀粉 1,6-葡萄糖苷酶作用。*AGL* 基因突变有显著的异质性。

(五)临床表现

GSD Ⅲ型患者在婴儿和儿童期以肝大和空腹低血糖为主要表现,但青春期后肝脏症状和低血糖明显减轻,而肌肉无力和(或)心肌病变逐渐出现并进行性加重,表现为进行性肌无力、肌萎缩、心肌病、心室肥大和心力衰竭等。

GSD Ⅲ型患者的临床表现常与 GSD Ⅰ型临床表现类似,但比Ⅰ型轻得多,可表现为肝大、低血糖、高脂血症、矮小,可有轻度脾大,但肾脏大小正常。GSD Ⅲ型患者的低血糖表现常不显著,但空腹血糖常轻度降低,婴儿期可有严重低血糖甚至昏迷。部分患者可有低血糖所致的智力发育落后。10 岁以后空腹血糖逐渐升高,多数成人可以耐受空腹。大部分Ⅲ型患者随着年龄增

长，肝大会逐渐改善，青春期或成人后肝脏大小可正常，但长期并发症如肝纤维化、肝硬化、肝衰竭、肝腺瘤、肝细胞癌均有报道。糖原在心脏的积累可能导致心脏肥大和非特异性心电图改变。血脂升高程度不如Ⅰ型。肌肉症状通常发生在成年期，主要表现为进行性肌无力，还可表现为肌张力低和肌肉萎缩。

（六）实验室检查

1. 生化异常　低血糖、血脂升高，肝功能异常，血清肌酸激酶升高，血乳酸和尿酸水平多正常或轻度升高。

2. 肝组织活检和酶活性测定　肝组织光镜可见 PAS 染色阳性物增多，肝脏组织学变化为特征性的普遍性肝细胞扩张和纤维间隔，存在肝纤维化和脂肪变性少是与Ⅰ型相鉴别的要点，电镜见胞质糖原增多。

3. 基因检测　明确诊断，遗传咨询。

（七）诊断

肝大、空腹酮性低血糖和肝酶升高及肌酸激酶升高均为 GSD Ⅲ型的特点，但患者肌酸激酶也可不升高。*AGL* 基因分析和 AGL 酶活性测定均可明确诊断。

（八）治疗

增加进餐次数和生玉米淀粉饮食治疗在婴儿和儿童早期是 GSD Ⅲ型维持血糖正常的重要手段。婴儿期主要治疗为高蛋白饮食和频繁喂养（每 3～4 小时 1 次）以保证血糖在正常范围，少数患者需要夜间胃管喂养。由于果糖和乳糖能够利用，故无须给予特殊配方奶。1 岁左右时开始可每天给予 4 次生玉米淀粉，每次 1～2g/kg 以维持血糖正常，同时推荐蛋白摄入量为 3g/（kg·d）。由于Ⅲ型蛋白质经糖异生产生葡萄糖的通路是正常的，生长迟缓和肌病患者可进行高蛋白饮食（蛋白可达每天总热量 20%～25%，碳水化合物达 40%～50%。对严重肝纤维化、肝衰竭和肝癌的患者可行肝移植，但肝移植会加重

肌病和心肌病。

三、糖原贮积症Ⅳ型

（一）定义

GSD Ⅳ型是糖原分支酶基因 *GBE1* 突变导致 α-1，4 葡聚糖分支酶缺乏引起的常染色体隐性遗传病。分支酶缺乏可导致直链长而分支少的异常糖原分子在肝脏、心脏、骨骼肌及中枢神经系统中累积，出现相应的症状和体征，分为肝型与神经肌肉型。

（二）流行病学

GSD Ⅳ型发病率为 1/960 000～1/760 000，占 GSD 的 0.3%。

（三）发病机制

α-1，4 葡聚糖分支酶主要作用是将短链葡萄糖在 α-1，6 糖苷处与大分子糖原相连接，产生水溶性更高的分支聚合物。至今为止此病的发病机制和分子机制尚不全清楚，推测由 α-1，4 葡聚糖分支酶缺乏造成细胞内可溶性较差的、结构异常的（分支少、支链长）多葡聚糖堆积，导致肝脏、心脏和肌肉细胞出现渗透性水肿和死亡。

（四）遗传学

该病为常染色体隐性遗传病。编码 α-1，4 葡聚糖分支酶的 *GBE1* 基因定位于 3p12.3，含 16 个外显子，编码 702 个氨基酸。至今已报道的突变有 50 种。

（五）临床表现

1. 肝型　多在 1 岁出现生长发育落后、肝功能异常、肝脾大和肝硬化，进行性发展为严重的门静脉高压和肝衰竭甚至肝癌，常在 5 岁前因肝硬化死亡。

2. 神经肌肉型　依起病年龄分为 4 种亚型，主要表现为肌力/肌张力降低，多因呼吸循环衰竭死亡。

（1）致死性围生期神经肌肉型：出生即有严重水肿，肌张力明显减弱，先天性多关节屈曲挛缩，常于新生儿期死亡。

（2）先天性神经肌肉型：母亲妊娠期可

有羊水过多和胎动减少。出生后即起病，表现为不同程度的肌肉无力，严重者出现呼吸困难，常于婴儿早期死于呼吸循环功能衰竭。

（3）儿童神经肌肉型：儿童期起病，表现为不同程度肌肉无力或运动不耐受，可因心肌受累出现心肌病，严重者死于心力衰竭。

（4）成人神经肌肉型：成年起病，表现为慢性神经源性肌肉无力，伴感觉缺失和尿失禁，部分患者出现痴呆表现。

（六）实验室检查

此病临床表现差异较大，要根据不同年龄和临床表现选择相关实验室检查。肝型患者肝功能检查可见转氨酶、总胆红素、结合胆红素、血氨等升高。腹部超声可见肝硬化、脾大、门静脉高压等。神经肌肉型患者肌电图可有神经源性损害。肌肉活检可见结构异常的糖原堆积。有报道壳三糖酶可作为判断 GSD Ⅳ型患者预后的一种生物标志物，酶活性升高可能与临床表现较重且进展较快，预后不良有关。

（七）病理

肝组织病理检查显示均匀的小结节性肝硬化，纤维组织的宽带向小叶周围和内部延伸。门静脉、淋巴管、肝动脉正常，门静脉胆管轻度增生。肝细胞板扭曲，显微镜下，肝细胞核常呈偏心，微结构研究显示有 3 种类型的细胞质沉积，即糖原颗粒、纤维和细颗粒物质。糖原异常可通过超微结构或组织化学检测。同样，胞质沉积的变化也见于心肌、中枢神经系统和骨骼肌。

（八）诊断

本病确诊方法包括受累组织糖原分支酶活性测定或 *GBE1* 基因突变分析。

（九）治疗

对于严重的肝型患者，肝移植是唯一有效的治疗方法。神经肌肉型患者主要采取对症治疗。

（十）预后和预防

监测壳三糖酶活性有助于判断预后。若患者经基因检测确诊 GSD Ⅳ型，母亲再次妊娠可通过绒毛膜穿刺或羊水穿刺行产前诊断，避免第二个患者出生。

（王　璞）

参 考 文 献

房迪，邱文娟，顾学范，等，2018. Ⅳ型糖原累积病 5 例临床和基因分析. 临床儿科杂志，36(3): 216-219.

顾学范，2015. 临床遗传代谢病. 北京：人民卫生出版社.

唐晓艳，陈萌，邱正庆，等，2014. 82 例糖原累积症 Ⅰa 型肝脏受累特点. 协和医学杂志，5(4): 405-407.

王霞，邱文娟，顾学范，等，2009. 糖原累积病Ⅲ型十例 AGL 基因突变研究. 中华儿科杂志，47(6)：416-420.

吴炜，程康安，邱正庆，等，2015. 糖原累积症Ⅲ型造成心肌受累一例. 中国介入心脏病学杂志，23(5): 297-298.

Hoffmann GF, Smit PA, Schoser B, 2015. Glycogen storage disease of all types. J Inherit Metab Dis, 38(3): 389-390.

Kannourakis G, 2002. Glycogen storage disease. Semin Hematol, 39(2): 103-106.

Quackenbush D, Devito J, Garibaldi L, et al, 2018. Late presentation of glycogen storage disease types Ⅰa and Ⅲ in children with short stature and hepatomegaly. J Pediatr Endocrinol Metab, 31(4): 473-478.

Rake JP, Visser G, Labrune P, et al, 2002. Guidelines for management of glycogen storage disease type Ⅰ-European Study on Glycogen Storage Disease Type Ⅰ (ESGSD Ⅰ). Eur J Pediatr, 161(Suppl 1): 112-119.

Roseman DS, Khan T, Rajas F, et al. 2018. G6PC mRNA therapy positively regulates fasting blood glucose and decreases liver abnormalities in a mouse model of glycogen storage disease 1a. Mol Ther, 26(3): 814-821.

第二节　半乳糖血症

要点

半乳糖血症（galactosemia，GAL）是一种半乳糖代谢通路中酶缺陷所引发的常染色体隐性遗传代谢病。

经典型 GAL 常在围生期发病，出现腹泻、呕吐、低血糖、肝功能损伤甚至脑损伤。

经典型 GAL 诊断主要依赖临床表现和酶学、基因检测。

治疗首先要改用不含乳糖的特殊奶粉，积极的对症治疗有助于改善预后。

一、定　义

GAL 是一种半乳糖代谢通路中酶缺陷所引发的常染色体隐性遗传代谢病。

根据酶缺陷的类型将 GAL 分为 3 型：半乳糖 -1- 磷酸尿苷转移酶（galactose-1-phosphate uridyltransferase，GALT）缺乏型、半乳糖激酶（galactokinase，GALK）缺乏型和尿苷二磷酸 - 半乳糖 -4- 表异构酶（uridine diphosphate galactose-4-epimerase，GALE）缺乏型。其中 GALT 缺乏引起的 GAL 相对常见，也被称为经典型 GAL。

二、流行病学

根据美国全国新生儿筛查结果，经典型 GAL 的发病率为 1/48 000。浙江省新生儿筛查数据显示，GAL 总体患病率为 1/189 857，其中经典型 GAL 发病率为 1 /759 428。

三、发病机制

经典型 GAL 为常染色体隐性遗传病，由 *GALT* 基因致病变异所致。*GALT* 基因定位于 9p13。不同人种的 *GALT* 突变热点有所不同，如高加索人群中 Q188R 和 K285N 常见，非洲黑种人人群中 S315L 常见。亚洲人群中该基因的突变热点暂未明确。

人体内半乳糖主要通过 Leloir 途径进行代谢，半乳糖在 GALK、GALT 及 GALE 先后作用下生成 1- 磷酸葡萄糖，继而进入糖酵解途径为机体提供能量。当 Leloir 途径中的酶发生缺陷时，体内的半乳糖通过焦磷酸酶旁路、半乳糖醇及半乳糖酸等途径进行代谢。然而，旁路代谢途径不能完全代偿 Leloir 途径，使得半乳糖及其旁路代谢产物堆积，引起 GAL。经典型 GAL 发生于半乳糖代谢的第 2 步，即 GALT 缺乏导致其前体半乳糖 -1- 磷酸堆积。

四、临床表现

经典型 GAL 患儿常在围生期发病，在摄取母乳或含乳糖配方奶粉数天内，患儿出现危及生命的并发症，如喂养问题、腹泻、呕吐、低血糖、肝功能损伤、出血、黄疸、白内障。如果未及时治疗，患儿可能会发生败血症、休克和死亡。存活至婴儿期的患儿，如果继续摄取乳糖，可能会出现严重的脑损伤。半乳糖代谢的中间代谢物半乳糖 -1- 磷酸及半乳糖醇具有细胞毒性，因此一些 GAL 患儿有智力落后、生长发育延迟、共济失调、失明及女性患者的卵巢功能障碍等远期并发症。

五、辅助检查

（一）一般实验室检查

常规实验室检查项目一般缺乏特异性，生化检测可见转氨酶升高、胆红素升高、低血糖、乳酸增高等，可能合并凝血功能障碍，血气分析可见不同程度的代谢性酸中毒。

（二）代谢产物检测

尿液 GC/MS 有机酸分析可检测到不同程度升高的半乳糖醇、半乳糖酸，血液中可检测到半乳糖或 1- 磷酸半乳糖的量增多；血浆氨基酸分析可见多种氨基酸含量升高，主要包括瓜氨酸、蛋氨酸、苯丙氨酸、酪氨酸、鸟氨酸等。目前很多国家已将 GAL 的筛查纳入新生儿筛查范围，通常是采用荧光定量方法检测新生儿足跟血滤纸片中的半乳糖含量。

（三）酶学检测

可采取患儿外周血红细胞、白细胞、皮肤成纤维细胞或肝活检组织等进行 GALT 酶活性检测，患者的酶活性显著降低。

（四）基因检测

可通过 Sanger 测序法直接检测 *GALT* 基因是否存在致病突变，或通过二代测序的方法进行外周血全基因或全外显子检测。

六、诊　断

经典型 GAL 诊断主要依赖临床表现和上述辅助检查，若基因检测发现致病突变或酶学检测发现酶活性显著下降可确诊。

七、鉴别诊断

由于本病缺乏临床特异性，故需注意与其他引起黄疸、肝大、肝功能异常的疾病相鉴别。

（一）希特林蛋白缺乏症

希特林蛋白缺乏所致的新生儿肝内胆汁淤积症临床表现也以黄疸、肝大、肝功能异常为主要表现，但一般伴有高氨血症、低血糖、低蛋白血症、甲胎蛋白升高，血浆氨基酸检测显示瓜氨酸、酪氨酸等增高，较少合并白内障，症状多为自限性，可通过 SLC25A13 基因检测鉴别。

（二）胆汁淤积症

临床可表现为黄疸、皮肤瘙痒、肝大，伴大便颜色变浅，生化检测以胆汁酸升高为主，转氨酶和胆红素轻度升高，肝胆超声检查和胆道造影可帮助鉴别。

（三）尼曼 - 皮克病 C 型

尼曼 - 皮克病 C 型是由于 *NPC1*（*MIM257220*）和 *NPC2*（*MIM 601015*）基因突变导致的胆固醇转运障碍，临床以肝脾大、神经系统受累为主要表现，发病年龄各异，少数可在新生儿期起病，表现为黄疸消退延迟、胆汁淤积等，骨髓检查发现特征性泡沫细胞，血 7- 酮胆固醇增高及基因检测有助于鉴别。

（四）肝豆状核变性

典型表现为肝病、神经系统异常、角膜 K-F 环阳性。此病多在学龄前期以后起病，多在体检时发现肝功能异常而就诊，血中铜蓝蛋白水平明显降低，尿铜排出增多，少数可出现神经系统症状，以锥体外系症状为主，ATP7B 基因检测可明确诊断。

（五）其他

以黄疸、肝功能损伤为主的代谢性疾病，如瓜氨酸血症Ⅰ型、酪氨酸血症Ⅰ型、丙酸血症等，均可通过代谢产物检测及相应基因检测以鉴别。

八、治　疗

一旦考虑本病，应立即停止母乳及普通配方奶粉的摄入，改用不含乳糖的特殊治疗奶粉。由于患儿体内半乳糖代谢酶的缺乏并不会随年龄增长而逐渐改善，从而需终身进行饮食控制。

对于出现低血糖、出血、败血症等并发症的患者，可予以积极的对症治疗。为了预防继发性疾病，建议补充钙和维生素 D。定期检测患儿红细胞中的半乳糖 -1- 磷酸、血钙及维生素 D 的水平。对于存在运动、语言及认知障碍的患儿建议进行神经心理评估。

经典型 GAL 患儿临床表现重、病死率高，重点在于早诊断、早治疗。开始控制饮食的时间越早，则患儿的预后越好。经新生儿筛查发现的患儿，早期给予无乳糖奶粉喂养，预后良好，但需终身进行饮食控制。

九、遗传咨询与产前诊断

本病为常染色体隐性遗传病。先证者父母通常为无症状的 GALT 致病变异携带者。先证者的同胞成为患者或成为正常个体的概率均为 25%，成为致病等位基因携带者的概率为 50%。当先证者基因诊断明确时，可以通过羊水细胞或绒毛膜细胞对胎儿进行产前诊断。对未经产前检查出生的高危新生儿，应进行红细胞 GALT 酶检测和（或）基因检测，以便早期筛查、诊断和治疗。

（王　璞）

参考文献

顾学范，2015. 临床遗传代谢病. 北京：人民卫生出版社.

郭红梅，郑必霞，金玉，2018. 以慢性腹泻为首发的 GALT 基因新突变经典半乳糖血症 1 例. 中华实用儿科临床杂志，33(7)：546-547.

杨茹莱，童凡，赵正言，等，2017. 新生儿半乳糖血症筛查及基因谱分析. 中华儿科杂志，55(2)：104-107.

张海燕，陈栋，刘毅，等，2018. 两例新生儿经典型半乳糖血症的基因突变分析. 中华医学遗传学杂志，35(2)：248-251.

Coelho AI, Rubio-Gozalbo ME, Vicente JB, et al, 2017. Sweet and sour: an update on classic galactosemia. J Inherit Metab Dis, 40(3): 325-342.

Kiss E, Balogh L, Reismann P, 2017. Diet treatment of classical galactosemia. Orv Hetil, 158(47): 1864-1867.

Welling L, Bernstein LE, Berry GT, et al, 2017. International clinical guideline for the management of classical galactosemia: diagnosis, treatment, and follow-up. J Inherit Metab Dis, 40(2): 171-176.

Yuzyuk T, Balakrishnan B, Schwarz EL, et al, 2018. Effect of genotype on galactose-1-phosphate in classic galactosemia patients. Mol Genet Metab, 125(3): 258-265.

Yuzyuk T, Viau K, Andrews A, et al, 2018. Biochemical changes and clinical outcomes in 34 patients with classic galactosemia. J Inherit Metab Dis, 41(2): 197-208.

第三节　遗传性果糖不耐受症

要点

遗传性果糖不耐受症（hereditary fructose intolerance，HFI）是果糖二磷酸醛缩酶 B（aldolase B, fructose-bisphosphate, ALDOB）基因突变导致的以低血糖为主要症状的一种果糖代谢障碍的常染色体隐性遗传病。

诊断 HFI 需要依靠低血糖、肝损伤等临床表现和实验室及基因检查。

治疗需首先终止含果糖类成分的食物和药物，同时应纠正低血糖及电解质紊乱。早期诊断、早期治疗有助于减少对肝脏的损伤。

一、定　义

遗传性果糖不耐受症（hereditary fructose intolerance，HFI），是由于果糖二磷酸醛缩酶 B（ALDOB）基因发生突变导致果糖二磷酸醛缩酶缺乏。患者摄入含果糖成分的物质后，1-磷酸果糖不能转化为 D-甘油醛和磷酸二羟丙酮，使 1-磷酸果糖在肝、肾、肠中堆积，肝糖原分解和糖异生受抑制。本病表现为低血糖发作，出现严重肝病、低血糖脑病及肾损害，有潜在致命危险。

二、流行病学

遗传性果糖不耐受症的发病率在英国约为 1/22 000、波兰约为 1/31 000、欧洲中部约为 1/26 100。我国尚无果糖不耐受症的流行病学资料。

三、发病机制

果糖二磷酸醛缩酶 B 仅在肝、肾和小肠中表达，该酶具有 3 种催化活性，分别是 1-磷酸果糖裂解、1,6-二磷酸果糖裂解、磷酸二羟丙酮与 3-磷酸甘油醛缩合成 1,6-二磷酸果糖。

遗传性果糖不耐受症患者的果糖二磷酸醛缩酶 B（ALDOB）基因发生突变，可使醛缩酶 B 结构和活性发生改变，患者摄入含果糖成分的物质后，1-磷酸果糖不能转化为 D-甘油醛和磷酸二羟丙酮，使 1-磷酸果糖在肝、肾、肠中堆积，引起后果如下。

（1）磷酸果糖可使肝内部分酶活性受到抑制，包括磷酸化酶、果糖 1,6-二磷酸酶、果糖激酶等，致使肝糖原分解和糖异生途径均发生障碍，从而引起低血糖症。

（2）1-磷酸果糖在肝内堆积，消耗细胞内库存的无机磷，使血磷降低，由于磷大量消耗，肝线粒体氧化磷酸化减少，导致三磷酸腺苷（adenosine triphosphate，ATP）缺乏。

（3）ATP 生成不足可阻碍肝糖原释放 1-磷酸葡萄糖，从而使肝糖原分解受到抑制，加重低血糖。

（4）ATP 缺乏使肝细胞 ATP 依赖性离子泵功能障碍，膜内外离子梯度不能维持，细胞肿胀，细胞内容物外溢，引起肝细胞损伤。

（5）1-磷酸果糖是磷酸甘露糖异构酶强有力抑制剂，1-磷酸果糖累积可导致蛋白 N-糖基化障碍。

（6）其他生化改变：血浆钾离子稍降低，乳酸、丙酮酸、甘油三酯和游离脂肪酸增高等。

四、遗　传　学

果糖二磷酸醛缩酶 B 基因（ALDOB 基因）位于 9q22.2—9q21.3，有 9 个外显子，编码由 364 个氨基酸组成的 B 型醛缩酶。醛缩酶是一种同源四聚体的同工酶，主要催化果糖 -1,6 二磷酸与果糖 -1-磷酸之间的醇醛分裂。目前已报道了 57 种 PAH 基因突变类型。Ala149Pro、Ala174Asp、Asn334Lys 三种错义突变是果糖不耐受症最常见的突变。目前尚无基因型与表型相关性报道。

五、临　床　表　现

遗传性果糖不耐受症的临床表现严重程度与发病年龄、文化和饮食习惯密切相关，发病年龄越小，症状越重。重要临床特征为摄入果糖、蔗糖或山梨醇后发生严重低血糖。若不及时终止食入该类食物，患儿可发生肝肾损伤及生长发育障碍，甚至死于进行性肝衰竭。婴幼儿期进食的食物大多含有果糖，故遗传性果糖不耐受症多在婴幼儿期发病。遗传性果糖不耐受症患者在持续接触果糖后，严重者可能会死亡。但只要不摄入果糖或含果糖的食物，一般都是健康的，没有症状。婴儿摄入含果糖食物后出现恶心、呕吐、腹痛、出汗、震颤、抽搐甚至昏迷等，血糖降低，注射胰高糖素不能改善低血糖，每次进食含果糖食物后均可诱发低血糖发作。部分患者在婴儿时期因屡次进食"甜食"后发生不适而自动拒食甜食，低血糖发作可减少或停止，这种保护性行为可使患儿成长至成年期，但在成年后仍可发病。如果患有遗传性果糖不耐受症而一直未被发现和诊断，当患者因病需静脉输注含果糖药物时，可在注射过程中引发致命的低血糖症而猝死。

患者长期慢性摄入果糖食品可引起低血糖、低磷、转氨酶升高、高乳酸、高尿酸、肝大、黄疸、出血、腹水、水肿、肝肾衰竭和肾小管性酸中毒，儿童体重不增和生长发育迟缓等。

六、实验室检查

（一）血液生化检查

遗传性果糖不耐受症主要的实验室特征是果糖引起的低血糖和低磷血症和（或）慢性肝病。尿酸可能会增加。在急性症状出现时，患者的血糖、血磷、血钾浓度均

降低，同时血清果糖、尿酸、乳酸、丙酮酸、游离脂肪酸和甘油三酯升高。慢性患者表现为肝功能损害、血清胆红素和转氨酶升高、凝血时间延长、脂肪浸润、纤维化等，无特异性。患者低血糖时，血胰岛素水平降低，而胰高血糖素、肾上腺素和生长激素等升糖激素水平升高，血浆游离脂肪酸明显升高。

（二）尿液生化检测

当血中果糖浓度超过 2mmol/L 时，尿液分析中可出现果糖。多数患者有蛋白尿、非特异性氨基酸尿、肾小管酸中毒和范科尼综合征样肾小管重吸收障碍。

（三）酶学检查

酶学检查是一项确诊方法。采集肝、肾或肠黏膜组织，测定醛缩酶 B 活性。

（四）基因诊断

ALDOB 基因突变检测是一项可靠的确诊方法。*ALDOB* 基因存在致病纯合突变或复合杂合突变可以明确诊断。

七、诊   断

通过肝脏、醛缩酶活性测定或基因检测可明确诊断。具体诊断流程如图 24-1 所示。

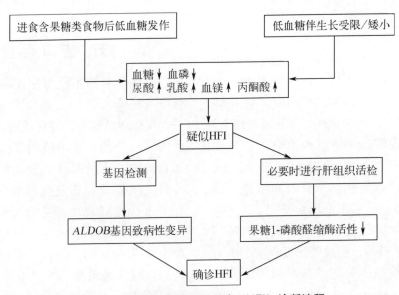

图 24-1   遗传性果糖不耐受症（HFI）诊断流程
引自罕见病诊疗指南（2019 年版）

八、治 疗

（一）治疗原则

遗传性果糖不耐受症患者应早期诊断、早期治疗，以减少对肝脏的损伤，主要为饮食控制和对症治疗。一旦疑似诊断，应终止一切含果糖、蔗糖或山梨醇成分的食物和药物，并应纠正低血糖及电解质紊乱，辅以饮食、营养、保护肝肾功能等对症支持治疗。

（二）治疗方法

1. 一般治疗　由于饮食限制，遗传性果糖不耐受症患者维生素 C 摄入量会明显减少，宜予补充。对于肝肾功能受损的慢性患者，应根据需要输入血浆或全血，以改善营养状态，纠正出血倾向并增加机体免疫力。

2. 对症治疗

（1）在急性低血糖发作时，应静脉推注葡萄糖以纠正低血糖。

（2）出现酸碱、电解质平衡紊乱时应给予纠正。

（3）纠正低血糖后，仍发生抽搐者可用地西泮、苯巴比妥或苯妥英钠止惊处理。

（4）急性肝衰竭患者应予以积极对症支持治疗，如纠正低蛋白血症，治疗腹水、肝性脑病等。

（5）有肝肾功能损害的慢性患者除饮食治疗外还应采取措施保护肝脏和肾脏，避免使用影响肝肾功能的药物。

（6）终末期肝脏损伤者，可进行肝移植。

（王 璞）

参 考 文 献

北京协和医院，2019. 遗传性果糖不耐受 // 国家卫生健康委员会办公厅，罕见病诊疗指南（2019 年版）. 北京：人民卫生出版社：239-243.

顾学范，2015. 临床遗传代谢病. 北京：人民卫生出版社.

叶晓琴，常国营，李牛，等，2017. 儿童遗传性果糖不耐受症 1 例临床和基因突变分析. 临床儿科杂志，35(12): 885-888.

Baker P, Ayres L, Gaughan S, et al, 2015. Hereditary fructose intolerance//Adam MP，Ardinger HH, Pagon RA, et al. Gene Reviews. Seattle(WA)：University of Washington, Seattle: 1993-2019.

Berni C R, Pezzella V, Amoroso A, et al, 2016. Diagnosing and treating intolerance to carbohydrates in children.Nutrients, 8(3): 157.

第四节　先天性糖蛋白糖基化缺陷

要点

先天性糖蛋白糖基化缺陷（congenital disorders of glycosylation，CDG）导致的疾病是一组由常染色体隐性遗传引起的糖蛋白合成缺陷。

CDG 常表现为不明原因的多系统损害，最常见的是神经系统。

相应的酶学检测大多尚未建立，因而分型诊断有赖于基因分析。

大多数类型仅能采取对症治疗，仅有数种 CDG 有治疗方法。

一、定　义

先天性糖蛋白糖基化缺陷（congenital disorders of glycosylation，CDG）导致的疾病是一组由常染色体隐性遗传引起的糖蛋白合成缺陷。糖蛋白的蛋白糖基化修饰是一个极其复杂的过程，参与其中的酶种类繁多，糖蛋白糖基化缺陷可累及多个系统，如神经系统、血液系统、消化系统和生殖系统等，从而引起多种多样的临床表现。

该病最早由 Jaeken 等于 1980 年首次报道，迄今根据缺陷的酶、缺陷部位已报道有 40 余型。传统的分类为根据病理生理特点的分类：CDG Ⅰ型指多萜醇焦磷酸连接的寡糖前体装配及转运到胞质或内质网的蛋白质发生障碍，CDG Ⅱ型主要为与蛋白结合的 N- 糖基化缺陷（主要在胞质、内质网和高尔基体内）。最新的分类方法结合了已经被证实的致病基因和糖基化步骤，如 PMM2-CDG 代替以前的 CDG Ⅰa。最常见的 CDG 类型为 PMM2-CDG 型（磷酸甘露糖变位酶 2 缺乏症）。

二、流行病学

迄今为止最常见的糖基化缺陷Ⅰa 型估计约 700 例，包括来自亚洲、澳洲、欧洲、南美和北美的患者，至少已报道有 20 例 CDG Ⅰb 和 30 例 CDG Ⅰc 型患者。未分型糖基化缺陷患者的数量也在逐渐增加。

三、发病机制

糖蛋白由糖链和多肽链组成，其糖链又有 O- 糖苷链连接的糖链和 N- 糖苷键连接的糖链两种。CDG 患者的缺陷发生在 N- 糖苷键连接的糖蛋白形成过程中。根据缺陷发生的环节可分为两类：CDG Ⅰ型，为糖链合成过程中及已合成的糖链与蛋白质多肽链结合过程中发生缺陷而引起的疾病；而 CDG Ⅱ型，为发生在已与多肽链结合的糖链的延伸、修饰过程的缺陷。因缺陷的酶的不同，两型中又各自有一些亚型，总计已有 40 余型。由于参与蛋白糖基化修饰的酶种类繁多，随着科学的发展而将不断发现更多的类型。

四、临床表现

CDG 无特异性临床表现，患者任何器官（系统）均可受累，最常见的是神经系统。大多于婴儿期即起病。不明原因的多脏器损害，特别是合并智力运动发育落后、斜视、小脑萎缩和凝血功能障碍时均应考虑该病的可能，要对患者进行详细的病史调查与体格检查，借助实验室技术进行进一步的诊断。以 MPI-CDG（CDG Ⅰb）型为例，病因为磷酸甘露糖异构酶（phosphomannose isomerase）缺陷，患者婴儿期主要表现为反复呕吐和慢性腹泻等胃肠道症状及肝纤维化，一些患儿由于高胰岛素血症而导致低血糖，多不伴有畸形及智力运动发育障碍。CDG 可导致以下的临床症状。

（1）胎儿水肿、体重不增、小头畸形和反复感染。

（2）皮肤：乳头内陷、异常脂肪堆积、橘皮样皮肤或鱼鳞样皮肤。

（3）视觉器官：斜视、色素性视网膜炎、视神经萎缩、眼组织缺损、白内障。

（4）内分泌系统：生长落后、性腺发育不良、青春期延迟或无、高胰岛素血症。

（5）骨骼系统：骨质疏松、挛缩性关节炎和外生骨疣。

（6）凝血障碍：血栓形成、出血倾向和静脉炎。

（7）心脏损害：心肌病、心包积液和新生儿期心包炎。

（8）胃肠系统：腹水、周期性呕吐、慢性腹泻、失蛋白性肠病、肝脾大、肝炎样表现，肝脏病理检查可见肝硬化及脂质、糖原空泡。

（9）泌尿系统：蛋白尿、先天性肾病综合征、微囊变和新生儿期近端肾小管病。

五、遗 传 学

先天性糖基化异常为一组常染色体隐性遗传病，虽然常染色体隐性遗传病家庭的再发风险为 25%，但实际上 CDG Ⅰa 倾向于有更高的再发风险，可达到近 1/3 而非预测的 1/4。

六、实验室检查

（一）一般实验室检查

一般实验室检查包括常规检验和影像学技术，对疑似患者进行系统检查，以了解有无多脏器（系统）受累及受累的程度。

1. 空腹血糖、肾功能、肝功能、全血细胞计数、网织红细胞。

2. 分泌激素：特别是甲状腺素（包括甲状腺球蛋白）和促性腺激素。

3. 凝血因子：包括因子Ⅸ、因子Ⅺ、蛋白 C、蛋白 S、抗凝血酶Ⅲ、肝素辅助因子Ⅱ和补体系统。

4. 头颅 MRI。

5. 电生理检测。

6. 肾脏、肝脏超声。

7. 神经系统检查。

8. 眼科检查。

（二）特殊实验室检查

1. 血液转铁蛋白（transferrin，TF）电泳 采用等电聚焦电泳（isoelectric focussing，IEF）技术可进行血清转铁蛋白分析，通过免疫固定后进行银染，可清楚地显示转铁蛋白的糖基化不完全的条带分布，从而进行诊断。由于缺陷部位的不同，患者血液转铁蛋白 IEF 图谱不同，因此，IEF 技术不仅有助于 CDG 诊断，也可对患者进行初步分型。

需要注意的是，出生后 1 周内血液标本可能出现假阴性，因此，IEF 分析技术不能

用来进行产前诊断。对于高危患者，应在出生后 2～3 个月复查，避免误诊。另外，酗酒、半乳糖血症和果糖不耐受症等其他原因也可引起继发性糖蛋白糖基化异常，患者血液转铁蛋白的 IEF 条带类似 CDG，需进行鉴别诊断。在迄今发现的 CDG 中，部分患者（如 SLC35C1-CDG，即 CDG Ⅱc）血转铁蛋白的 IEF 条带与正常人相同，采用 IEF 不能进行诊断。对于疑似病例，应进行其他糖蛋白（如 α₁- 抗胰蛋白酶）分析以协助诊断。

2. 酶学分析和分子生物学诊断 尽管大多数导致疾病的缺陷酶已明确，但相应的酶学检测却大多尚未建立。因而分型诊断有赖于基因分析。基因分析可用于产前诊断，并对相关家系的遗传咨询提供更多的支持。

七、诊 断

患者有任何不能解释的症状或体征需考虑 CDG，血清转铁蛋白的 IEF 仍然是诊断 N- 糖基化缺陷的金标准。酗酒、半乳糖血症和果糖不耐受症等其他原因也可引起继发性糖蛋白糖基化异常，需进行鉴别诊断。进一步确诊需要进行相关缺陷的酶活性的检测和基因分析。

八、治 疗

多数 CDG 患者尚无特殊治疗方法，大多数类型采取对症治疗，仅有数种 CDG 有治疗方法。MPI-CDG（CDG Ⅰb）是唯一有有效治疗方法的 CDG，口服甘露糖 [1g/（kg·d）]，分 5 次服用可获得良好的疗效。SLC35C1-CDG 为高尔基体 GDP- 岩藻糖转运体缺乏症，果糖可改善部分患者的临床症状，治疗仅对典型的反复感染症状有效。

CDG 为慢性进行性遗传性疾病，累及多个器官（系统），常常引起患者及其家族心理障碍，需要综合、细致的管理。对于智力、运动障碍的患者应给予物理治疗、语

言训练；对于合并畸形的患儿可进行矫形；随访中应定期进行全身检查以了解疾病进展情况并及时实施妥当的治疗措施。对伴有凝血功能障碍的 CDG 患者应格外注意，患者的出血倾向和血栓形成常随病程而加重。患儿常有脑卒中样发作，应给予小剂量的阿司匹林 [1mg/（kg·d）]。对于间歇性发病的患者，应注意预防脱水，尤其是在伴有肠道感染者应及时给予静脉补液，除监测血气、电解质和血糖外，还应测定凝血因子、蛋白 C、蛋白 S 和抗凝血酶Ⅲ。对需要进行全身麻醉和外科手术的患者，应注意避免长时间禁食和脱水，通过持续静脉输注能量尽可能缩短禁食时间。术前，即便是凝血功能正常，也应检测其他凝血因子，特别是凝血因子Ⅸ和Ⅺ，以及蛋白 C、蛋白 S、抗凝血酶Ⅲ和肝素辅助因子Ⅱ。由于缺少特殊治疗方法，CDG 的治疗管理是一个综合、细致的过程。

（王　璞）

参 考 文 献

顾学范，2015. 临床遗传代谢病 . 北京：人民卫生出版社 .

邬玲仟，张学，2016. 医学遗传学 . 北京：人民卫生出版社：362-368.

杨茹莱，童凡，洪芳，等，2017. 新生儿半乳糖血症筛查及基因谱分析 . 中华儿科杂志，55(2): 104-108.

Priya S, Kishnani MD, Stephanie L, et al, 2014. Diagnosis and management of glycogen storage disease type Ⅰ: a practice guideline of the American College of Medical Genetics and Genomics. Genet Med, 16(11): e1.

Van der Meijden JC, Gunggor D, Kruijshaar ME, et al, 2015. Ten years of the international Pompe survey: patient reported outcomes as a reliable tool for studying treated and untreated children and adults with non-classic Pompe disease. J Inherit Metab Dis, 38(3): 495-503.

Welling L, Bernstein LE, Berry GT, et al, 2017. International clinical guideline for the management of classical galactosemia: diagnosis, treatment, and follow-up. J Inherit Metab Dis, 40(2): 171-176.

第 **25** 章

脂肪酸氧化障碍

在发热、感染、饥饿、运动等应激状态下，机体主要（约80%）由线粒体内的脂肪酸β氧化为相应的组织器官提供能量。线粒体中存在20余种催化脂肪酸氧化的活性酶。相应酶的活性缺陷导致临床一系列脂肪酸氧化障碍（fatty acid oxidation disorder，FAOD）。在脂肪酸氧化过程中最容易出现障碍的环节主要涉及脂肪酸和肉碱转运障碍、各种酰基辅酶A脱氢酶缺陷、线粒体基质内β氧化所需的各种酶的功能障碍、酮体生成障碍等。

脂肪酸的氧化代谢过程：首先游离脂肪酸在脂酰辅酶A(acyl-CoA)合成酶的作用下，在胞质内活化为acyl-CoA，其后被相关的酶转运入线粒体进行β氧化分解。由肉碱棕榈酰转移酶（carnitine-palmitoyl transferase，CPT）Ⅰ将acyl-CoA和肉碱转变为脂酰肉碱（acyl-carnitine），再在肉碱-脂酰肉碱移位酶（carnitine acyl-carnitinetranslocase，CACT）的作用下穿过线粒体内膜后进入基质。在CPT Ⅱ的作用下，脂酰肉碱转换为acyl-CoA和肉碱，CoA在线粒体基质中进行β氧化，而肉碱从线粒体内膜穿出，再次参与下一次的acyl-CoA转运。进入线粒体基质后的CoA在相对应的酶的催化下生成终产物乙酰CoA，而后乙酰CoA进入三羧酸循环和酮体生成途径进一步分解，经过逐步分解的相应acyl-CoA则继续重复前面的β-氧化分解过程。

线粒体脂肪酸代谢障碍多为常染色体隐性遗传，且有很大的遗传异质性。在脂肪酸代谢障碍过程中，不同的代谢障碍导致不同的临床表现，主要包括以下环节：脂肪酸和肉碱转运障碍，acyl-CoA脱氢酶（acyl-CoA dehydrogenase，ACD）缺陷（包括极长链酰基辅酶A脱氢酶、长链L-3-轻酰基辅酶A脱氢酶、中链酰基辅酶A脱氢酶、短链酰基辅酶A脱氢酶），线粒体基质β氧化酶缺陷，多重CoA脱氢酶异常。脂肪酸氧化障碍会导致神经系统、骨骼肌、心、肝、肾、消化道等组织器官（系统）的功能异常，临床上常表现为低血糖、心肌病、肌张力低下、肝功能损害、酸中毒、猝死、脑病等，多见于婴幼儿和儿童，过去常误诊为Reye综合征、婴儿猝死综合征等。

随着串联质谱技术的发展和应用，此类疾病的检出率逐年上升，多种脂肪酸氧化代谢缺陷已经列入产前或新生儿筛查项目中。如能得到早期诊断和合理治疗，大部分脂肪酸氧化障碍的预后可以明显改善。

第一节　原发性肉碱缺乏症

要点

原发性肉碱缺乏症（primary carnitine deficiency，PCD）是 *SLC22A5* 基因突变所致的脂肪酸氧化代谢病。

肉碱缺乏临床上可出现低酮型低血糖、扩张型心肌病、脂质沉积性肌病、肝大等。

诊断依靠串联质谱检测血游离肉碱、酰基肉碱水平及基因突变检测。

左旋肉碱是治疗该病的主要药物，早期及长期治疗对于改善预后极其重要，大部分患者治疗后可恢复健康。

一、定　　义

原发性肉碱缺乏症（primary carnitine deficiency，PCD）是脂肪酸氧化代谢病的常见病种之一，由 *SLC22A5* 基因突变导致，属于常染色体隐性遗传病。由于肉碱转化为蛋白功能缺陷，长链脂肪酸不能进入线粒体参与β氧化，尤其当机体需要脂肪动员供能时不能提供足够能量，且脂肪酸蓄积在细胞内，引起代谢紊乱和脏器损伤。

二、流行病学

在不同国家或地区，新生儿的 PCD 患病率为 1/120 000 ～ 1/40 000，人群中杂合子的发生率为 0.5% ～ 1%，发病年龄多为 1 ～ 7 岁。

三、发病机制

PCD 确定为 *SLC22A5* 基因突变，该基因定位于 5q31，包含 10 个外显子，已报道的突变位点涉及外显子 1 ～ 9 及内含子 3、7 和 8，突变最常发生于外显子 1。目前已发现 100 余种突变类型，以错义突变和无义突变多见。

肉碱是一种小分子水溶性化合物，在能量产生和脂肪酸代谢方面具有重要作用，广泛存在于动物源性食物中，但在植物源性食物中则含量比较少，人体内 75% 的肉碱来自于膳食。在人体内左旋肉碱是具有生物活性的肉碱异构体，主要通过肠道上皮细胞膜以主动转运或被动转运两种形式吸收。左旋肉碱的生物利用度可因食物组成成分的不同而变化，如进食低肉碱含量食物的素食者，其肉碱生物利用度（66% ～ 86%）高于经常食用肉类食物的人群（54% ～ 72%）。人体内部分不能从食物中获得的内源性肉碱则主要由两种必需氨基酸——赖氨酸和蛋氨酸在肝、肾和脑内合成。心肌和骨骼肌内肉碱含量最高，但却不能自身合成，所以必须从血液里吸收。

肉碱的主要功能是协助长链脂肪酸转运进入线粒体内参与β氧化，细胞内肉碱缺乏导致长链脂肪酸不能进入线粒体而在细胞质中蓄积，同时脂肪酸氧化代谢途径能量生成减少，而且间接影响葡萄糖有氧氧化、糖异生、酮体生成等其他代谢途径，进而出现一系列生化异常及脏器损害。在体内，肉碱通过细胞膜上肉碱转运蛋白 OCTN2 的转运进入细胞内。肉碱转运蛋白存在于心肌、骨骼肌、小肠、肾小管、皮肤成纤维细胞及胎盘等组织细胞膜上，编码基因 *SLC22A5* 突变导致其表达缺陷，无法定植于细胞膜上或功能区不同程度受损，则肉碱不能被转运至细胞内，肉碱摄入减少会影响脂肪酸的氧化供能。

四、临床表现

PCD 是潜在的致死性疾病，临床表现个体差异大，既可表现为急性能量代谢障碍危象甚至猝死；也可表现为心肌、骨骼肌、肝脏等组织器官的慢性进行性损害；PCD 患儿还常出现胃肠道症状，如反复腹痛、腹泻、食欲下降、呕吐、胃食管反流等。另外，还可能出现贫血、发育迟缓、反复感染、癫痫等。随着新生儿 PCD 筛检的开展，发现了一些发育良好、无症状的 PCD 患儿。感染、饥饿等应激状态可诱发急性能量代谢障碍危象，表现为低酮型低血糖症。该症常发生在 2 岁以前，表现为拒食、嗜睡等。若未及时诊治，患儿可进而表现为昏迷、脑神经受损甚至猝死。实验室检查除发现低血糖、低血酮外，代谢性酸中毒、高血氨也较常见，部分患儿有肝功能异常，可被误诊为 Reye 综合征。PCD 患儿的心肌损害以扩张型心肌病较常见，可为 PCD 患儿唯一的临床表现。另外，PCD 杂合子可能随年龄增长而出现心肌肥厚。PCD 患儿的心肌损害表现较为隐匿，病初不易被发觉，一些患儿仅有心悸表现，当出现晕厥、呼吸困难等症状时才被注意，检查发现心律失常、心肌病或心力衰竭。胸部 X 线片可提示心影增大，心电图显示各种心律失常、左心室肥厚、Q-T 间期延长、T 波增高等，超声心动图常发现心脏扩大、室壁肥厚、射血分数降低、心肌收缩力减弱、继发性二尖瓣关闭不全等。PCD 患儿的骨骼肌损害表现为肌无力、肌张力减退、肌痛、不能耐受运动等。早期多数患儿仅体力下降、易疲劳等。实验室检查肌酸激酶轻度升高。

肌肉活检提示脂质沉积性肌病，见大量脂质沉积于 I 型纤维，而 II 型纤维出现萎缩。

PCD 患儿的肝脏损害较心肌损害和骨骼肌损害少见，因肝脏有单独的低亲和力的肉碱转运体。PCD 患儿的肝脏损害主要为肝大，严重者可致肝性脑病。腹部超声提示脂肪肝，实验室检查发现转氨酶升高等。

五、诊　　断

PCD 诊断主要依据血游离肉碱显著降低（< 5μmol/L），伴酰基肉碱水平不同程度降低，并除外继发性因素。*SLC22A5* 基因突变检测可进一步确诊。对于血游离肉碱轻度降低（5 ～ 10μmol/L）者，除了需要排除继发性肉碱缺乏外，常需要基因检测才能确诊。对于不能进行基因检测者，可先给予左旋肉碱 100mg/（kg·d），2 周后再次检测血游离肉碱，若仍低于正常参考值，即可诊断；若在正常范围，则停用左旋肉碱 2 周，再次检测血游离肉碱降低者也可诊断。同时检测血游离肉碱及酰基肉碱水平使很多患者得到诊断。

PCD 需与其他因素导致的继发性肉碱缺乏相鉴别，包括其他脂肪酸氧化代谢病、有机酸血症、线粒体病、摄入不足（如素食者）、合成低下（如肝脏疾病）、丢失过多（如范科尼综合征、透析）、吸收异常（如短肠综合征）、应用某些药物（如丙戊酸）、早产等导致的肉碱缺乏。

母源性肉碱缺乏是指母亲是 PCD 患者或其他原因导致自身肉碱缺乏致其胎儿在宫内肉碱供应不足，且因母乳肉碱含量低，出生后从母乳中摄入肉碱不足，从而导致婴儿血游离肉碱及酰基肉碱水平降低。因此，新生儿或母乳喂养婴儿肉碱缺乏时须同时检测其母亲的血游离肉碱水平。

六、治　　疗

PCD 是可被治疗的遗传性代谢病之一。

一般来说，PCD 患者平时应注意避免饥饿，建议多餐饮食、避免长时间运动。低脂饮食，尤其是限制长链脂肪酸摄入，可能有助于改善心肌肥厚。

PCD 患者对左旋肉碱治疗敏感，尤其在不可逆病变（如中枢神经系统损伤）发生之前应用，预后较好。经左旋肉碱治疗后，患者症状显著缓解，心功能迅速改善，心脏大小及心室壁厚度缩小，肌力及肌张力逐渐恢复，肝功能好转，肝脏回缩，智力、运动及生长发育正常。患者临床表现恢复所需的时间具有个体差异性，数周到数年均有报道。左旋肉碱的治疗剂量需根据个体血肉碱浓度变化和病情程度而进行调整：急性期，$100 \sim 400mg/(kg \cdot d)$，静脉滴注；稳定期，$100 \sim 300mg/(kg \cdot d)$，口服。一般分每天 $2 \sim 3$ 次用药，以维持血肉碱水平的稳定。大剂量左旋肉碱治疗可能引起腹泻、恶心等胃肠道不适，可先减少剂量，待不良反应改善后再逐步增至治疗剂量。对于无症状的 PCD 患者，补充左旋肉碱可有效预防发病及猝死。目前，应用左旋肉碱治疗 PCD 杂合子还没有共识，但有研究发现心功能不全的杂合子补充肉碱后心脏情况得到改善。

PCD 患者经左旋肉碱治疗后可达到临床痊愈，但需要终身用药。突然停药可使血浆肉碱浓度迅速下降，出现反复 Reye 综合征样发作甚至猝死。对于病情危重的 PCD 患者，还应采取积极对症支持治疗。

有报道通过激活过氧化物酶体增殖物激活受体（PPARα）可上调肉碱转运蛋白的基因转录，增强肉碱转运蛋白介导的肉碱转运，使细胞内肉碱浓度增加，并且有助于增强内源性肉碱的合成。因此，PPARα激动剂可能作为治疗 PCD 的备选药物，但目前尚处于动物实验阶段。

（陈大为）

参 考 文 献

El-Hattab AW, Li FY, Shen J, et al, 2010. Maternal systemic primary carnitine deficiency uncovered by newborn screening:clinical, biochemical, and molecular aspects. Genet Med, 12(1): 19-24.

Jun JS, Lee EJ, Park HD, et al, 2016. Systemic primary carnitine deficiency with hypoglycemic encephalopathy. Ann Pediatr Endocrinol Metab, 21(4):226-229.

Li FY, El-Hattab AW, Bawle EV, et al, 2010. Molecular spectrum of SLC22A5(OCTN2) gene mutations detected in 143 subjects evaluated for systemic carnitine deficiency. Hum Mutat, 31(8): 1632-1651.

Magoulas PL, El-Hattab AW, 2012. Systemic primary carnitine deficiency: an overview of clinical manifestations, diagnosis, and management. Orphanet J Rare Dis, 7: 68.

Rasmussen J, Thomsen JA, Olesen JH, et al, 2015. Carnitine levels in skeletal muscle, blood and urine in patients with primary carnitine deficiency during intermission with L-carnitine supplementation. JIMD Rep, 20: 103-111.

Tan JQ, Chen DY, Li ZT, et al, 2017. Genetic diagnosis of 10 neonates with primary carnitine defciency. Chin J Contemp Pediatr, 19(11): 1150-1154.

第二节　Reye 综合征

要点

瑞氏综合征（Reye syndrome，RS）又称脑病合并内脏脂肪变性，主要超微结构改变为线粒体损伤，多见于儿童。

其临床表现为突发剧烈呕吐、意识障碍、惊厥等脑病症状及肝功能异常和代谢紊乱。

其预后与早期识别、及时治疗密切相关。

一、定　义

1963 年澳大利亚病理学家 Reye 等首先报道该情况而得名，涉及一组由不同原因包括感染、代谢改变、中毒及药物诱导等引起的疾病。瑞氏综合征（Reye syndrome，RS）临床特点是在前驱的病毒感染以后出现呕吐、意识障碍和惊厥等脑病症状及肝功能异常和代谢紊乱。"经典"的 RS 是排他性的诊断，现认为，脑病是急性线粒体损伤所致，线粒体功能障碍导致严重的代谢紊乱，因为线粒体对氨基酸代谢、脂肪代谢、有机酸代谢和糖代谢均有影响。

二、流行病学

20 世纪 70 年代 RS 发病有一个明显高峰，但进入 20 世纪 80 年代后病例明显减少。这与停止阿司匹林等水杨酸制剂用于小儿退热有一定关系。另外，20 世纪 80 年代以来，由于诊断技术的发展，大量代谢性疾病已经可以明确诊断，减少了误诊。RS 典型发病季节为秋冬季，本病可见于任何年龄，有研究显示多发生于 6 个月至 4 岁的儿童，也有调查显示多见于 4 ~ 12 岁儿童，一般认为 2 岁以下儿童发病率最高。

三、临床特点

RS 常在上呼吸道感染恢复后突发剧烈呕吐、意识障碍、惊厥等脑病症状及肝功能异常和代谢紊乱，以脑病症状和肝功能异常为突出特点。脑病程度依据意识状态及惊厥等评估，临床分期大致如下：① Ⅰ 期，安详、嗜睡、呕吐、肝功能异常；② Ⅱ 期，深睡、意识不清、谵妄、挣扎、呼吸粗重、反射亢进；③ Ⅲ 期，感觉迟钝、轻度昏迷、惊厥有或无、去大脑强直、瞳孔对光反射仍正常；④ Ⅳ 期，惊厥、去大脑强直、眼病反射消失、瞳孔固定；⑤ Ⅴ 期，深昏迷、深腱反射消失、呼吸暂停、瞳孔固定扩散、弛缓瘫。婴幼儿的临床表现多不典型，且易迅速发展为脑疝（Ⅳ 期及 Ⅴ 期），主要特点：①呕吐少或无；②惊厥早而频；③中枢性呼吸衰竭突出；④易致低血糖，加重病情。RS 肝大在临床上不显著，且通常不伴黄疸，易被忽视。肝为轻到中度增大，质地韧或较硬。RS 病理特点为急性非炎性脑水肿和肝、肾、胰、心肌等组织器官脂肪变性，病变主要在细胞内的线粒体，并不涉及胆红素的代谢可能是临床上较少出现明显黄疸的原因。

四、病因及发病机制

RS 多由对病毒感染的超常反应引起，它可能取决于宿主的遗传因素，但在一定程度上受外源性介质的影响。就目前研究，有多种病毒感染与 RS 的发病有关，如 B 型流感病毒、A 型流感病毒、甲型肝炎病毒、麻疹病毒、轮状病毒、单纯疱疹病毒、EB 病毒、艾柯病毒及禽流感病毒等感染。

新生儿的遗传代谢性疾病是 RS 的一个重要发病原因，尤其是遗传异常或获得性线粒体代谢紊乱。目前发现表现为 RS 的遗传代谢病包括尿素循环障碍、糖原贮积症 I a 型、原发性肉碱缺乏症、遗传果糖不耐受症、甲基丙二酸血症、3- 羟 -3- 戊二酸血症及脂肪酸氧化缺陷等。

免疫系统在疾病进程中起调节作用。在针对病毒的反应中，干扰素调节因子 3（IRF3）的激活可能起关键作用。这种作用是通过抑制受细胞核受体调节的乙酰水杨酸代谢酶实现的。如果不能将乙酰水杨酸的代谢中间产物、水杨酸转化成亲水成分，将影响乙酰水杨酸代谢产物的排泄。水杨酸的堆积反过来破坏线粒体功能，从而导致肝毒性。

五、诊　断

RS 是一种临床与病理综合征，目前尚无适用于所有患者的诊断标准。诊断主要依靠临床表现及相应的生化检查结果。美国疾病控制中心发布了 RS 的诊断标准：

（1）急性非炎性脑病，临床诊断包括两个方面：①意识改变；②脑脊液白细胞数 $\leq 8 \times 10^{6}$/L 或脑组织学样本显示脑水肿而无脑膜及脑血管周围炎表现。

（2）急性肝病，临床包括肝活检提示 RS，或 ALT、AST 或血氨水平升高 3 倍以上。

（3）无其他可解释脑及肝脏异常的原因。

这个标准是排他性诊断，对于典型的 RS 十分敏感，但对于排除 RS 样疾病缺乏特异性。研究者提出了新改进的临床诊断评分标准（表 25-1），提高了诊断特异度。

实验室资料显示转氨酶升高，但无胆红素水平升高；血氨升高，凝血酶原时间延长；而学龄前儿童多有明显的低血糖。脑脊液压力明显升高，但蛋白水平无异常，可能有脑脊液血糖降低。但这些指标皆为非特异性，目前尚未发现能明确诊断 RS 的实验室指标。影像学研究发现 RS 患儿头颅 CT 多显示脑室受压，而在 MR 上还可发现丘脑、中脑及脑桥出现异常改变，而这些病变随病情的好转多能恢复正常。

表 25-1　改良 Hall RS 评分

表现	分数
明确的前驱症状	存在 =2；无记载 =1；无 =0
呕吐	中重度 =2；轻或无记录 =1；无 =0
血清 ALT/AST	> 3 倍 =3；< 3 倍至未升高 =2；未测 =1
血氨	> 3 倍 =3；< 3 倍 =2；未测 =1；未高 =0
脑脊液白细胞	$< 8 \times 10^{6}$/L =2；未测、血污染或未记录 =1；$> 8 \times 10^{6}$/L =0
肝脏病理学	肉眼脂肪变、无病理 =1；全小叶型微多孔脂肪变 =3；提示或典型 RS 病理 =2；无病理 =0
排除其他疾病的检查	已进行 =2；未进行 =0
具有多个不典型表现之一（家族史、反复发作、猝死等不常见表现）	存在 = − 2

注：评分标准。14 ～ 17 分 =RS；11 ～ 13 分 = 可能 RS；9 ～ 10 分 = 不像 RS；0 ～ 8 分 = 排除 RS

临床工作中在考虑诊断 RS 时应首先除外 RS 样表现的疾病，主要包括：①代谢性疾病，如尿素循环的酶系统的缺陷、肉碱缺乏症、有机酸尿症、中链和长链脂肪酸酰基辅酶 A 脱氢酶缺陷等；②神经系统感染与中毒等。

六、治　疗

RS 预后与早期识别、及时治疗密切相关。治疗主要是采取综合措施，严密的神经系统、呼吸系统、循环系统、凝血及代谢、水电解质平衡监测是成功治疗的基础。临床治疗中应根据患者病情的严重程度不同，采取相应的监护及干预措施。多年的临床观察发现 RS 患者多死于严重的颅内高压或脑疝。控制致命的脑水肿发展是治疗成功与否的关键，脱水剂的使用对减轻中枢性呼吸衰竭及脑疝的发生与进展有关键性的作用。甘露醇、甘油果糖是控制颅内压的常用药物，同时应注意限制液体摄入量，积极控制高热，减少对患者不必要的刺激，

对于颅内压增高明显的患者，必要时可行动脉置管及脑脊液压力测定及监测脑灌注压。对于难以控制的颅内高压患者，有学者报道可使用亚低温疗法或苯巴比妥疗法等措施。RS 的病程为急性，有时间短、病情可逆和自限性的特点，患儿在颅高压危象期如未能及时获得有效治疗，可致死或致残；反之，在 2 周后症状可随肝功能好转而逐渐恢复。因而成功治疗的关键是控制细胞性脑水肿及颅内压，维持合适的脑灌注直至线粒体功能自然恢复。高血氨是颅内高压的因素之一，控制血氨除了减少肠道吸收外，有学者报道采用腹膜透析、血浆置换等措施治疗也取得一定的疗效。肝功能不全导致凝血障碍多需补充维生素 K、新鲜冷冻血浆及血小板；低血糖患者常需持续静脉滴注葡萄糖，以维持必要的血糖浓度。

（陈大为）

参考文献

Al-Dosari MS, Knapp JE, Liu D, 2006. Activation of human CYP2C9 promoter and regulation by CAR and PXR in mouse liver.Mol Pharm, 3: 322-328.

Casteels Van Daele M, Wouters C, Van Geet C, et al, 2000. Reye syndrome revisited: a descriptive term covering a group of heterogenous disorders. Eur J Pediatr, 159: 641-648.

He M, Rutledge SL, Kelly DR, et al, 2007. A new genetic disorder in mitochondrial fatty acid β - oxidation: ACAD9 deficiency. Am J Hum Genet, 81: 87-103.

Kimura A, 2011. Reye syndrome and Reye-like syndrome. Nihon Rinsho, 69(3): 455-459.

Thabet F, Durand P, Chevret L, et al, 2002. Severe Reye syndrome:Report of 14 cases managed in a pediatric intensive care unit over 11 years. Arch Pediatr, 9(6):581-586.

第 26 章

氨基酸代谢异常

第一节　酪氨酸血症

要点

　　酪氨酸血症是一种先天性代谢障碍，它引起的血浆中酪氨酸浓度增高可以影响肝脏／肾脏和外周神经等多器官系统。此前，几乎所有患者都在婴儿期和幼儿期死亡，尼替西农的出现对酪氨酸血症患者的生活质量和结果产生了深远的影响，消除了急性肝脏和神经系统危象的发生。新生儿筛查和早期尼替西农治疗相结合是治疗酪氨酸血症的首选方法，肝移植可以挽救终末期肝病患儿的生命。未来酪氨酸血症的基因治疗值得期待。

一、定　义

　　酪氨酸血症（tyrosinemia）是酪氨酸代谢途径中的酶缺陷引起的血浆中酪氨酸浓度增高，不同步骤的酶的缺陷可导致多种临床表现不同的疾病，酪氨酸血症分为 3 种类型。酪氨酸血症 I 型，也称肝肾酪氨酸血症（hepatorenal tyrosinemia，HT-1），为延胡索酰乙酰乙酸水解酶（fumarylacetoacetate hydrolase，FAH）缺陷所致，以肝、肾和周围神经病变为特征。酪氨酸血症 II 型，为酪氨酸氨基转移酶（tyrosine aminotransferase，TAT）缺陷所致，以角膜增厚、掌跖角化和发育落后为特征。酪氨酸血症 III 型，极为罕见，为 4-羟基苯丙酮酸双加氧酶（hydroxyphenylpyruvic acid dioxygenase，HPPD）缺陷所致，以神经精神症状为主要表现。本文仅讨论肝肾酪氨酸血症，即 I

型酪氨酸血症。

二、流行病学

　　酪氨酸血症是一种常染色体隐性遗传。发病率为 1/120 000 ～ 1/100 000。美国人群的突变携带率为 1/150 ～ 1/100。大量酪氨酸血症患者报道在两个地区：加拿大魁北克省和欧洲北部，特别是斯堪的纳维亚半岛。在魁北克省北部的 Saguenay-Lac-St-Jean 地区，酪氨酸血症患病率特别高，酪氨酸血症患者的携带率为 1/20，而每 1846 个活产儿中就有 1 例患儿。中国尚缺少相关流行病学资料。

三、发病机制

　　酪氨酸血症是由延胡索酰乙酰乙酸水解酶（FAH）缺乏引起的，这是酪氨酸降解的最后一种酶。其主要存在于肝脏中，肾脏、淋巴细胞、红细胞、成纤维细胞和绒毛膜绒毛中也少量存在。人肝脏 FAH 基因 *FAH* 位于 15q23—q25。

酪氨酸血症引起肝肾症状推测是酪氨酸代谢化合物的毒性反应造成的。FAH 反应上游的化合物，延胡索酰乙酰乙酸及其衍生物蔗酸乙酰乙酸酯、琥珀酰丙酮是一种众所周知的可诱导肾脏范科尼综合征的药物。范科尼综合征的组织学变化与酪氨酸血症导致的肾脏变化相似（见病理学）。马来酰乙酰乙酸和延胡索酰乙酰乙酸是不稳定反应性化合物。后者可形成谷胱甘肽复合物，而在酪氨酸性肝脏样品中可见游离谷胱甘肽浓度有所降低。游离巯基对于防止自由基和其他有毒化合物是非常重要的。

在酪氨酸性肝脏中，可以观察到具有正常 FAH 活性的散在结节，反映了酪氨酸性肝细胞处于高诱变环境。延胡索酰乙酰乙酸也是一种诱变剂。来自法国加拿大患者的 25 例酪氨酸性肝脏中，20 例（80%）具有突变结节。

四、临床表现

酪氨酸血症 I 型依据发病年龄可分为急性型、慢性型和亚急性型，以肝脏、肾脏及神经系统受累为主要表现。急性型患儿在出生后数周内发病，未经治疗多在 1 岁内死亡，亚急性型和慢性型患者 2 年生存率可达 74%～ 96%。未得到合理治疗的酪氨酸血症 I 型的患儿肝细胞癌的发病率为 17%～ 37%，远高于正常人群。未被发现或未治疗的慢性型儿童大多在 10 岁以前死亡，死因通常是肝衰竭、神经系统受累或肝细胞癌。

急性型起病急骤、进展迅速，以急性肝衰竭为主要表现，临床表现为肝脾大、黄疸、呕吐、腹胀、厌食、嗜睡、贫血、出血倾向及生长迟缓。患儿可能具有"煮白菜"或"烂蘑菇"的特征性气味。肝脏合成凝血因子不足，PT、APTT 明显延长，凝血因子 II、VII、IX、XI 和 XII 水平降低，补充维生素 K 后难以纠正。肝衰竭可继发腹水、黄疸和消化道出血，患儿偶尔会出现持续低血糖。未治疗的患儿多于起病数周或数月内因肝衰竭死亡。

亚急性型和慢性型患儿在 6 个月至 2 岁起病，除肝功能损害表现外，还表现为肾小管功能损害及神经系统功能损害，常伴有生长发育迟缓。临床上可见肝硬化、肾性糖尿、氨基酸尿（范科尼综合征）、低磷血症性佝偻病等。未经治疗和急性肝衰竭后存活的患儿发展为肝细胞癌的风险较高。患儿在病程中会有急性末梢神经受累危象发生，其表现类似于急性间歇性卟啉病，常有轻微感染、食欲缺乏和呕吐等前驱症状，患儿活动减少，易激惹，但神志清楚，随即出现严重的疼痛性感觉异常，以双下肢为主，可伴有腹痛，患儿为减轻疼痛而过度伸展躯干与颈部如角弓反张状；同时伴有自主神经异常症状，如血压增高、心动过速、肠麻痹等；约 1/3 患儿在危象发作时出现肌张力降低甚至瘫痪，少数患儿可发生呼吸衰竭而需要呼吸机支持，可能会导致死亡。危象发作一般持续 1 ～ 7d。

五、病　理

（一）暴发性肝病

在暴发性肝病中，形态学改变多种多样，尽管肝脏通常呈现轻到中度增大，颜色苍白，大多数存在结节；在其他病例中，肝脏可能出现萎缩且质地致密，呈褐色。组织学检查通常报告微小结节性肝硬化，并且通常在肝门管区和纤维化隔膜内有明显胆管增生。肝细胞特征性变化是不同程度的脂肪变性，并且有假腺泡或假腺体形成，取代它们的常规小梁状排列，且被中央小管包围着，通常包含突出的胆汁栓。在库普弗细胞和肝细胞中可以看到明显的铁素沉着。偶尔也可以观察到巨细胞转化。这些改变是早期肝损伤的非特异性改变，可以在各种各样的婴儿期肝脏疾病中看到，并且可能包含新生儿肝炎样图像。在婴儿中，新生儿肝炎是肝脏对各种代谢和感染性损伤的非特异性反应，并不是任何单一实体疾病独有特征。

（二）慢性肝病

在慢性肝病中，肝脏有典型的粗大结节，并且由于混合性微小和大结节性肝硬化而常体积增大。可以观察到脂肪变性，各种结节之间的变性程度不同，甚至在单个结节内都不尽相同。纤维间隔的宽度不尽相同，通常包含轻度淋巴浆细胞浸润。通常很少有管状扩张。因为儿童胆红素水平常是正常的，所以不会发生小叶内胆汁淤积或炎症。大龄儿童中最差的结局是发生肝癌。

已经有报道称遗传性酪氨酸血症中发现肝细胞发育不良，不论是大细胞还是小细胞类型，尽管没有发现肝细胞癌，但是其与肝细胞癌发生相关。肝细胞发育不良，特别是小细胞类型，被广泛认为是癌前病变，并强调了对这些患者进行早期移植是非常有必要的。在遗传性酪氨酸血症中发育不良和肝细胞癌的发病率远高于肝炎引起的成人肝硬化性肝细胞癌的发病率，高度暗示了潜在的致癌影响，可能与代谢异常相关。超微结构中肝脏的形态变化是非特异性的，特征性变化有肝细胞中存在脂肪滴，通常没有核移位，内质网的轻度扩张及线粒体的非特异性微小变化。不规则核是干细胞发育不良的特征性超微结构特征，核仁较大、胞质细胞器减少。

六、基因缺陷

在酪氨酸血症患者中已观察到许多 *FAH* 突变。IVS12 + 5ga 等位基因占加拿大魁北克省 Saguenay-Lac-St-Jean 地区 90% *FAH* 等位基因突变。IVS12 + 5ga 和 IVS6-1gt 在不同种族患者中都很常见。此外，

W262X 在 Finns 地区和 Q64H（192GT）在巴基斯坦地区中也很普遍。R341W 会导致假性缺陷（见诊断）。鉴于酪氨酸血症的蛋白表现，很多人沉迷于寻找基因型—表型相关性。然而，来自同一家庭的患者可能具有不同的临床表现。已知有一个家庭有 3 个患儿，其中 2 个在婴儿期死亡。1 个死于肝危象，另 1 个死于麻痹性神经系统危象。而存活的兄弟姐妹现在是一位患有肾小管疾病和中度肝病的年轻成年人。显然，与 FAH 无关的环境和遗传因素在确定酪氨酸血症的临床严重程度中起主要作用。轻度酪氨酸血症 I 型疾病可能由 *Ala35Thr* 突变引起，并且表现不典型，对诊断很重要的毒性代谢物琥珀酰丙酮和琥珀酰乙酸乙酯也不升高。

七、诊　　断

任何婴儿或儿童在出现肝细胞坏死、肝硬化或原因不明的肝功能减退（特别是凝血障碍）都应怀疑患有酪氨酸血症。如果依据临床症状怀疑酪氨酸血症，最有鉴别力的测试是测定尿液（或血液）中的琥珀酰丙酮。琥珀酰丙酮水平仅在肝肾酪氨酸血症中升高，尼替西农治疗后其可下降。

高酪氨酸血症是一种非特异性表现。饭后血液酪氨酸也会升高。因此，应在禁食后诊断高酪氨酸血症。高酪氨酸血症可能与任何形式的肝衰竭及涉及酪氨酸分解代谢途径的多种病症有关。对于蛋氨酸水平（在酪氨酸血症中显著升高）和苯丙氨酸水平（在最初诊断时通常也有一定程度的升高）也是如此。

FAH 的测定法尚未广泛用于诊断患者及其携带者，存在假阳性和假阴性结果，不建议通过酶法作为筛选技术检测携带者。

在确诊为酪氨酸血症的患者中，基因诊断仍然是有用的，尤其它可以检测出杂合子进行特定基因咨询，可对夫妻随后妊娠

提供有用的产前诊断。

八、治　疗

（一）药物疗法

酪氨酸血症 I 型是一种可治疗的遗传代谢病，HPPD 抑制剂尼替西农 [2-(2-nitro-4-trifluoromethylbenzoyl)-1,3-cyclohexanedione，NTBC] 可防止毒性极大的马来酰乙酰乙酸、延胡索酰乙酰乙酸及其旁路代谢产物琥珀酰丙酮蓄积，从而减轻肝肾功能损伤，使症状得到缓解，明显改善远期预后，提高生存率，并可降低肝细胞癌的发生率。一旦诊断酪氨酸血症 I 型，应尽快开始 NTBC 治疗，美国 FDA 推荐的起始剂量为 1mg/(kg·d)，分 2 次给药。可根据患者具体情况增减用药剂量，1 岁以上病情稳定的患者也可尝试每天用药 1 次。NTBC 不良反应少见，主要包括短暂的血小板和（或）中性粒细胞计数减少，无须干预即可好转。

不论急性型或慢性型患儿，都应采用低酪氨酸、低苯丙氨酸饮食（见附录），此两种氨基酸的摄入量均应 < 25mg/(kg·d)。特别是在接受 NTBC 治疗后，血酪氨酸水平持续升高，为避免角膜损伤，必须严格限制饮食中的酪氨酸和苯丙氨酸摄入。

在 NTBC 用于治疗酪氨酸血症 I 型之前，唯一有效的治疗方法是肝移植。对于严重的肝衰竭、对 NTBC 治疗无效或有肝细胞恶性改变的患儿，应准备进行肝移植。肝移植后需要长期的免疫抑制治疗，移植后需接受小剂量 [0.1mg/(kg·d)]NTBC 治疗，防止由于血浆和尿中琥珀酰丙酮的持续存在而导致肾损伤。

其他的治疗主要是对症支持治疗，特别是发生肝衰竭时，需要使用血液制品纠正出血倾向，急性神经系统危象可能需要呼吸支持。

（二）饮食疗法

在尼替西农治疗的患者中，饮食疗法的原则是摄入足够的苯丙氨酸和酪氨酸，以使患儿充分成长，同时避免因过量摄入所致损伤。必须提供足够的营养素，包括其他氨基酸。饮食应由经验丰富的团队管理，包括 1 名营养师和 1 名熟悉遗传代谢疾病管理原则的医师。

除了从饮食中摄入酪氨酸和苯丙氨酸外，患者的代谢状态也会影响酪氨酸降解。在代谢加快情况下，如感染、禁食、手术或烧伤，肌肉和其他器官可以释放大量氨基酸。这种内源性苯丙氨酸和酪氨酸的释放可能超过机体的耐受性，并导致尼替西农治疗患者出现高热。在非尼替西农治疗的患者中，急性应激期间增加的酪氨酸分解代谢可引发危象。在这种情况下，治疗的一个主要目标是提供足够的热量来促进合成代谢和治疗潜在的急性疾病。

在非尼替西农治疗的患者中，限制苯丙氨酸和酪氨酸的饮食可以改善患者肾小管功能，但不能阻止肝病进展。严格控制饮食的酪氨酸血症患者也可能会出现肝硬化和肝癌。

在临床诊断的婴儿中，通过使用不含苯丙氨酸或酪氨酸的富含能量的配方食品来提供足够量的其他氨基酸、维生素和矿物质营养物质的前提下，24 ～ 48h 可消除饮食中的所有酪氨酸和苯丙氨酸。此后，根据儿童的状态，通过配方乳或母乳的形式获取酪氨酸和苯丙氨酸。

急性期后，根据儿童的生长和血浆苯丙氨酸和酪氨酸水平决定苯丙氨酸和酪氨酸的摄入量。开始阶段，每天至少 90mg/kg 苯丙氨酸加上酪氨酸足以使婴儿正常生长，而较大的儿童每天剂量为 700 ～ 900mg。治疗必须根据儿童的代谢状态和个人对酪氨酸和苯丙氨酸的需求来定，以维持正常生长并确保血浆酪氨酸维持在目标范围内。

九、展　望

酪氨酸血症的疾病模式已被尼替西农治疗改变。治疗和监测的依从性是主要问题。未按规定服用尼替西农的患者可能出现神经系统危象和角膜溃疡、慢性并发症。细致的临床监测和对并发症发展的高度警惕对于酪氨酸血症患者的长期随访很重要。

患有酪氨酸血症的妇女妊娠仍有争议。如果母亲在妊娠早期对疾病控制不好，患者的正常胎儿可能会出现严重智力障碍。在妊娠期间继续使用尼替西农，并在妊娠前和整个妊娠期严格控制饮食非常重要。

（甘　雨）

参 考 文 献

Cassiman D, Zeevaert R, Holme E, et al, 2009. A novel mutation causing mild, atypical fumarylacetoacetase deficiency (tyrosinemia type Ⅰ): a case reporrt. Orphanet J Rare Dis, 4: 28.

Dehner LP, Snover DC, Sharp HL, et al, 1989. Hereditary tyrosinemia type I (chronic form): pathologic findings in the liver. Hunt Pathol, 20: 149-158.

Lindblad B, Lindstedt S, Steen G, 1977. On the enzymic defects in hereditary tyrosinemia. Proc Natl Acad Sci USA, 74: 4641-4645.

Medes G, 1932. A new error of tyrosine metabolism: tyrosinosis. The intermediary metabolism of tyrosine and p. henylalanine. Biochem J, 26: 917-940.

Mieles LA, Esquivel CO, Van Thiel DH,et al, 1990. Liver transplantation for tyrosinemia. A review of 10 cases from the University of Pittsburgh. Dig Dis Sci, 35: 153-157.

Nobili V, Jenkner A, Francalanci P, et al, 2010. Tyrosinemia type 1: metastatic hepatoblastoma with a favorable outcome. Pediatrics, 126: e235-e238.

Paradis K, Mitchell GA, Russo P, 1994. Tyrosinemia// Suchy FJ. Liver Disease in Children. St. Louis, MO: Mosby: 803-818.

Ploos van Amstel JK, Bergman AJ, van Beurden EA, et al, 1996. Hereditary tyrosinemia type 1: novel missense, nonsense and splice consensus mutations in the human fumarylacetoacetate hydrolase gene; variability of the genotype-phenotype relationship. Hum Genet, 97: 51-59.

Rootwelt H, Hoie K, Berger R, et al, 1996. Fumarylacetoacetase mutations in tyrosi.nacmia type L. Hum Mulal, 7: 239-243.

Tremblay M, Belanger L, Larochelle J, et al, 1977. Hereditary tyrosinemia: examination of the liver by electron microscopy of hepatic biopsies: observation of 7 cases. L'union Med Can, 106: 1014-1016.

第二节　苯丙酮尿症

要点

苯丙酮尿症（phenylketonuria，PKU）是一种常染色体隐性遗传病，因肝脏苯丙氨酸羟化酶（phenylalanine hydroxylase，PAH）或辅酶四氢生物蝶呤（tetrahydrobiopterin，BH4）缺乏而导致苯丙氨酸代谢障碍。PKU 患儿出生后若不能得到及时诊治，会出现高苯丙氨酸血症（hyperphenylalaninemia，HPA）。高苯丙氨酸及中间代谢产物对中枢神经系统的毒性作用导致患儿智力发育落后、小头畸形、抽搐等。通常采用串联质谱技术测定血苯丙氨酸（phenylalanine，Phe）、酪氨酸（tyrosine，Tyr）及 Phe/Tyr 来进行诊断。PKU 尚无治愈的方法，一般通过低苯丙氨酸饮食进行疾病控制，预后可。我国已将 PKU 列为新生儿筛查疾病之一。

一、定　义

苯丙酮尿症（phenylketonuria，PKU）是苯丙氨酸羟化酶（phenylalanine hydroxylase，PAH）或辅酶四氢生物蝶呤（tetrahydrobiopterin，BH4）缺乏导致血浆内苯丙氨酸浓度升高的一组最常见的氨基酸代谢性疾病，属于常染色体隐性遗传病。其病因中 85% ～ 90% 为 PAH 缺乏，10% ～ 15% 为 BH4 缺乏。

二、流行病学

世界各地苯丙酮尿症的发病率不一，土耳其的发病率最高，为 1/4000，泰国的发病率最低，为 1/200 000，我国 PKU 的发病率约为 1/11 144。由于该病为常染色体隐性遗传，故近亲结婚可能会提高 PKU 的发病率。

三、发病机制

经典型 PKU 由苯丙氨酸羟化酶（PAH）基因突变所致。*PAH* 基因位于 12q23.2，全长约 90kb，有 13 个外显子和 12 个内含子，转录后的 mRNA 含 1353 个碱基，翻译成 451 个氨基酸的酶单体，4 个单体聚合形成具有功能的 PAH。正常情况下苯丙氨酸代谢的主要途径是通过肝细胞中 PAH 转化为酪氨酸，以合成甲状腺素、肾上腺素和黑色素等。突变后的 PAH 活性降低或丧失，Phe 不能羟化为酪氨酸，而循另一条代谢通路，即 Phe 与 α- 酮戊二酸进行转氨基作用生成苯丙酮酸，大量的苯丙酮酸在血液与组织中堆积并排泄于尿液中，苯丙酮酸的代谢产物在中枢神经系统蓄积并产生毒性，从而产生相应的神经系统症状。

四氢生物蝶呤缺乏症（tetrahydrobiopterin deficiency，BH4D）是一种特殊类型的苯丙酮尿症，是由辅酶四氢生物蝶呤（BH4）缺乏引起的高苯丙氨酸血症。四氢生物蝶呤（BH4）是苯丙氨酸、酪氨酸、色氨酸羟化酶的辅酶。BH4 合成和代谢途径需要多种酶的参与。BH4 与 Phe 通过一种 GTP 环化水解酶 I 反馈调节蛋白（GFRP）起着调节鸟苷三磷酸环水解酶（GTPCH）作用。Phe 增高时，通过增强 GTPCH 作用使新蝶呤和生物蝶呤的合成也相应增高。GTP 在 GTPCH、蛋白酪氨酸磷酸酶（PTP）和墨蝶呤还原酶（SR）三种酶作用下合成无活性的四氢生物蝶呤，后者与芳香族氨基酸羟化过程中释放的氧分子结合生成蝶呤 -4α- 二甲醇胺，然后经蝶呤 -4α- 二甲醇胺脱水酶（PCD）作用后生成琨 - 二氢生物蝶呤（BH2），在二氢生物蝶呤还原酶（DHPR）作用下生成具有生物活性的 BH4，从而发挥重要的生理作用。BH4 代谢途径中任何一种合成酶或还原酶缺乏均可导致 BH4 生成不足或完全缺乏。BH4 缺乏不仅影响了苯丙氨酸羟化酶的稳定性，从而使酶活性下降，阻碍了苯丙氨酸的代谢，导致血 Phe 浓度增高，出现类似于经典型 PKU 的代谢异常，而且酪氨酸、色氨酸羟化酶活性降低导致神经递质前质左旋多巴（L-DOPA）和 5- 羟色氨酸（5-HTP）生成受阻，从而影响了脑内神经递质多巴胺、5- 羟色胺的生成，患者出现严重的神经系统损害的症状和体征，故后果比经典型 PKU 更严重，预后更差。PTP 缺乏是 BH4 缺乏症中最为常见的一种，PTP 基因位于 11 号染色体长臂，全长约 7.16kb，含 6 个外显子，mRNA 948bp，编码 145 个氨基酸所组成的多肽，已发现 *PTP* 基因存在多种突变。

四、临床表现及分型

（一）经典型 PKU

血 Phe ≥ 1200μmol/L，PAH 活性为正常人活性的 0 ～ 4.4%。患儿出生时大多表现正常，未经治疗的患儿 3 ～ 4 个月后逐渐表现出智力、运动发育落后，头发由黑变黄，皮肤变白，全身和尿液有特殊的鼠尿臭味，并可伴有湿疹、惊厥发作等症状，并且随着年龄增长逐渐显现智力低下、行为缺陷及心理疾病。

（二）轻度 PKU

血 Phe 360 ～ 1200μmol/L，酶活性为正常人活性的 1.5% ～ 34.5%，临床表现轻或无，对治疗反应较好，多无明显智力低下表现。

（三）轻度 HPA

血 Phe 120 ～ 360μmol/L，酶活性较好，一般无明显临床表现。

（四）四氢生物蝶呤缺乏症

BH4D 又称非经典型 PKU 或恶性 PKU。患儿除了有典型 PKU 表现外，神经系统表现较为突出，如躯干肌张力下降、四肢肌张力增高、不自主运动、震颤、阵发性角弓反张、顽固性惊厥发作、婴儿痉挛症等。头颅影像学检查可见进行性脑萎缩。脑电图检查可见癫痫波，部分患儿可见高峰节律紊乱。尿蝶呤谱分析及 DHPR 检测有助于进一步鉴别诊断。

五、实验室检查

（一）苯丙氨酸浓度测定

采用串联质谱法检测血 Phe 浓度 > 120μmol/L 及 Phe/Tyr > 2.0 诊断为 HPA。

（二）高效液相层析尿蝶呤谱分析

10ml 晨尿加入 0.1g 维生素 C，酸化尿液后，滴在 8cm×10cm 筛查滤纸，浸湿后晾干，寄送有条件的实验室进行分析。依靠高效液相层析测定尿中新蝶呤（N）和生物蝶呤（B）。PAH 缺乏者尿新蝶呤及生物蝶呤均增高；BH4 缺乏症患儿尿中新蝶呤明显增加，生物蝶呤下降，N/B 增高，比值 [N/（N+B）]% < 10%；DHPR 缺乏时，尿新蝶呤可正常或稍高，生物蝶呤明显增加，N/B 降低，生物蝶呤含量增高或正常，有些患者尿蝶呤谱也可正常，可进行 DHPR 活

性测定来确诊；GTPCH 缺乏时，新蝶呤、生物蝶呤均降低，N/B 正常；最大的特点是尿中出现 7- 蝶呤。

（三）四氢生物蝶呤负荷试验

对血 Phe > 400μmol/L 的患儿，直接予 BH4 负荷试验，口服 BH4 20mg/kg，2h、4h、6h、8h、24h 分别取血查 Phe 和 Tyr。对于血 Phe < 400μoml/L 的患儿，行 Phe-BH4 联合负荷试验，先口服苯丙氨酸 100mg/kg，3h 后再行 BH4 负荷试验。若 Phe 浓度下降超过 85%，则诊断为 BH4 缺乏症；若 Phe 浓度下降超过 30%，未达 85%，则诊断为 BH4 反应型 HPA；经典型 PKU 患者血 Phe 浓度下降一般不超过 20%。

（四）基因检测

基因检测有助于 PKU 的基因诊断。

（五）脑电图

约 80% 的患儿有脑电图异常，可表现为高峰节律紊乱、灶性棘波等，一般不作为常规检查。随着治疗后血 Phe 浓度下降，异常脑电图会逐渐好转。

（六）CT 和 MRI 检查

根据疾病的严重程度，头颅 CT 或 MRI 可无异常表现，也可发现有不同程度的脑发育不良。

（七）智力测试

评估智力发育情况。

六、诊断及鉴别诊断

（一）新生儿筛查

通过对出生 72h（哺乳 6 ～ 8 次异常）新生儿足跟采血，滴于专用滤纸片后晾干，寄送到筛查中心测定血 Phe 浓度，筛查血 Phe 浓度 > 120μmol/L，或同时伴有 Phe/Tyr > 2.0（串联质谱法），需召回复查。召回建议采用定量法，如血 Phe 浓度 > 120μmol/L 及 Phe/Tyr > 2.0 确诊为 HPA。

（二）临床诊断

PKU 主要表现为智力发育落后、皮肤

和毛发色浅淡、汗液和尿液有鼠臭味，伴有明显的神经系统症状，结合血 Phe 浓度及 Phe/Tyr 升高，即可诊断。

（三）基因诊断

PAH 缺乏征和 BH4 缺乏症均可通过基因明确诊断。

七、治　　疗

目前 PKU 尚无治愈的方法，治疗原则是低苯丙氨酸饮食。治疗指征各国不同，对血 Phe 浓度为 360 ～ 600μmol/L 未治疗者预后报道不同。我国诊治共识建议血 Phe 浓度 > 360μmol/L 开始治疗。通过饮食控制苯丙氨酸的摄入，减少血液及脑组织中苯丙氨酸蓄积，避免不可逆的神经功能损害，治疗的年龄越小，预后越好，智力发育可接近正常人。经低 Phe 饮食治疗的患儿需密切检测血 Phe 浓度，使其浓度控制在相应年龄理想范围。除了监测血 Phe 浓度外，

体格及智力发育评估也非常重要。患者治疗期间的营养状况、心理、精神、行为、认知等方面的随访仍需要与多学科医师共同合作，预防营养缺乏及长期治疗产生的心理行为等障碍，提高生活质量。

八、预　　防

（一）遗传咨询

避免近亲结婚。家族成员基因突变检测也可检出杂合子携带者，进行遗传咨询。

（二）产前诊断

产前诊断于妊娠 10 ～ 13 周取绒毛膜或 16 ～ 22 周取羊水细胞进行 DNA 分析。

（三）新生儿疾病筛查

开展和普及新生儿疾病筛查，及早发现 PAH 缺乏症患儿，尽早开始治疗，防止发育智力低下。

（曹丽丽）

参 考 文 献

顾学范，2015. 临床遗传代谢病. 北京：人民卫生出版社.

顾学范，王治国，2004. 中国 580 万新生儿苯丙酮尿症和先天性甲状腺功能减低症的筛查. 中华预防医学杂志，38（2）：99-102.

杨树法，赵娟，王琳琳，2012. 苯丙氨酸羟化酶基因突变研究进展. 检验医学与临床，9(9): 1097-1099.

中华医学会儿科学分会内分泌遗传代谢学组，中华预防医学会出生缺陷预防与控制专业委员会新生儿筛查学组，2014. 高苯丙氨酸血症的诊治共识. 中华儿科杂志，52(6): 420-425.

Blau N, Brlanger-Quintana A, Demirkol M, et al, 2010. Management of phenylketonuria in Europe: Survey results from 19 countries. Mol Genet Metab, 99: 109-115.

Blau N, Hennermann JB, Langenbeck U, et al, 2011. Diagnosis, classification and genetics of phenylketonuria and tetrahydrobiopterin(BH4) deficiencies. Mol Gente Metab, 104(suppl):2-9.

Singh RH, Rohr F, Frazier D, et al, 2014. Recommendations for the nutrition management of phenylalanine hydroxylase deficiency. Genet Med, 16：121-131.

Waisbren SE, Noel K, Fahrbach K, et al, 2007. Phenylalanine blood levels and clinical outcomes in phenylketonuria: a systematic literature review and meta-analysis. Mol Genet Metab, 92(1-2): 63-70.

第 **27** 章

尿素循环障碍

要点

尿素循环障碍（UCD）是尿素循环过程中所需的酶活性降低或缺乏，导致氨的代谢异常，血氨升高导致的一系列疾病。据估计，美国该病的发病率为 1/25 000，但实际发病率可能会更高。

尿素循环必须有 6 种酶参与：氨甲酰磷酸合成酶（CPS-1）、精氨酰琥珀酸合成酶（ASS）、精氨酰琥珀酸裂解酶（ASL）、精氨酸酶（ARG1）、*N*-乙酰谷氨酸合成酶（NAGS）及鸟氨酸氨甲酰基转移酶（OTC）。此外，还有需要两个跨膜转运载体希特林蛋白（Citrin）及鸟氨酸转移蛋白（ORNT1）参与。当这些酶和转运体功能障碍时出现相应疾病。本章主要介绍 OTC、ARG1、ASS、CPS 缺乏及 ORNT1 功能障碍导致的 5 种相应疾病。其中 OTC 缺陷属于 X 连锁遗传，是最常见的尿素循环障碍。

尿素循环障碍的治疗为减少氨的产生（限制蛋白摄入，给予高能量饮食）及增加氨的代谢（根据各病代谢特点应用苯甲酸钠、苯乙酸钠、精氨酸、瓜氨酸等）肝移殖能够改善甚至治愈部分患者。

"尿素循环发生在肝脏，是蛋白质在机体内代谢生成的有毒终产物氨的解毒步骤，氨通过进入尿素循环合成无毒的尿素，再随尿排出。因此，尿素循环是氨的解毒路径，具有非常重要的生理意义。如图 27-1。血氨进入肝细胞后与碳酸氢钠结合，在氨甲酰磷酸合成酶 1（CPS-1）作用下与 *N*-乙酰谷氨酸（NAG）生成氨甲酰磷酸（CP），*N*-乙酰谷氨酸合成酶（NAGS）催化 NAG 形成。之后，CP 在鸟氨酸氨甲酰基转移酶（OTC）的作用下与鸟氨酸结合成瓜氨酸。瓜氨酸转运出线粒体，在精氨酰琥珀酸合成酶（ASS）作用下与天冬氨酸结合生成精氨酰琥珀酸（此处需要希特林蛋白转运天冬氨酸），精氨酰琥珀酸在精氨酰琥珀酸裂解酶（ASL）的作用下裂解成延胡索酸和精氨酸，精氨酸经精氨酸酶（ARG1）水解成鸟氨酸和尿素。尿素无害排出，鸟氨酸则通过鸟氨酸转移蛋白（ORNT1）重新进入线粒体，完成尿素循环。

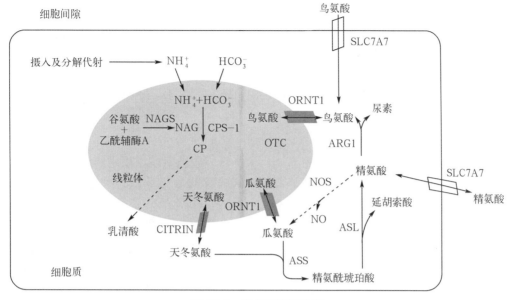

图 27-1　尿素循环示意图

注：尿素循环（UC）的步骤及所涉及的 6 种酶用绿色表示。NAGS：*N*-乙酰谷氨酸合成酶；CPS-1：氨甲酰磷酸合成酶 1；OTC：鸟氨酸氨甲酰基转移酶；ARG1：精氨酸酶 1；ASL：精氨酰琥珀酸裂解酶；ASS：精氨酰琥珀酸合成酶；ORNT1：鸟氨酸和瓜氨酸转运体；CITRIN：希特林蛋白，即线粒体天冬氨酸 / 谷氨酸转运蛋白（SLC25A13）；SLC7A7：氨基酸转运蛋白

虚线绿色箭头表示过量的氨基甲酰磷酸盐（CP）进入嘧啶合成，乳清酸随尿排出。

虚线黑色箭头表示的是精氨酸被一氧化氮合酶（NOS）转化为瓜氨酸和一氧化氮（NO）。

一、鸟氨酸氨甲酰基转移酶缺乏症

鸟氨酸氨甲酰基转移酶缺乏症(OTCD)，又称"高氨血症 2 型"，是鸟氨酸氨甲酰转移酶基因突变所致，以高氨血症为主要临床表现，属于 X 连锁不完全显性遗传代谢病。

（一）病因

鸟氨酸氨甲酰基转移酶（OTC）是一种线粒体酶，在胞质中合成，转入线粒体后，将氨甲酰基磷酸和鸟氨酸催化转化为瓜氨酸，再运输至胞质参与尿素循环的其他生化反应。由于鸟氨酸氨甲酰基转移酶（Xp2.1）基因突变导致 OTC 活性降低或丧失，瓜氨酸合成障碍，尿素循环中断，使得尿素不能正常代谢，出现高血氨，从而引起中枢神经系统功能障碍及血、尿中多种有机酸代谢异常。另外，由于瓜氨酸合成障碍，大量的氨甲酰磷酸进入胞质，增加了嘧啶

的合成，抑制了乳清酸磷酸核糖转移酶活性，导致乳清酸在体内蓄积，尿中乳清酸排泄增多。高血氨对神经系统有较大毒性，干扰脑细胞能量代谢，引起脑内兴奋性神经递质减少、抑制性神经递质增多，这是神经系统损伤的基础。该病的平均发病率为 7.1/100 000，因该病为 X 连锁不完全显性遗传代谢病，男性患者较女性多见，同时约 15% 的携带者女性在妊娠等应激事件中可出现酶部分缺乏的表现。

（二）遗传学特点

鸟氨酸氨甲酰基转移酶缺乏症属 X 连锁不完全显性遗传代谢病，具有显性基因的女性纯合子和男性半合子发病，但杂合子女性携带者也有发病者，临床症状较轻。致病基因 OTC 定位于 Xp2.1，含 10 个外显子和 9 个内含子，长约 73 kb，编码 354 个氨基酸，经转录后形成含有 322 个氨基酸

的鸟氨酸氨甲酰基转移酶。该基因绝大部分在肝脏表达，也有小部分在小肠黏膜中表达。目前国际上已报道了400多种突变和29个多态位点，其中约84%的突变为单个碱基的替代，12%为小片段的缺失或插入，4%为大片段缺失。

（三）临床表现

鸟氨酸氨甲酰基转移酶缺乏症患者可以在任何年龄阶段发病。临床主要分为早发型和晚发型两种。早发型主要发生在男性杂合子患儿，一般在新生儿期发病，临床表现为起病急，病情凶险，因血氨升高而使得大脑广泛性损害。出生时患儿可无异常，出生后数天即表现出易激惹、嗜睡、拒食、呼吸急促和昏睡等，可迅速发展为痉挛、昏迷和呼吸衰竭。如果不给予紧急处理，很快发展成遗传代谢性脑病，并常在刚出生的1周内死亡，幸存者多遗留严重的智力损害。晚发型多发生在较大年龄的患者中，可以是半合子的男性和杂合子的女性，临床症状相对较轻，而且表现多样。儿童时期和成年后发病的患者大多表现为慢性神经系统损伤，如发作性呕吐、头痛、谵妄、行为异常、精神错乱等症状。患者可出现肝大、反复癫痫发作、生长发育迟缓、行为异常等临床表现。尽管晚发型症状较轻，但在疾病、应激、高蛋白饮食等环境因素应激下会诱发高氨血症的急性发作而威胁生命。杂合子女性携带者多数终身无症状，少数可发病，发病年龄及临床表现存在个体差异，有早发型和晚发型之分。

（四）诊断

鸟氨酸氨甲酰基转移酶缺乏症依据典型临床特征、家族史和支持性实验室结果进行诊断。

1. **临床特征**　新生儿男性患儿表现为急性新生儿脑病（易激惹、喂养困难、呼吸急促、嗜睡等）和低体温；儿童、青少年或成人（男性或女性）存在脑病或精神病发作，包括不稳定行为、意识障碍、谵妄等。

2. **家族史**　男性患儿出生后第1周因"败血症"或不明原因的嗜睡、拒绝进食、呼吸急促、存在脑病或精神病发作（发作性呕吐、不稳定行为、意识障碍、谵妄等）而死亡。

3. **实验室检查**　血氨增高、血瓜氨酸降低、尿乳清酸增高是典型的鸟氨酸氨甲酰基转移酶缺乏症的生化表型，但如果血瓜氨酸、尿乳清酸正常，则需进行肝细胞的鸟氨酸氨甲酰基转移酶的活性测定和（或）进行鸟氨酸氨甲酰基转移酶基因致病性变异的分析。

（五）辅助检查

1. **血氨**　是用于评估疑似患者的首要实验室指标。在抽取血液进行氨测定时应特别注意，因为技术和操作方法对化验结果可能存在相当大的影响。临床医师应该牢记，在达到最终诊断的过程中不应延迟治疗，并且应根据最终诊断调整治疗。用于诊断UCD的实验室数据包括血浆氨水平、pH、二氧化碳、阴离子间隙测量、血浆氨基酸和尿液有机酸分析。pH和二氧化碳都可以随着脑水肿程度和过度通气或通气不足而变化。在新生儿中，基础氨水平高于成人，通常$< 35\mu mol/L$。血浆氨浓度升高$150\mu mol/L$或与正常阴离子间隙和正常血糖水平相关的更高，是诊断该病的重要提示。且其峰值水平与病情严重程度及预后密切相关，血氨$>100\mu mol/L$时，患者可表现为兴奋及行为异常；血氨$> 200\mu mol/L$时，患者可表现为意识障碍、惊厥；血氨达到$400\mu mol/L$以上时，患者将出现昏迷、呼吸困难、智力低下甚至猝死。新生儿期起病的患者，血氨水平升高明显，高于$300\mu mol/L$，并可持续升高。晚发型患者及有症状的女性杂合子患者，在高氨血症发作时血氨高于$150\mu mol/L$，在发作间期病情缓解时可恢复正常。

2. **尿有机酸检测**　气相色谱质谱检测

（GC/MS）尿乳清酸和尿嘧啶排出明显增加。

3. **血氨基酸检测**　血瓜氨酸水平降低，谷氨酸水平增高，也有部分患者血瓜氨酸水平正常。

4. **肝细胞鸟氨酸氨甲酰基转移酶（OTC）的酶活性分析**　鸟氨酸氨甲酰基转移酶在肝组织和小肠黏膜中表达，通常男性患者或女性发病者酶活性为正常人的 5%～25%。

5. **基因致病性变异分析**　男性患者发现携带半合子致病性变异；女性患者携带一个致病性变异（与 X 染色体失活有关）。

（六）鉴别诊断

本病需要与其他可引起高氨血症的疾病相鉴别。

1. **尿素循环障碍中其他疾病**　如氨甲酰磷酸合成酶缺乏症、精氨酸缺乏症、精氨酰琥珀酸合成酶缺乏症等。

2. **有机酸血症**　如丙酸血症、甲基丙二酸血症及多种羟化酶缺乏症等。

3. **脂肪酸氧化代谢病**　如中链酰基辅酶 A 脱氢酶缺乏症及原发性肉碱缺乏症等。

此外，感染、肝脏病变、Reye 综合征等也会导致血氨升高。由于多数患者以肝脏及神经系统损害为主，临床表现无明显特异性，易误诊为消化系统疾病、脑炎或其他精神疾病。详细的病史和实验室检查包括反复的血氨测定及血氨基酸、酰基肉碱、尿乳清酸、有机酸检测有助于鉴别。

（七）治疗

目前该病尚无特效治疗方法。主要治疗原则是控制饮食，减少蛋白质摄入，降低血氨产生，避免出现高氨血症，利用药物促进血氨代谢。

1. **急症治疗**　患者出现脑病和高氨血症时需给予紧急治疗。

（1）促进氨的排出：静脉注射苯甲酸钠 500mg/（kg·d）或苯丁酸钠 600mg/（kg·d）、精氨酸 400～700mg/（kg·d）、左卡尼汀 100mg/（kg·d）及乳果糖等降低血氨；严重高氨血症患者，可通过血液滤过、透析迅速降低患者血氨。

（2）减少氨的生成：停止蛋白质摄入；保证能量供给，可给予 10%～20% 葡萄糖口服或静脉滴注；保证大便通畅，减少肠道产氨；可适当给予抗生素，抑制肠道菌群繁殖。

（3）纠正电解质紊乱、维持酸碱代谢平衡：预防出现脱水、电解质紊乱；丙戊酸钠、阿司匹林等药物可诱发或加重高氨血症，治疗时应注意避免使用。

2. **缓解期治疗**　以低蛋白、高热量饮食治疗为主，保证能量供应，减少机体蛋白质分解，从而减少氨的产生；同时给予降血氨药物治疗。

（1）饮食治疗：控制患者蛋白质摄入量，使其维持在最低生理需要量，限制蛋白质摄入量为 1～1.5g/（kg·d），少食肉类及豆制品等高蛋白含量食物。另外，给予高热量饮食，可减少机体蛋白质分解，主要以淀粉、碳水化合物为主，如米、面食等。

（2）药物治疗：常用药物有苯甲酸钠 250mg/（kg·d）或苯丁酸钠 250mg/（kg·d）、精氨酸 100～250mg/（kg·d）、瓜氨酸 100～250mg/（kg·d）。应注意的是，苯甲酸钠及苯乙酸钠可引起体内肉碱缺乏，故患者应补充左卡尼汀 50～100mg/（kg·d）。

3. **血液透析**　若药物治疗效果欠佳，需尽快行血液透析治疗。

4. **彻底治疗鸟氨酸氨甲酰基转移酶缺乏症患者的最有效方法**　为活体肝移植。肝移植虽然可纠正患者的尿素循环障碍，明显降低血氨，提高生活质量，但是不能逆转肝移植前已经发生的神经系统损伤。

5. **基因疗法**　也被认为是治疗鸟氨酸氨甲酰基转移酶缺乏症的一种手段。

据报道，尿素循环模型的建立为了解先天性新陈代谢异常提供了帮助。整个循环中的缺陷影响多种分子机制，包括催化酶、生成辅助因子和转运蛋白等。这些疾病的及时诊断和治疗直接影响患者的预后，而临床医师的意识是应引起关注。通过新生儿筛查，改进治疗及增加检测脑异常的能力，进行早期检测将对这些患者的健康产生重大影响。需要探索继发性肌酸缺乏在高氨血症诱发的脑损伤的发病机制中的作用。最后，使用肝细胞移植作为桥接治疗直至肝移植是一个令人兴奋的研究领域，将在未来几年内进行进一步研究和推广。

二、精氨酸血症

精氨酸血症是精氨酸酶-1（arginase-1，AI）缺陷导致的尿素循环代谢障碍性疾病。以高精氨酸血症为主要临床表现，是一种常染色体隐性遗传病。

（一）病因

精氨酸酶-1是尿素循环中最后一步发挥作用的水解酶，将精氨酸水解为鸟氨酸和尿素。基因突变后形成的精氨酸酶-1不能将精氨酸水解为鸟氨酸和尿素，导致尿素循环中断，氨不能形成尿素排出体外，高氨血症导致肝脏损害和肝性脑病的发生。与其他尿素循环障碍疾病相比，精氨酸血症患者中高氨血症程度相对较轻，原因可能与精氨酸酶-1的同分异构体精氨酸酶-2的代偿作用有关。精氨酸及其代谢产物可能导致神经系统损害。精氨酸在中枢神经系统中是合成瓜氨酸的底物，该反应由一氧化氮合酶催化；在生成瓜氨酸同时可以产生一氧化氮，该反应正常情况下与精氨酸酶作用相互抑制，在精氨酸酶缺乏的情况下，一氧化氮生成增多造成对细胞的损伤。另外，精氨酸可通过转氨基、脱羧基、乙酰化等作用生成一系列胍基化合物，如高精氨酸、N-乙酰精氨酸、α-酮基-δ-胍戊酸等。已发现胍基化合物在患者血清、脑脊液等处水平升高，α-酮基-δ-胍戊酸等可抑制神经递质γ-氨基丁胺的作用，有促进惊厥发生

的作用，有些胍基化合物可抑制转酮醇酶的活性，从而导致神经元脱髓鞘改变，表现为上运动神经元体征。高精氨酸血症在美国的新生儿发病率为1/1 000 000～1/300 000。日本的发病率约为1/350 000。我国尚无该病的流行病学报道。

（二）遗传学特点

导致精氨酸血症的病因是编码精氨酸酶-1的 *ARG1* 基因突变。致病基因 *ARG1* 定位于6q23.2，基因长约11.1kb，包含8个外显子，编码含322个氨基酸蛋白，主要在肝脏及红细胞中表达。目前国际上已报道了30多种突变，其中包括错义突变、剪切突变、缺失或插入，以错义突变为主。

（三）临床表现

高精氨酸血症典型的临床表现为进行性痉挛性瘫痪、认知能力退化、身材矮小。与其他类型的尿素循环障碍临床表现不同的是，本病的高氨血症较少见或临床表现比较轻微，新生儿期发病的病例少见报道。婴儿很少出现严重的高氨血症或高氨血症昏迷，但也会因高蛋白饮食、感染或禁食等应激状态导致严重的高氨血症，从而出现烦躁不安、嗜睡、拒绝进食、呕吐、呼吸困难、运动障碍甚至昏迷等症状。幼儿时期患儿可出现恶心、呕吐、吞咽困难、动作笨拙、易跌倒等症状。如未经及时诊断和治疗，症状则进行性加重，可出现痉挛性瘫痪、昏迷、惊厥、精神和生长发育迟滞等症状。超过50%的患儿有癫痫发作可不伴有高氨血症，大部分临床表现为强直阵挛发作，但也可表现为单纯局灶性癫痫、复杂局灶性癫痫、失神发作、全身性强直等甚至癫痫持续状态。该病神经系统外的表现罕见，主要影响肝脏。肝脏损伤可表现为轻度的肝细胞损伤，也可导致凝血功能障碍和急性肝衰竭。肝内胆汁淤积可导致新生儿黄疸、肝大，胆汁淤积长时间存在则会促进肝纤维化的发生。患者也可出现脊柱畸形，如脊柱侧

弯和脊柱前弯，该表现可能与肌肉的痉挛状态有关。

（四）辅助检查

1. 常规检查　血生化主要以转氨酶升高为主要表现，凝血功能显示凝血时间延长，血氨多数为轻度至中度升高，急性高氨血症则不多见。

2. 血液、尿液、脑脊液筛查　血液标本行氨基酸筛查可发现精氨酸水平明显升高，如升高至正常高限的 3 倍以上则高度提示为本病。尿液有机酸筛查可检测出乳清酸水平升高。脑脊液氨基酸检测也可发现精氨酸水平升高。

3. 酶的活性检测　可发现红细胞内精氨酸酶活性明显降低，多数可低于正常人的 1%。

4. 基因检测　该病的致病基因为 *ARG1*，突变包括错义突变、缺失、插入及剪切突变，其中最主要的突变类型为错义突变。

5. 脑电图检查　约 50% 以上患儿脑电图提示背景活动的减慢及癫痫样波的活动，但无特异性改变。头颅 MRI 也无特异性改变，部分可表现为大脑皮质、小脑萎缩，弥漫性脑水肿，局部缺血坏死等。

6. 肝脏病理　光镜下可见肝细胞肿大、肝纤维化、肝细胞脂肪变性，也可见肝细胞内糖原贮积。

（五）诊断

如患者出现典型症状，如身材矮小、四肢进行性痉挛性瘫痪、认知功能落后或高氨血症表现（呕吐、嗜睡），则可疑似诊断本病。血液、尿液、脑脊液标本筛查精氨酸升高，其中精氨酸水平高于正常 3 倍以上高度提示本病。精氨酸与鸟氨酸比值可作为诊断高精氨酸血症的重要依据，如比值 > 0.8 则提示高精氨酸血症。精氨酸酶活性测定是诊断高精氨酸血症的重要依据。而红细胞精氨酸酶测试和 *ARG1* 基因分子检测可作为本病诊断的金标准。

（六）鉴别诊断

需要鉴别诊断的疾病包括可引起高氨血症的其他尿素循环障碍性疾病、痉挛性脑瘫、Reye 综合征等。与其他尿素循环障碍疾病相比，高精氨酸血症发病年龄相对较晚，临床症状相对较轻，急性高氨血症少见。

（七）治疗

精氨酸血症尚无特效治疗，和其他引起高氨血症的尿素代谢障碍疾病一样，降低血氨浓度、避免精氨酸的摄入是治疗的关键。

主要治疗措施如下。

1. 饮食疗法　是治疗的关键。对精氨酸血症的患儿，应限制蛋白质摄入，以碳水化合物和脂肪为主，给予低精氨酸饮食，从而减少氮的摄入和分解代谢。但也应注意适当补充不含精氨酸富含支链氨基酸的特殊氨基酸粉和天然蛋白。氨基酸粉一般为 0.7g/(kg·d)。蛋白质的推荐摄入量：1 ～ 3 个月为 1.25 ～ 2.20g/（kg·d）；3 ～ 6 个月为 1.15 ～ 2.20g/（kg·d）；6 ～ 12 个月量为 0.9 ～ 1.6g/（kg·d）；1 ～ 4 岁为 8 ～ 12g/d。通过饮食疗法，血精氨酸水平维持在正常水平，减缓和阻止疾病发展，可改善患儿的神经系统症状（如痉挛状态）、行为语言能力的发育等。

2. 高氨血症　急性高氨血症较为少见，一般由禁食、感染、高蛋白质饮食、手术或应激等因素引起。一旦出现高氨血症，应积极采取禁食蛋白质、持续补充高热量饮食、促进氮的排泄等措施。如上述措施无效，则需采用血液透析疗法以迅速降低血氨浓度。

3. 增加氮的旁路代谢　患儿血氨较高时，可应用氮清除剂（苯甲酸钠和苯丁酸钠），使得内源性氮以马尿酸和苯乙酰谷氨酰胺的形式从尿中排出，从而促进氨排泄。苯甲酸钠一般为 250mg/（kg·d），苯乙酸钠为 500mg/（kg·d），血氨水平应控制在

60μmol/L 以下。

4. 对症治疗　可给予抗癫痫药物控制抽搐、物理治疗帮助肢体功能恢复。

5. 其他　肝移植、干细胞移植、基因疗法等尚处在研究阶段。

三、瓜氨酸血症Ⅰ型

瓜氨酸血症分为瓜氨酸血症Ⅰ型（citrullinemia type Ⅰ，CTLN1）和瓜氨酸血症Ⅱ型，均属于常染色体隐性遗传的尿素循环障碍性疾病。瓜氨酸血症Ⅰ型是精氨酸琥珀酸合成酶（argininosuccinate synthetase，ASS）基因突变所致，$ASS1$ 基因（定位于9p34.11）突变使酶的功能缺陷，导致氨在体内蓄积，出现高氨血症，瓜氨酸及其他尿素循环的副产物在血液、尿液及脑脊液中蓄积，引起一系列的毒性损害，造成惊厥甚至昏迷等一系列临床症状，严重时导致脑水肿危及生命。

（一）病因

CTLN1 由尿素循环中精氨酸代琥珀酸合成酶的编码基因 $ASS1$ 突变所致，为常染色体隐性遗传。$ASS1$ 基因在体内许多组织（如肝脏、肾脏及成纤维细胞）中都有表达，但主要在肝脏表达，是合成尿素循环的第三个酶，催化瓜氨酸及天冬氨酸合成精氨酸代琥珀酸。ASS 缺陷使尿素循环受阻，导致高氨血症，同时引起患者血液、尿液及脑脊液中瓜氨酸水平升高，临床表现主要为高氨血症，严重者可导致脑水肿，从而危及生命。

（二）遗传学特点

$ASS1$ 基因定位于 9q34.11，包含 16 个外显子。转录起始密码位于外显子 3，终止密码位于外显子 16，初级转录子长度为1239bp，编码蛋白 ASS 分子量为 186kDa。$ASS1$ 突变类异质性明显，文献报道的突变类型已达 87 种，绝大多数为错义突变，其中最常见的突变类型为 c.910C → T，IVS6-2A → G 和 c.1168G → A。

（三）临床表现

根据国内外文献，CTLN1 可分为四种临床类型，即急性新生儿型（经典型）、迟发型、妊娠相关型和无症状型。

1. 经典型　患者出生时可无临床症状，但在出生后 1 周内即可表现出反应迟钝、喂养困难、呕吐等非特异性表现，严重者病情可出现快速进展，出现脑水肿、颅内压增高，表现为角弓反张、抽搐、昏迷、中枢性呼吸衰竭、瞳孔固定、前囟隆起等，甚至出现死亡。个别 CTLN1 婴儿可表现为脑梗死，经过及时治疗而存活的 CTLN1 经典型患者通常会遗留神经系统缺陷，如认知障碍等表现。患者也可有肝大和转氨酶升高的临床表现。

2. 迟发型　该型患者发病较晚，较新生儿临床表现轻微，可为慢性高氨血症或急性高氨血症发作症状，如周期性呕吐、嗜睡、惊厥等。部分有肝大和肝酶升高、急性肝衰竭和肝纤维化。另外还可表现为智力、运动发育落后，轻者仅可表现出偏头痛、吐字不清、共济失调、嗜睡等非特异性症状。CTLN1 并非均以神经系统异常为首发临床表现，个别迟发型 CTLN1 患者可以肝功能异常为首发临床症状，如出现黄疸、转氨酶升高和凝血功能障碍，严重者甚至可以达到肝移植的标准。

3. 妊娠相关型　部分女性 CTLN1 患者在妊娠期或产后可出现严重的高氨血症，甚至因严重高氨血症出现昏迷、死亡。CTLN1 也可能与产后抑郁症等心理疾病的发生发展相关联。

4. 无症状型　部分经 $ASS1$ 基因分析确诊的 CTLN1 患者，尽管存在血浆瓜氨酸增高等生化异常，但缺乏明显的临床症状和体征。

（四）辅助检查

1. 常规生化检查　可出现 ALT、AST

升高，凝血时间延长，总胆红素及直接胆红素均升高等肝功能异常表现，部分患者也可出现血尿素氮及血肌酐升高等肾功能损伤的表现。

2. **血氨**　缓解期 CTLN1 患者的高氨血症可不明显，急性期 CTLN1 患者的血氨可达 1000 ～ 3000μmol/L（正常为 40 ～ 50μmol/L）。

3. **血液串联质谱和氨基酸分析**　可发现瓜氨酸显著增高，常超过 1000μmol/L，部分患者甚至可达 2000 ～ 5000μmol/L（正常 < 50μmol/L），同时伴有赖氨酸、丙氨酸和谷氨酰胺水平升高，精氨酸和鸟氨酸水平下降。

4. **尿液气相质谱有机酸分析**　可在尿液标本中发现乳清酸、尿苷和尿嘧啶水平增高。

5. **酶的活性测定**　CTLN1 患者皮肤成纤维细胞中 ASS 酶活性降低。

6. **组织病理**　肝组织病理在光镜下可发现肝硬化、肝细胞局灶性坏死及肝内胆汁淤积的表现。

7. **基因检测**　利用血液标本行 *ASS1* 基因分析可进一步明确诊断。

（五）诊断

CTLN1 的诊断依靠临床表现和实验室检查来进行。不明原因头痛、呕吐、意识障碍、惊厥甚至昏迷、死亡等严重中枢神经系统表现的患者，如果血氨显著增高（ > 150μmol/L），同时血瓜氨酸水平明显升高（通常 > 1000μmol/L），尿乳清酸及尿嘧啶水平升高可确诊为 CTLN1。因酶学检测难度大，ASS 活性测定不作为常规检测手段。对于临床表现不严重或生化指标异常在临界值的缓解期或发作间期及无症状型 CTLN1 患者，可通过基因检测分析 *ASS1* 基因突变来明确诊断。

（六）鉴别诊断

1. 与**瓜氨酸血症 Ⅱ 型**（citrullinemia type Ⅱ，CTLN2，OMIM #603471）及其他原发或继发性高氨血症相鉴别　CTLN2 是希特林蛋白缺陷病（citrin deficiency）的一种临床表现型，是 *SLC25A13* 基因突变导致肝细胞线粒体内膜上的谷氨酸 / 天冬氨酸载体蛋白希特林功能不足而形成的遗传代谢病。CTLN2 患者血氨和血浆瓜氨酸的升高水平比经典型 CTLN1 低，肝性脑病的表现也没有 CTLN1 患者严重。轻型或无症状期 CTLN1 与 CTLN2 鉴别诊断往往比较困难，往往需要借助基因检测手段对 *ASS1* 和 *SLC25A13* 基因突变分析。

2. **其他有机酸血症**　有机酸血症可抑制 *N*-乙酰谷氨酸合成酶活性而导致继发性高氨血症，但尿液有机酸分析可发现相应有机酸血症的特征。

3. **尿素循环其他酶缺乏**　如 *N*-乙酰谷氨酸合成酶、氨甲酰基磷酸合成酶、鸟氨酸氨甲酰基转移酶、精氨酸代琥珀酸裂解酶、精氨酸酶或载体蛋白（如鸟氨酸移位酶）活性 / 功能不足导致的原发性高氨血症也可出现严重的脑病表现，但其血浆氨基酸分析均有相应的不同于 CTLN1 的特征性改变，尿液乳清酸分析也有助于鉴别诊断。

（七）治疗

1. **急性期**　高氨血症发作时应立即停止蛋白质的摄入，并进行肠外营养支持、静脉补充精氨酸、尽快降低血氨水平等措施。

（1）**药物治疗**：可给予苯甲酸钠和苯乙酸钠和精氨酸降血氨治疗，可静脉使用注射用苯甲酸钠 / 苯乙酸钠或口服苯甲酸钠和苯丁酸钠。

（2）**血液透析**：药物治疗效果不佳的高氨血症可通过应用血液透析治疗以快速降低血氨水平。

（3）**饮食治疗**：目的在于提供适量蛋白质和热量，纠正高分解代谢状态。婴儿期给予 10% 葡萄糖注射液静脉滴注可有效改善临床症状。条件允许可给予全静脉营养，蛋白质和热量分别从 0.25g/（kg·d）和 50kcal/（kg·d）开始，逐渐增加到 1.0～1.5g/（kg·d）和 100～120kcal/（kg·d）。

2. 缓解期　治疗目的在于控制血氨水平低于 100μmol/L，并使血浆谷氨酰胺水平接近正常。

（1）苯甲酸钠制剂：剂量为 250mg/（kg·d），分 3 次口服；随着年龄增长而逐渐增大到 9.9～13g/（m²·d）。

（2）精氨酸：口服剂量从 400～700mg/（kg·d）开始，随着年龄增长而逐渐增大到 8.8～15.4g/（m²·d）。

（3）左旋肉碱：可预防降血氨治疗药物所引起的继发性肉碱缺乏症。

（4）饮食治疗：需要在营养科医师指导下进行，以预防高氨血症的发作，并促进生长发育接近正常水平。

（5）肝移植：国内外已广泛开展儿童肝移植手术，且移植成功率逐渐达到令人满意的效果。该治疗手段虽然可减少高氨血症发作，改善生活质量，但需要考虑肝脏来源及治疗费用等问题。

四、高鸟氨酸血症 – 高氨血症 – 同型瓜氨酸尿症

高鸟氨酸血症 - 高氨血症 - 同型瓜氨酸尿症（hyperornithinaemia-hyperammonaemia-homocitrullinuria syndrome，HHHS）是由位于 13q14 染色体上编码线粒体鸟氨酸转运蛋白的 SLC25A15 基因（MIM 603861）突变引起的一种常染色体隐性遗传病，由鸟氨酸转移蛋白 1（ornithine transporter 1，ORNT1）缺乏导致尿素循环功能障碍。HHHS 是一种具有高度临床变异性的异质性疾病，轻型临床表现为学习困难和轻微神经系统受累症状，重型表现为昏迷、嗜睡、肝脏体征和癫痫发作。新生儿期发病的患者具有严重的临床表现，除此之外，没有证据表明发病年龄与疾病严重程度之间存在直接关系。

（一）病因

鸟氨酸是一种碱性氨基酸，可从饮食中摄取，也可由精氨酸酶作用于内源性精氨酸而生成，它参与尿素循环并发挥重要作用。该病是 SLC25A15 基因突变所致。该基因编码 1 个含 301 个氨基酸残基的蛋白质 - 鸟氨酸转移蛋白 1（ORNT1），该蛋白位于线粒体膜上，可将鸟氨酸从细胞质转运到线粒体内参与尿素循环。编码 ORTN1 的 SLC25A15 基因发生突变使其功能发生缺陷，引起以下生化反应：①线粒体内鸟氨酸含量下降，血中鸟氨酸含量升高；②鸟氨酸不能与氨甲酰磷酸充分反应，引起氨甲酰磷酸堆积；③累积的氨甲酰磷酸通过旁路代谢生成乳清酸，也可以与赖氨酸结合生成同型瓜氨酸，引起同型瓜氨酸增多；④尿素循环受阻后导致游离氨蓄积，形成高氨血症，引发相应的临床表现。HHHS 的发病率极低，全世界至今仅报道了 100 多例患者，男女比例为 2∶1，主要来自美国、加拿大、意大利和墨西哥等地。欧美 HHHS 发病率约为 1/350 000，目前国内缺乏相应的流行病学资料。

（二）遗传学特点

HHHS 为常染色体隐性遗传病，由 SLC25A15 基因发生突变致病，该基因定位于 13q13—13q14.1，包含 8 个外显子和 7 个内含子。至今已有 31 种 SLC25A15 基因突变类型的报道，其中包括错义突变（67.7%）、剪切突变（6.4%）、小片段缺失突变（6.4%）、大片段缺失突变（3.2%）和小片段插入突变（16.1%），而在错义突变中，最常见的突变类型为 c.910C → T，IVS6-2A → G 和 c.1168G → A。

（三）临床表现

HHHS 临床表现主要由高氨血症及高鸟氨酸血症和高同型瓜氨酸尿症引起，以神经系统症状为主；受 ORNT1 缺陷程度的影

响，临床表现严重程度存在不同。发病年龄可以从新生儿到成年（晚发型），并且表现类型广泛。

1. 新生儿期 约 12% 的患者在新生儿期发病。出生后的 24 ～ 48h 无明显症状，随后出现与高氨血症相关的症状 [包括嗜睡、困倦、拒食、呕吐，伴呼吸性碱中毒和（或）癫痫发作。本病新生儿期与新生儿发病的其他尿素循环障碍疾病难以区分。

2. 晚发型 该型患者约占 88%，其中 40% 发生在 3 岁前，29% 在儿童期，19% 在成人期。主要表现：①慢性神经系统损伤，如发育迟缓、共济失调、痉挛、学习障碍、认知缺陷和（或）无法解释的癫痫发作；②由多种因素（如禁食、大量摄入高蛋白饮食、感染或创伤等）诱发的继发于高氨血症危象的急性肝性脑病；③慢性肝功能损伤，转氨酶不明原因升高，伴或不伴轻度的凝血功能障碍，伴或不伴轻度的高氨血症和蛋白质不耐受。

（四）辅助检查

1. 血氨测定 空腹及餐后血氨浓度可出现轻至中度升高。国外文献报道新生儿期血氨浓度波动于 100 ～ 700μmol/L，儿童期波动于 43 ～ 532μmol/L，青春期至成人血氨浓度波动在 40 ～ 306μmol/L。

2. 血浆氨基酸分析 鸟氨酸血浆浓度升高，可达 200 ～ 1100μmol/L（参考范围为 30 ～ 110μmol/L）。虽然对蛋白质饮食的限制可使鸟氨酸的血浆浓度显著降低，但很少能降至正常水平。

3. 尿氨基酸分析 尿中同型瓜氨酸水平显著升高，此为 HHHS 特征性生化改变；部分新生儿期患者及蛋白质摄入受限者，同型瓜氨酸仅出现轻度升高。

4. 尿有机酸分析 尿中乳清酸浓度升高，伴琥珀酸、延胡索酸、柠檬酸、富马酸和 α- 酮戊二酸及乳酸等有机酸排泄增加。

5. 血浆谷氨酰胺浓度测定 在高氨血症期，血浆谷氨酰胺浓度显著升高。但随着血浆氨浓度恢复正常，血浆谷氨酰胺浓度可能保持轻度升高(正常值上限的 1.5 ～ 2 倍)。

6. 皮肤成纤维细胞 ORNT1 活性测定 活性为正常对照的 20%～ 25%。

7. 基因检测 SLC25A15 基因突变检测可发现纯合突变或复杂性杂合突变。

（五）诊断

根据该病在相应年龄阶段出现的症状、体征，结合实验室检查结果，依靠阵发性或餐后高氨血症、持续性高鸟氨酸血症和同型瓜氨酸尿排泄的代谢三联征可诊断。肝脏或皮肤成纤维细胞内 ORNT1 活性水平检测及 SLC25A15 基因分子检测是本病最终诊断的金标准。

对于疑似患者，采用基因测序技术确定 SLC25A15 基因是否有致病性突变，99% 的患者可找到致病性突变。对于高度疑似仅仅找到 1 个致病突变的患者，则可以采用定量 PCR、多重连接探针扩增技术（MLPA）或染色体芯片技术（array-CGH 或 SNParray）检测是否存在基因缺失。

（六）治疗

对于 HHHS 患者的急性治疗和长期管理需要由包括代谢学专家在内的医疗团队进行综合管理。主要措施包括如下。

1. 急性高氨血症的处理 血浆氨浓度 ≥ 100 ～ 125μmol/L 应立即进行处理。①停止蛋白质摄入；②静脉注射含有电解质的 10% 葡萄糖溶液，每 2 小时监测血氨、血糖、血电解质、二氧化碳浓度和神经系统症状及体征；③输注精氨酸、苯甲酸钠、苯乙酸钠，不同年龄组初始输液剂量（表 27-1）；④口服广谱抗生素治疗或抗生素灌肠，以抑制肠道细菌产生氨；⑤上述治疗未能降低血氨时，应立即进行腹膜透析或血液透析。在血液净化治疗期间应继续输注精氨酸、苯甲酸盐和苯乙酸盐。

表 27-1　精氨酸、苯甲酸钠、苯乙酸钠
初始输液剂量

输液	婴儿和儿童	青少年和成年人
10% 盐酸精氨酸	210mg/ (kg·d)	$4.0g/m^2$
苯甲酸钠	250mg/ (kg·d)	$5.5g/m^2$
苯乙酸钠	250mg/ (kg·d)	$5.5g/m^2$

2. 饮食控制　①限制蛋白质摄入，能量供给以碳水化合物和脂肪为主，但也注意适当补充其他必需氨基酸。可补充瓜氨酸或精氨酸，因为两者都是尿素循环底物，可促进氮产物排出。②促进氨旁路代谢：可采用氨清除剂（苯乙酸钠和苯甲酸钠），使得内源性氨以马尿酸和苯乙酰谷氨酰胺的形式从尿中排出，从而促进氨排泄。

（七）预防

1. 避免近亲结婚。

2. 宣传优生优育，进行新生儿筛查。美国部分地区已开展对 HHHS 的新生儿筛查，通过应用串联质谱法（MS/MS）测定血鸟氨酸浓度，鸟氨酸浓度明显升高提示可能存在 HHHS，进一步行基因检测等可早期诊断与治疗。国外文献报道部分 SLC25A15 基因突变携带者或复合杂合突变患者，在新生儿筛查时测得鸟氨酸正常，血浆鸟氨酸水平升高可出现在出生后若干天，故标准串联质谱（MS/MS）的新生儿筛查方法存在局限性。针对高危患儿行 HHHS 新生儿筛查，可以达到早期发现、早期诊断和早期治疗的目的。

3. 针对有 HHHS 先证者的家族进行遗传咨询是预防该病在家庭中蔓延的重要手段。HHHS 为常染色体隐性遗传，先证者双亲均为不发病的突变携带者，先证者的同胞发病的概率为 25%，无症状的突变携带者的概率为 50%，正常个体的概率为 25%。先证者家庭成员通过基因检测，确定杂合子携带者，进行遗传咨询；如果先证者的

父母再次生育，可采集羊水或绒膜标本提取 DNA 进行胎儿的基因检测。

五、氨甲酰磷酸合成酶Ⅰ缺乏症

氨甲酰磷酸合成酶Ⅰ缺乏症（carbamoyl phosphate synthetase Ⅰ deficiency，CPS1D）是由先天性氨甲酰磷酸合成酶缺陷引发的以高氨血症为特征的遗传代谢病，是尿素循环障碍的一种，属常染色体隐性遗传病。据报道该病在世界范围内的总发病率为 1/100 000～1/800 000，目前我国的发病率尚不明确。该病各年龄阶段均可发病，尤以新生儿期发病多见，新生儿期发病者常存在严重高氨血症，临床表现重，病死率极高。

（一）病因

氨甲酰磷酸合成酶Ⅰ（carbamoyl phosphate synthetase Ⅰ，CPS1）是氨进入尿素循环第一步反应的关键酶，它催化 NH_3、CO_2 与 2 分子的 ATP 合成氨甲酰磷酸，进而与鸟氨酸结合生成瓜氨酸而开启尿素循环，当该酶缺乏时将导致尿素循环障碍及该循环中下游产物的消耗，尤其是瓜氨酸，因此 CPS1D 患者血氨浓度常明显增高，血浆瓜氨酸及精氨酸浓度常降低，以瓜氨酸为著。尿素循环是清除体内氨的主要途径，维持血氨在极低浓度，而氨在血液中主要以谷氨酰胺、丙氨酸形式运输，CPS1D 因引起血氨增高可导致血浆谷氨酰胺、丙氨酸浓度增高。此外，氨甲酰磷酸合成酶参与嘧啶核苷酸的合成，其中间产物是乳清酸，因此 CPS1D 可引起尿乳清酸浓度降低。

（二）遗传学特点

CPS1D 致病基因 CPS1 基因位于 2 号染色体长臂（2q35），包含有 4500 个编码核苷酸及 38 个外显子和 37 个内含子。目前国际上已报道的该基因突变类型有 200 余种。多数为单个碱基置换的错义突变，其他为无义突变、剪切点突变和框移突变等，也有小片段及大片段缺失的报道。GPS1

基因突变具有高度遗传异质性。近年来不断发现未见报道的突变形式，可见 CPS1D 的致病突变形式的数量繁多，由于大部分突变均为个体化突变，从而诊断更加复杂。

（三）临床表现

CPS1D 的临床表现主要与高氨血症导致的神经功能障碍有关，临床表现的严重程度取决于酶活性缺陷的程度。根据发病年龄、临床表现及酶活力降低的程度分为两个独立表型，即新生儿型和迟发型。

1. 新生儿型 该型出生时通常无明显临床表现，随着喂养开始出现临床症状，如喂养困难、呕吐、嗜睡、低肌张力、体温低、抽搐、昏迷及呼吸暂停等，病情进展迅速，病死率高。

2. 迟发型 该型见于各年龄阶段，临床表现轻重不等，发病可为间歇性，可由病毒感染或高蛋白饮食等诱发。

（四）辅助检查

1. 血氨测定 急性发作期血氨浓度可显著升高，数值可超过 $150\mu mol/L$ 甚至更高。

2. 血液氨基酸分析 可发现血液谷氨酸浓度升高，瓜氨酸和精氨酸浓度降低，而乳清酸浓度可正常或降低。血转氨酶水平可升高，且伴有肝大。

3. 酶学检测 可发现 CPS1 活性降低或丧失，但不可以此明确诊断，需与 N- 乙酰谷氨酸合成酶缺乏症相鉴别。

4. 基因检测 CPS1 基因突变检测可助于明确诊断。

（五）诊断

CPS1D 的诊断主要依靠实验室的化验结果，血氨测定是早期诊断的关键。血氨浓度升高，血甘氨酸及谷氨酸浓度也升高，瓜氨酸浓度降低，尿乳清酸浓度可正常或降低；临床表现主要为高氨血症引起的一系列神经系统症状，表现为头痛、呕吐、烦躁易怒、昏睡、异常行为等症状和体征；肝组织活检酶学测定 CPS1 活性降低或缺失；检出 CPS1 基因突变可明确诊断。

（六）治疗

目前的治疗措施主要是降低血氨水平，包括限制蛋白质摄入或低蛋白饮食，保证热量供给，减少氨的生成。口服 L- 精氨酸、苯甲酸钠、苯乙酸钠等药物降氨治疗，血氨显著升高时可选择血液透析或腹膜透析治疗，病情稳定后可考虑肝移植。

NAGSD 已经使用 N- 氨基甲酰 -L- 谷氨酸（N-carbamoyl-L-glutamate，NCG）取得了成功的治疗，理论上 NAG 作为 CPS1 的变构激活剂，应用于部分 CPS1 缺乏症的患儿可提高其尿素产生，降低血氨。

（七）预防

1. 避免近亲结婚。

2. 产前诊断很关键。对于 CPS1D 高危家庭，产前诊断是优生优育、防止同一遗传病在家庭中重现的重要措施，对患有本病的先证者及其父母进行基因筛查，并对胎儿进行产前诊断。检出杂合子携带者也可进行遗传咨询。

3. 新生儿筛查可及早发现 CPS1D 患儿早期治疗有助于防止患儿智力及运动能力发育迟缓。

（闫建国）

参 考 文 献

顾学范，2015. 临床遗传代谢病. 北京：人民卫生出版社.

李一帆. 2014. 精氨酸血症的发病机制及诊治进展. 国际儿科学杂志，41(1): 12-15.

温鹏强，陈占玲，王国兵，等，2014. 瓜氨酸血症患儿 ASS1、ASL 和 SLC25A13 基因的突变分析. 中华医学遗传学杂志，31(3): 268-271.

吴桐菲，杨艳玲，2013. 精氨酸血症的临床与分子遗传学研究进展. 中国当代儿科杂志，15(11): 954-959.

Batshaw ML, Tuchman M, Summar M, et al, 2014. A longitudinal study of urea cycle disorders. Mol Genet Metab, 113: 127-130.

Caldovic L, Abdikarim I, Narain S, et al, 2015. Genotype-phenotype correlations in ornithine transcarbamylase deficiency: a mutation update. J Genet Genomics, 42: 181-194.

Camacho J, Rioseco-Camacho N, 2012. Hyperornithinemia-hyperammonemia-homocitrullinuria syndrome Seattle(WA): University of Washington, Seattle.

Choi JH, Lee BH, Kim JH, et al, 2015.Clinical outcomes and the mutation spectrum of the OTC gene in patients with ornithine transcarbamylase deficiency. J Hum Genet,60: 501-507.

Díez-Fernández C, Gallego J, Häberle J, et al, 2015. The study of carbamoylphosphate synthetase 1 deficiency sheds light on the mechanism for switching on/off the urea cycle. J Genet Genomics,42(5): 249-260.

Diez-Fernández C, Rüfenacht V, Häberle J. 2017. Mutations in the human argininosuccinate synthetase (ASS1) gene, impact on patients, common changes, and structural considerations. Hum Mutat, 38(5):471-484.

Fecarotta S, ParenU G, Vajo P, et al, 2006. HHH syndrome (hyperomithinaemia, hyperammonaemia, homocitrullinuria), with fulminant hepatitis-like presentation. Inherit Metab Dis, 29:186-189.

Funghini S, Thusberg J, Spada M, et al, 2012.Phosphate synthetase 1 deficiency in Italy: clinical and genetic findings in a heterogeneous cohort. Gene, 493(2): 228-234.

Gropman AL, Fricke ST, Seltzer RR, et al, 2008.1H MRS identifies symptomatic and asymptomatic subjects with partial ornithine transcarbamylase deficient. Mol Genet Metab, 95: 21-30.

Sin YY,Baron G,Schulze A,et al, 2015. Arginase-1 deficiency.J Mol Med, 93(12): 1287-1296.

Summar ML, Koelker S, Freedenberg D,et al, 2013. The incidence of urea cycle disorders. Mol Genet Metab,110(1-2): 179-180.

Wu TF,Liu YP,Li XY et al, 2013. Five novel mutations in ARG1 gene in Chinese patients of argininemia.J Pediatr Neurol, 49(2):119-123.

第 28 章

有机酸代谢异常

要点

有机酸血症，也称有机酸尿症，是一组以尿液中有机酸排泄增加为特征的疾病。此类疾病主要归因于氨基酸分解途径中特定酶的缺乏。

大多数有机酸血症在新生儿期或婴儿早期临床上明显，会发生危及生命的代谢性酸中毒。

处理包括治疗代谢失代偿，以及康复后的持续治疗。

本章主要介绍甲基丙二酸血症和丙酸血症，均可通过肝移植获得治疗。

第一节　甲基丙二酸血症

一、概　　述

甲基丙二酸血症（methylmalonic acidemia，MMA）包括一组异质性疾病，其特征为甲基丙二酸代谢受损。甲基丙二酸是在某些氨基酸（异亮氨酸、蛋氨酸、苏氨酸或缬氨酸）和奇数链脂肪酸的代谢过程中产生的。腺苷钴胺素依赖性酶（甲基丙二酰辅酶 A 变位酶）或其辅因子钴胺素（维生素 B_{12}）缺乏引起甲基丙二酸血症。

二、病　　因

MMA 为常染色体隐性遗传，因此在近亲结婚的人群中发生得更为频繁。至少有 9 种不同的基因突变会引起 MMA 表型，这些突变包括 mut（0）、mut（-）、cblA、

cblB、cblC、cblD、cblF、cblH 及 cblJ。其中前两种突变导致甲基丙二酰辅酶 A 异常，后七种突变导致腺苷钴胺素依赖性酶异常。cblC 突变是最常见的类型，全世界已报道了超过 100 例。马萨诸塞州对 3～4周大的婴儿进行的筛查显示 MMA 的发病率为 1/48 000。

MMA 也可由钴胺素缺乏引起。原因包括膳食缺乏，可见于素食主义者；内因子或 cubilin 受体缺乏导致的肠吸收障碍（Imerslund-Gräsbeck 综合征），或维生素 B_{12} 进入细胞所必需的钴胺传递蛋白 II 缺乏。

三、临床表现

大多数 cblC 缺陷患者在新生儿期就发

病，小颅、色素性视网膜病、眼球震颤、继发性视力下降、脑积水或巨幼细胞性贫血在婴儿期就可能出现。极少数受累患者在儿童期或青春期出现运动神经元疾病、小腿敏感性降低及血栓形成的临床特征。即使经过治疗，神经系统症状可能不可逆，且可导致持续性步态障碍。cblC 儿童具有发生血栓性微血管病（thrombotic microangiopathy，TMA）的风险，但发生频率尚不明确。其他导致就诊的征象包括脱水和生长迟滞、发育迟缓、皮肤损伤（如念珠菌病），偶可见肝大。部分 mut（0）、mut（-）或 cblC 型 MMA 婴儿患者有面部畸形（高额头、宽鼻梁、内眦赘皮、长而光滑的人中及三角形口）。远期可发生肾脏疾病，导致慢性肾衰竭。可能的致病机制包括：肾小管间质损伤（由甲基丙二酰辅酶 A 或其前体引起）、尿酸性肾病或近曲小管线粒体功能障碍。其他可能发生的并发症包括胰腺炎、心肌病、可能与中性粒细胞减少相关的反复感染、低血糖。

伴有甲基丙二酸排出增加但无明显临床症状的无症状性良性 MMA 也有报道。

四、诊　断

MMA 的诊断是通过应用气相色谱 - 质谱法（GC-MS）测定尿液中的有机酸做出的。存在大量甲基丙二酸、甲基枸橼酸、丙酸和 3- 羟丙酸。血浆 MMA 浓度也明显升高。血浆酰基肉碱分析表明甲基丙二酰 / 丙酰基肉碱水平升高。血浆氨基酸测定通常显示甘氨酸升高；但血浆甘氨酸可能是正常的，甚至在既往甘氨酸水平异常的婴儿中也可正常。甘氨酸不适合作为代谢标志物，因为它不遵循代谢控制。MMA 合并高胱氨酸尿症（cblC、cblD、cblF）的患者中，血浆中高半胱氨酸水平升高，而蛋氨酸水平常降低。血浆钴胺素浓度通常是正常的，除 cblC 型 MMA 外不会出现巨幼细胞性贫血。

对 MMA 进行鉴别诊断时应考虑维生素 B_{12} 缺乏症。

五、治　疗

（一）饮食治疗

MMA 的特定治疗包括低蛋白膳食，如奶制品或肉类，摄入生长所需的最少量天然蛋白质，$0.5 \sim 1.5g/（kg \cdot d）$。低蛋白膳食中可添加不含异亮氨酸、蛋氨酸、苏氨酸或缬氨酸的氨基酸混合物，这些排除的氨基酸均通过甲基丙二酰辅酶 A 途径代谢。然而，缬氨酸和异亮氨酸缺乏可导致生长发育不良结局。因此根据年龄和个体状况要定期分析监测血浆氨基酸。

限制奇数链脂肪酸（也经甲基丙二酰辅酶 A 途径代谢）及多不饱和脂肪的摄入。脂肪乳含有偶数链脂肪酸，因此可对胃肠外营养依赖的婴儿给予脂肪乳以提供额外的热量。

（二）药物治疗

在 MMA 类型确定之前给予羟钴胺（每天 1mg，肌内注射）。具有腺苷钴胺合成缺陷的婴儿通常对此治疗有反应，而具有变位酶缺陷的婴儿对这种治疗无反应。

广谱抗生素用于抑制胃肠道内促进有机酸（如丙酸）合成的细菌。可给予短期疗程的（$2 \sim 4$ 个月）的下列药物：甲硝唑 $10 \sim 20mg/（kg \cdot d）$，每 8 小时 1 次；静脉给药或口服，或不会被吸收的新霉素 $50mg/（kg \cdot d）$，每天 4 次，口服。这类抗生素在代谢失代偿发作中可能特别有用。每年可重复给予多达 $3 \sim 4$ 次短期抗生素治疗。

对于 MMA 合并高胱氨酸尿症的患者，还需给予其他药物以促进高半胱氨酸再甲基化为蛋氨酸。在使用羟钴胺的基础上，可以加用甜菜碱 $100mg/（kg \cdot d）$，分 2 次口服，每 12 小时 1 次，以及叶酸口服，婴儿、儿童及成人的剂量分别为 $15\mu g/（kg \cdot d）$ 或每天总剂量 $50\mu g$、每天总剂量 $0.1 \sim 0.3mg$

及每天总剂量 0.5mg。

采用卡谷氨酸治疗是 MMA 患者出现显著高氨血症（如血氨＞ 400μmol/L）时的一种选择方案。卡谷氨酸是一种分子类似物，可能通过直接激活氨甲酰磷酸合成酶 1 缓解高氨血症。它的起始剂量为 100 ～ 250mg/（kg·d），分 2 ～ 4 次给药。

（三）移植

本病可采取肝移植或肝肾联合移植。基础生化参数及代谢失代偿的发生频率在移植后均有显著改善，但仍持续存在较弱的代谢异常。一项病例系列研究显示 14 例患者在移植后平均 3 年时均存活，神经发育能力得以维持或改善，长期结局尚未确定。

六、预　　后

MMA 患者可在新生儿期或随后的代谢失代偿发作时死亡，幸存者认知发育可能正常，但通常也具有严重的神经发育障碍。头颅 CT 及 MRI 可见脑沟和脑裂增宽、髓鞘形成延迟及基底节和白质受累。

第二节　丙酸血症

一、概　　述

丙酰辅酶 A 是通过异亮氨酸、缬氨酸、苏氨酸、蛋氨酸、奇数链脂肪酸、胸腺嘧啶、尿嘧啶和胆固醇的分解代谢形成的。此外，肠道细菌可能产生大量的丙酰辅酶 A。丙酸血症（propionic acidemia，PA）是丙酰辅酶 A 羧化酶缺乏导致丙酰辅酶 A 堆积引起的。丙酰辅酶 A 羧化酶由两个不同亚基的二聚体构成，编码 α 链的基因位于 13q32，β 链基因位于 3q13.3。这两处编码 PA 的基因突变可导致 PA。约 100 000 名新生儿中有 1 例会发生 PA。

二、临床表现

受累患者通常在新生儿期即表现出有机酸血症的体征。部分患者有肝大或癫痫发作。不太严重类型的疾病可能发生于年龄较大儿童或成人，表现为呕吐和嗜睡发作、生长迟滞、蛋白质不耐受、癫痫发作或精神运动异常（如肌无力和肌张力减退）。25% ～ 50% 的患者发生心肌病，包括扩张型及肥厚型，与代谢情况无关。患者也可能发生 Q-T 间期（corrected QT，QTc）延长（＞ 440ms）、传导异常，危及生命，需要定期进行心脏评估。其他表现包括胰腺炎、视神经萎缩。一些 PA 婴儿有与 MMA 患者相似的面部畸形特征，即高额头、宽鼻梁、内眦赘皮，长而光滑的人中及三角形口。

三、诊　　断

尿液中的有机酸测定显示高浓度的丙酰辅酶 A 代谢物，包括丙酸、甲基枸橼酸、3-羟丙酸等。血浆酰基肉碱分析显示甲基丙二酰 / 丙酰基肉碱浓度显著升高。对血浆和尿液中的氨基酸进行定量测量，通常显示甘氨酸浓度升高或正常，也可见到高血氨，其可能继发于丙酰辅酶 A 蓄积抑制 N- 乙酰谷氨酸合成。皮肤成纤维细胞或外周血白细胞中丙酰辅酶 A 羧化酶活性缺乏，或分子学证实 PCCA 或 PCCB 基因致病突变时可以确诊。

四、治　　疗

应指导家长和看护者识别代谢失代偿的早期体征、如何在家中增加液体和能量摄入，以及何时需要将 PA 患儿带到急诊室救治。

（一）特定饮食治疗

进食含有生长所需的最低量自然蛋白

质的膳食。在 3 岁之前，推荐限制蛋白摄入量为每天 8 ～ 12g，可缓慢增加摄入量，6 ～ 8 岁可达每天 15 ～ 20g，需考虑到体重、代谢控制情况及必需氨基酸血浆水平情况。这种膳食通常应加入不含异亮氨酸、蛋氨酸、苏氨酸或缬氨酸的氨基酸混合物，以提供最多 1.5g/（kg·d）的总蛋白量。需要限制奇数链脂肪酸和多不饱和脂肪的摄入。

（二）药物

开始给予生物素（一种必需的辅因子，5 ～ 10mg/d，口服）治疗，并观察患者有无生化反应。抗生素口服用于抑制肠道细菌，减少丙酸的产生。碳酸氢盐治疗持续性代谢性酸中毒。如血氨＞ 400μmol/L，应用卡谷氨酸进行治疗。起始剂量为 100 ～ 250mg/（kg·d），分 2 ～ 4 次给药。

（三）肝移植

更严重的 PA 患者通常对该病的常规药物治疗无反应。这类患者应进行肝移植，移植后未再发生代谢失代偿，心肌病是可逆的。辅助性肝移植是原位肝移植的一种替代方法。

（张　敏）

参 考 文 献

Kraus JP, Spector E, Venezia S, et al, 2012. Mutation analysis in 54 propionic acidemia patients. J Inherit Metab Dis, 35(1): 51-63.

Lerner-Ellis JP, Anastasio N, Liu J, et al, 2009. Spectrum of mutations in MMACHC, allelic expression, and evidence for genotype-phenotype correlations. Hum Mutat, 30(7): 1072-1081.

Levrat V, Forest I, Fouilhoux A, et al, 2008. Carglumic acid: an additional therapy in the treatment of organic acidurias with hyperammonemia? Orphanet J Rare Dis, 3:2.

Pena L, Burton BK, 2012. Survey of health status and complications among propionic acidemia patients. Am J Med Genet A, 158A(7): 1641-1646.

Underhill HR, Hahn SH, Hale SL, et al, 2013. Asymptomatic methylmalonic acidemia in a homozygous MUT mutation (p.P86L). Pediatr Int, 55(6): e156.

Vara R, Turner C, Mundy H, et al, 2011. Liver transplantation for propionic acidemia in children. Liver Transpl, 17(6): 661.

第 **29** 章

线粒体病

要点

线粒体病 (mitochondriopathy，MD) 的临床症状和体征多样，全身各脏器组织均可受累，以骨骼肌、神经系统及内脏受累最常见，约有 1/5 的病例累及肝脏。

MD 相关检查繁多，如血糖、乳酸、丙酮酸、肉碱和酰基肉碱、肌电图、头颅磁共振、磁共振频谱分析、血尿代谢产物分析、组织病理和基因检测等，目前国内外尚无公认的诊断标准或评分系统。MD 的诊断依据包括临床表现、组织学、酶学、生物化学和细胞分子学。

MD 尚无有效的治疗方法，对症治疗可在一定程度上改善症状，延缓疾病进展，提高生活质量，有希望的治疗方法包括代谢治疗、成肌细胞互补和基因治疗等。

一、定 义

线粒体普遍存在于真核细胞的细胞质中，是细胞物质氧化的主要场所和能量供给中心。线粒体是细胞核外含有遗传信息和表达系统的细胞器，其遗传特点表现为非孟德尔遗传方式，具有半自主性。MD 是指遗传缺损引起线粒体代谢酶的缺陷导致 ATP 合成障碍、能量来源不足而出现的一组多系统疾病，因此，也称线粒体细胞病 (mitochondrial cytopathy)。目前已知有 5 种原因可致线粒体能量合成系统功能障碍，包括线粒体呼吸链功能障碍、丙酮酸代谢障碍、三羧酸循环障碍、脂肪酸氧化障碍和肌酸代谢障碍。

二、流行病学

本病中，由线粒体 DNA (mtDNA) 和核 DNA (nDNA) 突变所致呼吸链传递障碍是 MD 最常见的原因。mtDNA 的致病突变率至少为 1/8000，另有很多 MD 患儿为 nDNA 突变所致，有报道遗传性 MD（包括 mtDNA 和 nDNA 突变）的总发病率高达 1/5000 活产儿，16 岁以下儿童中所有类型的 MD 的发病率为 1/20 000，约有 1/5 的病例累及肝脏。考虑到线粒体病临床特征的多样性及确立诊断的困难性，真实发病率的数据可能被低估。MD 临床表现复杂多样，仅 20% 的患者具有临床综合征的表现，目前尚缺乏公认的诊断标准和有效的治疗方法，病死率高达 46%，其中 80% 在 3 岁以下死亡。

三、发病机制

线粒体基因组是一个环状双 DNA，核酸序列和组成比较保守，人类的 mtDNA 由 16 569bp 组成，其外环为重链，内环为轻链，除一段非编码区（D-loop 区）外，均为编码区，共编码 13 个多肽、22 个 tRNA 和 2 个 rRNA。D-loop 区是一大小约 1000bp 的调控区，其包含重链复制起始点、保守序列节段、轻链启动子、重链启动子及终止结合序列等，几乎所有与 mtDNA 复制、转录和翻译相关的调控序列都位于该区。

MD 是遗传缺损引起线粒体代谢酶缺陷使 ATP 合成障碍、能量来源不足导致的一组异质性病变。mtDNA 有很高的突变率，当一种突变产生时，细胞同时含有野生型、突变型两种 mtDNA 时，称为异质性。异质细胞分裂时，突变和野生 mtDNA 随机分布到子细胞中。经过很多代的传递，mtDNA 表型向野生型或突变型 mtDNA 占优势方向漂变，这一过程称为复制分离。随着突变型比例的增多，细胞获得能量的能力下降直到超过维持正常功能所必需的最小能量（阈值），就出现疾病症状。

四、临床表现

中枢及周围神经系统是 MD 最常见的受累部位之一，其中癫痫发作、精神发育迟滞和发作性意识障碍为常见的临床表现，癫痫发生率为 20% ～ 60%。在 MD 中各种癫痫发作类型均可见，还可出现强直、阵挛、强直阵挛、低张性或高张性发作及婴儿痉挛等发作类型。癫痫持续状态较常见，呈惊厥或非惊厥发作。部分癫痫持续状态、非惊厥持续状态或脑电图（EEG）呈高峰节律紊乱的患者，发展为进行性脑病时，均应警惕 MD 可能。起病越早，伴精神运动发育迟滞者，癫痫发作越常见；头颅 MRI 提示白质病变者，癫痫发作较少见。

部分 MD 以骨骼肌、胃肠道、眼、耳、心、肝、肾、肺和胰腺等功能障碍为首要表现。骨骼肌受累表现有乏力、运动不耐受、肌无力、肌萎缩和横纹肌溶解；胃肠道表现为胃肠蠕动不良、难治性腹泻、便秘、恶心、呕吐、假性肠梗阻和胃轻瘫；眼部受累以上睑下垂、眼外肌麻痹、视神经萎缩、视网膜色素变性和白内障较常见，偶可出现角膜混浊；可出现耳聋、听力下降等；心脏受累以心肌病、心脏结构异常、心律失常和心包积液多见；肝脏具有强大的生物合成、代谢、解毒功能，对能量的依赖性高，故肝脏是线粒体含量最多的器官之一，肝脏受累在 mtDNA 缺失综合征中多见，表现为肝功能异常；肾脏受累相对少见，其中多累及肾小管。

MD 还可累及内分泌、血液、皮肤和骨骼等，约 80% 的 MD 患儿表现为多脏器功能障碍，对多系统同时受累或不明原因以神经系统受累为主者，均需警惕 MD 的可能。

五、病　理

肌肉组织活检后可进行组织化学染色和电镜观察线粒体结构形态。由于线粒体分布有组织特异性，约 50% 的患儿肌肉病理检查正常。Gomori 或 SDH 染色可见较多破碎红纤维（RRF），SDH 染色呈深染纤维和 COX 阴性肌纤维是 MD 典型的病理改变。RRF 在 mtDNA 突变患者中更多见，其分布具有年龄特异性，年轻患者中少见。RRF 并非 MD 的特异性改变，抗病毒治疗、肌张力不全、肌营养不良、炎性肌病、糖原或脂肪沉积症及其他先天性肌病也可出现 RRF，应结合临床具体分析。电镜观察的阳性率较光镜高，肌膜下出现线粒体堆积、体积增大、异形线粒体及线粒体内有结晶样包涵体时，对诊断具有重要意义，但电镜下未见上述改变也不能除外 MD。

六、基因缺陷

线粒体呼吸链酶是由 mtDNA 和 nDNA 共同编码的产物，除复合体 II 全部由 nDNA 编码之外，其余复合体均由 mtDNA 和 nDNA 共同编码。

（一）mtDNA 缺陷

Mitomap 网站上公布致病突变达 620 余种，包括点突变、基因缺失、插入及重排。目前发现基因型与临床表型之间存在一定的相关性（表 29-1），但基因型与表型之间的关系并非一一对应，在一定程度上增加了诊断的难度。

（二）nDNA 缺陷

婴幼儿及青少年起病的 MD 大部分由 nDNA 突变所致，占 70% ～ 75%，常见的缺陷有以下几种：① nDNA 编码一系列的蛋白质参与 mtDNA 的复制、转录、翻译和修复，nDNA 缺陷所致 MD 与 mtDNA 复制和稳定相关。相关的基因突变将导致多种 mtDNA 片段的缺失或丢失，即 mtDNA 耗竭综合征（MDS）。②编码呼吸链复合体结构蛋白的 nDNA 缺陷：同一种基因缺陷可引起不同的临床表型，相同的临床表型可由不同的基因缺陷所致。③编码呼吸链复合体装配因子的基因缺陷。④其他与线粒体脂质代谢相关的 *TAFFACIN* 基因、辅酶 Q10 基因缺陷，常继发复合体 I 和 III 缺陷。

表 29-1　**基因缺陷所致线粒体病**

基因缺陷类型		相关线粒体病
mtDNA	重排（缺失 / 重复）	Kearns-Sayer 综合征（KSS）、Pearson 综合征、慢性进行性眼外肌麻痹（CPEO）、糖尿病合并耳聋、多系统综合征
	点突变	CPEO、线粒体脑病伴高乳酸血症及卒中样发作（MELAS）、运动不耐受、孤立性肌病
		编码结构蛋白基因的点突变：Leber 遗传性视神经病（LHON）、视网膜色素变性共济失调性周围神经病 / 母系遗传 LS（NARP/MILS）
		编码 tRNA 基因的点突变：MELAS、肌阵挛性癫痫伴破碎红肌纤维病（MERRF）、心肌病与肌病、CPEO、孤立性肌病、糖尿病合并耳聋、感音神经性耳聋、肥厚型心肌病、肾小管病
		编码 rRNA 基因的点突变：氨基糖苷类抗生素的非综合征性耳聋、肥厚型心肌病
nDNA	腺嘌呤易位因子 1（ANT1）	成人型常染色体显性遗传进行性眼外肌麻痹（PEO）
	Twenkle 蛋白（C10orf2）	CPEO、肌病、心肌病、轴索神经病
	线粒体 DNA 聚合酶 γ（POLG）	Alpers 综合征、PEO、肌病、共济失调、帕金森病
	脱氧鸟苷激酶基因（*DGUOK*）	早发肝脑综合征
	胸腺嘧啶激酶基因（*TK*）	晚发型肌病
	MPV17	肝脑综合征
	SULCA2	脑肌病与贫血
	SUCLG1	致死性婴儿乳酸酸中毒
	胸苷磷酸化基因（*TP*）	线粒体神经消化道脑肌病（MNGIE）

七、诊　断

MD 的临床症状和体征较多样，全身各脏器组织均可受累。虽然相关检查繁多，如血糖、乳酸、丙酮酸、肉碱和酰基肉碱、肌电图（EMG）、头颅 MRI、磁共振频谱分析（MRS）、血尿代谢产物分析、组织病理和基因检测等，基因分析是诊断 MD 的金标准，但由于双重基因编码及候补基因数目庞大等因素，诊断困难重重。目前仍没有特异性指标诊断 MD。MD 的诊断依据包括临床表现、组织学、酶学、生物化学和细胞分子学。根据诊断依据的多少，分为疑诊、拟诊和确诊病例，可以参考 Morava 等修订的 MD 标准评分系统。

（一）检验指标

乳酸和丙酮酸盐：空腹血乳酸盐浓度 ≥ 3mmol/L 和空腹脑脊液乳酸盐浓度 > 1.5mmol/L 支持 MD 的诊断，但需排除其他导致乳酸盐增高的原因，如惊厥后血液和脑脊液乳酸盐水平增高、缺血性卒中后脑脊液乳酸盐增高等。一般来说，动脉血检测优于静脉血。乳酸盐与丙酮酸盐比值 > 50 ∶ 1 时提示呼吸链代谢障碍。乳酸酸中毒见于 mtDNA 突变所致 MD 的急性期，而突变携带者及 nDNA 突变所致 MD 者血乳酸浓度通常是正常的，故乳酸对于 MD 的诊断敏感度和特异度不高。

1. 血浆磷酸肌酸激酶（CK）　一般情况下正常或轻微增高，增高见于慢性进行性眼外肌麻痹（CPEO）并眼睑下垂，明显增高可能见于线粒体 DNA 耗竭。

2. 呼吸链酶活性测定　呼吸链酶活性测定对于筛查和诊断 MD 有重要意义。但氧化磷酸化系统（OXPHOS）活性容易受到组织类型、细胞种类、总蛋白含量、酶的表达水平、线粒体制备纯度及冻融程度的影响，目前暂无统一的参考范围，且各复合体酶活力的正常范围窄，酶活力正常低限或轻度低下不能轻易作为排除或诊断 MD 的证据，需结合临床表现、血乳酸、组织病理及基因检测等进行分析。

目前骨骼肌的酶活性测定仍是 MD 疑似病例的主要诊断手段。在分析结果时，应排除其他因素如 Duchenne 肌营养不良、脊肌萎缩症、Ⅱ型纤维萎缩的影响，组织缺氧、感染、抗病毒药物及麻醉剂的应用等均会影响酶的活性，引起继发性酶缺陷。此外，酶活性与年龄有关，3 岁内随年龄增长呈增强趋势，新生儿的酶活性仅是正常儿童的 1/3，而老年人的酶活性有进行性下降趋势。因此，儿童线粒体酶活性测定应考虑年龄因素。

（二）头颅影像学

大部分 MD 患儿头颅 MRI 表现并不特异，甚至可以完全正常，但头颅 MRI 对于 MD 的诊断、分型及判断预后是不可或缺的。由于 MD 为细胞能量代谢障碍，脑干、基底节区的神经元灰质更易受累。白质受累多呈对称性、弥漫性改变或呈囊性变，可随病情进展呈现动态变化。头颅 CT 检查在急性发作期判断是否存在脑水肿、颅内高压具有重要的作用，且对颅内钙化较敏感。当颅内病灶出现细胞毒性水肿或氧化应激损伤后，细胞内大分子物质堆积，弥散加权成像（DWI）表现为异常的高信号，这种改变可在发病后数分钟内出现，并持续 2 ～ 4 周。磁共振波谱（MRS）谱线出现乳酸峰可作为线粒体脑病的一个特征性表现，提示线粒体氧化磷酸化功能障碍，部分患儿可见 N-乙酰 - 天冬氨酸峰（NAA）降低。MELAS 典型的 MRI 表现为大脑半球皮质非对称性游走性梗死灶，一侧或双侧颞顶枕叶受累为主，病灶不符合血管分布区，MRA 及血管造影无特异性改变；慢性期出现进行性脑萎缩或对称性进行性基底节钙化，苍白球钙化最常见；部分患者伴白质异常信号，以脑室周围白质和半卵圆中心多见。Leigh 综合征（LS）急性期 MRI 特异性改变为双侧对称性深部灰质如纹状体、壳核、尾状核和（或）脑干局灶坏死信号，丘脑、红核和齿状核也常受累，少数患儿可累及白质，出现胶质增生或囊性变。Pearson 综合征和 KSS 的常见影像学改变为脑萎缩伴皮质下白质、丘脑、基底节及脑干异常信号。Alpers 综合征 MRI 表现为皮质萎缩变薄，以枕叶受累为主，伴髓鞘化延迟、小脑、丘脑和基底节异常信号；MRI 显示广泛脑白质营养不良，胼胝体不受累通常提示 MNGIE。

（三）其他辅助检查

①心电图：预激综合征（WPW）和心脏传导阻滞为常见的心电图改变，心脏传导阻滞对 KSS 具有重要的诊断价值。②脑电图：主要用于指导 MD 的治疗。其中以皮质损害为主的 MELAS、MERRF 和 Alpers 综合征具有全脑弥漫性慢波，伴局灶性改变，可见棘慢、尖棘慢综合波。MELAS 多出现后枕部异常癫痫波，MERRF 可见典型肌阵挛发作脑电图改变。LS 和 KSS 的脑电图改变相对较轻，局灶或特征性改变较少；而 CPEO 的脑电图正常。③肌电图：为常用的首选检查之一，临床表现有肌无力、运动不耐受、肌酶升高及肌萎缩等肌病或周围神经受累表现的患儿，肌电图检查尤为重要，也可发现亚临床受累的器官。肌电图多表现为肌源性改变，少数表现为神经源性损害或两者兼有，部分患儿正常。体感、视觉诱发电位及听性脑干反应阈值对各种线粒体脑病病变部位的判断具有辅助意义。

MD 的诊断较复杂，需结合临床、生化代谢、组织学、酶学和基因等综合判断，但可遵循以下诊断思路。若患儿的临床表型符合典型临床综合征，如 MELAS、MERRF、NARP、LHON 等，可取外周血白细胞、尿液上皮细胞或颊黏膜细胞进行相应常见 mtDNA 突变位点的筛查（PCR-RFLP）。肌肉活检对于大部分 MD 的诊断是必要的，

肌肉标本可用于组织病理、组织化学染色、基因学及酶学检测。若肌肉活检病理学检查提示肌膜下线粒体堆积或 COX 阴性纤维增加，支持 MD 的诊断。综合临床表现及其他辅助检查，选择相应的方法进行分子遗传学研究，mtDNA 缺失综合征采用 RT-PCR；mtDNA 重排选择 DNA 印迹进行分析；而 mtDNA 全测序则用于寻找新的突变位点。若 mtDNA 测序未发现任何突变，可根据酶活性测定结果筛选相应的核基因片段进行分析，进一步探讨 MD 的病因。

八、治 疗

MD 的治疗方法包括代谢治疗、成肌细胞移植和基因治疗等。目前，MD 尚无有效的治疗方法，对症治疗可在一定程度上改善症状，延缓疾病进展，提高生活质量，但疗效因基因突变的类型、呼吸链酶缺陷的种类及临床表型而异。

（一）代谢治疗

代谢治疗包括：氧化磷酸化辅助因子的补充；建立代谢旁路；刺激丙酮酸脱氢酶；防止氧自由基对线粒体内膜的损害。目前已有一些成功治疗的报道。

（二）成肌细胞移植

成肌细胞移植是近年来兴起的一种治疗方法。细胞生物学研究表明成肌细胞相互融合成肌小管而发育成成熟的肌纤维。如将患者的肌细胞与正常肌细胞在体外融合，然后输入到患者体内，一般选用多点肌内注射的方式，患者体内就可能有更多的野生型线粒体 DNA。

（三）基因治疗

有三种可能的 MD 基因治疗途径：第一是将克隆有正常线粒体 DNA 的表达载体导入核染色体内，在细胞质表达蛋白质产物，然后定向进入线粒体。胞质蛋白进入线粒体的一个必需条件是其 N 端必须连接有前导序列，引导蛋白质进入线粒体，然后被

蛋白酶切除。由于线粒体 DNA 与核基因组的遗传密码不同，应通过定点诱变技术改造目的基因的遗传密码，使之能被核基因表达系统所接受。第二种基因治疗途径是转野生型 DNA 或 RNA 进入线粒体，造成顺式或反式调控作用。所谓反式互补是导入的核酸特异性地与突变型线粒体 DNA 重组，成为野生型线粒体 DNA。顺式互补是将外源基因通过表达载体系统导入线粒体，使之表达野生型的基因产物，以弥补其不足。外源核酸进入线粒体也需要前导肽的引导。第三种基因治疗途径是除去突变的线粒体 DNA，在线粒体 DNA 复制时单链形成期，使反义的序列特异性寡核苷酸与之结合，可抑制突变型的复制。

（四）其他治疗

饮食治疗能减少内源性毒性代谢产物的产生。高碳水化合物饮食能代偿受损的糖异生，减少脂肪分解。对于肉碱缺陷的患者，应限制脂肪摄入。生酮饮食有利于丙酮酸脱氢酶缺失的患者。对于丙酮酸羧化酶缺失的患者，则推荐高蛋白、高碳水化合物、低脂肪饮食。在有肌无力或偏瘫的患者，物理治疗显得格外重要，注意维持肌肉的协调性和关节运动，重视功能锻炼，但是过度的体力活动可以促使无氧酵解，加重酸中毒，因此体育锻炼应适度。MD 的卒中样发作不是因为血管缺血，而与受损局部脑组织的 ATP 减少有关，常规血小板聚集抑制剂、抗凝和溶栓疗法不能预防这种发作。MD 的患者对低氧和高碳酸的反应性下降，因此麻醉时要十分慎重，避免应用引起心脏传导阻滞的药物。

（五）避免诱发因素

某些药物可以导致线粒体或能量代谢的异常，应避免使用。①异环磷酰胺、卡铂：mtDNA 致突变剂；②齐夫多定：为核苷类似物，抑制 mtDNA 复制，导致 mtDNA 缺失；③干扰素：干扰 mtDNA 的转录；④卡维地洛、布比卡因、阿替卡因或吩噻嗪类：抑制复合物 I 的酶活性；⑤乙酰水杨酸、七氟醚：干扰呼吸链的电子传递；⑥抑制素：包括促生长素抑制素、促黑色素抑制素、促乳素抑制素等，减少内源性辅酶 Q 的生成；⑦巴比妥类、氯霉素：抑制线粒体蛋白的合成，导致线粒体数量及体积减小；⑧多柔比星、丙戊酸：抑制肉碱的吸收使呼吸链或 OXPHOS 总体活性下降；⑨双胍类降糖药：易造成乳酸血症。单个器官受累的患者，可考虑器官移植，但并不能避免后期其他器官出现相应的症状。

八、几种常见的原发性线粒体肝病

（一）呼吸链疾病所致的新生儿肝衰竭

线粒体功能障碍引起的新生儿肝衰竭多表现为出生后数周即发生定性肝衰竭。患儿常有呕吐、腹胀、黄疸、出血倾向、肝大，多数患儿在婴儿期即有严重神经系统受累表现，如进行性意识障碍、反复呼吸暂停及肌阵挛型癫痫等。实验室检查提示乳酸性酸中毒，血清胆红素、转氨酶升高，凝血功能异常，酮症性低血糖等，最具特征性的生化指标是乳酸明显升高，血乳酸与丙酮酸盐的比值 > 20，以及 D- 羟丁酸与乙酸乙酯的动脉酮体比值升高（> 2.0）。肝脏组织病理学检查提示肝细胞脂肪变性、微胆管胆汁淤积及胆小管增生、糖原缺失等。研究证实，DNA 聚合酶 Y（DNA polymerase Y，POLG）、脱氧鸟苷酸激酶、线粒体内膜蛋白 17、tRNA 5- 甲基氨甲基 -2- 硫尿苷酸甲基转移酶等线粒体 DNA 复制相关基因突变与本病的发生密切相关，多数患儿肝脏组织中有大量 mtDNA 及多种呼吸链酶（I、III、IV）的缺乏。少数严重病例被认为与线粒体翻译相关基因、线粒体 tRNA 修饰酶及 G 延伸因子相关。本病进展快，病死率高。

（二）线粒体 DNA 缺失综合征

线粒体 DNA 缺失综合征(mitochondrial

DNA depletion sydrone，MDS）是线粒体呼吸链功能障碍所致的最常见疾病之一，是指由 mtDNA 在特定组织或多个组织器官中复制数目减少所导致的临床综合征。MDS 有三种临床表型，即肌病型、脑肌病型和肝脑型。肝脑型患儿在出生后几周内即出现黄疸、肝大、肝功能异常，迅速进展至肝衰竭，合并肌张力低下、锥体束征、癫痫发作、发育迟缓等表现，重症患儿通常在出生后数月内死亡，生化指标提示乳酸酸中毒、低血糖、转氨酶升高和凝血功能异常。肝脏病理表现为大小不等的脂肪囊泡、肝细胞和毛细胆管内胆汁淤积、纤维化、肝细胞和肝窦细胞内铁沉积。研究报道，脱氧鸟苷酸激酶、线粒体内膜蛋白 17、POLG、GTP 特异性琥珀酸辅酶 A 连接酶、染色体 10 开放阅读框 2、琥珀酸辅酶 A 连接酶、ADP 形成 13 亚基等基因的突变会导致 mtDNA 缺失，受累组织中的 mtDNA 与 nDNA 量的比值明显降低（＜ 10%），从而影响呼吸链复合物 I、III、IV、V 的合成，表现出相应的临床症状。多数患儿在婴儿期及儿童早期即发生死亡。成人起病的线粒体 DNA 缺失综合征主要影响神经系统及肌肉，肝脏受累较少见，表现为感觉、认知障碍，痴呆，运动失调，肌肉麻痹（眼外肌麻痹较常见）等。本病常由 POLG、胸苷磷酸化酶、核苷酸还原酶 M2B 等基因缺陷引起。

（三）Pearson 综合征

Pearson 综合征又称骨髓 - 胰腺综合征，最早报道于 1979 年，多数于新生儿期起病，表现为严重输血依赖性大细胞性贫血，伴不同程度白细胞和血小板减少，胰腺外分泌功能不全，常累及肝、肾。肝受累患儿可出现明显肝大、肝细胞脂肪变性、肝硬化、部分患儿出现肝衰竭，病死率高。肝脏组织病理学检测提示肝细胞脂肪变性、含铁血黄素沉着及肝硬化等。大量研究证实本病为 mtDNA 大量缺失或重排导致线粒体氧化磷酸化障碍所致的疾病，主要影响呼吸链复合物 I、IV、V。其临床表型与变异线粒体 DNA 的比例相关。本病预后较差，大多数患儿在婴幼儿期或儿童早期死于代谢障碍或严重感染。部分病变程度较轻者生存期较长，其贫血可在一定程度上恢复。

（四）生长发育停滞 - 氨基酸尿症 - 胆汁淤积 - 铁中毒 - 乳酸酸中毒 - 早期死亡综合征

此疾病存在严重代谢紊乱，是以生长停滞、氨基酸性尿、胆汁淤积、铁超载、乳酸酸中毒及过早死亡为特点的临床综合征。肝脏受累多表现为胆汁淤积、血清转氨酶升高、肝脾大，部分患儿伴凝血功能异常，肝脏组织病理学检查提示微泡状脂肪变性及胆汁淤积，伴有肝细胞及库普弗细胞中铁质沉积。研究证实，复合物 III 组装基因 *BCSIL* 突变，232A ＞ G 位点的点突变导致甘氨酸代替苏氨酸是 GRACILE 综合征最常见的病因。在这部分患儿中，其肝脏、肾脏、心脏组织中，*BCSIL* 基因含量及复合物 III 中铁硫亚基蛋白的含量降低，并伴有复合物 III 活性降低。在一项对 32 例患儿的调查随访中，约 50% 的患儿在出生后 2 周内死亡，最大的新生儿 4 个月时即死亡。

（五）希特林蛋白缺乏症

希特林蛋白是由溶质载体家族 *SLC25A13* 基因编码的一种线粒体内膜钙结合的天冬氨酸 / 谷氨酸载体蛋白，在尿素循环中具有重要作用，因此更多学者建议将其归入尿素循环障碍。希特林蛋白缺陷使从线粒体中转入胞质的天冬氨酸减少，导致尿素循环障碍和蛋白质合成受阻，从而出现相应的临床表现，即希特林缺陷症，包括 citrin 缺陷导致的新生儿肝内胆汁淤积症和成人发病瓜氨酸血症 II 型（CTLN2）。大部分希特林缺陷症患者均表现出特殊的饮食嗜好，喜欢鱼、蛋、肉类等高蛋白质饮食，不喜欢高碳水化合物食物。希特林缺陷导致的新生儿肝内胆汁淤积症在婴儿期发病，多数患儿在出生后数月内起病，主要表现为胆汁淤积性黄疸、肝大、肝功能损害及肝脏脂肪变性等，实验室检查提示高氨基酸血症（瓜氨酸、苏氨酸、酪氨酸、精氨酸），苏氨酸/丝氨酸比值升高，血清总胆汁酸、结合胆红素、转氨酶升高，半乳糖血症、低蛋白血症、凝血功能异常等。肝组织病理可见弥漫性肝细胞微泡或大泡状脂肪变性，毛细胆管内有淤积的胆汁，轻到中度肝纤维化等。多数患儿在1岁以内可自行缓解，少数患儿也可进展为肝衰竭，甚至需要进行肝移植。部分患儿可能在青春期或成年期发展为CTLN2。CTLN2发生于成人或较大儿童，以高氨血症导致的神经精神症状为突出临床表现，包括有精神错乱、异常的行径、癫痫及昏迷。这些症状可以致命，且常由某些药物、感染及喝酒所引发。预后往往不良，肝移植是有效的治疗方法。

十、展　望

MD一经确诊，应定期检查并注重遗传咨询，mtDNA突变呈母系遗传，男性患者不会传给后代，女性患者的遗传咨询至今尚无可靠方法；nDNA缺陷按孟德尔遗传规律，即常染色体显性或隐性及性连锁遗传规律，可行家系分析。通过测定绒毛膜细胞的呼吸链酶活性，可完成产前诊断MD，但该项技术具有一定的局限性。

线粒体遗传病分子发病机制还有待研究，对该病的产前诊断处于探索状态。随着分子遗传学的发展，大量新兴的技术将应用于MD的诊断，对MD的机制、诊断、治疗起很大的帮助。

（陈大为）

参 考 文 献

Chen ST, Su YN, Ni YH. et al, 2012. Diagnosis of neonatal intrahepatic cholestasis caused by citrin deficiency using high-resolution melting analysis and a clinical scoring system. J Pediatr, 161: 626-631.

Chi CS, Lee HF, Tsai CR, et al, 2011. Cranial magnetic resonance imaging findings in children with nonsyndromic mitochondrial disease. Pediatr Neurol, 44(3): 171-176.

Cohen BH, Naviaux RK, 2010. The clinical diagnosis of POLG disease and other mitochondrial DNA depletion disorders. Methods, 51(4): 364-373.

Janssen AJ, Trijbels FJ, Senger RC, et al, 2006. Measurement of the energy-generating capacity of human muscle mitochondria: diagnostic procedure and application to human pathology. Clin Chem, 52(5): 860-871.

Kisler JE, Whittaker RG. 2010. Mitochondrial diseases in childhood: a clinical approach to investigation and management. Dev Med Child Neurol, 52(5): 422-433.

Morava E, Heuvel LVD, Hol F, et al, 2006. Mitochondrial disease criteria:diagnostic applications in children. Neurology, 67(10): 1823-1826.

Vedrenne V, Galmiche L, Chretien D, et al, 2012. Mutation in the mitochondrial translation elongation factor EFTs results in severe infantile liver failure. J Hepatol, 56: 294-297.

第 30 章

溶酶体贮积症

溶酶体是一种由膜构成的细胞器，包含多种水解酶，可以消化各种大分子，包括黏多糖、碳水化合物、寡糖。溶酶体贮积症是一组由 40 多种疾病组成的疾病，其特征是溶酶体功能缺陷，导致溶酶体内特定底物堆积，最终损害细胞功能。

溶酶体贮积症是一种异质性、进行性、多系统的疾病，其发病年龄、严重程度、进展速度和器官受累程度各不相同。在缺乏有效治疗的情况下，溶酶体贮积症的发病率、严重程度、进展速度和器官受累速度也不同。这些疾病大多是常染色体隐性遗传病。虽然个别疾病类型很少见，但合并发病率为每 7000 例活产中出现 1 例。这些疾病传统上是通过生物化学的方法来诊断的，但在许多情况下也可能通过在特定基因的一个或两个拷贝（分别为 X 连锁条件或常染色体隐性）中鉴定致病性突变，在分子水平上得到确认。

在光或电子显微镜下可以看到，肝脏几乎总是与溶酶体储存疾病有关。临床受累程度与疾病有关。在许多情况下，只是出现肝酶轻微异常和（或）肝大。然而，也可能存在严重的肝损伤，导致病死率显著增高。对于每一种疾病，器官受累的程度将取决于组织特异性溶酶体酶含量、底物组成和逆转，以及细胞逆转率 / 更换率。其病理生理学尚不清楚，但很可能是由过多的底物或不足的产物及它们引起的许多促炎和炎症反应引起的，随后破坏溶酶体膜完整性和（或）自噬、内质系统的其他成分。

治疗主要为对症处理。酶替代等针对这些疾病的安全有效的治疗方法已经取得了不同程度的成功。本文对肝脏特异性相关的戈谢病、尼曼 - 皮克病进行讨论。

第一节 戈 谢 病

要点

戈谢病（Gaucher disease，GD）是较常见的溶酶体贮积症，为常染色体隐性遗传病，由葡萄糖脑苷脂酶基因突变导致机体酸性 β - 葡萄糖苷酶活性缺乏，底物葡萄糖脑苷脂在肝、脾、骨骼、肺甚至脑的巨噬细胞溶酶体中贮积，形成"戈谢细胞"，导致受累组织多脏器病变并呈进行性加重。诊断通过酶活性检测、基因、组织学找到戈谢细胞做出。伊米苷酶替代治疗对部分患者有效。

一、概　　述

戈谢病（Gaucher disease，GD），又称葡萄糖脑苷脂病、高雪病、家族性脾性贫血、脑苷病、脑苷脂网状内皮细胞病等，是较常见的溶酶体贮积症，为常染色体隐性遗传病。该病由葡萄糖脑苷脂酶基因突变导致机体葡萄糖脑苷脂酶（又称酸性 β- 葡萄糖苷酶）活性缺乏，造成其底物葡萄糖脑苷脂在肝、脾、骨骼、肺甚至脑的巨噬细胞溶酶体中贮积，形成典型的贮积细胞即"戈谢细胞"，导致受累组织器官出现病变，临床表现为多脏器受累并呈进行性加重。

二、病　　因

戈谢病为常染色体隐性遗传病，是由编码 β- 葡萄糖脑苷脂酶（GBA）的基因缺陷导致葡萄糖脑苷脂在肝、脾、骨骼和中枢神经系统的单核巨噬细胞内贮积而产生的疾病。在患者中发现编码溶酶体酸葡萄糖苷酶的 GBA1 基因 430 多突变。

葡萄糖脑苷脂酶是一种可溶性的糖脂类物质，是细胞的组成成分之一，生理情况下，来源于衰老死亡的组织细胞的葡萄糖脑苷脂（GC）被单核巨噬细胞吞噬后，在溶酶体内经 GBA 作用而水解。GBA 基因突变导致体内无 GBA 生成或生成的 GBA 无活性，造成单核巨噬细胞内的 GC 不能被有效水解，大量 GC 在肝、脾、骨骼、骨髓、肺和脑组织的单核巨噬细胞中贮积，形成典型的戈谢细胞。

三、流行病学

戈谢病患病率全球各地区不尽相同。戈谢病发病率约为 1/57 000，是全球范围内最为常见的溶酶体贮积症之一。有德系犹太人血统的（指中欧及东欧犹太人）人群发病率最高，每 850 名德系犹太婴儿中就有 1 名患病。一项国内的人口统计研究发现，

中国东部人口中戈谢病是排名第 4 的溶酶体贮积症。国内较为准确的戈谢病发病率研究来自于上海一项以干血斑法筛查新生儿葡萄糖脑苷脂酶活性，发现戈谢病的发病率为 1/80 844。中国内地尚没有建成全国性的戈谢病登记中心，全面的流行病学调查有待完善。

四、临床表现

在内脏组织中，巨噬细胞谱系是主要累及组织，多种中枢神经系统神经元也可能会受到不同程度的影响。这些充血的巨噬细胞——戈谢细胞，直径为 20～100μm，其管状内含物类似于皱纹薄纸。戈谢细胞在肝、脾、肺、骨髓和淋巴结中都很多，并能导致肝脾大、贫血、血小板减少、肺部疾病、淋巴结病和破坏性骨病。根据神经系统是否受累，将戈谢病主要分为非神经病变型（Ⅰ型）及神经病变型（Ⅱ型及Ⅲ型）。其他少见亚型（围生期致死型、心血管型等）也有报道。

戈谢病患者几乎都伴随着肝大，增大程度存在很大差异。肝脏极度增大，可达到正常体积的 10 倍，并且在最年轻和脾切除的患者中发现过最大的肝脏。通常，肝脏扩大 1.5～2.5 倍。临床上可以经常发现血清转氨酶和碱性磷酸酶水平升高。肝功能不全包括肝衰竭，并不常见。在进行脾切除术的患者中可以观察到临床和组织学上显著变化的肝脏疾病。

已有报道称门静脉高压症伴食管静脉曲张、严重纤维化和肝硬化及肝衰竭等相关并发症。肝癌是戈谢病的一种罕见并发症，在儿童中尚未见报道。这种并发症可能是继发的，与已知的致癌过程如乙型肝炎病毒感染有关，但在少数患者中，除了戈谢病外并未发现已知的其他致癌因素。

总体来说，当严重的戈谢细胞替代肝细胞时肝脏可能呈现黄褐色，在戈谢细胞浸

润中肝脏呈灰红色伴有白色斑块，或在髓外造血区域中呈暗红色至紫色。在更严重的患者中，肝脏可能有微小结节或大结节。

五、诊　断

根据肝大、脾大或有中枢神经系统症状，骨髓检查见有典型戈谢细胞，血清酸性磷酸酶增高，可做出初步诊断。进一步确诊应做白细胞或皮肤成纤维细胞葡萄糖脑苷脂（glucocerebroside，GC）活性测定。值得注意的是，有时在骨髓中看到一种与戈谢细胞很相似的假戈谢细胞（pseudo-Gaucher cell），它可出现在慢性粒细胞白血病、地中海贫血、多发性骨髓瘤、霍奇金淋巴瘤、浆细胞样淋巴瘤及慢性髓性白血病等疾病中，它与戈谢细胞的不同点是胞质中无典型的管样结构，鉴别诊断时可做戈谢病酶活性测定。

（1）葡萄糖脑苷脂酶活性检测：是戈谢病诊断的金标准。当其外周血白细胞或皮肤成纤维细胞中葡萄糖脑苷脂酶活性降低至正常值的 30% 以下时，即可确诊戈谢病。值得注意的是，少数患者虽然具有戈谢病临床表现，但其葡萄糖脑苷脂酶活性低于正常值低限但又高于正常低限 30% 时，需参考该患者血中生物学标志物结果（壳三糖酶活性等），进一步做基因突变检测，从而实现确诊。

（2）骨髓形态学检查：大多数戈谢病患者骨髓形态学检查能发现特征性细胞即戈谢细胞，该细胞体积大，细胞核小，部分胞质可见空泡。但该检查存在假阴性及假阳性的情况。当骨髓中查见戈谢细胞时，应高度怀疑戈谢病，但并不能确诊戈谢病，需在鉴别区分其他疾病的同时，进一步做葡萄糖脑苷脂酶活性测定。

（3）基因检测：目前已发现的葡萄糖脑苷脂酶基因突变类型有 400 多种，相似的表型可有多种不同基因型，而相同基因型的患者临床表现、病程及治疗效果也不同。葡萄糖脑苷脂酶基因的突变类型具有种族差异，并与临床表型相关。到目前为止，已发现中国人戈谢病基因突变类型约 40 种，以 *L444P* 为最常见的突变类型，可出现在有神经系统症状及无神经系统症状的戈谢病各型患者中，其次为 *F213I*、*N188S*、*V375L* 和 *M416V* 突变类型。基因诊断并不能代替酶活性测定的生化诊断，但可作为诊断的补充依据并明确对杂合子的诊断。少数突变与患者的临床分型具有相关性，对判断疾病程度和预后具有指导作用。

基因诊断是定性检查，且所检测的标本稳定性好；而酶学分析是定量检查，酶活性的检测也受检测标本采集过程影响，所以基因诊断优于酶学分析。需要指出的是，基因型与临床表型之间没有确定的联系。通过突变型的基因分析可推测疾病的预后，如筛查 *L444P* 可确诊戈谢病，而 *N370S* 基因型患者，虽然是纯合子，但预后也好，一般无神经系统症状。一旦先症患儿基因型确定，其母再次妊娠时可进行产前基因诊断，也可进行患儿同胞的基因携带筛查。

（4）脑电图检查：可早期发现神经系统浸润，在神经系统症状出现前即有广泛异常波型。Ⅲ型患者在未出现神经系统症状前很难与Ⅰ型鉴别。通过脑电图检查可预测患者将来是否有可能出现神经系统症状。

（5）遗传咨询与产前诊断：患者的母亲再次妊娠时可取绒毛或羊水细胞经酶活性测定做产前诊断，若患者的基因型已确定，也可做产前基因诊断。通过羊膜穿刺术或绒毛取样诊断特定的戈谢病等位基因，编码葡萄糖苷酸的基因定位于人类染色体的 1q21 位置。

六、肝脏病理

来自患有 1、2、3 型戈谢病患者的肝脏活组织检查显示广泛的组织病理学改变。

三种类型戈谢病患者中病理学结果几乎没有差异。然而，仅在患有 1 型戈谢病的患者中观察到肝硬化。

戈谢细胞积累和肝脏纤维化是未治疗疾病的常见病理特征。受累程度从戈谢细胞聚集在血窦周围呈散状分布到更严重的表现。细胞周围纤维化通常是弥漫性的，但肝细胞严重萎缩且数量减少的情况并不常见。经常看到戈谢细胞在中心区域聚集。中央静脉经常也因被挤压而受阻。在门静脉、门静脉周围及其中间区域，偶尔会发生储存细胞堆积现象，但很少达到中心区域那种程度。接近储存细胞的肝细胞可能发生退行性变化和萎缩。通常可以观察到细胞周围纤维化，主要特征为周围有厚的纤维隔膜围绕中央静脉，在某些病例中会观察到其取代了正常肝细胞。还有报道称相邻中央区域会由纤维间隔连接，伴随门静脉三联征、小结节性肝硬化及再生活动。此外，少数患者还会出现髓外血肿。在病理标本中通常不会发现胆汁淤积现象。

七、治　疗

过去，戈谢病的治疗以对症治疗为主，属非特异性治疗。近年来，随着分子遗传学及生物工程技术的发展，已研发并临床应用了戈谢病的酶替代治疗（ERT）。ERT 特异性地补充患者体内缺乏的酶，减少葡萄糖脑苷脂在体内的贮积，为戈谢病的特异性治疗。然而，目前各种指南及共识仅推荐酶替代治疗用于戈谢病 1 型和戈谢病 3 型患者，戈谢病 2 型患者酶替代治疗效果差，仅行非特异性治疗。

特异性治疗应根据患者的严重程度、病情进展、合并症等情况对患者进行疾病风险评估，并确定患者伊米苷酶 ERT 治疗的剂量。高风险患者的推荐初始剂量为 60U/kg，对于戈谢病 3 型儿童，推荐初始剂量同样为 60U/kg，低风险患者的初始剂量为 30 ～ 45U/kg，均为每 2 周 1 次，静脉滴注。

达到治疗目标后，应对患者进行持续临床监测。对病情稳定者可酌情减少伊米苷酶治疗剂量以进行维持治疗。病情严重的高风险成人患者及所有儿童患者，伊米苷酶长期维持剂量不应 < 30U/kg，每 2 周 1 次。而低风险成人患者的长期维持剂量不应 < 20U/kg，每 2 周 1 次。

第二节　尼曼－皮克病

要点

尼曼 - 皮克病(Niemann-Pick disease, NPD)是一组罕见先天性脂质代谢异常，其特点是过量的脂类，主要是鞘磷脂和胆固醇，累积于患者肝、脾、肺、骨髓甚至脑部等重要器官，出现轻重不同症状。诊断通过基因、组织学等。治疗对部分患者有效。

一、概　述

尼曼 - 皮克病（Niemann-Pick disease, NPD）是一组罕见先天性脂质代谢异常，导致不同脂类沉积，属于溶酶体贮积症(lysosome storage disease, LSD)，遗传方式为常染色体隐性遗传病，其特点是过量的脂类，主要是鞘磷脂和胆固醇，累积于患者的肝、脾、肺、骨髓甚至脑部等重要器官，造成这些器官出现轻重不同的症状，是一组病因不同的疾病。在患者的全身单核巨噬细胞和神经系统可见大量的含神经鞘磷脂的泡沫细胞。

二、分　　型

根据累及脏器和发病年龄本病分四型：A 型（NPA 型）、B 型（NPB 型）、C 型（NPC 型）和 D 型（NPD 型）。NPA 型和 NPB 型的致病基因为 SMPD1 基因，定位于 11p15.4，SMPD1 突变导致细胞内一种称为酸性神经鞘磷脂酶（ASM）的溶酶体酶缺乏，体内不能正常降解神经鞘磷脂，导致溶酶体内过多的酸性神经鞘磷脂异常沉积在单核巨噬细胞系统或神经组织里，出现肝脾大、中枢神经系统退行性变。而 NPC 型和 NPD 型是细胞内胆固醇转运障碍引起的疾病，分 NPC1 型和 NPC2 型，C1 型是由 18q11 的 NPC1 基因突变引起，C2 型是由位于 14q24.3 的 NPC2 基因突变引起，导致溶酶体内 NPC1 或 NPC2 蛋白功能缺陷，引起细胞内外源胆固醇酯化和运输障碍，其中 NPC1 占 95%，NPC2 占 5%，主要病理改变是组织细胞内大量游离（非酯化）胆固醇和糖苷神经鞘脂类在溶酶体内沉积而致病，表现为神经干细胞的自我更新能力下降而出现神经变性病变，在生化和临床方面两型没有明显的区别。NPD 型也是由 NPC1 基因突变引起，但不同于 NPC1 型。

NPD 在亚洲人发病率低，以 NPA 型常见，约占 85%，其余类型好发于中东、西欧、北美等地区，据国外已有数据，NPA 和 NPB 两型总发病率为（0.5 ～ 1）/10 万，在我国发病率尚无统计。

三、临床表现

（一）NPA 型

NPA 型为急性神经型或婴儿型，临床多见。最严重型早期即有中枢神经系统退行性变，在出生后 3 ～ 6 个月发病，少数在出生后几周或 1 岁后发病。最初由于肌力和肌张力低下而患者出现喂养困难、持续反复呕吐、腹泻或便秘，6 个月出现精神运动发育衰退征象，随即进行性加重神经系统症状，肺部 X 线片显示广泛肺间质性浸润性病变，查体可见黄疸，视网膜出现樱桃红斑，肝脾大，骨髓检查发现典型尼曼 - 皮克细胞，血常规见贫血和血小板减少，多于 4 岁前死于呼吸衰竭或感染。

（二）NPB 型

NPB 型为非神经型或内脏型，慢性进展，婴幼儿或儿童期发病，大多表现肝脾大，智力正常，无神经系统症状，肺部因弥漫性浸润而容易发生感染，一般不影响寿命，可存活至成人，少部分可发生肝衰竭。

（三）NPC 型

临床上个体异质性强，NPC 型发病可见于任何年龄，从围生期至成人期，甚至 70 岁发病。围生期发病者，出生后第 1 天或前几周出现新生儿胆汁淤积性黄疸及出现进行性肝脾大，2 ～ 4 个月黄疸自行消退，少部分黄疸持续恶化，6 个月内死于肝衰竭。儿童期发病者，出生后发育多正常，常首发肝脾大，多数在 5 ～ 7 岁出现神经系统症状，可存活至 5 ～ 20 岁。

（四）NPD 型

NPD 称为 Nova-Scotia 型，被认为是一种具有加拿大 Nova Scotia 血统的患者类型，临床经过较幼年型缓慢，有明显黄疸、肝脾大和神经症状，多于 12 ～ 24 岁死亡。

四、诊　　断

根据患儿的典型的临床表现、实验室检测指标及一级基因检测结果，可以明确诊断，部分患者家族中可有类似患者。

（一）NPA 型和 NPB 型

患儿出现肝脾大，肺部 X 线片显示广

泛的肺间质性浸润性病变，有的伴有发育迟缓，需要考虑此病。

1. 酸性神经鞘磷脂酶活性分析　采用荧光底物法检测外周血白细胞或培养的皮肤成纤维细胞内酸性神经鞘磷脂酶活性，与正常对照相比，患者的酶活性可低至正常对照的 10% 以下。

2. 分子遗传学检测　如果出现 SMPD1 的两个等位基因致病突变或缺失，即可确诊，然后根据是否出现神经系统症状来区分 A 型和 B 型。

3. 其他检查　骨髓形态学显示有成堆泡沫细胞，血常规可有三系减少，外周血淋巴细胞和单核细胞胞质有空泡，肝功能损害，肺部 X 线平片或 CT 显示肺部呈粟粒样或网状浸润。B 超检查肝脾病变程度，眼底可见樱桃红斑，部分患者脑部 MRI 可见脑部萎缩。

（二）NPC 型

新生儿在生后第 1 天或前几周即出现新生儿胆汁淤积性黄疸，随即出现肺部间质浸润改变；婴儿出现持续数月或数年肌无力，随后出现生长发育迟缓；学龄儿童突然出现癫痫和痴笑，而且持续多年，肢体运动协调力差；青少年或成人期出现类似抑郁症或精神分裂症的精神症状，同时出现肝脾大者，需要考虑此病。

1. 生化检查　血生化 HDL 降低、甘油三酯升高、LDL 升高。

2. 分子遗传学检测　如果出现 NPC1 或 NPC2 的两个等位基因致病突变或缺失，即可确诊。

3. 其他检查　在培养的皮肤成纤维细胞中发现有异常沉积的胆固醇。肺部 X 线平片或 CT 示肺部病变。

五、治　疗

（一）一般治疗

本病以对症支持治疗为主，必要时行食管喂食以确保营养，可长期服用抗氧化剂，控制肺部感染，给予镇静治疗以克服睡眠障碍，使用如抗癫痫药、抗胆碱能药或抗抑郁药来减轻如震颤、张力失调或抽搐发作等症状。脾功能亢进者可行脾切除术以改善症状，但不能控制疾病进展。对于肝功能损害者，必要时行肝移植；采用低胆固醇膳食，使用三种药物治疗高胆固醇血症，如洛伐他汀、考来烯胺和烟酸能够降低血浆和肝脏的胆固醇水平，或二甲基亚砜（对于胆固醇的转运有效），对于严重神经系统症状者，给予康复和物理疗法有助于改善病情。

（二）基因治疗

此病为单基因突变所致，理论上可通过基因编辑让患者细胞重新开始生成缺失的蛋白酶，它可能为患者提供一个长期解决办法。在动物实验中，将正常小鼠骨髓细胞的逆转录病毒载体转导以过表达和释放人 ASM，观察 24 周，血中 ASM 活性急剧减少，小脑功能开始下降，在血浆中可检测抗人 ASM 抗体，应用于临床疗效能否持久，是面临的最重要问题之一。

（三）酶替代治疗

一种称为 olipudase alfa 的人重组酸性神经鞘磷脂酶替代疗法，有望在 NPA 型和 NPB 型治疗中起效，但是目前尚未批准上市，在儿童进行 II 期临床试验，在成人进行 II / III 期临床试验。我国目前有一项针对 NPB 型 ERT 正在研究中。根据以往酶替代治疗（enzyme replacement therapy，ERT）在溶酶体贮积症治疗中的经验，ERT 对肺功能和肝脾大的改善显示有效性，但有其局限性。其一：因酶不能通过血脑屏障，不能纠正中枢神经系统损害，故仅对非神经型有益。其二：输注时发生超敏反应，如荨麻疹、皮疹、发热、寒战、支气管痉挛。其三：长期替代可导致抗体产生而影响疗效。其四：酶制剂价格高，我国普通家庭所不能承受。

（四）减少底物沉积

此方法适用于 NPC 型，采用糖基神经酰胺合酶抑制剂（miglustat，商品名美格鲁特）可抑制鞘糖脂合成，催化沉积在 NPC 患者体内的糖苷神经鞘脂类从而降低溶酶体贮积。这个药能够通过血脑屏障，延迟 NPC 患者的神经症状。Galanaud 等发现 NPC 患者使用此药治疗 24 个月后，能够延缓神经症状进展，对于脑部功能障碍有一定疗效，故适合于儿童晚期发作或成人型。目前在欧洲、加拿大和日本其已经应用于临床，也应用于戈谢病 I 型或 O 型 GM2 节苷脂沉积症。部分地区仍处于研究阶段。此药具有一定副作用，如腹泻、肠胃腹胀、肠内碳水化合物吸收不良和体重减轻。

（五）异基因造血干细胞移植

异基因造血干细胞移植（allogeneic hematopoietic stem cell transplantation，allo-HSCT）也是治疗溶酶体贮积症的根本措施之一。allo-HSCT 是经过大剂量放、化疗预处理后将患者免疫清除，然后将供者的造血干细胞移植给受体，使受体造血和免疫重建，而达到治疗目的。由于 NPD 的临床症状的异质性，allo-HSCT 疗效个体差异大。目前可采用 allo-HSCT 治疗 NPD，着重于治疗 NPA 和 NPB 两型，也有成功治疗 NPC 型报道，但均为个案报道。移植后患者中枢神经系统疾病仍会进展。

（甘 雨）

参 考 文 献

Gilbert EF, Callahan J, Viseskul C, et al, 1981. Niemann-Pick disease type C. Pathological, histochemical, ultrastructural and biochemical studies. Eur J Pediatr, 136:263-274.

James SP, Stromeyer FW, Chang C, et al, 1981. Liver abnormalities in patients with Gaucher's disease. Gastroenterology, 80:126-133.

Kattner E, Schafer A, Harzer K, 1997. Hydrops fetalis: manifestation in lysosomal storage diseases including Farber disease. Eur J Pediatr, 156:292-295.

Muenzer J, Fisher A, 2004. Advances in the treatment of mucopolysaccharidosis type I. N Engl J Med, 350:1932-1934.

Poorthuis BJ, Wevers RA, Kleijer WJ, et al, 1999. The frequency of lysosomal storage diseases in the Netherlands. Hum Genet, 105(1-2):151-156.

Takahashi T, Akiyama K, Tomihara M, et al, 1997. Heterogeneity of liver disorder in type B Niemann Pick disease. Hum Pathol, 28:385-388.

Vanier MT, 2010. Niemann-Pick disease type C. Orphanet J Rare Dis, 5:16.

Victor S, Coulter JB, Besley GT, et al, 2003. Niemann-Pick disease: sixteen-year follow- up of allogeneic bone marrow transplantation in a type B variant. J Inherit Metab Dis, 26:775-785.

Wasserstein MP, Desnick RJ, Schuchman EH, et al, 2004. The natural history of type B Niemann- Pick disease: results from a 10-year longitudinal study. Pediatrics, 114:e672-e677.

Yeager AM, Uhas KA, Coles CD, et al, 2000. Bone marrow transplantation for infantile ceramidase deficiency (Farber disease). Bone Marrow Transplant, 26:357-363.

第 31 章

过氧化物酶体病

要点

过氧化物酶体病是一组过氧化物酶体功能受损的异质性遗传性代谢病。在大多数情况下，此类疾病会导致不同程度的神经功能障碍。本章将介绍有肝损害表现的几种过氧化物酶体病：Zellweger 综合征、肢近端型点状软骨发育不全Ⅰ型和高草酸尿症Ⅰ型。

过氧化物酶体是大小不一，直径为 $0.05 \sim 0.5\mu m$ 的亚细胞器，存在于红细胞以外的其他所有细胞中。过氧化物酶体在肝脏和肾脏中浓度最高，红细胞只有发育早期膜形成时存在过氧化物酶体。过氧化物酶体在细胞代谢中的功能是催化大量的分解代谢和合成代谢反应。催化功能包括：极长链脂肪酸（very long chain fatty acid, VLCFA）的 β 氧化；哌啶酸、植烷酸、降植烷酸和许多二羧酸的氧化；以及由过氧化氢酶降解过氧化氢。合成代谢功能包括合成胆汁酸和缩醛磷脂这两种细胞膜和髓磷脂的重要成分。

过氧化物酶体病是一组过氧化物酶体功能受损的异质性遗传性代谢病。根据过氧化物酶体发生障碍或单个过氧化物酶体酶缺陷本病分为两类。第一类，过氧化物酶体发生障碍，功能完全丧失，包括 Zellweger 综合征、新生儿肾上腺脑白质营养不良、婴儿 Refsum 病等，由 *PEX* 基因突变引起，肢跟点状软骨发育不全Ⅰ型等，由 *PEX7* 基因突变引起。第二类，单个过氧化物酶体酶缺

陷，过氧化物酶体发生正常，但单个酶缺陷造成相应代谢障碍，包括高草酸尿症Ⅰ型、X 连锁肾上腺脑白质营养不良、Refsum 病、假性新生儿肾上腺脑白质营养不良等。

在大多数情况下，此类疾病会导致不同程度的神经功能障碍。本文将介绍有肝损害表现的几种过氧化物酶体病：Zellweger 综合征、肢近端型点状软骨发育不全Ⅰ型和高草酸尿症Ⅰ型。

一、Zellweger 综合征

（一）概述

Zellweger 综合征又称脑肝肾综合征，是过氧化物酶体生物合成性疾病的代表类型。其特点为颅面畸形和严重神经系统异常。发病率为 $1/100\ 000 \sim 1/50\ 000$ 例活产婴儿。大多数此类疾病婴儿的 *PEX1* 基因或 *PEX6* 基因发生突变，这两种基因编码将蛋白从细胞质溶胶转运至过氧化物酶体所需的 ATP 酶。本病以常染色体隐性的方式遗传。

（二）临床特点

1. 出生时典型的颅面畸形：特征为前

额高，前囟大，颅缝明显分离，眶上嵴发育不全，眼斜向上，内眦赘皮，鼻梁低且宽，高腭穹，耳垂畸形。

2. 神经系统异常：包括肌张力过低和肌无力伴腱反射缺失、听力和视力严重损害及新生儿癫痫发作，发育严重迟缓，罕有婴儿存活超过 6 个月。头颅 MRI 检查发现包括皮质和白质异常。尾侧丘脑沟可存在生发层溶解性囊肿。

3. 婴儿通常有肝大，与肝硬化和胆道发育不全有关，胆汁淤积等肝功能异常，有时可表现为肝衰竭。50% ～ 70% 出现髌骨、髋关节和其他骨骺的钙化点（点状软骨发育不良）。其他特征为肾小球囊性肾病、白内障和色素性视网膜病。这些异常在出生时已存在。

（三）诊断

通过临床表现、实验室检查和基因检测诊断。实验室检查可有血浆极长链脂肪酸浓度升高，血浆和成纤维细胞中的植烷酸、降植烷酸和哌啶酸浓度升高，红细胞的缩醛磷脂浓度降低。*Pex* 基因筛查可识别 Zellweger 综合征的突变。

（四）治疗

迄今尚无针对 Zellweger 综合征的有效治疗。正在探索的方法如下：①二十二碳六烯酸（DHA）。该病患者脑、视网膜和其他组织中的 DHA 浓度低，并可能促使神经系统功能异常。接受 DHA 乙酯治疗显示 20 例 Zellweger 谱系过氧化物酶体生物合成性疾病患者 DHA 水平和肝功能正常化，约 50% 接受治疗的患者视力改善，以及肌张力增加。MRI 显示 9 例患者的髓鞘形成改善。小于 6 个月大的患儿经治疗后临床改善最大。尽管如此，DHA 治疗是否确实有益仍存在很大争议。②药物诱导过氧化物酶体增殖。用 4-苯丁酸钠处理过氧化物酶体生物合成性疾病患者离体培养的成纤维细胞，结果显示过氧化物酶体数量增加，但尚无体内试验数据。

二、肢近端型点状软骨发育不全 I 型

（一）概述

肢近端型点状软骨发育不全 I 型（RCDP1）是一种罕见的过氧化物酶体生物合成性疾病，由 *PEX7* 基因突变引起，此基因位于 6p22—q24，该基因编码 2 型过氧化物酶体靶向信号受体，这种受体帮助细胞质溶胶蛋白定向进入过氧化物酶体。在 RCDP1 中受影响的过氧化物酶体酶有 3 种，包括患儿的成纤维细胞缺乏 DHAP-AT 和 ADHAPS，是缩醛磷脂合成所需的，植烷酸 α- 氧化中的一种关键酶 PAHX。

（二）临床特点

RCDP 在童年期早期发病，表现为严重精神发育迟滞和畸形面容。其独有的特点是主要累及近端长骨的重度身材矮小。约 72% 和 27% 的患者分别发生先天性白内障和鱼鳞病。常见关节挛缩。自然病史不确定。放射影像学的特征性表现是点状软骨发育不良，即在长骨和椎骨中存在点状钙化。肱骨和股骨的骨化也存在异常。脊柱的侧位 X 线片显示椎体存在不常见的冠状裂，代表胚胎期的骨发育停滞。

儿童的脑 MRI 皮质下白质异常，可存在巨脑回 - 多小脑回畸形、由椎管狭窄引起的脑干和脊髓压迫及脊髓拴系。重度 RCDP（根据无法坐和言语及非言语交流缺乏来界定）患者 MRI 异常（包括脑室增大、蛛网膜下腔增大、幕上髓磷脂异常和进行性小脑萎缩）。临床和 MRI 异常的严重程度与缩醛磷脂水平相关，但与植烷酸水平无关。

（三）诊断

通过证明成纤维细胞中缩醛磷脂合成不足和植烷酸氧化不足可诊断为 RCDP。可采用基因检测，用于确诊和评估基因型 - 表型相关性。该疾病中，血浆 VLCFA 浓度不升高。红细胞的缩醛磷脂水平降低。植烷酸的血浆浓度升高，但降植烷酸水平正常。

（四）治疗

此病目前尚无有效的治疗方法。

三、高草酸尿症Ⅰ型

高草酸尿症分三型，其中Ⅰ型原发性高草酸尿症较常见，约占80%。高草酸尿症Ⅰ型属于罕见病，在欧洲和北美洲的患病率为（1～3）例/100万，在北美洲似乎更为常见。

（一）发病机制

Ⅰ型高草酸尿症中的 *AGXT* 基因缺陷导致肝脏过氧化物酶 AGT 的活性降低或缺乏，AGT 在正常情况下将乙醛酸盐转化为甘氨酸。AGT 缺陷时乙醛酸盐增加，草酸盐产生过量。*AGXT* 基因位于 2q36—37，已识别的突变有 150 多个。Ⅰ型高草酸尿症特定基因突变的表型与基因型相关，如最常见突变类型 p.GLy170Arg 的患者。如果诊断及时且进行干预，如给予维生素 B_6 显著减少尿草酸盐排泄，从而产生更好的远期结局。但某些具有相同基因型的家族成员中也有不同表现型，推测环境因素或修饰基因可能有关。

高尿酸血症产生的过量的草酸盐主要是通过肾脏排泄。尿草酸盐正常值 < 0.5mmol/（1.73m² · d），Ⅰ型高尿酸血症患者的尿草酸盐排泄超过 1mmol/（1.73m² · d），可导致尿草酸钙过饱和，出现结晶聚集、尿石病和（或）肾钙沉着症。草酸钙结晶也可沉积于肾间质和肾小管细胞中，即草酸盐沉着症（oxalosis）。肾钙沉着症或反复的尿石病可以导致肾实质炎症及纤维化，如果持续存在，还可导致终末期肾病（ESRD）。当血浆草酸盐水平超过 30μmol/L 时，草酸钙会沉积于其他组织，包括视网膜、心肌、血管壁、皮肤、骨及中枢神经系统，这可导致肾外表现。

（二）临床表现

1. 肾脏表现 分 5 种情况。

（1）婴儿型草酸盐沉着症（26%）：此类婴儿通常在 6 个月前表现为肾钙沉着症及肾脏损害，ESRD 出现的平均年龄为 3 岁，许多病例在诊断高草酸尿症时就存在 ESRD。

（2）儿童期反复尿石病发作及肾功能快速下降（30%）：在这些患者中，初始症状通常由尿石病引发，包括肾绞痛、血尿及尿路感染，少数病例还可出现双侧梗阻伴急性肾衰竭，放射影像学检查表现为不透光性结石。

（3）成人期偶然形成结石（30%）。

（4）ESRD 在单独肾移植失败后诊断（10%）。

（5）家族筛查后诊断（13%），可无症状。

2. 全身性草酸盐沉着症 当肾小球滤过率（GFR）下降至 30～40ml/（min·1.73m²）以下时，草酸盐产生过量及尿草酸盐排泄减少同时出现，可导致全身性草酸盐沉着症，沉积于心脏、血管、关节、骨和视网膜，临床表现如下。

（1）心脏传导功能缺陷，可能导致心搏骤停。

（2）外周循环不良，导致远端坏疽。

（3）骨表现，包括疼痛、红细胞生成素难治性贫血及自发性骨折风险增加。草酸盐沉积可能表现为 X 线片上致密的干骺部上方带状影，在长骨的干骺端及小梁骨处沉积最明显。

（4）关节部位草酸盐沉积可导致滑膜炎及关节活动度降低和疼痛。

（5）视网膜上皮和黄斑上的草酸盐沉积可以导致视力下降。

3. 其他表现 甲状腺功能减退症、周围神经病、牙齿问题（牙痛、牙根吸收和牙髓暴露）及皮肤表现（包括网状青斑、外周坏疽及转移性皮肤钙化）。

（三）诊断和评估

40% 以上的患者存在高草酸尿症诊断

延误，从症状初现到诊断之间的平均时间为 3.4 年，以致于 30% 的患者在诊断时就有 ESRD。因此需要对高草酸尿症秉持高度的临床怀疑，以确保不会延误诊断，因为该疾病的治疗疗效有赖于早期诊断。

1. 具有以下任何表现的儿童和婴儿，应该怀疑存在高草酸尿症

（1）反复发作的钙结石，尤其是在尿沉渣检查中发现草酸盐结晶，而尿钙和尿酸排泄正常的患者。

（2）纯一水草酸钙结石。

（3）肾钙沉着症，尤其是在伴 GFR 下降时。

（4）显著的高草酸尿症，但无胃肠道疾病、未摄入大剂量维生素 C，也无草酸盐摄入增加。

2. 代谢筛查发现尿草酸盐排泄显著升高，此外，尿羟乙酸盐排泄的增加强烈支持 I 型高草酸尿症的诊断。

3. 分子遗传学检测显示 *AGXT* 基因突变，可证实 I 型高草酸尿症的诊断。在对先证者和父母进行基因突变检测后，开展产前诊断。

4. 诊断也可通过肝活组织检查显示 AGT 活性缺乏或显著下降来证实。

5. 在诊断确立后，需进行进一步的检查来评估可能受累器官的功能。

（1）通过检测血清肌酐水平来测定 GFR，以评估肾功能。

（2）进行骨 X 线片检查以检测有无不透 X 线的干骺部上方带状影和弥漫性的去矿化表现。

（3）甲状腺功能检测。

（4）进行心电图检查以检测有无心脏传导异常。

（5）测定血红蛋白，以检测有无慢性肾脏病所致的贫血或骨髓中草酸盐沉积所致的贫血。

（6）对于全身性草酸盐沉着症患者，用以确定终末器官受累范围和程度的进一步评估应该包括眼部评估（包括裂隙灯检查）、骨密度测定、心电图和超声心动图检查。

（四）治疗

对高草酸尿症的疗效取决于早期诊断。尽早采用内科治疗可减少尿草酸钙的饱和及草酸盐的产生，从而尽量减少肾脏草酸盐的沉积，延缓肾损伤的进展。外科治疗可以干预阻塞尿道的结石。对于 I 型高草酸尿症，确定性的治愈方法是肝移植，因为供体肝可以提供缺失的酶，从而将草酸盐的产生降至正常范围，但对 I 型 PH 进行预先肝移植仍存在争议。单独肾移植则不提倡，因为原发病未解决，会再次发生终末期肾病。

（张　敏）

参 考 文 献

Cochat P, Hulton SA, Acquaviva C,et al, 2012. Primary hyperoxaluria type 1: indications for screening and guidance for diagnosis and treatment. Nephrol Dial Transplant, 27(5): 1729.

Nancy E Braverman A, Gerald V Raymond B, et al, 2015. Peroxisome biogenesis disorders in the Zellweger spectrum: an overview of current diagnosis, clinical manifestations, and treatment Mol Genet Metab. http://dx.doi.org/10.1016/ j.ymgme[2015-12-09].

Shimozawa N, 2011. Molecular and clinical findings and diagnostic flowchart of peroxisomal diseases. Brain & Development, 33(9): 770-776.

Wanders RJ, Ferdinandusse S, 2012.Peroxisomes, peroxisomal diseases, and the hepatotoxicity induced by peroxisomal metabolites. Current Drug Metabolism, 13(10): 1401-1411.

第 **32** 章

铜代谢和铜贮积异常

铜是多种酶的辅助因子，参与人体产生活性氧化物的反应。人饮食吸收的铜含量远远高于身体所需的铜。过量铜在组织中有高度毒性，机体处置铜过程中出现障碍便会发生铜相关疾病。

在人类疾病中，铜离子相关疾病主要由两种涉及铜转运的金属转运 P 型三磷酸腺苷酶（ATP 酶超家族）成员所致。一种是肝豆状核变性（hepatolenticular degeneration，又称 Wilson disease，WD），属常染色体隐性遗传病，其导致肝脏和其他器官的铜超载。其他已知的肝铜超载疾病还有印度儿童肝硬化和酪氨酸肝硬化，但遗传基础和疾病机制尚未确定，推测机制不完全相同。另一种是 Menkes 病，是 X 连锁的肠道铜转运缺陷疾病，其后果是引起铜在许多器官缺失。本章介绍这两种疾病。

第一节　肝豆状核变性

要点

肝豆状核变性（WD）是一种由 *ATP7B* 基因突变引起的常染色体隐性遗传病，中国的发病率高于西方国家。

WD 会导致体内铜过度贮积，主要影响大脑的基底神经节和肝脏，但也会影响其他器官系统。

WD 的诊断依赖于血液、尿液和肝脏病理、遗传学等检查。基因检测可以用来筛选患者家庭成员。

WD 是少数可用药物治疗的遗传病之一。治疗 WD 的方法包括使用铜螯合剂（青霉胺、曲恩汀、二巯基丙醇、二巯丁二酸和四硫代钼酸铵等）和减少胃肠道吸收铜的药物（锌剂）。

一、定　义

WD 是一种常染色体隐性遗传的铜代谢障碍，*ATP7B* 基因是其致病基因，定位于 13 号染色体，其功能主要是编码一种铜依赖性的 P 型 ATP 酶，将铜转运至高尔基体，进而合成铜蓝蛋白（ceruloplasmin，CP）后随胆汁排出体外。致病基因会破坏 ATP 酶的正常结构和功能，导致游离铜增多，从而引起进行性加重的肝脏、神经系统、肾脏等部位损伤，导致不同的临床表现。

二、流行病学

（一）流行率

既往国外报道人群发病率为 1/10 万～ 1/3 万，杂合子频率为 1/200 ～ 1/100，英国的一项研究认为其理论发病率不低于 1/7026，推测外显率下降和诊断的局限性可能是实际发病率统计偏低的主要原因。而目前报道，该病发病率在中国比西方国家更高。

（二）年龄与性别分布

WD 可发生于任何年龄，但以儿童及青少年多见，多为 5 ～ 35 岁，男女均可发病。肝型 WD 的发病年龄为 10 ～ 13 岁，神经型为 19 ～ 20 岁。近来研究表明，随着人们体检意识的增强和诊断水平的进步，有越来越多的低龄患者被发现。

三、发病机制

目前研究认为，WD 是单基因缺陷疾病。ATP7B 是一个具有 21 个外显子和编码区 4.1 kb 的大基因，位于 13 号染色体，其突变主要集中在几个热点突变，但是存在大量的罕见突变。目前世界上有多种数据库报道突变位点，如艾伯塔大学雨果数据库（http：//www.wilsondisease.med.ualberta.ca）报道，目前发现 ATP7B 约有 540 个致病突变，人类基因突变数据库（the Human Gene Mutation Database，HGMD）报道已经有 600 多个 ATP7B 基因的突变被识别（http：//www.hgmd.cf.ac.uk）。其突变类型很复杂，包括错义、无义、缺失、插入、剪接和点突变，其中由单核苷酸引起的错义或无义突变体最常见（60%），插入 / 缺失（26%）和剪接位点突变（9%）次之，分布在所有外显子 / 内含子中。目前使用的高通量分析方法

包括直接测序、变性高效液相色谱和自动单链构象多态性分析等，有针对性的二代测序可能被证明是最有效的，在某些情况下，还必须结合 DNA 和 RNA 进行分析。某些种族 WD 患者有典型的特定位点突变，如 H1069Q，在 35% ～ 75% 的欧洲患者，特别是来自东欧的患者中高表达。这一突变在中国患者中没有发现，在他们中 R778L 突变更常见。多数患者存在大量的突变，但一般没有特别高的频率。

ATP7B 主要表达于肝和肾，在大脑、肺和胎盘也有少量表达。Wilson ATP 酶可以感知肝细胞内铜的浓度，在铜浓度增高时，它在将铜结合铜蓝蛋白并促进铜排泄到胆汁过程中起作用。此酶出现缺陷，将导致铜蓝蛋白降低和体内游离铜增多。由于铜是一种氧化剂，氧化应激反应将导致患者的肝脏、脑部等部位损伤，进而引起一系列临床表现。

四、临床表现

WD 临床表现以肝损伤和神经症状最为常见。早期 WD 以肝病就诊为主，可以是慢性肝炎、急性肝衰竭，也可以无症状。神经精神表现可以是肌张力障碍、震颤、人格改变及认知障碍等。除了肝和脑部，其他较常见的损伤部位还有肾和骨关节等。

肾受损后可以导致范科尼综合征，进而引起骨质疏松，有些患者甚至出现假性骨折。WD 伴有的假性骨折通常发生在儿童阶段，但在成人阶段，我们也应该意识到这种症状与此病的相关性。

自身免疫抗体阳性在 WD 病例中常有报道，而在某些儿童和青年患者中，WD 发病时更像是自身免疫性肝炎。其共同特点是：发病通常很急迫；都会出现疲劳、不适、关节病甚至皮疹；实验室发现包括转氨酶水平升高、血清免疫球蛋白 G 显著升高，以及抗核抗体或抗平滑肌抗体等自身抗体阳

性等。还发现狼疮性肾炎可能与 WD 有关。然而，WD 与自身免疫性疾病的关联性，到底是统计数据上的巧合，还是病理生理机制的确有趋同性，目前还不清楚。

WD 的神经系统变异的主要表现是锥体外运动功能障碍，如肌张力障碍、帕金森病、舞蹈病、震颤和共济失调。非运动症状（non-motor symptoms，NMS）可能出现在临床疾病表达之前和正在进行的疾病过程中，常易导致临床诊断混乱和延误。在 WD 中，常见的 NMS 有人格障碍、情绪变化、精神病、认知异常、睡眠障碍和自主神经障碍等。这些认知变化可以通过神经心理学评估、磁共振成像等来诊断。另外，多达 20% 的 WD 患者可能有独立的精神症状，这些症状具有多样性，其中抑郁症最常见，其他神经症如恐惧症或强迫行为也常报道，甚至还有可能出现攻击或反社会行为。在大多数仅表现为单纯精神病特征的 WD 患者中，诊断可以被延误到老年。

五、病　　理

WD 在肝活检标本上可表现出多种组织学病变，其中许多是非特异性的。

在最初阶段，这些特征是非特异性的，包括脂肪变性、局灶性坏死、糖原核肝细胞和偶尔可见的凋亡小体，Mallory-Denk 小体也可能被发现。随着实质性损伤的进展，小叶坏死可能反复发作，门静脉周围纤维化发展。肝硬化通常是大结节状的，但也可能是小结节状的，有效治疗后肝硬化可能逆转。

疾病早期，肝铜主要与金属硫蛋白结合，在肝细胞胞质中弥漫分布。铜的组织化学染色为阴性。随着疾病进展，肝细胞铜的量超过了金属硫蛋白的可用储存容量，肝细胞铜就沉积在溶酶体中。铜或铜结合蛋白（如红氨酸、地衣红）的染色技术可以检测到这些溶酶体聚集的铜。铜通常分布在整个小叶或结节，但在肝硬化的一些结节中可能看不到着色铜。

如果临床特征类似自身免疫性肝炎，肝活检的结果也可能提示自身免疫过程。炎症有时很严重，伴有典型的碎屑坏死。也可以看到不典型的自身免疫性肝炎表现，如 Mallory-Denk 小体和肝细胞铜聚集。

电镜下肝细胞线粒体的改变是 WD 的一个重要特征。线粒体的大小不同，其中致密小体可能增多。最显著的变化是线粒体嵴尖扩张，这是嵴内外膜分离的结果。嵴间间隙变宽，看起来呈球状，更极端可以有不规则的囊形。一些小叶可能比其他小叶受到更严重的影响。线粒体的变化是由过量的肝铜引起的氧化损伤的后果。

六、临床分型

（一）肝型

1. 持续性血清转氨酶增高。

2. 急性或慢性肝炎。

3. 肝硬化（代偿或失代偿）。

4. 暴发性肝衰竭（伴或不伴溶血性贫血）。

（二）脑型

1. 帕金森综合征。

2. 运动障碍：扭转痉挛、手足徐动、舞蹈症状、步态异常、共济失调等。

3. 口 - 下颌肌张力障碍：流涎、讲话困难、声音低沉、吞咽障碍等。

4. 精神症状。

（三）其他类型

其他类型以肾损害、骨关节肌肉损害或溶血性贫血为主。

（四）混合型

混合型为以上各型的组合。

七、诊　　断

WD 主要特征性检测指标包括铜蓝蛋白、血清铜、24h 尿铜、眼 K-F 环、肝铜含量、

ATP7B 基因等。目前国内外普遍将铜蓝蛋白阈值定为 0.2 ～ 0.25g/L，一般认为 < 0.2g/L 才有临床意义。有研究建议，在中国将铜蓝蛋白的阈值定为 0.15g/L，对于检出 WD 会有 95.6% 的敏感度和 95.5% 的特异度。肝铜含量的正常上限为 55μg/g 干重，高于 250μg/g 干重被认为是 WD 的诊断依据，相反，低于 40μg/g 干重被认为是排除 WD 的有力证据。一些 WD 患者的肝铜浓度介于正常和绝对升高之间（55 ～ 250μg/g 干重），有研究提出以 70μg/g 干重为界值，也有学者建议 209μg/g 干重作为高敏感度和特异性的界值。

目前我们采用的 WD 诊断标准主要分为两种：一是我国 2008 版 WD 指南提出，结合起病年龄、肝病史和肝病症状、神经系统症状、铜生化指标异常表现等，可拟诊为 WD。另外，也可以 Ferenci 评分（表 32-1）标准为依据，≥ 4 分者可以诊断 WD。

表 32-1　Ferenci 评分表

症状	评分
K-F 环（裂隙灯检查）	
阳性	2
阴性	0
支持 HLD 的神经 / 精神症状（或典型的颅脑 MRI 表现）	
阳性	2
阴性	0
溶血性贫血 Coombs 试验阴性（+ 血清铜增高）	
有	1
无	0
实验室检查	
24h 尿铜检测（无急性肝炎）	
正常	0
1 ～ 2 倍正常上限	1
> 2 倍正常上限	2
正常，但给予青霉胺 2×0.5g 口服 1d 后 > 5 倍正常上限	2
肝铜定量（无胆汁淤积）	
正常	-1

续表

症状	评分
达到 5 倍正常上限	1
> 5 倍正常上限	2
肝细胞硫氧酸铜染色（在肝铜定量检测的可靠性受怀疑时检测）	
阴性	0
阳性	1
血铜蓝蛋白（比浊测量法正常值 > 20mg/dl）	
正常	0
10 ～ 20	1
< 10	2
基因突变检测	
每条染色体均有致病突变	4
只有 1 条染色体有致病突变	1
未检测到致病突变	0
总分	

注：对 WD 诊断的得分判定如下。4 分以上，高度支持 WD 的诊断；2 ～ 3 分，部分支持 WD 的诊断，但需要进一步的证据；0 ～ 1 分，基本不支持 WD 的诊断

八、治　疗

WD 是少数可治疗性遗传病之一，治疗手段主要包括饮食控制、药物治疗和肝移植等，基因治疗尚未成熟。若能早期诊断，早期启动终身低铜饮食和排铜治疗，患者可实现疾病缓解，并可获得良好生活质量和与正常人近似的生存期，无须肝移植。

（一）药物治疗

主要有两大类药物，一是络合 / 螯合剂，能强力促进体内铜离子排出，如 *D-* 青霉胺（PCA）、二巯丙磺酸钠（DMP）、二巯丁二酸（DMSA）等，二是阻止肠道对外源性铜的吸收，如锌剂、四硫钼酸盐。

D- 青霉胺（PCA）：青霉胺是较早应用且目前应用最为广泛的排铜药物，它是一种非特异性金属螯合剂，通过螯合铜等金属离子，使其自尿中排出，对 WD 的疗效可靠。其螯合作用在 2 ～ 6 个月达到高峰。用法：青霉素皮试阴性才可服用。小儿剂量为每天

20 ～ 30mg/kg，维持量为 600 ～ 800mg/d。应空腹服药，最好在餐前 1h、餐后 2h 或睡前服用，勿与锌剂或其他药物混服。美国 FDA 对妊娠妇女使用 PCA 的规定为 D 级，即有证据表明有风险。严重肢体痉挛、畸形，严重构音障碍的脑型患者及对其过敏的患者慎用。

青霉胺的不良反应较多，如过敏反应、肾毒性、皮肤毒性、骨髓毒性、口腔病变等。另外还有全身或免疫系统的不良反应，如狼疮样综合征、肾炎综合征、免疫球蛋白降低等，也有肝毒性报道，新的不良反应还在不断被发现，约 30% 的患者因严重不良反应而最终停药。Walshe 还指出，部分原本只有肝损害症状的患儿在青霉胺治疗后突然出现神经症状。因此，对于以肝损害为主的 WD 患儿，青霉胺可能并不是驱铜药物的最佳选择。

在欧美国家多建议使用曲恩汀替代青霉胺。曲恩汀是一种多胺类金属螯合剂，其四个氨基可以与铜形成稳定的复合物，以类似于青霉胺的速率快速通过尿排泄铜，起到治疗 WD 的作用。但其不良反应小于青霉胺，已成功应用于失代偿性肝衰竭患者。在初期强化和后期维持阶段，它都可以作为一线治疗，也推荐用于无症状的 WD 患者及孕妇，但建议在治疗期间避免母乳喂养。曲恩汀用于神经型 WD 初始治疗时，部分患者也可出现神经症状恶化甚至死亡，因此，曲恩汀也不适于神经型 WD 患者的初始治疗。其他不良反应较常见的是铁缺乏，还有哮喘、支气管炎、接触性皮炎、系统性狼疮、横纹肌溶解症、结肠炎等。总体来讲，曲恩汀长期治疗的安全性比较可靠。因其价格昂贵，药源困难，迄今在国内仍未有销售。推荐用于有轻度、中度、重度肝损害和神经精神症状的 WD 患者及不能耐受 PCA 的患者。

锌剂作用机制与青霉胺不同，它主要作用是竞争性地抑制铜在肠道吸收，使粪铜排出增加；另外，通过诱导肠和肝细胞合成金属硫蛋白，使大部分铜呈非毒性结合状态或随肠黏膜细胞脱落排出体外。锌还可以逆转肝细胞铜过量对核受体功能的有害影响。常用有硫酸锌、醋酸锌、葡萄糖酸锌、甘草锌等，通常以含锌量计算。用法：成人剂量为 150mg/d（以锌元素计算），分 3 次口服；5 岁以下 50mg/d，分 2 次口服；5 ～ 15 岁 75mg/d，分 3 次口服。在餐前或餐后 1h 服药以避免食物影响其吸收，尽量少食粗纤维及含大量植物酸的食物。锌剂不良反应相对较少，主要为胃肠道反应，甚至发生血清脂肪酶和（或）淀粉酶增高，但临床及影像学检查无胰腺炎证据。此药一般患者都能耐受，常用于儿童、孕妇及慢性患者的一线和维持治疗，更适用于神经型 WD 的一线治疗，也有研究表明，锌剂单药治疗也能有效控制相关肝病。目前的药物治疗趋势也是逐渐用锌剂替代不良反应明显的青霉胺。锌剂的缺点是起效慢(4 ～ 6 个月)，严重病例一般不宜作为首选。

二巯丙磺酸钠（DMP）：用法，DMP 5mg/kg 溶于 5% 葡萄糖注射液 500ml 中缓慢静脉滴注，每天 1 次，6d 为 1 个疗程，2 个疗程之间休息 1 ～ 2d，连续注射 6 ～ 10 个疗程。不良反应主要是食欲缺乏及轻度恶心、呕吐。约 5% 患者于治疗早期发生短暂脑部症状加重。推荐用于有轻度、中度、重度肝损害和神经精神症状的 WD 患者。

二巯丁二酸（DMSA）：是广谱金属解毒剂，也是螯合剂，是由中国发现、首个被美国仿制、经美国 FDA 批准上市的药物。该药进入肝后，可以络合肝内沉积的铜，提高肝铜代谢能力和增加胆汁流动率。用法：每次 10mg/kg，每天 2 ～ 3 次。如果需要长期应用，为避免其他重金属丢失，建议连用 2 周，停用 1 周后，再重复应用。许多研究显示，与青霉胺相比，它的排铜效果略低，不良反应却非常轻微，仅有少许消化道反应及中性粒细胞减少等，引起停药病例罕见。该药治疗 WD 没有加重神经系统症状，更适用于神经型和轻型 WD，在肝豆状核变性的治疗方面可以起辅助治疗的作用。

　　螯合剂和锌剂的联合治疗可能是优化治疗的方向，但至今尚未形成规范。

　　口服的四硫代钼酸盐（TTM）通过在肠道内形成铜和蛋白质的复合物来阻止饮食中铜的吸收，TTM 在防止饮食中铜吸收方面比锌剂更有效、更快速。除了防止铜吸收外，肠外和口服 TTM 还可以螯合组织铜，其缺点是价格较高。

（二）手术治疗

　　WD 的治疗需要终身服药，但 30%～50% 的 WD 患者用药期间出现过不依从期，还有患者出现不可逆的神经精神症状。当患者出现药物无法改善的脾功能亢进而又必须服用驱铜药物时，建议将脾切除。对于经药物治疗效果不佳的肝硬化失代偿患者，选择肝移植可以获得不错的预后。部分已经有神经症状的患者在肝移植后仍然能够得到部分改善，但肝移植不能完全替代驱铜治疗，很多患者在肝移植后仍需要低铜饮食及驱铜治疗。

（三）基因治疗

　　基因疗法可能是未来一种有效的治疗策略，转基因治疗已经在实验模型中取得了良好的效果，但其临床应用仍需要进一步的研究。肝细胞移植和转基因治疗可能是未来有效治疗 WD 的选择。此外也有进行诱导多能干细胞治疗的研究尚处于试验阶段。另外，随着单细胞基因组测序及基于二代测序的靶向测序技术的完善和发展，选择无基因缺陷的胚胎植入子宫，从而获得健康儿童的方式在技术上已成为可能。

（四）饮食治疗

　　饮食铜限制长期以来被认为是治疗 WD 的一个重要方面，然而，目前还没有公开的随机对照试验来验证这一建议。一般认为，患者每天的进食铜量，成人应小于 1mg/d，儿童小于 0.1mg/kg。根据目前的证据，坚持药物治疗的稳定 WD 患者不必严格限制饮食铜，但有两种食物例外，即贝类和动物肝脏。

九、展　　望

　　经过对 WD 病理机制和治疗方法的不断探索，我们逐渐认识到 WD 患者体内过多的游离铜最终导致组织损伤，如果疾病被迅速诊断和坚持治疗，WD 患者通常有一个良好的预后。因此，如何能尽早筛查和确诊 WD 是个关键问题。目前的治疗已经能解决多数 WD 患者的问题，但还有一些问题亟待解决，如某些药物的不良反应较多使得患者难以坚持、严重的神经系统疾病目前还很难完全解决等，还应该加强 *ATP7B* 基因是否存在补偿调控因素的研究，进一步深入了解发病机制，以寻找新的诊治策略。

（陈大为）

参 考 文 献

陈大为，董漪，张鸿飞，等，2014. 以肝病为首发表现的肝豆状核变性 34 例 3 年随访疗效分析. 传染病信息，27(4): 223-226.

中华医学会神经病学分会帕金森病及运动障碍学组，中华医学会神经病学分会神经遗传学组，2008. 肝豆状核变性的诊断与治疗指南. 中华神经科杂志，41(8): 566-569.

Hedera P, 2017. Update on the clinical management of Wilson's disease. Appl Clin Genet, 13(10): 9-19.

Roberts EA, Schilsky ML, 2008. Diagnosis and treatment of Wilson disease: an update. Hepatology, 47: 2089-2111.

Roberts EA, Socha P, 2017. Wilson disease in children. Handb Clin Neurol, 142:141-156.

Socha P, Janczyk W, Dhawan A, et al. 2018. Wilson's disease in children: a position paper by the hepatology committee of the European Society for Paediatric Gastroenterology, Hepatology and Nutrition. J Pediatr Gastroenterol Nutr, 66 (2): 334-344.

第二节　Menkes 病

要点

Menkes 病（Menkes disease，MD）是由 *ATP7A* 基因突变导致铜转运障碍引起的多系统受累的神经系统遗传病，本病为 X- 连锁隐性遗传。

临床表现以进行性神经系统变性和结缔组织异常为特点。

诊断依赖于典型的临床特征和辅助检查特别是血生化检测，确诊依赖于基因检测。

早期应用组胺铜对有些 MD 患者取得了一定疗效，进一步的治疗仍在研究之中。

一、定义及流行病学

Menkes 病（Menkes disease，MD）是由 *ATP7A* 基因突变导致铜转运障碍引起的多系统受累的神经系统遗传病，临床表现以进行性神经系统变性和结缔组织异常为特点，其遗传方式为 X- 连锁隐性遗传。其发病率为 1/250 000 ～ 1/5000。

二、病因及发病机制

目前研究认为 *ATP7A* 基因突变是 MD 的主要致病原因。*ATP7A* 基因位于 Xq13.3，包含 23 个外显子，编码 1500 个氨基酸的 *ATP7A* 蛋白，该蛋白是一种膜功能蛋白，是铜离子进行跨膜转运的离子泵，主要在胎盘、胃肠道和血脑屏障表达，同时在视网膜色素上皮细胞和感觉神经性视网膜也有表达。多数学者认为由 *ATP7A* 基因突变导致的铜转运功能障碍和异常蛋白转运均可导致 MD。*ATP7A* 基因突变导致 *ATP7A* 表达减少或功能降低甚至丧失，阻断了胃肠道黏膜细胞对铜的转运，从而使血浆和脑中铜含量降低及铜在某些组织（如十二指肠、肾、脾、胰、骨骼肌、胎盘）中反常蓄积，导致了特异性的铜依赖酶（如多巴胺 -β- 羟化酶、赖氨酸氧化酶、酪氨酸酶、细胞色素 C 氧化酶、肽基甘氨酸 -α- 酰胺单氧化酶、超氧化物歧化酶及抗坏血酸氧化酶等）活性降低甚至丧失，进而出现了一系列 MD 的临床表现。

三、病　　理

MD 患儿的毛发改变是特征性表现，显微镜下可见卷发、结节性脆发症、羽样脆发症及串珠样改变等。由于毛发结构的改变，卷发扭转的周期与正常的自然卷发周期不同。

MD 在脑内标志性的病理改变是大脑皮质和小脑的神经细胞凋亡，还可以表现脑和脊髓内严重的脱髓鞘、浦肯野细胞营养障碍、线粒体增生及血管扩张。脑内类脂化合物的形成反映了髓鞘形成的受损情况，铜的螯合作用加剧了 N- 甲基 -D- 天冬氨酸（NMDA）介导的海马神经元的凋亡。此外，脉管系统电子显微镜表现为大动脉和微小动脉的内弹力膜、中膜、内膜缺乏弹性蛋白纤维。

四、临床表现

MD 呈 X- 连锁隐性遗传，绝大多数为男性患儿，女性极少数受累，受累的女性患者可能是 XO/XX 镶嵌或 X 染色体失活异常所致。根据临床表现不同 MD 分为经典型和轻型。

（一）经典型

一般患儿于婴儿期（多在 2 ～ 3 个月）起病，患儿在出生后几周内发育正常，2 ～ 3 个月时出现生长发育如抬头、坐、站等消失或发育停滞、肌张力低、智力低下及癫痫发作等。癫痫发作可分为三期：①早期（平均年龄 3 个月），表现为局灶性阵挛发作；②中期（平均年龄 10 个月），表现为顽固的婴儿痉挛；③晚期（平均年龄 25 个月），表现为多灶性癫痫、强直性痉挛和肌阵挛。此外患儿还可有漏斗状胸、脐疝或腹股沟疝、颈项背部及躯干皮肤松垂、膀胱憩室炎、血管纤曲、动脉瘤、骨骼畸形等。约 1/3 患儿有早产史、低出生体重及巨大头颅血肿史，新生儿期可有不稳定体温、低血糖等症状。

（二）轻型

轻型患者多在青少年期发病，也有成年早期发病者。神经系统表现较轻，可见共济失调与不自主震颤。癫痫一般出现的时间较晚。智力正常或轻度的智力低下（IQ 在 50 ～ 70）。患者可有自主神经功能失调的症状。MD 患者体征表现多样，主要包括以下几方面：①典型的毛发改变，表现为发短、稀疏、粗糙与扭曲，以两侧的颞部及枕后部为著，常伴有色素脱失，可呈白色、银色或灰色；②异常面容表现为下颌宽厚、颊部下沉、双耳大、鼻扁平、高腭弓及牙萌出延迟等；③可有皮肤白皙和松垂、胸部畸形、脐和（或）腹股沟肿物脱出、关节运动过度等表现；④其他还可见到注意力不集中、眼睑下垂、瞳孔对光反应差、肌张力低等。

枕骨角综合征是 *ATP7A* 基因突变导致的另一临床表型，又称 X 连锁遗传性皮肤松垂，多在青少年早期发病，以斜方肌、胸锁乳突肌和枕骨角连接处的楔形钙化结节为特征，临床上可触及或可通过颅骨 X 线片观察到。此综合征患者临床表现以结缔组织异常和骨骼改变为主，如明显的皮肤松垂、关节过度伸展、膀胱憩室炎、脐疝或腹股沟疝、血管纤曲，多发骨骼异常如沃姆骨、骨质疏松、骨膜增生等。智力正常或轻微低下，神经系统仅表现为家族性自主神经功能异常（慢性腹泻、直立性低血压）和轻微的认知功能缺陷。

五、检　查

（一）血生化检查

血清铜和血浆铜蓝蛋白含量有不同程度的降低。血浆和脑脊液中儿茶酚胺分析异常，多巴胺 / 脱氢聚合物（DOPA/DHP）的比值血清中 > 5（正常值范围为 1.7 ～ 3.3），脑脊液中 > 1（正常值范围为 0.3 ～ 0.7），尿中 3- 甲氧 -4- 羟基苯乙酸 /3- 甲氧 -4- 羟基扁桃酸（HVA/VMA）比值 > 4，提示多巴胺 -β- 羟化酶缺乏。胃肠道、肾及胎盘中铜浓度增高。培养的皮肤成纤维细胞可见胞内大量铜蓄积。

（二）影像学检查

典型的头颅 MRI 提示白质损害，表现为髓鞘形成缺陷、巨脑室、弥漫性脑萎缩和血管纤曲，MRA 提示脑血管"螺丝锥"样改变，有的患儿可有硬脑膜下血肿和渗出。超声心动图可探及发育异常的冠状血管。X 线片提示沃姆骨和长骨干骺端的骨刺形成，也可提示肋骨骨折 / 骨膜增生。脑电图常呈中至重度异常，视网膜电流图提示振幅降低，暗适应受损较光适应受损重。

（三）基因检查

ATP7A 基因是目前已知的唯一与 MD 相关的基因，约 95% 符合临床诊断的 MD 患儿可以发现 *ATP7A* 基因的突变。人类基因突变数据库中报道的与 MD 相关的 *ATP7A* 基因突变有 150 多种，其中 112 种点突变、47 种大片段缺失和 1 种大片段插

入，点突变包括 20 种剪接位点突变、50
种无义突变和错义突变，37 种小的缺失 /
插入突变。因突变位点的不同导致 MD 的
经典型和轻型的临床表型，*ATP7A* 基因的
大片段缺失突变的表型主要为 MD 的经典
型。*ATP7A* 基因突变具有遗传异质性，同
一家族中相同的基因突变可以表现不同的
临床表型。

六、诊　断

目前对 MD 的诊断主要是根据典型的
临床表现和辅助检查进行临床诊断，确诊依
赖于基因检测。临床特征：男性婴儿在 6～10
周时出现肌张力减低、发育停滞和癫痫发
作，出现典型毛发改变；其他表现可见面
部特征，漏斗状胸，躯干和项背部皮肤松垂、
脐疝或腹股沟疝、肌张力降低、神经发育
迟缓、发育停滞等。辅助检查：血清铜和
铜蓝蛋白的浓度均降低、培养的皮肤成纤
维细胞可见胞内有大量的铜蓄积等指标及
相关的特殊检查（如 MRA 的"螺丝锥"样
改变）等。基因：通过对 *ATP7A* 基因 DNA
直接测序和多重连接依赖的探针结合技术
检测基因突变。

七、治　疗

早期应用组胺铜对有些 MD 患者取得
了一定疗效，有几个要点：强调早期诊断
和治疗；由于 MD 是肠道铜吸收阻碍所致，
需要进行胃肠道外注射如皮下注射或静脉
注射；循环中的铜必须能进入脑；到达细胞
中的铜必须能够作为酶的辅助因子被充分
利用。后两种情况成为治疗中的主要障碍。

目前，国内 MD 的治疗仍限于对症治疗，
包括抗癫痫药物的应用、胃造口导管置入
术以维持能量摄入、营养支持及在经典型
MD 患者出现膀胱憩室炎时进行手术。预防
性使用抗生素可能阻止膀胱炎的发生。

八、展　望

目前 MD 尚没有很有效的治疗方法，
对有 MD 先证者的家庭均应该进行携带者
筛查及产前诊断。随着基因组学、遗传学、
分子生物学等方面的不断进展，为深入研
究 *ATP7A* 基因的功能特性，探讨其发病机
制奠定了基础。干细胞和基因调控研究有了
显著进展，希望将来会出现新的治疗方法
和手段，以改善或提高 MD 患儿的生活质量。

（陈大为）

参考文献

Chang CH, Pletcher BA, Pharm DFT, et al, 2007. Menkes disease.Pediatric Neurology, 18(33): 507-511.

Lem KE, Brinster LR, Tjurmina O, et al, 2007. Safty of intracerebroventricular copper histidine in adult rats. Mol Genet Metab, 9(1): 30-36.

Manara R, D'Agata L, Rocco MC, et al, 2017. Neuroimaging changes in Menkes disease, part1.Am J Neuroradiol, 38(10): 1850-1857.

Ojha R, Prasad AN, 2016. Menkes disease: what a multidisciplinary approach can do. J Multidiscip Healthc, 9: 371-385.

Sangeetha Y, Sniya VS, Gautham A, et al, 2017. Menkes disease and response to copper histidine: an Indian case series. Ann Indian Acad Neurol, 20(1): 62-68.

第 **33** 章

儿童血色病

要点

血色病（hemachromatosis，HC）又称遗传性血色病，是过量的铁被转移到各种器官的实质细胞，在实质细胞内致氧化损伤，导致器官疾病如肝硬化、性腺功能减退、糖尿病、心肌病和关节病。血色病分原发性和继发性两类。原发性血色病是一种隐性遗传性疾病，男性多见。继发性血色病主要是严重的慢性贫血（重型 β-地中海贫血和再生障碍性贫血）而长期大量输血以后体内铁贮积过多所致，也有少数病例因多年摄入大量药物性铁或饮食中的铁后发生。本章主要论述原发性血色病。

一、定　义

血色病是由于第 6 号染色体存在两个血色病突变基因而导致的铁代谢异常。1889年 von Reckling-Hausen 发现患者体内大部分器官有铁色素沉着，这些铁色素来源于红细胞中的血红蛋白，而称为血色病。它与继发性铁负荷过多不同，称为原发性铁负荷过多，而大多血色病病例有遗传因素，故称为遗传性血色病。由于患者体内许多组织中铁的沉积过多，加上纤维组织增生，从而脏器的功能损害。由于 50% ~ 90% 的患者有黑色素沉着，皮肤呈青铜色，而且常有糖尿病的表现，所以又有学者称它为"青铜色糖尿病"。多数患者能耐受过多的铁贮积而没有临床症状。

二、流行病学

遗传性血色病发病遍及全球，最常见于北欧人群。瑞典的发病率较法国和西班牙低约 100 倍，南非班图族发病率也较高，澳大利亚、加拿大、美国高加索人中也不少。在 20 世纪 80 年代 11 篇前瞻性调查报道，包括英国、美国、澳大利亚、加拿大、瑞典、芬兰、南非 7 个国家共 64 758 人，发现 106 例，患病率为 1.64/1000，无症状人群的纯合子为（0.5 ~ 11.6）/1000，杂合子为（43 ~ 191）/1000。不同国家，不同地区纯合子的发生率可相差 10 倍，基因频率相差 5 倍（Niederau 等，1994 年）。美国犹他州盐湖城调查研究 11 065 例健康献血者男性发生率 0.8%，女性 0.03%，纯合子发生频率 0.25%，基因频率 6.7%。在北欧瑞典约占人群中 1/300，携带者 1/20；农村发病比城市多，男性比女性多，男女之比为（2 ~ 18）：1。正常人群 HLA-A3 抗原的频率约为 28%，而在本病则高达 70%；HLA-B7 抗原在正常人群的频率为 23%，患者则达 50%；HLA-B14 频率增高不明显。高频率的 HLA-A3 和 HLA-B7 基因出现在血色病中，可能提示本病的突变是很罕见的。其发生的时期至少可追溯到欧洲人迁移到北美、澳洲和南部非洲之前。这可能是对不同人种间发病情况有明显差异的解释。

三、发病机制

遗传性血色病是常染色体隐性或显性遗传病；发病机制可能与 HFE 基因突变、转铁蛋白 - 转铁蛋白受体机制紊乱有关。HFE 基因原称为 HLA-H。但后者有相似的名称，故现称为 HFE 基因。HFE 基因结构与 MHC I 类家族相似，它是 MHC 样 I 类蛋白质，含 321 个氨基酸，细胞部分有 α_1、α_2 及 α_3 三个区，与 β_2 微球蛋白紧密相关，α_1 区含转铁蛋白受体结合点。遗传性血色病是由于早年铁的吸收率增快而组织中过多铁的积聚逐渐发展而来，这是由于 HFE 蛋白质功能的异常，正常时 HFE 复合体与细胞膜上的转铁蛋白受体共同内部化。核内体中从转铁蛋白受体 - 转铁蛋白 -Fe^{3+} 复合体释放铁的速度减慢。由于 845A 或 187G 等的突变，很多细胞缺乏了从血浆中限制铁摄取的正常机制，导致了铁的吸收增加，使组织与器官的实质细胞铁的积聚。铁的吸收主要在十二指肠黏膜，有些研究提示十二指肠黏膜在出现铁过多时存在异常增多的转铁蛋白受体。铁蛋白和含铁血黄素沉积在体内的大多数细胞中，特别是肝细胞和巨噬细胞。肝中含铁血黄素首先出现在库普弗细胞，进而在肝细胞中出现。随着铁过多的沉积，肝细胞膜的转铁蛋白受体减少，铁离子掺入。铁离子可导致微粒体、线粒体和细胞本身的脂质膜过氧化而引起组织损伤。自由的铁离子产生有毒的氢氧基，后者可通过多种途径导致细胞损伤，如直接引起 DNA 或透明质酸损伤或因脂质膜及溶酶体膜过氧化使细胞损伤。铁储存疾病患者的单核细胞和中性粒细胞的噬菌功能减退，而一个富含铁的环境为细菌的生长提供了良好的条件。因此患者可出现一些较少见的和严重的感染。

四、临床表现

（一）皮肤色素沉着

由于黑色素增多（导致青铜色）和铁沉积（导致灰色色素）而沉着在真皮中，患者表现为特征性金属颜色或石板灰色，有时被描述为青铜色或暗褐色。90% ～ 100% 的患者有皮肤色素沉着，皮肤干燥，皮肤表面光滑、变薄、弹性差，毛发稀疏脱落。色素沉着通常为全身性，但皮肤暴露部位、腋下、外阴部、乳头、瘢痕等部位可能更为明显。口腔黏膜及牙龈也有色素沉着。色素沉着的分布特点与慢性肾上腺皮质功能不全相似。

（二）继发性糖尿病

继发性糖尿病见于 50% ～ 80% 的患者，在有糖尿病家族史的患者中更可能发生。早期轻度受损者可无典型症状，中后期胰岛受损严重者则可有典型症状。晚期并发症与其他原因引起的糖尿病相同。未及时治疗者可发生急性代谢紊乱并发症如酮症酸中毒、非酮症高渗糖尿病昏迷等。过去认为胰岛 B 细胞破坏是导致糖尿病的主要原因，但近年发现有的患者血中胰岛素浓度并无明显下降，故有学者认为铁有直接拮抗胰岛素的作用，可使外周组织对葡萄糖的利用度降低，从而导致血糖升高及糖尿病。患者更经常伴有明显的胰岛素抵抗。

（三）肝脏病变

肝脏病变是血色病最常见的临床表现。肝大可先于症状或肝功能异常出现，有症状的患者中 90% 以上都可出现肝大，其中部分患者几乎没有肝功能受损的实验室证据。转氨酶轻度升高见于 30% ～ 50% 的患者，应用放血疗法后，转氨酶恢复正常。晚期出现肝功能减退和门静脉高压，严重者可发生上消化道出血及肝性脑病，门静脉高压和食管静脉曲张的出现比其他原因引起的肝硬化少见。原发性血色病的长期肝硬化患者中 14%（10% ～ 30%）发生癌变，高于任何类型的肝硬化，常作为一种晚期并发症出现；大多数肿瘤为多灶性，出现症状时可能已经转移。脾大见于约 50% 的有症状的患者中。

（四）心脏病变

充血性心力衰竭常见，见于约 10% 的年轻患者，尤其是青少年血色病患者。充血性心力衰竭的症状可能突然出现，若未经治疗可迅速发展直至死亡。心脏呈弥漫性扩大，如果没有其他明显的临床表现可能被误诊为特发性心肌病。心律失常、心绞痛、心肌梗死较为少见。心律失常包括室上性期前收缩、阵发性快速型心律失常、心房扑动、心房颤动、房室传导阻滞、心室颤动。

（五）内分泌腺功能减退

内分泌腺功能减退最常见的为性腺功能减退，可能早于其他临床症状出现。男性表现为阳痿、性欲消失、睾丸萎缩、精子稀少、不育、男性乳房发育；女性有月经紊乱稀疏、闭经、不孕、体毛脱落等。上述改变的原因主要是铁沉积损害下丘脑 - 垂体功能所致的促性腺激素产生减少。患者还可能出现腺垂体和肾上腺皮质功能不全、甲状腺功能减退症和甲状旁腺功能减退症。儿童起病者可有生长发育障碍，严重时可导致侏儒。

（六）关节病变

关节病变发生于 25% ～ 50% 的患者，通常在 50 岁以后出现，但可为首发临床表现或在治疗很长时间后才发生。手关节尤其第 2、3 掌指关节通常最先受累，随后还可累及腕关节、髋关节、踝关节、膝关节等。关节受累后出现关节炎症状，如关节疼痛、活动不灵、僵硬感等，但无红肿与畸形。

（七）其他临床表现

有胰腺外分泌障碍时患者可出现消化不良、脂肪泻、上腹部隐痛不适等与慢性胰腺炎相似的表现。红细胞生成正常，没有贫血。血液学方面的异常不常见。患者抗感染能力一般下降，易发生细菌性感染如肺炎、败血症、腹膜炎等。

五、辅助检查

（一）外周血

外周血检查多正常，晚期合并严重肝硬化可出现贫血、白细胞和血小板减少。

（二）血清铁

早晨空腹血清铁（SI）在正常人为 60 ～ 180μg/dl（11 ～ 30μmol/L），而原发性血色病为 180 ～ 300μg/dl（32 ～ 54μmol/L）。血清铁水平升高还可见于酒精性肝病患者。血清铁对筛查原发性血色病没有转铁蛋白饱和度可靠，但是可以用于监测放血疗法效果。

（三）血清铁蛋白

血清铁蛋白（ferritin）在正常男性为 20 ～ 200μg/L（ng/ml），在正常女性为 15 ～ 150μg/L（ng/ml）。男性患者为 300 ～ 3000μg/L，女性患者为 250 ～ 3000μg/L。血清铁蛋白升高还可见于炎性感染、恶性肿瘤、甲状腺功能亢进、慢性肝病。血清铁蛋白水平每增加 1μg/L 反映体内铁储存增加约 65mg。

（四）转铁蛋白饱和度

转铁蛋白饱和度 = 血清铁 / 血清总铁结合力 × 100%，是一项反映铁增加的敏感度、特异度指标，早期可发现生化异常。正常人为 20% ～ 35%，而原发性血色病可以达 55% ～ 100%。升高还可见于各种坏死炎性肝病（慢性病毒性肝炎、酒精性肝病、非酒精性脂肪肝）、某些肿瘤等。

联合血清铁蛋白和转铁蛋白饱和度检测是检测原发性血色病的敏感度和特异度较高的方法。

（五）肝脏组织检查

肝脏组织检查可观察到肝组织纤维化

与肝硬化的程度，并可用化学方法测定肝铁浓度。这是诊断血色病肯定的诊断方法。应用普鲁士蓝染色法观察含铁血黄素应作为肝活检的常规方法。

（六）骨髓涂片或切片

骨髓涂片或切片可见含铁血黄素颗粒增多。尿沉渣中也可见到这种颗粒。皮肤活检可见黑色素和含铁血黄素颗粒，约多数患者可见表皮基底细胞及汗腺中有继发于铁沉积的灰色素。

（七）其他血液检查

糖耐量试验多异常，血糖可以增高。转氨酶常增高，但肝功能也可正常。血浆中黄体生成素、卵泡刺激素和睾酮均减少。

（八）X 线摄片检查

手、腕或其他受累关节显示软组织肿胀。此检查可见关节间隙狭窄、关节面不整和骨密度降低。骨质疏松及骨皮质囊肿也较常见。软骨钙化和关节周围韧带钙化是关节病的晚期表现。胸部检查：显示肺血管纹理增加或有胸膜渗出，可有心脏扩大。

（九）心电图检查

约 30% 的病例有心电图异常，可出现房性或室性心律失常、期前收缩、室上性及室性心动过速、心室颤动、低电压或 ST-T 段异常等改变。

（十）心脏超声和心导管检查

心脏超声和心导管检查可证实血色病患有限制型心肌病。心脏 X 线动态摄影术可显示心室收缩振幅减少，是查明心脏受累情况的敏感方法。

（十一）肝脏 CT 和 MRI 检查

铁负荷过多的病例可显示肝密度增高，组织铁增加，敏感度提高。严重患者 CT 可见肝密度超过。

（十二）去铁胺试验

肌内注射螯合剂去铁胺（去铁敏）500 ～ 1000mg（或 10mg/kg）后，收集 24h 尿以测铁含量。正常人 < 2mg/24h，血色病患者肌内注射后尿铁排出量增加（> 2mg/24h），原发性血色病 > 10mg/24h。

（十三）基因检测

随着基因检测的出现，原发性血色病在无症状个体得到诊断将会非常常见。可以进行的基因检测有 C282Y、H63D 等，其用于基因型临床诊断和一级亲属筛查。

六、诊　断

当出现典型症状时，诊断应无困难，但不应当等待出现器官损伤的证据（如关节炎、糖尿病或肝硬化等）才做出诊断。这些并发症是难以逆转的，及早做出诊断对于预防严重的并发症，尤其是预防肝癌的发生是很重要的。目前尚无最有效的方法及早做出诊断。在无继发感染和并发肝癌的病例中，最简单和实用的筛选实验是血清铁（SI）、血清铁蛋白、总铁结合力和转铁蛋白饱和度测定。SI 大于 $32\mu mol/L(180\mu g/dl)$，转铁蛋白饱和度达 60% 或更高，或者有逐渐增高的趋势，若能排除其他原因，则血色病纯合子的可能性极大。血清铁蛋白也是一个有用的筛选试验。对疑似患者进行去铁胺试验。这一试验有助于间接检测体内实质细胞中铁的含量，也有助于临床诊断。在肾功能减退及抗坏血酸（维生素 C）缺乏时期可排泄减少。

七、治　疗

目前尚无有效的根治疗法，常用的治疗措施包括去除体内多余的铁和对受损器官进行支持疗法。一旦确定为本病患者则应立即进行治疗，尽快减轻体内铁负荷，使体内铁含量达到正常或接近正常水平，这是延长生存期，使组织损害逆转的最好方法，常用的治疗方法如下。

（一）饮食方面

原发性血色病患者应该平衡膳食，多进食各种蔬菜水果、豆类、谷物、低脂奶制品；

减少高铁食品摄入量，鱼类和家禽含铁量低于肉类和海产品；饮用茶和咖啡可以减少铁摄入；尽量不饮酒或少饮酒；避免补充铁离子、含铁复合维生素，不要补充锌；避免进餐时补充维生素 C，可以在餐间饮用橙汁等维生素丰富果汁。海产品含有细菌，对原发性血色病可能造成致命的感染，故应该仔细清洗炊具和海产品，对海产品应进行充分加工。用玻璃或陶瓷而不是铁锅及不锈钢炊具。

（二）静脉放血

减轻体内铁负荷最主要的有效措施是静脉放血疗法。一般每次可放血 400～500ml，每周 1～2 次。每次放血能去除 200～300mg 铁，每次排铁量以血中血红蛋白水平而异，每排出 1g 血红蛋白等于排铁 3.4mg。1 年中约可放血 100U（每单位 200ml）。具体放血方案应视患者体内铁负荷程度不同而不同，每次放血前后，监测血清铁、血清铁蛋白与转铁蛋白饱和度。一般铁逐渐移除后血清铁蛋白会随之下降，而转铁蛋白饱和度仍维持高水平。当血红蛋白降到 < 100g/L，血清铁蛋白 < 12g/L 时应暂停静脉放血，以后可每 3～4 个月放血 500ml 维持治疗。

（三）铁螯合剂

铁螯合剂或去铁剂是一种药物性防止或去除铁积聚的治疗方法，现已有 100 多种铁螯合剂，经体内及体外试验，其中临床上最常用的是去铁胺，采用静脉、肌内或皮下注射方式应用。口服吸收差，也可与静脉放血同用。

（四）并发症的治疗

1. **糖尿病**　部分病例通过放血治疗可减轻症状。通过减肥、控制饮食、口服降糖药物及应用胰岛素等综合治疗可取得疗效，但有时疗效较差。

2. **心脏病变**　有报道部分伴有左心功能不全和快速心律失常者，去铁后可得到改善。但充血性心力衰竭和心律失常，特别是室性心动过速将是致命的。治疗方法与标准治疗方法相同。

3. **性腺功能低下**　仅少数幸运者经彻底的放血治疗后垂体、睾丸或月经功能恢复正常。多数腺垂体纤维化导致的性功能低下为不可逆的。性功能不全用睾酮治疗可减轻症状，少数伴有贫血的男性患者用睾酮替代治疗后贫血改善。其他内分泌异常可视病情给予替代治疗。

4. **关节病变**　应用静脉放血和非皮质激素药物治疗后，1/3 患者的关节痛好转，无变化或恶化者各占 1/3。关节炎性改变仍持续存在。一些患者关节功能退化持续进展，需行全膝关节或全腰关节成形术以再造完整的功能。

5. **支持疗法**　肝衰竭、心力衰竭、糖尿病、阳痿和其他继发性疾病的治疗类似于这些疾病常规的治疗方法。

终末期肝病可应用原位肝移植进行治疗。但是，除非首先纠正过多的铁储存，否则肝移植的结果不是很乐观。已经有的数据表明与其他原因的肝移植相比死亡率高，原因与肝外铁离子沉积有关，肝移植后的死亡原因为感染和心血管并发症。

八、预　后

Niederau 等（1994）对德国 Dusseldorf 大学医学院血色病进行统计分析认为，如患者能在早期诊断，无糖尿病及肝硬化时即进行静脉放血，防止组织损伤，其生存期可与正常人相似。预后与肝实质铁沉积量与速度，治疗方法，静脉放血早晚与次数有关，纯合子的预后比杂合子差。1976 年前有学者统计血色病 85 例，在胰岛素发现前大多患者死于糖尿病昏迷，诊断后几个月或 12 年即死亡。经应用胰岛素及静脉放血治疗 5 年生存率达 66%，10 年生存率达 32%。至 1980 年疗效更好，5 年生存率达 92%，10 年生存率为 76%，15 年生存率为 59%，20 年生存率为 49%。最近 Adams 报道诊断后 15～20 年生存率可达 70%，也有报道本病患者最好中位生存期为 20 年，这是由于早期诊断的病例增多。死亡原因：本病患者约有 1/3 死于肿瘤，其中主要是肝癌，为正常人群的 300 倍，其次为肝硬化，也比正常人群多，死于心脏病者也不少见，因糖尿病而死亡者较少。

继发性血色病患者多有贫血，一般不宜进行静脉放血治疗，而采用铁螯合剂治疗。此外，应积极治疗原发疾病。对继发性糖尿病、心力衰竭、肝硬化、性欲减退等，应进行相应的对症治疗。

（王丽旻）

参 考 文 献

Bacon BR, Adams PC, Kowdley KV, et al, 2011. Diagnosis and management of hemochromatosis: 2011 practice guideline by the American Association for the Study of Liver Disease.Hepatology, 54: 328-343.

Bardou JE, Morcet J, Manet G, et al, 2015. Decreased cardiovascular and extrahepatic cancer-related mortality in treated patients with mild HFE hemochromatosis. J Hepatol, 62(3): 682-689.

Ekanayake D, Roddick C, Powell LW, 2015. Recent advances in hemochromatosis: a 2015 update: a summary of proceedings of the 2014 conference held under the auspices of hemochromatosis Australia. Hepatol Int, 9(2): 174-182.

Pietrangelo A, 2010.Hereditary hemochromatosis: pathogenesis, diagnosis, and treatment. Gastroenterology, 139:393-408.

Pietrangelo A, 2016.Iron and the liver. Liver Int,36 (Suppl 1): 116-123.

第 **34** 章

卟 啉 病

要点

卟啉病是血红素生物合成途径中的酶缺乏引起卟啉或其前体 δ - 氨基 - γ - 酮戊酸 (ALA) 和卟胆原 (PBG) 生成异常升高，并在组织中蓄积的一组疾病，包括遗传性和获得性卟啉病。根据酶的缺陷可将卟啉病分为 8 型：X 连锁原卟啉病、ALA 脱水酶缺陷型卟啉病、急性间歇性卟啉病、先天性红细胞生成性原卟啉病、迟发性皮肤卟啉病、遗传性粪卟啉病、混合性卟啉病、红细胞生成性原卟啉病。其中急性间歇性卟啉病、迟发性皮肤卟啉病和红细胞生成性原卟啉病是最常见的 3 种类型。主要临床症状包括光敏感、消化系统症状和精神神经症状。

一、发病机制

卟啉是以吡咯环为基本结构的色素总称，其中与人类血红素合成有关的包括尿卟啉、粪卟啉和原卟啉。原卟啉与铁结合便形成血红素。血红素，一种含铁的色素，参与血红蛋白的组成，存在于机体内所有组织。血红素生物合成途径见 8 种不同的酶参与 8 步合成步骤，第 1 个酶和最后 3 个酶存在于线粒体中，而中间步骤中的酶存在于胞液中。

血红素合成最多在骨髓，骨髓里血红素和有氧传输功能的血红蛋白结合，而在肝脏，则多数和细胞色素结合，它是电子转输蛋白。在肝脏大多数细胞色素是细胞色素 P450 酶，它代谢药物和许多其他外源的和内源的化学物质。血红素生物合成途径中的 8 个酶已全部被克隆,定序和染色体定位。

某些 X 连锁原卟啉病已被发现有红细胞系特异形式的 ALA 合成酶的突变。卟啉病其他几型的突变基因也已被确定。虽然各种类型的遗传性卟啉病和特异性酶缺乏有关，但是有一定量酶缺乏的患者来源于同一家庭，似乎酶有不同的突变基因。因此，这些疾病在分子水平上有不均一性。当血红素生物合成途径的酶缺乏时，其底物和血红素前体可积聚在骨髓或肝脏。血液中这些血红素前体增多，并被转运至其他组织，随尿和粪排出体外。某些卟啉病，尤其是早期卟啉前体 ALA、PBG 升高的卟啉病可损害神经，出现多种症状，如腹痛、肌无力，后者可发展为肌麻痹，推测神经症状的发病机制有过多血红素中间产物在神经系统作用，或神经系统缺乏血红素合成。但 ALA 和其他血红素代谢产物未证明有神经毒性，患者神经组织未发现血红素缺乏。确切发病机制还不清楚。引起组织和血浆中卟啉（如尿卟啉、粪卟啉、原卟啉）升高的卟啉病可有光敏感性。在有氧条件下，这些卟啉在波长 400nm 光线照射下可产生带电不稳定氧，称为单线态氧（singlet oxygen），可引起组织损伤。因为皮肤是暴露在光线下最多的组织，故皮肤特别敏感。

特定酶的缺陷造成底物的积聚与卟啉病的临床特征有密切关系，一般来说，急性神经精神症状发作总是伴有卟啉前体（PBG 或 ALA）形成增多，而皮损的发生则与各种卟啉的产生过多直接相关，如尿卟啉、粪卟啉和原卟啉在皮肤的过多沉积均产生显著的光感性，尤其是尿卟啉有较好的水溶性，光感性则更强。血液中的原卟啉对红细胞膜脂质有亲嗜性，易产生光溶血反应。实际上，卟啉本身并无致病性，它只是一种人体内源性光敏物，具有光动力作用，有吸收特定波长光谱的能力（峰值为 405nm 左右），从而形成激发态的卟啉，或是丢失能量发出红色荧光，或是转移能量给其他分子。在氧存在的情况下，发生光毒性反应形成单线态氧、过氧化物等自由基导致细胞溶酶体破坏，或是炎症介质如组胺和缓激肽等释放产生的膜通透性增高，最终产生组织损伤；或是作用于红细胞膜而使脂质过氧化物形成增多致红细胞膜损伤而发生溶血。近年来在实验动物模型中发现，若注入卟啉后，再照射 405nm 光线，补体即被消耗，提示补体激活在某些卟啉病的皮损产生中也可能起着作用。总之，卟啉病的产生必须具备两个条件：一是人体组织器官中存在着过多的卟啉和（或）卟啉前体，二是在特定波长的光线照射下被激发。卟啉病的作用光谱为 405nm。

二、临床表现

（一）皮肤症状

皮肤症状多在婴儿期，也可在成人出现（迟发性皮肤血卟啉病），为光照后，在皮肤暴露部出现红斑、疱疹甚至溃烂。结痂后遗留瘢痕，引起畸形和色素沉着。皮疹可为湿疹、荨麻疹、光线性痒疹或多形红斑等类型。口腔黏膜可有红色斑点，牙呈棕红色。同时可并发眼损害如结膜炎、角膜炎及虹膜炎等。部分患者皮肤过敏炎症后期出现萎缩、黑色素沉着及类似硬皮病或皮肌炎的现象。严重者可有鼻、耳、手指皮肤结瘢变形。患者可有特殊紫色面容。红细胞生成性血卟啉病和迟发性皮肤卟啉病可有多毛症。肝性血卟啉病除皮肤症状外，可同时或在病程演进中伴有腹部或神经精神症状，即为混合型。

（二）腹部症状

特征为急性腹痛，伴恶心、呕吐。

（三）神经精神症状

神经精神症状表现为下肢疼痛、感觉异常；也可为脊髓神经病变，出现截瘫或四肢瘫痪；也可表现为大脑病变，产生神经、精神、自主神经症状，如腹痛、高血压等。

迟发性皮肤卟啉病是最常见的卟啉病，是尿卟啉原脱羧酶缺乏或活性下降使尿卟啉堆积导致的。本病多见于成人，男性多见，多有肝病史或饮酒史。皮疹夏重冬轻。临床表现为曝光部位的非炎症性水疱、大疱，可见糜烂、结痂、溃疡，愈后遗留瘢痕、粟丘疹、色素沉着和色素减退。皮肤的脆性增加，轻微擦伤即可形成糜烂面，用指甲可刮去受累部位皮肤（Dean 征阳性）。

红细胞生成性原卟啉病是第二常见的卟啉病，是亚铁螯合酶活性低下，原卟啉原 IX 水平升高而引起的，为常染色体显性遗传。本病大多儿童起病，夏重冬轻，表现为日晒后曝光部位的疼痛、烧灼感，出现红斑、水肿、风团，严重者可出现水疱、血疱、糜烂、结痂。皮疹反复发作使患者面部呈饱经风霜样改变，面部、手背等曝光部位可见线状萎缩性瘢痕。严重者可伴有肝病，皮疹终身反复发生。

急性间歇性卟啉病较多见，常染色体显性遗传。家族中能发现无症状的隐性患者。男女可罹患，发病年龄多为 20 ～ 40 岁。此类患者肝内缺乏尿卟啉原合成酶，卟胆原转变为尿卟啉原的量减少。因此血红素合成障碍，血红素对 ALA 合成酶的反馈抑制作用减弱，ALA 合成酶活性增强，结果 ALA 和卟胆原合成过多，尿中排泄量明显增加。典型发作时尿液呈咖啡色，但尿色也可正常，将此种无色尿液置日光下，由于卟胆原转变为尿卟啉和卟胆素，尿液遂转变为暗红色或棕色。卟胆原与二甲氨基苯甲醛可呈红色反应，此即卟胆原定性试验（Watson-Schwartz 或 Hoesch 法）可用于诊断该病。也可用定量方法测定尿中的卟胆原和 ALA。临床以神经系统症状为特征，常表现急性发作性腹痛，但腹部检查多无阳性发现，易误诊为神经症或癔症。有的则因伴有腹胀、呕吐、便秘、低热、白细胞增多等被误诊为急腹症而行手术。患者还可有肌肉疼痛、肌无力甚至麻痹。部分患者出现性格改变、喜怒无常、幻觉等精神症状。常见窦性心动过速，与迷走神经受损有关。

混合性卟啉病，有类似急性间歇性卟啉病的神经系统表现，又有皮肤损害表现，这表明体内不仅产生 ALA 和卟胆原过多，而且有过多的光敏感性卟啉。本类发病机制未明，可能与肝脏中 ALA 合成酶活性增高有关，也可能是原卟啉原氧化酶的缺陷所致。患者粪便中有大量粪卟啉和原卟啉排出，急性发作时尿中 ALA 和卟胆原也增加。

遗传性粪卟啉病，临床表现似混合性卟啉病。粪中虽有大量粪卟啉排出，但原卟啉含量正常或轻度增多。该病可能是粪卟啉原氧化酶缺陷所致。治疗原则同混合性卟啉病。

获得性卟啉病，也称症状性卟啉病，常见于铅中毒和六氯苯（即六六六）中毒。铅中毒时因抑制血红素合成酶，故红细胞内原卟啉浓度增高，但其原卟啉与球蛋白结合较牢固，不易透过红细胞进入血浆，故光敏感现象不明显。六六六中毒可引起尿卟啉原脱羧酶活性降低，故可出现与迟发性皮肤卟啉病相似的临床表现。

三、诊 断

（一）急性间歇性卟啉病（AIP）

1. 实验室检查

（1）尿、血浆的 ALA 和卟胆原检测：病情发作时，患者尿、血浆的 ALA 和卟胆原水平明显升高，尿卟胆原常为 50 ～ 200mg/d（正常参考值 0 ～ 4mg/d）；尿 ALA 常为 20 ～ 100mg/d（正常参考值 0 ～ 7mg/d）。反复发作患者血或尿 ALA、卟胆原仍维持高水平。

（2）尿卟啉及粪卟啉检测：粪卟啉常正常或轻度升高。尿中尿卟啉及粪卟啉，红细胞原卟啉都可升高，但不具有特异性，AIP 患者血卟啉正常或轻微升高。

（3）卟胆原脱氨酶：大多数 AIP 患者红细胞卟胆原脱氨酶活性约是正常人 50%。这对伴有血浆或尿卟胆原升高病人的确诊有帮助。家族中如有卟胆原脱氨酶活性下降，测定红细胞卟胆原脱氨酶对家人进行筛查是有益的。

2. 尿色观察 ALA 和卟胆原是无色的，但卟胆原高浓度时可非酶促反应形成尿卟啉，降解成胆色素。肝产生过多 ALA 也可在其他组织代谢为胆色素。过多的卟啉、胆色素可分别使尿呈红色、棕色，特别是放置在阳光下后。

3. 遗传学检测 对有 AIP 遗传性基因突变的家属，DNA 检测是最敏感和最特异的方法，但只适用于在基因突变已明确的情况下。

诊断严重腹痛和神经症状与其他常见病相似，因此，排除常见病后，卟啉病的诊断应疑诊 AIP 和其他急性卟啉病。尿、血浆的 ALA 和卟胆原检测及卟胆原脱氨酶检测有助于诊断。

（二）迟发性皮肤血卟啉病（PCT）

尿中卟胆原排泄量正常，ALA 可轻度增加。尿中七羧基和六羧基卟啉的含量增加，粪卟啉的水平也有所增加。皮肤活检能支持 PCT 的诊断，但不是特异性的。

（三）红细胞生成性原卟啉病（EPP）

1. 实验室检查，红细胞和血浆中原卟啉显著增加，尿中卟胆原和 ALA 的分泌不增多，粪便中原卟啉显著增加。

2. 在儿童期即出现皮肤光过敏，即使没有水疱和瘢痕存在也应怀疑有 EPP。

3. 先天性红细胞生成性原卟啉病外周血红细胞大小不等、异形、点彩、有核。骨髓象增生，红系为主，有病态造血，可有环状铁粒幼细胞增多。紫外线灯照射外周血，红细胞呈鲜红荧光持续 30s 以上。

4. 5% ～ 20% 的患者可出现肝胆系统的并发症。肝内原卟啉沉积肝组织中出现色素沉积物（原卟啉）是诊断 EPP 肝脏受累的直接证据。肝组织 HE 染色光镜下可见肝细胞内、肝细胞间微胆管内、肝窦内和巨噬细胞胞质内棕黄色颗粒样沉积物沉积，这些沉积物实为原卟啉在肝脏内的沉积。原卟啉具有结晶性质，因此在偏光显微镜下具有双折光特性，呈现为 "Maltese" 十字样，并随着偏光显微镜的偏光滤光片角度的改变，"Maltese" 十字的形状及数目也发生改变。分光镜研究表明，这些色素的发射光谱与原卟啉标准液的发射光谱是一致的。

（四）先天性红细胞生成性卟啉病

1. 外周血红细胞大小不等、异形、点彩、有核。

2. 骨髓象增生，以红系为主，有病态造血，可有环状铁粒幼细胞增多。紫外线灯照射外周血，红细胞呈鲜红荧光持续 30s 以上。

3. 红细胞、网织红细胞及有核红细胞胞质中可有紫色细长或稍弯曲的针样结晶，卟啉包涵体为脾摘除而功能缺陷所致。

（五）X 连锁原卟啉病

红细胞内游离原卟啉明显增高，$\geqslant 5.4\mu mol/L$（正常 $< 0.9\mu mol/L$）。

（六）混合性卟啉病

尿液检查结果和急性间歇性卟啉病及迟发性皮肤卟啉病相似。

（七）遗传性粪卟啉病

粪中虽有大量粪卟啉排出，但原卟啉含量正常或轻度增多。

（八）ALA 脱水酶缺陷型卟啉病

红细胞、血浆、粪便中原卟啉均增多，尤以粪便中原卟啉增多有助于确诊。

四、治　疗

（一）急性间歇性卟啉病治疗

治疗原则包括去除诱因、急性发作期的治疗、反复发作的治疗及并发症的防治。去除诱因为首要处理，需抗感染治疗及避免过度疲劳，同时还要停用已知会加重卟啉病的药物等。常见的可能诱发 AIP 急性发作的药物主要有巴比妥类镇静药及绝大部分的抗癫痫药。

AIP 急性发作期的治疗：静脉给予血红素为 AIP 急性发作时的特异性治疗措施。有报道早期给予血红素可以很快改善临床症状、缩短住院时间及减少并发症。每天 3 ～ 4mg/kg 连续 3 ～ 4d 静脉滴注，临床症状一般可在 48h 内改善。血红素也可用于妊娠期急性发作，且不影响母儿健康。此外，预防性规律小剂量给予血红素可降低血浆卟啉前体水平，改善急性发作频率及严重程度。血红素对静脉刺激性强，易引起局部静脉炎，因此，输注血红素时需选择较大的外周血管或中心静脉，其通常与人血白蛋白或生理盐水混合使用，且输注后立即进行生理盐水冲管。血红素的不良反应还包括发热、溶血、循环衰竭等，但不太常见。过量的血红素（1000mg）可导致急性肝衰竭、肾衰竭。此外，反复应用血红素的患者易发生铁超负荷，Willandt 等曾报道 3 例长期接受血红素治疗的 AIP 患者，铁超负荷后继发肝纤维化，因此应监测血清铁蛋白，必要时使用铁螯合剂。

糖原负荷：葡萄糖及其他碳水化合物可减少卟啉前体排泄，但较血红素的效果弱。因此，只有伴轻度疼痛且不伴严重临床表现时才应采用糖原负荷治疗。推荐高碳水化合物饮食，而葡萄糖静脉注射目前尚有争议，因为血浆稀释会加重低钠血症引起脑水肿及脱髓鞘病变。

对症治疗：急性发作期腹痛时，阿片类镇痛药如吗啡、哌替啶相对安全，止吐药可以使用昂丹司琼、异丙嗪。小剂量的短效苯二氮䓬类、吩噻嗪类药物对于焦虑和失眠可能是安全的。控制急性期癫痫发作可予苯二氮䓬类药物。其他大部分抗癫痫药物如异丙酚、苯妥英可诱发或加重 AIP。部分患者在急性发作时可出现中重度低钠血症，此时应缓慢纠正血钠（建议补钠时，血钠浓度升高 1 ～ 2mmol/（L·h），第 1 个 24h 内血钠升高不超过 12mmol/L）。为防止脱水可静脉补充生理盐水或糖盐水，伴有抗利尿激素综合征的患者应严格限制液体出入量。AIP 继发的可逆性脑白质病变综合征，可表现为单次或短暂的惊厥发作，使用左乙拉西坦治疗效果较好，不建议使用传统抗癫痫药物。

（二）其他类型的卟啉病的治疗

皮肤型卟啉病以保护皮肤为主，应避免光照，可服用 β- 胡萝卜素。同时避免可能诱发或加重病情的因素，如酒精、铁剂、雌激素等。合并铁过载者可以放血或去铁治疗，合并肝损害者可以采取对症治疗，严重者可以行人工肝或肝移植。有溶血者行脾切除术可减轻症状。神经症状型卟啉病在发作期主要以支持治疗为主，维持体液平衡和纠正电解质紊乱，特别是低镁血症和低钠血症，缓解腹痛，改善精神症状及神经症状，输注精氨酸血红素及补充葡萄糖以抑制 ALA 合成酶。

（王丽旻）

参 考 文 献

陈洋，李晓青 . 2017.《2017 年美国推进转化科学中心罕见疾病临床研究网络卟啉病联合会：急性肝卟啉病的评估和长期管理建议》摘译 . 临床肝胆病杂志，33(11): 2083-2086.

Bonkovsky HL, Maddukuri VC, Yazici C, et al. 2014. Acute porphyrias in the USA: features of 108 subjects from porphyrias consortium. Am J Med, 127(12): 1233-1241.

Jing Y, Chen Q, Hang Y, et al, 2016. Clinical and laboratory features of acute porphyria: a study of 36 subjects in a Chinese tertiary referral center. Biomed Res Int. 39: 27-35.

Woolf JR, Marsden J, Degg TJ, et al, 2017. Best practice guidelines on first line laboratory testing for porphyria. Ann Clin Biochem, 54(2): 188-198.

第 35 章

胆汁酸合成缺陷

要点

胆汁酸合成缺陷（congenital bile acid synthesis defect, CBAS）是由酶缺陷引起的罕见的遗传代谢性疾病，大多属于常染色体隐性遗传病。

CBAS 根据酶缺陷的不同进行分类，临床可表现为进行性胆汁淤积性肝病、神经系统病变及脂溶性维生素吸收不良等。

进行性胆汁淤积性肝病的特点是结合胆红素升高、转氨酶升高、γ-谷氨酸转移酶正常，组织活检显示为巨细胞性肝炎；神经系统病变在儿童晚期或成年后出现，即痉挛性瘫痪。

本病的诊断需在血和尿胆汁酸分析基础上结合基因检测。

胆汁酸替代治疗对上述两种病变有一定疗效，早期诊断十分重要。

一、定义和机制

胆汁酸是一类胆烷酸的总称，其作为人体胆汁中的重要组成部分，基本生理功能是刺激肝脏胆汁分泌及形成胆流，促进肠道对脂肪及脂溶性维生素的吸收。在肝细胞内以胆固醇为原料，经过一系列的酶促反应，形成胆汁酸。胆汁酸合成有两种途径，即经典途径和替代途径。经典途径合成胆酸（CA）和鹅脱氧胆酸（CDCA）。胆固醇在内质网胆固醇 7α- 羟化酶（CYP7A1）的催化下，生成 7α- 羟胆固醇。7α- 羟胆固醇在内质网 12α- 羟化酶（CYP8B1）的催化下生成 7α，12α- 二羟 -4- 胆固烯 -3- 酮。后者经还原在固醇 27- 羟化酶（CYP27）的催化下，逐步生成 3α，7α，12α- 三羟 -5β- 胆烷酸（THCA）。后者再经侧链氧化生成胆酸。7α- 羟胆固醇也可不经 12α- 羟代酶生成 5β- 胆固烷 -3α，7α，12α- 三醇。5β- 胆固烷 -3α，7α，12α- 三醇在线粒羟化后生成鹅脱氧胆酸。替代途径中胆固醇在固醇 27- 羟化酶（CYP27A1）和氧固醇 7α- 羟化酶（CYP7B1）等的作用下，最终生成鹅脱氧胆酸。该途径约占正常人体胆汁酸合成的10%。但对于有肝脏疾病的患者来讲，则可能是主要的胆汁酸合成途径。

胆汁酸合成一方面是胆固醇代谢的主要途径，另一方面也是促进胆汁流出和分泌所必需的主要动力。在合成过程中，任何环节发生障碍，都会对肝脏和胃肠功能有很大影响甚至致命。胆汁酸合成的缺陷导致正常胆汁生成降低、脂溶性维生素和脂肪吸收障碍、肝脏毒性和异常固醇中间产物积聚，扰乱了胆汁酸转运过程而引起胆汁淤积和肝硬化。现已确定与儿童胆汁淤积有关的几个先天性胆汁酸合成过程中的酶缺陷。这些酶缺陷引起 CBAS，是一种罕见的遗传性代谢性疾病，大多属于常染色体隐性遗传，目前报道多数为散发，占儿童胆汁淤积性疾病的 1%～2%。

二、临床分型

不同的酶缺陷导致不同程度的肝脏疾病，出现不同严重程度的临床表现。最常见的临床表现为婴儿期进行性肝内胆汁淤积，也可以是其他的临床表现，如出生时即为严重肝脏疾病、新生儿肝炎及儿童晚发型肝病，也可以表现为神经系统病变及脂溶性维生素吸收不良等。有证据表明一些成人胆汁淤积性肝病也可能是 CBAS 所致。

在胆固醇转变成胆汁酸的过程中涉及 16 个酶催化的 17 步反应。目前已发现多

个酶缺陷可引起相关疾病，如新生儿肝衰竭、儿童肝内胆汁淤积症、高胆固醇血症、脑腱黄瘤病及进行性神经系统病变等（表 35-1）。其中，固醇核环结构修饰作用中的酶缺陷多数表现为进行性胆汁淤积性肝病，临床出现血清转氨酶升高、高结合胆红素血症及脂溶性维生素吸收不良；侧链修饰作用中的酶缺陷则常表现为神经系统功能紊乱症状，如感觉神经障碍、痴呆、白内障等，无或仅有轻度转氨酶升高；另外一些患者为胆汁酸合成过程中的酰化作用缺陷，虽也可表现为胆汁淤积症状，但它最主要的临床表现是严重的脂溶性维生素吸收不良。

（一）3β- 羟基 -C27- 类固醇脱氢酶 / 异构酶缺陷

3β- 羟基 -C27- 类固醇脱氢酶 / 异构酶缺陷（3β-hydroxy-C27-steroid dehydrogenase/ isomerase deficiency）是胆汁酸合成缺陷中最常见的酶缺陷，引起的临床表型称为

表 35-1　**胆汁酸合成酶缺陷及对应疾病表型**

作用类型	酶	基因	染色体	表型
固醇核修饰	胆固醇 7α- 羟化酶	CYP7A1	8q11-12	高胆固醇血症
	3β- 羟基 -C27- 类固醇脱氢酶	HSD3B7	16p11.2-p12	肝内胆汁淤积症、CBAS1
	δ-4-3- 氧固醇 -5β- 还原酶	AKR1D1	7q32-q33	新生儿肝衰竭、CBAS2
	氧固醇 7α- 羟化酶	CYP7B1	8q21.3	高氧固醇血症、新生儿肝衰竭、CBAS3
	固醇 12α- 羟化酶	CYP8B1	3p22-p21.3	顽固性便秘
侧链修饰	固醇 27- 羟化酶	CYP27A1	2q33-qter	脑腱黄瘤病、进行性中枢神经系统病变
	胆固醇 25- 羟化酶	CH25H	10q23	肝内胆汁淤积症
	α- 甲酰基辅酶 A 消旋酶	AMACR	5p13.2-q11.1	成人进行性感觉神经病变、CBAS4
	D- 双功能蛋白	EHHADH	3q27	神经功能缺陷
酰化作用	胆汁酸 CoA 连接酶	SLC27A5	19q12.43	肝内胆汁淤积症
	胆汁酸 CoA：氨基酸 -N- 酰基转移酶	BAAT	9q22.3	家族性高胆烷血症

CBAS1 型，又称为进行性家族性肝内胆汁淤积症 4 型（progressive familial intrahepatic cholestasis type 4，PFIC4）。其发病年龄为 3 个月至 26 岁，多数在 3 岁以前发病，尤其是在婴儿期。临床上主要以黄疸、肝脾大、脂肪泻为常见症状，年龄相对较大的患儿主要表现为佝偻病、生长发育迟缓，一般无瘙痒，只有极少数患儿可有瘙痒症状。实验室检查表现为高胆红素血症、转氨酶升高、脂溶性维生素缺乏，但血清 γ-GT 正常，血清总胆汁酸多数在正常范围。对患者尿液质谱检测可发现大量 3β，7α- 二羟或 3β，7α，12α- 三羟胆烷酸等异常胆汁酸。肝病理可表现为肝巨细胞样变和炎性改变、胆汁淤积、部分胆管紊乱或少量胆管增生、肝纤维化等。

（二）δ-4-3- 氧固醇 -5β- 还原酶缺陷

δ-4-3- 氧固醇 -5β- 还原酶缺陷（δ-4-3-oxosteroid-5β-reductase deficiency）引起的临床表型称为 CBAS 2 型，是引起严重的新生儿进行性胆汁淤积症的重要原因。临床表现为明显黄疸、黑尿、白陶土或浅黄色粪便伴脂肪泻，可出现生长发育障碍、肝脾大及凝血功能障碍。肝功能检查显示明显的高胆红素血症，以结合胆红素升高为主，不伴瘙痒，血清转氨酶明显升高，但血清 γ-GT 和总胆汁酸正常。对尿液的质谱分析发现大量 7α- 羟 3- 氧 -4- 胆烷酸和 7α，12α- 二羟 -3- 氧 -4- 胆烷酸。肝活检显示胆管排列紊乱，伴肝巨细胞样变及肝细胞内明显胆汁淤积，偶可见单个肝细胞坏死，可伴或不伴髓外造血。患儿多在新生儿期因暴发性肝衰竭或多器官功能衰竭而死亡。

（三）氧固醇 7α- 羟化酶缺陷

氧固醇 7α- 羟化酶缺陷（oxysterol 7α-hydroxylase deficiency）引起的临床表型称为 CBAS 3 型。新生儿期即出现明显的胆汁淤积，并进行性加重，伴肝脾大，不伴瘙痒。实验室检测发现高胆红素血症、血清转氨酶明显升高，但 γ-GT 正常，血清总胆固醇和总胆汁酸均在正常范围。尿 FAB-MS 显示初级胆汁酸缺乏，出现大量不饱和的单羟基胆汁酸（3β- 羟基 -5- 胆烷酸和 3β- 羟基 -5- 胆烯酸）。肝活检显示为胆汁淤积、明显肝巨细胞样变、广泛纤维化、胆管排列紊乱及小胆管增生。本病预后较差。

（四）α- 甲酰基辅酶 A 消旋酶缺陷

α- 甲酰基辅酶 A 消旋酶缺陷（α-methylacyl-CoA racemase deficiency）引起的临床表型称为 CBAS 4 型。既往成人病例表现为血降植烷酸和 C27 胆汁酸中间体升高，但是无脂溶性维生素吸收不良和肝病表现。儿童可在新生儿期出现脂溶性维生素缺乏、血便和轻度胆汁淤积性肝病。对患者的血和尿液分析显示 25R- 三羟基胆烯酸（25R-THCA）明显升高。基因检测为 AMACR 基因发生突变。

（五）固醇 27- 羟化酶缺陷

固醇 27- 羟化酶缺陷（sterol 27-hydroxylase deficiency）引起一种罕见的脂质贮积病，称为脑腱黄瘤病（cerebrotendinous xanthomatosis，CTX），发病率约为 1/70 000。固醇 27- 羟化酶缺陷多在成人期出现症状时才被发现，临床表现包括进行性神经系统障碍症状、痴呆、共济失调、白内障及脑和肌腱的黄色瘤样变。随着医学发展，在许多儿童患者中也发现本病，出生后几个月内出现轻度的胆汁淤积症，可自发缓解；也可表现为幼年性白内障和慢性腹泻。本病主要表现为血和组织中出现异常胆烷醇、正常胆汁酸减少、胆烷醇及二羟胆烷醇的 5α 还原衍生物的积聚，后者在脑的髓鞘及周围神经中出现并扰乱这些结构的正常功能，引起进行性神经系统功能障碍，最终导致死亡。实验室检测显示血二羟胆烷醇和胆固醇（cholestanol/cholesterol ratio）比例升高和（或）尿中胆汁醇（bile alcohols）分泌增加，对尿液质谱分析主要显示为葡萄糖醛酸胆烷醇升高。组织中异常胆烷醇和二羟胆烷醇的慢性不可逆性贮积引起的神经系统和心血管系统并发症是早期诊断 CTX 的主要依据，结合质谱分析可做出诊断，但明确诊断仍需依靠基因检测分析。

（六）胆固醇 25 羟化酶缺陷

胆固醇 25 羟化酶缺陷（cholesterol 25-hydroxylase deficiency）可以出现严重的肝内胆汁淤积症。实验室检测发现血中胆酸和鹅脱氧胆酸浓度降低，葡萄糖醛酸结合的胆烷醇升高，尤其是 5β- 胆烷 -3α，7α，12α，25- 四醇、5β- 胆烷 -3α，7α，12α，24- 四醇、5β- 胆甾 -24- 烯 -3α，7α，12α- 三醇，这些异常的胆烷醇也出现在尿液中。

（七）胆汁酸结合作用中的酶缺陷

胆汁酸合成的最后一步是甘氨酸和牛磺酸与初级胆汁酸结合形成结合胆汁酸。

两个酶催化胆汁酸的结合作用，引起胆汁酸的酰化反应：一是胆汁酸 -CoA 连接酶（bile acid-CoA ligase），催化形成 CoA 硫酯，是胆汁酸结合作用中的限速酶；另一个酶为胆汁酸 CoA：氨基酸 N- 酰基转移酶（bile acid-CoA：amino acid N-acyltransferase，BAT），催化甘氨酸和牛磺酸结合到细胞质中的胆汁酸 CoA 上，表现为脂溶性维生素吸收不良、高结合胆红素血症、血转氨酶升高，但 γ-GT 正常；酰化作用缺陷临床表型变化较大；另外在一些 Amish 家族中发现编码胆汁酸 -CoA：氨基酸 N- 酰基转移酶的 *BAAT* 基因发生突变，引起家族性高胆烷血症（familial hypercholanemia，FHC），以血胆汁酸浓度升高、瘙痒、脂质吸收不良为主要特征，可表现生长发育障碍和维生素 K 缺乏引起的凝血功能障碍。FHC 是一种不典型肝病，肝功能指标常正常，其最主要的临床表现是严重的脂溶性维生素吸收不良。尿液分析显示胆汁酸明显升高，主要为胆酸和脱氧胆酸等未结合胆汁酸，而甘氨酸和葡萄糖醛酸结合的胆汁酸完全缺乏。

三、诊 断

CBAS 的诊断依靠的检查方法之一是串联质谱分析尿胆汁酸，目前最常用的是 ESI-MS/MS。尿液中检测到异常的胆汁酸及胆汁醇就可以确定存在胆汁酸合成缺陷，进一步做基因测序分析则可以明确酶的缺陷类型。

四、治 疗

出现 CBAS 时，肝病的发生是由胆汁酸合成中间代谢产物的肝毒性和（或）初级胆汁酸缺乏引起的继发损害共同作用的结果，可以导致进行性神经病变及脂溶性维生素吸收不良。由于 CBAS 临床及生化表现相似，明确酶缺陷需在血和尿胆汁酸分析基础上结合基因检测。多数 CBAS 经口服初级未结合胆汁酸，如胆酸（CA）、鹅脱氧胆酸（CDCA）、熊去氧胆酸（UDCA）等治疗后，其临床症状和生化指标可得到明显改善，其可能的机制如下：①提供人体必需的初级胆汁酸；②通过负反馈作用下调异常胆汁酸的合成，因而减少缺陷肝细胞异常毒性中间代谢产物的产生。但替代治疗需在肝功能严重障碍前给予，早期治疗可避免肝移植。各种酶缺陷引起的胆汁酸合成障碍特点各有不同，但目前治疗剂量大多是经验性的，可以根据尿液质谱分析异常代谢产物的量进行调节。

对氧固醇 7α- 羟化酶缺陷和酰化作用缺陷的患者，口服初级胆汁酸治疗无效。氧固醇 7α- 羟化酶缺陷患者病情特别严重，这可能跟婴儿早期胆汁酸合成替代途径的重要性有关，目前主要的治疗方法是肝移植。酰化作用缺陷的患者并不缺乏未结合胆汁酸，因此 CA、CDCA、UDCA 等治疗无效，治疗需口服初级结合型胆汁酸，但仍需进一步研究证实。另外，2-甲酰CoA消旋酶缺陷引起的肝病，虽可经初级胆汁酸治疗后获得缓解，但随着降植烷酸进行性聚集，在成人期可出现神经系统病变，因此明确2-甲酰CoA消旋酶缺陷的患者饮食中必须限制支链脂肪酸的摄入。对固醇27-羟化酶缺陷引起的CTX患者，UDCA治疗无效，因为它并不能抑制胆固醇7α-羟化酶，而联合使用HMG-CoA还原酶抑制剂可能会取得更好的疗效，因为HMG-CoA还原酶抑制剂可抑制胆固醇的合成。

五、展　望

随着串联质谱分析和基因测序分析等检查的普及，CBAS疾病的诊断，已经可以比较明确地做出。多数胆汁酸合成缺陷引起的疾病，如果在生命早期能够明确诊断，并及早给予恰当的治疗，预后多会良好。如果诊断时已发生严重的肝功能损害，常需接受肝移植治疗，甚至因肝衰竭而死亡。所以早期确诊非常重要，建议将CBAS作为新生儿期筛查及儿童胆汁淤积患者的检查目标。

（陈大为）

参 考 文 献

Bjorkhem I, Hansson M, 2010. Cerebrotendinous xanthomatosis: an inborn error in bile acid synthesis with defined mutations but still a challenge. Biochem Biophys Res Commun, 396(1): 46-49.

Clayton PT, 2011. Disorders of bile acid synthesis.J Inherit Metab Dis, 34(3): 593-604.

Chong CP, Mills PB, McClean P, et al, 2012. Bile acid-CoA ligase deficiency-a new inborn error of bile acid synthesis. J Inherit Metab Dis, 35(3): 521-530.

Dai D, Mills PB, Footitt E, et al, 2014. Liver disease in infancy caused by oxysterol 7 alpha-hydroxylase deficiency: successful treatment with chenodeoxycholic acid. J Inherit Metab Dis, 37(5): 851-861.

Monte MJ, Marin JJ, Antelo A, et al, 2009. Bile acids: chemistry, physiology, and pathophysiology. World J Gastroenterol, 15(7): 804-816.

第 **36** 章

家族性高胆固醇血症

要点

家族性高胆固醇血症（familial hypercholesterolemia，FH）临床特征是血脂增高，皮肤或肌腱多发黄色瘤及早发冠心病。

根据遗传方式差异FH可分为常染色体显性遗传及常染色体隐性遗传。

FH预后极差，早期发现、早期治疗尤其重要。血脂筛查有助于早期发现FH患者，基因检查是金标准。

降脂药物是FH的主要治疗方法，但单一他汀类药疗效有限。

一、定 义

FH是一种遗传性疾病，根据遗传方式差异可分为常染色体显性遗传及常染色体隐性遗传。常染色体显性遗传更为常见，是导致早发冠心病的一个重要病因。低密度脂蛋白（low-density lipoprotein，LDL-C）显著升高作为FH的主要特征，大幅增加了动脉粥样硬化性心血管疾病（atherosclerosis cardiovascular disease，ASCVD）的发生风险。

二、流 行 病 学

FH患病率在不同人种及不同地区间存在差异。加拿大普通人群杂合子型FH的患病率约为1/500，纯合子型HF的患病率约为1/100万。荷兰经基因确诊的杂合子型FH和纯合子型FH患病率分别为1/244和1/30 000。黎巴嫩人、南非白种人、德系犹太人患病率分别为1/85、1/72和1/67。我

国对于FH认识有限，小样本研究显示杂合子型FH的患病率接近1/300。大多数国家诊断率不足1%。我国成人LDL-C水平明显低于西方人，临床表现轻微，导致临床中的诊断率和治疗率更为低下，据估算我国有260万～500万例潜在FH患者，因此，这一问题在我国更为突出。

FH分为纯合子型家族性高胆固醇血症（HoFH）和杂合子型家族性高胆固醇血症（HeFH），其发病率、临床表现、心血管风险、对治疗的反应均具有较大异质性。HoFH发病率为1/300 000 ～ 1/160 000，HeFH为1/300 ～ 1/200，在冠心病人群中HeFH发病率可达1/33。儿童中FH的发病率高达1.3‰～ 4.8‰。

三、发 病 机 制

FH可分为常染色体显性遗传和常染色体隐性遗传，前者主要是低密度脂蛋白受体

（low density lipoprotein receptor，LDLR）、载脂蛋白 B（apolipoprotein B，Apo B）、枯草溶菌素转化酶 9（pro-protein convertase subtilisin/kexin type 9，PCSK9）的功能性突变，后者则主要为 LDLR 衔接因子蛋白 1（low density lipoprotein receptor adaptor protein 1，LDLRAP1）等的失功能性突变。

LDLR 基因突变为 FH 主要病理基础。LDLR 为细胞表面的跨膜蛋白，特异性结合血浆 LDL-C，使其进入细胞内进行代谢。当编码 LDLR 的基因突变，体内 LDL-C 浓度升高并在体内蓄积，即为 FH，显著增加冠心病的风险。

四、临床表现

FH 患者以 LDL-C 水平显著升高、广泛的皮肤黄色瘤及早发冠心病为主要临床特征，HoFH 患者的临床表现整体较 HeFH 患者更为严重。而 HeFH 患者的临床表现差异很大，严重的可表现为无症状。

（一）血浆 LDL-C 水平显著增高

HeFH 和 HoFH 患者的血浆总胆固醇（TC）及 LDL-C 浓度分别约为血脂正常成人的 2 倍和 4 倍，HeFH 患者 LDL-C 水平通常 > 4.9mmol/L，HoFH 患者 LDL-C 水平 > 10mmol/L。在儿童和青少年时期，LDL-C 水平 > 4.9mmol/L，可能是临床识别 FH 的主要线索。FH 初筛的 LDL-C 水平定在 6.0mmol/L 以上，可提高筛查阳性率。

（二）皮肤肌腱黄色瘤及角膜弓

随着年龄的增长，LDL-C 持续升高，胆固醇在组织内沉积逐渐引起临床征象，包括皮肤肌腱黄色瘤及角膜弓，对于 FH 的临床诊断具有重要意义。胆固醇沉积于膝下或肘部可形成结节状黄色瘤；沉积于眼睑处称为扁平状黄色瘤；沉积在肌腱是 FH 的特有表现——肌腱黄色瘤，多发于手部伸肌腱和跟腱。20% ～ 30% 的 FH 患者未发现黄色瘤，因此，无黄色瘤的患者也不能完全除外 FH。类脂质在角膜周边部基质内环形沉着形成角膜弓，且虹膜上多可见发白的褪色点。

（三）早发冠心病及瓣膜病

循环中过度升高的胆固醇主要沉积于动脉血管壁及瓣膜组织，从而引起动脉粥样硬化病变及瓣膜狭窄。HeFH 患者早发冠心病风险会增加 3 ～ 13 倍，约有 25% 的青少年可检出冠状动脉硬化，成年 HeFH 患者心血管事件最早可发生于 30 岁，主要表现为心绞痛与早发心肌梗死。血浆脂蛋白（α）水平独立于 LDLR 基因突变类型，当升高超过 50mg/dl（75nmol/L）时，其是影响 FH 患者未来心血管风险的危险因素。对于 HoFH 患者，未经治疗的 HoFH 患者由 LDLR 缺失导致 LDL-C 水平显著升高，使早发冠心病风险增加 100 倍，在 10 ～ 20 岁即可出现临床症状。FH 患者发生早死的原因主要为严重的冠状动脉硬化，但严重的主动脉瓣及瓣上狭窄，同样也威胁 FH 患者生命。

五、诊　　断

目前尚无统一的 FH 诊断标准，国际应用最广泛的是荷兰临床脂质监测指南（Dutch lipid clinic network，DLCN）诊断标准（表 36-1）。

2018 年我国发布的《家族性高胆固醇血症筛查与诊治中国专家共识》建议成人符合下列标准中的 2 项即可诊断为 FH：①未接受调脂药物治疗的患者血清 LDL-C 水平 ≥ 4.7mmol/L（180mg/dl）；②有皮肤 / 肌腱黄色瘤或 < 45 岁的人存在角膜弓；③一级亲属中有 FH 或早发 ASCVD，特别是冠心病患者。儿童 FH 的诊断标准：未治疗的血 LDL-C 水平 ≥ 3.6mmol/L（140mg/dl）且一级亲属中有 FH 患者或早发冠心病患者。LDLR、Apo B、PCSK9 和 LDLRAP1 基因检测到致病突变者也可诊断为 FH。

表 36-1 DLCN 诊断标准

标准	评分
1. 家族史	
一级亲属早发冠心病（男≤ 55 岁，女 ≤ 60 岁），或心血管疾病	1
或成人一级亲属 LDL- C 水平高于人群 第 95 百分位数（经年龄、性别校正）	1
或一级亲属存在肌腱黄色瘤或角膜弓	2
或 < 18 岁的儿童 LDL-C 水平高于人 群第 95 百分位数（经年龄、性别校正）	2
2. 病史	
早发冠心病（年龄同上）	2
早发脑血管或周围血管疾病（年龄同 上）	1
3. 体格检查	
肌腱黄色瘤	6
< 45 岁时出现角膜弓	4
4. LDL- C 检测	
> 8.5mmol/L（> 325mg/dl）	8
6.5 ～ 8.4mmol/L（251 ～ 325mg/dl）	5
5.0 ～ 6.4mmol/L（191 ～ 250mg/dl）	3
4.0 ～ 4.9mmol/L（155 ～ 190mg/dl）	1
5. 基因检测—LDLR、APOB 或 PCSK9 基 因存在致病性突变	8
分级	总分
确诊 FH	> 8
极可能 FH	6 ～ 8
可能 FH	3 ～ 5
不太可能 FH	< 3

注：每组内分数不累计，仅取最高分值

六、治　疗

FH 患者的诊治要做到早期诊断、早治疗，治疗方式主要包括生活方式和饮食控制、药物治疗、脂蛋白血浆置换及肝移植等。饮食控制结合药物降脂治疗，才能有效预防和延缓患者发生 ASCVD 事件。FH 成人患者的初始治疗目标是使 LDL-C 下降幅度超过 50%，而对于没有冠心病、糖尿病等危险因素的 FH 患者，建议 LDL-C 目标值应低于 2.5mmol/L（< 100mg/dl）。具有较高危心血管疾病风险的 FH 患者，包括临床上已明确的 ASCVD、糖尿病的患者，应使 LDL-C 目标值低于 1.8mmol/L（< 70mg/dl）。

首先是采取全面地改变生活方式治疗及饮食控制，建议减重、戒烟、增加体力活动，限制饱和脂肪酸和胆固醇摄入，适当增加可溶性纤维、植物甾醇、甾烷醇酯摄入。

药物治疗上，FH 常用降脂药物包括他汀类药物、胆固醇吸收抑制剂、胆汁酸螯合剂等。药物治疗时机：推荐一旦确诊，成人患者立即启动降胆固醇药物治疗（儿童推荐 8 ～ 10 岁开始应用），并首选他汀类药物，成人患者推荐使用最大耐受剂量的强效他汀类药物，若未达到治疗目标时，可联合依折麦布及胆汁酸螯合剂。各类药物简述如下：①他汀类药物，通过抑制胆固醇合成限速酶 HMG-CoA 还原酶减少胆固醇合成，继而上调细胞表面 LDL 受体，加速血清 LDL 分解代谢。有研究表明，他汀类药物可使 FH 患者血浆 LDL-C 水平降低 42% ～ 51%。目前，他汀类药物是治疗 FH 的一线药物。对于成人患者初始治疗建议应用最高推荐剂量或最高耐受剂量他汀类药物。②胆固醇吸收抑制剂（依折麦布），通过抑制小肠对胆固醇的吸收从而降低血胆固醇水平。有研究发现，对于单用他汀类药物治疗不达标或对大剂量他汀类药物不能耐受的患者，他汀类药物联用该药可使血浆 LDL-C 水平进一步下降 20%。③胆汁酸螯合剂可在肠道与胆汁酸结合，促进肝细胞内胆固醇向胆汁酸转化并上调 LDL 受体的表达。还有研究发现，胆汁酸螯合剂可使血浆 LDL-C 水平降低 10% ～ 20%。2015 年，美国 FDA 批准成人 HeFH 及全部 HoFH 患者可在应用他汀类药物和依折麦布的基础上联合应用 PCSK9 单克隆抗体。此外，微粒体甘油三酯转运蛋白（microsomal triglyceride transfer protein，MTTP）抑制剂（lomitapide，商品名 juxtapide）、Apo B100 合成抑制剂均是通过减少 Apo B 的合成，从而降低血浆 LDL-C 水平，在美国已被批准用于 HoFH 的治疗，但我国尚未引进。

除此之外，对于 HoFH 患者及患有冠心病并对其他治疗无效的 HeFH 患者可考虑应用脂蛋白血浆置换。但费用高并且需长期进行，临床应用应考虑效价比。其他治疗选择包括肝移植（因多种弊端，临床上较少应用）、回肠旁路手术和门腔静脉吻合术（不推荐，仅极严重 HoFH 患者在缺乏更有效的治疗时可考虑采用）。

七、展　望

FH 作为单基因遗传疾病，会引起严重的心血管后果。我国尚无大样本 FH 发病率统计资料，但中国人口基数巨大，预估潜在病例数量庞大。中国的医疗投入和治疗手段相对有限，很多已确诊的 FH 患者受综合因素（包括医师的认知不足等）的影响，其治疗达标率几乎为零。近些年诊断与治疗水平虽有提升，但仍不尽如人意，依然面临严峻的挑战。因此，展开必要的人群筛查，提高 FH 的诊断率，并进行规范治疗及长期管理，合理规范使用以降脂为主的综合治疗方法，强调 LDL-C 水平达标，积极开展 FH 相关研究，期望会使我国 FH 患者的防治水平明显提高。

（陈大为）

参 考 文 献

中华医学会心血管病学分会动脉粥样硬化及冠心病学组，2018. 家族性高胆固醇血症筛查与诊治中国专家共识. 中华心血管病杂志，46(2): 99-103.

Catapano AL，Graham I，De Backer G, et al, 2016. 2016 ESC/EAS guidelines for the management of dyslipidaemias:The task force for the management of dyslipidaemias of the European Society of Cardiology (ESC) and European Atherosclerosis Society (EAS) developed with the special contribution of the European Assocciation for Cardiovascular Prevention & Rehabilitation (EACPR). Atherosclerosis, 253: 281-344.

Ference BA, Ginsberg HN, Graham I, et al, 2017. Low-density lipoproteins cause atherosclerotic cardiovascular disease. 1. Evidence from genetic, epidemiologic, and clinical studies. a consensus statement from the European Atherosclerosis Society Consensus Panel. Eur Heart J, 38(32): 2459-2472.

Migliara G, Baccolini V, Rosso A, et al, 2017. Familial hypercholesterolemia: a systematic review of guidelines on genetic testing and patient management. Front Public Health, 5: 252.

Nordestgaard BG, Chapman MJ, Humphries SE, et al, 2013. Familial hypercholesterolaemia is underdiagnosed and undertreated in the general population: guidance for clinicians to prevent coronary heart disease: consensus statement of the European Atherosclerosis Society. Eur Heart J, 34(45): 3478-3490.

Sun D, Li S, Zhao X, et al, 2018. Association of lipoprotein(a) and proprotein convertase subtilisin/kexin type 9 in patients with heterozygous familiar hyercholesterolemia: a case-control study. Metabolism, 79: 33-41.

第**37**章

α₁抗胰蛋白酶缺乏症

> **要点**
>
> α₁抗胰蛋白酶（α₁-AT）缺乏症为常染色体显性遗传，主要表现为血清 α₁抗胰蛋白酶缺乏，浓度降低，可导致慢性肺和（或）肝脏疾病。ZZ 纯合子是严重 α₁抗胰蛋白酶缺乏症肝病最常见的基因型。
>
> 肝脏疾病是由存在于肝细胞内质网中突变的 α₁-AT 通过毒性增益作用机制引起肝损伤，好发肝细胞癌。
>
> 诊断依靠等电聚焦电泳中异常 α₁-AT 分子迁移速度的改变和基因检测。
>
> 肝移植是目前治疗 α₁-AT 缺乏所致肝病的唯一有效方法。

一、定　义

α₁抗胰蛋白酶缺乏症（alpha-1 antitrypsin deficiency，AATD）是 14 号染色体长臂编码 α₁抗胰蛋白酶的 *SERPINA1* 基因发生突变引起 α₁-AT 功能障碍导致。AATD 是一种临床容易漏诊的遗传病，与早发型肺气肿、慢性肝病和肝细胞癌有关，呈常染色体共显性遗传，这意味着患者从双亲各遗传了一个异常 *AAT* 基因。

二、流行病学

AATD 是一种罕见的遗传代谢性疾病，在已经仔细研究过的大多数人群新生儿中的发病率为 1/3000。20 世纪 70 年代，瑞典全国范围超过 200 000 新生儿接受了筛查，确定有 α₁-ATZ 等位基因纯合子的共 127 人，这些人中的大部分现在已经随访了近 30 年。

结果表明这些人中只有 14 人（11%）在婴儿期有持续阻塞性黄疸，只有 9（7%）进展至临床严重的肝病。剩余的 α₁-AT 缺乏人群中 85% 的人随着年龄的增长表现出持续正常的转氨酶水平。此外，肝脏疾病可能首先在成年人中诊断出来，高峰年龄段为 50 ～ 65 岁，因此，受影响的纯合子发展至肝病的比例可能高于 7%。

三、发病机制

α₁-AT 主要来源于肝实质细胞，为肝脏分泌最丰富的糖蛋白。α₁-AT 作为丝氨酸蛋白酶抑制剂（SERPIN）家族的典型，主要功能是抑制中性粒细胞产生的丝氨酸蛋白酶，包括中性粒细胞弹性蛋白酶、组织蛋白酶 G 和蛋白酶 3。AATD 时，肺内中性粒细胞弹性酶与弹性酶抑制剂 α₁-AT 之间失衡，蛋白水解酶增加了肺部降解，导致肺气肿。另外，Z 型抗胰蛋白酶多聚体是中性粒细胞的趋化因子，可能造成肺局部炎症和组织破坏。AATD 肝病的发病机制是由非分泌型 α_1-AT 蛋白在肝细胞内聚积所致。经典的缺陷突变体 α_1-ATZ 特点是第 342 位的谷氨酸替换为赖氨酸，致分泌不良。突变体 α_1-ATZ 分子错误折叠，形成不稳定的单体，容易发生聚合，导致蛋白质聚合物积累在肝细胞的内质网中，并形成继发效应，聚合物变得不可溶解。细胞内聚合物不会引起保留和积累，但会引起肝细胞反应，造成肝脏炎症、纤维化和癌变的病理学改变。

目前至少已识别出 150 种 α_1-AT（SERPINA1）等位基因，每种都有字母代码，具体取决于各基因编码的蛋白质的电泳迁移率。正常等位基因称为"M"。由于 α_1-AT 是蛋白酶抑制剂（serpin 蛋白质家族的一员），"PI"指"蛋白酶抑制剂"，字母指存在的等位基因。因此，"PI*MM"指正常基因纯合子，而 PI*ZZ 指 Z 等位基因纯合子，PI*ZZ 是导致 AATD 的最常见 SERPINA1 基因突变。"Z"点突变 Glu342Lys 位于 α_1-AT 分子的铰链区，导致 α_1-AT 聚合和聚集的倾向增加。大多数 AATD 所致肝病患者为 Z 等位基因纯合子（即 PI*ZZ）。

AATD 患者肝脏有明显的线粒体损伤和线粒体自噬，以及胱天蛋白酶 -3 和胱天蛋白酶 -9 激活。肝脏线粒体功能障碍可能主要抑制细胞生长。AATD 主要的肝脏病理特征是肝纤维化或肝硬化和癌变。细胞内积累的 α_1-ATZ 最重要的病理特征之一是可见自噬反应的激活。自噬被认为是在营养缺乏、应激状态、形态发生、分化和衰老时细胞成分循环的机制。α_1-ATZ 的内质网滞留现象对自噬反应是一种强大的刺激。自噬通路也被内质网中积累的 α_1-ATZ 有选择性地激活，在不溶性 α_1-ATZ 的处理中起着至关重要的作用。AATD 的肝细胞癌发

病机制目前知之甚少。聚合途径可能在其中起着重要作用。

四、临床表现

AATD 患儿 1 ～ 2 个月时可因持续性黄疸而被发现肝脏疾病，表现为血中结合胆红素和血清转氨酶水平轻度至中度升高，碱性磷酸酶和谷氨酰转肽酶水平也可升高，肝脏可能增大，但很少出现严重肝损伤的症状、体征或实验室异常。这些症状没有特异性，临床上容易被归为新生儿肝炎综合征。该病胆汁淤积的表现包括黄疸、瘙痒和实验室异常，如高胆固醇血症，新生儿偶尔会出现呕血、黑粪、脐带残端出血或瘀斑等出血症状。α_1-AT 缺乏的婴儿可能有严重的胆道上皮细胞损伤，甚至在他们的肝组织活检中发现肝内胆管稀少。有 10% 的患儿在婴儿早期就有肝脾大、腹水及肝合成功能不全，更少数的患儿发生严重的暴发性肝衰竭。但大多数出现长期黄疸的患儿在 1 岁时无症状。

AATD 的肝脏疾病也可能仅有无症状的肝大，偶然检测到转氨酶水平升高，或者因出现黄疸在童年后期被诊断。最后，在儿童、青少年或成年时期，这种疾病可出现门静脉高压的并发症包括脾大、脾功能亢进、静脉曲张破裂引起的胃肠道出血、腹水或肝性脑病。这种肝病在成人中更容易被发现，其高峰年龄为 50 ～ 65 岁。当任何一个成年人有原因不明的慢性肝炎、肝硬化、门静脉高压甚至肝癌时，在鉴别诊断上应想到 AATD。

α_1-AT 缺乏与早发型肺气肿之间的关系已经被阐明。吸烟可以显著加速肺部病变的进展，降低患者的生活质量，缩短其寿命，但肺部病变的发病率和严重性有很大差异。AATD 引起的破坏性肺部疾病 / 肺气肿的临床症状在 30 岁前并不出现。通常最初的症状是气短、哮鸣、咳嗽、咳痰及经常发生的

肺部感染。

AATD 的其他肺外表现包括脂膜炎（大腿或臀部好发的疼痛性红热结节或斑块），可能也包括血管炎、炎性肠病、颅内和腹内动脉瘤、纤维肌性发育不良及肾小球肾炎。

五、病　　理

纯合子 PIZZ AATD 的组织学特征为肝细胞内质网中过碘酸希夫反应阳性、淀粉酶抵抗的球形小体。因为类似结构偶尔也在其他肝脏疾病出现，所以这些包涵体的存在不能用于确定诊断。这些包涵体是嗜伊红的，呈圆形至椭圆形，直径为 1 ～ 40μm，主要出现在门静脉周围的肝细胞中，但也可以在库普弗细胞和胆管上皮细胞中见到。肝脏组织学的主要特征是纤维化和伴有轻微炎症的肝硬化和癌变。可能存在不同程度的肝细胞坏死、炎细胞浸润、门周纤维化或肝硬化及胆管上皮细胞破坏，偶尔显示肝内胆管稀少。超微结构研究也证明除了经典的包涵体，还有自噬体和线粒体损伤。

六、诊　　断

任何人有转氨酶或结合胆红素水平升高，无症状的肝大，门静脉高压或胆汁淤积的症状或体征，或凝血酶原时间延长引起的出血都应该考虑 AATD。有慢性特发性肝炎、隐源性肝硬化和肝细胞癌的成年人应考虑 AATD。传统上，诊断 AATD 的实验室检查需要首先评估血清 α₁-AT 水平，如果 α₁-AT 水平低，则评估 α₁-AT 蛋白的电泳迁移率以确定特定的 α₁-AT 变异型或表型。

AATD 的诊断是通过用等电聚焦电泳或酸性 pH 条件下的琼脂糖凝胶电泳的方法测血清 α₁-AT 表型（PI 分型）来确定的。血清浓度可用于筛选和随访 PI 分型任何低于正常值的值（85 ～ 215mg/dl）。因为血清 α₁-AT 浓度在机体炎症反应时升高，所以需要同时测量血清浓度和进行 PI 分型。血清

α₁-AT 浓度与表型检测同时进行有利于区分 ZZ 纯合子和 SZ 杂合子。

七、治　　疗

AATD 相关的肝脏疾病没有特殊疗法，因此，临床上对大多数患者只是对症支持治疗，预防肝病并发症。对进行性肝功能不全及肝衰竭现在可以应用肝移植治疗，1 年生存率可达 90%，5 年生存率可达 80%。

吸烟明显加速了 AATD 相关肺病的发展，降低生活质量并缩短寿命。所以对 AATD 患者最重要的治疗是禁止吸烟。

针对 AATD 和肺气肿患者的替代疗法是以静脉输注或气溶胶吸入的方式给予纯化的重组 α₁-AT。这种疗法可以提高血清和支气管肺泡灌洗液中 α₁-AT 的浓度，并改善灌洗液中的中性粒细胞弹性蛋白酶抑制活性，而无明显的副作用。这种疗法不考虑用于肝病患者。

目前正在研究新的治疗策略，以免除器官移植和慢性免疫抑制的需要。其中一种策略涉及能增强自噬，并理论上能减少错误折叠蛋白和蛋白毒性后果的细胞负荷的药物。卡马西平是近年来被证明具有增强自噬作用的药物之一。发现它在 AATD 的哺乳动物细胞系模型中能增强 α₁-ATZ 的自噬降解。此外，口服卡马西平给 AATD 的 PIZ 小鼠模型 3 周多显著降低肝的 α₁-ATZ 负荷和活体内的肝纤维化。卡马西平已经得到美国 FDA 的批准，目前正处于治疗引起严重肝脏疾病的 II / III 期临床试验阶段。

八、展　　望

近年来，一系列治疗策略不断发展，其他能增强 α₁-ATZ 自噬降解的药物已通过药库的高通量自动筛选确定。药库在 AATD 的线虫模型系统中包含 1280 种化合物。前 5 个热点中有 4 个被发现具有自噬增强活性，

并且已经在临床实践中有一段时间了。其中 2 个是氟非那嗪和哌咪清，属于吩噻嗪类药物家族，其结构与卡马西平所属的三环类抗抑郁药物家族相似。现在这些药物仍在进一步研制过程中。

目前正在研究的还包括基因治疗、非选择性逆转蛋白质折叠的化学伴侣、肝细胞移植、基因组编辑结合肝细胞移植等。

（王　璞）

参 考 文 献

刘宇良，杨笃才，匡青芬，2017. α₁ 抗胰蛋白酶缺乏症的诊断与治疗 . 实用临床医学，18(2): 104-106.

殷勇，袁姝华，2018. α₁ 抗胰蛋白酶缺乏症 . 中华实用儿科临床杂志，33(2): 282-284.

Frederick J, Ronald J, Wiliam F, 2014. United kingdom. Cambridge University Press. Liver Disease in Children,25:400-427.

Greene CM, Marciniak SJ, Teckman J, et al, 2018.α₁- Antitrypsin deficiency. Nat Rev Primers, 4(1): 40.

Hatipoglu U, Stoller JK. 2016.α₁-Antitrypsin deficiency. Clin Chest Med, 37(3): 487-504.

Hirai T, 2016. α₁-Antitrypsin deficiency. Nihon Rinsho, 74(5): 869-873.

Lomas DA, Hurst JR, Gooptu B, 2016.Update on alpha-1 antitrypsin deficiency: new therapies. J Hepatol, 65(2): 413-424.

第 **38** 章

儿童非酒精性脂肪性肝病

要点

非酒精性脂肪性肝病（non-alcoholic fatty liver disease，NAFLD）包括一系列脂肪性肝病，从轻度单纯脂肪变性到脂肪性肝炎（称为非酒精性脂肪性肝炎，nonalcoholic steatohepatitis，NASH），可伴有肝纤维化或进展为肝硬化，甚至导致肝细胞癌。

NAFLD通常无临床症状，且与代谢综合征密切相关，随着肥胖症患儿增多，儿童NAFLD也逐渐流行。

因目前仍缺乏容易实施、广泛有效的药物治疗，且儿童NASH可能导致其成年后终末期肝病，NAFLD也逐渐成为一个重大的公共卫生负担，迫切需要解决儿童期NAFLD的预防和治疗的问题。

一、定 义

儿童NAFLD是指发生在18岁以前的慢性脂肪性肝病。NAFLD的诊断需要排除其他可以导致肝脂肪变性的病因，包括遗传/代谢性疾病、感染、应用可致肝脂肪变性的药物、饮酒或营养不良。根据肝脏组织学特征性改变，NAFLD分为非酒精性脂肪肝（non-alcoholic fatty liver，NAFL，单纯性肝脂肪变性）和非酒精性脂肪性肝炎（NASH，以肝脂肪变性、小叶炎症和肝细胞损伤为特征）。

二、流 行 病 学

NAFLD与所有年龄组的肥胖流行率密切相关，因此被认为是当今成年人和儿童肝病最常见的原因之一。超重和肥胖是导致近年来儿童NAFLD发病率上升的最重要原因。2014年Ng等的全球性研究报道也显示，1980～2013年，发达国家男童超重肥胖率从16.8%升至23.8%，女童从16.2%升至22.6%；我国台湾超声筛查显示，正常体重儿童NAFLD的发病率为3%，超重儿童为25%，肥胖儿童为76%。肥胖儿童非酒精性脂肪性肝炎发生率为22%。上海对1180名9～14岁学生进行肝脏超声检查发现，NAFLD患病率为2.1%，其中肥胖儿童NAFLD患病率为68.2%。美国儿童NAFLD总患病率为13%，15～19岁的青少年患病率最高（17.3%）。与黑种人非西班牙裔儿童（1.5%）相比，西班牙裔儿童（11.8%）、亚洲裔儿童（10.2%）和白种人非西班牙裔儿童（8.6%）的患病率高。

三、发病机制

环境、遗传和社会因素共同参与儿童 NAFLD 的发生、发展，多因素协同发病机制越来越受到重视。NAFLD 的病理生理学已在动物和人类研究中得到广泛研究。对 NAFLD 发病机制研究还关注非酒精性脂肪性肝病谱的各种成分，包括单独的脂肪变性和非酒精性脂肪性肝炎的不同，以及了解这些差异的主要驱动因素。

（一）饮食因素

大量高热量非健康快餐食品已成为儿童 NAFLD 最重要的诱因。一方面，多余的热量在体内转化成脂肪储存，引起肥胖及 NAFLD；另一方面，高热量饮食还可能引发肠道菌群失调造成 NAFLD 的发生和发展。有研究显示，长期胃肠外营养（total parenteral nutrition，TPN）的患者易发生脂肪肝，婴儿应用 TPN 5d 即可出现肝酶和胆红素升高，2 周就会出现脂肪肝，3 个月发生肝汇管区纤维化。食物中的果糖和胆固醇也会对儿童 NAFLD 产生不利影响。其中，果糖引起的 NAFLD 患儿的血脂异常程度比健康儿童更明显，由于胆固醇代谢产物对脂肪酸合成的上调，儿童发生高甘油三酯（TG）及低密度脂蛋白（LDL）血症，促进了肝细胞脂肪变性。此外，出生后配方奶喂养的患儿更容易发生 NASH，母乳喂养则具有保护作用。补充益生菌和长链 ω3- 多不饱和脂肪酸可能对 NAFLD 患儿有正面效应。虽然运动可以刺激机体合成脂代谢酶，且能从社会心理学角度加强对低热量饮食的执行力，但 Meta 分析显示，有氧运动可以明显改善 NAFLD 患者的肝内脂肪，但对肝功能、血脂、体重指数等方面并无明显改善作用。

（二）环境因素

宫内环境因素：发育程序化理论认为在围生期营养和环境刺激可能导致后代的生理学和代谢变化，增加他们在生命中后期发生某些疾病的风险。母体肥胖将会导致后代体重增加和脂肪堆积，发展为 NAFLD。宫内环境之所以对婴儿代谢如此重要，是因为胎儿可能在宫内及婴儿早期形成自己的脂类代谢"调定点"，不良宫内环境可能会导致胎儿出生后诱发错误的适应性反应，引起患儿表观遗传学改变，通过激活相关基因，增加对脂类的摄取、合成和保存，引起儿童 NASH 等风险上升。

肠道微环境：主要通过肠 - 肝轴和二次打击机制促使 NAFLD 的发生，并在肝脏炎症反应和纤维化中发挥重要作用。多项临床试验及动物实验均发现，给予 NAFLD 患者或实验动物益生菌治疗可以降低肠道渗透性，改善肠黏膜屏障功能，减少肠源性内毒素生成和吸收，改善肝脏的炎症坏死，减轻胰岛素抵抗（IR）。

非酒精性脂肪肝炎可见线粒体损伤。Sanyal 等报道称，10 名 NASH 受试者中有 9 名线粒体嵴和内含物丢失，而 6 名脂肪变性受试者中没人线粒体嵴和内含物丢失。末端脱氧核苷酸转移酶（dUTP）缺口末端标记（TUNEL）检测脱氧核糖核酸片段，与单纯脂肪变性和对照组相比，NASH 患者的肝活检标本中 TUNEL 阳性细胞显著增加，表明细胞死于凋亡，可能死于线粒体损伤。而且 NASH 患者的 TUNEL 阳性细胞也比酒精性肝炎患者多。这种正在进行的线粒体损伤可能与活性氧的释放和疾病向更严重形式的发展有关。与单纯正常肝组织学或脂肪变性相比，NASH 患者 C/EBP 同源蛋白（CHOP）和蛋白含量激活的 Janus-N 激酶（已知内质网应激下游元件）的基因表达增加。

（三）遗传因素

近年基因组学研究发现，单核苷酸多态性（SNP）降低了儿童对高热量饮食的耐受力，增加了儿童对 NAFLD 的遗传易感性。研究显示，一些基因 SNP 可能与 NAFLD

发病有关，如影响 Lipin- 1 蛋白表达的 rs13412852 SNP 与儿童血脂水平、NASH 严重程度及肝纤维化显著相关。编码脂肪滋养蛋白磷酸酶结构域蛋白 -3（NPLA3）基因突变，尤其是常见的 rs738409 C > G 多态性与肝脏脂肪变性及肝纤维化具有相关性；葡萄糖激酶调节蛋白 rs2854116 SNP 可以使肥胖患儿更容易发生脂肪变性和血脂异常。

（四）其他因素

很多引起内分泌异常的原发病也是导致 NASH 及相关代谢紊乱的危险因素。另有研究证明，儿童 NAFLD 发病率与年龄及性别也有密切的关系，NAFLD 高发年龄为 8 ～ 14 岁，男女比例约为 2：1。男童超重率、肥胖率均显著高于女童，除了养育观念和方式上的差异之外，性激素的差异也发挥了作用。

四、临床表现

NAFLD 在临床上通常无症状，因此，它的诊断和监测仍然有难度，大部分的儿童患者也没有明显的症状和体征，即使 NASH 患者也是如此。最常见的症状是腹痛和疲劳。最常见的体征包括肥胖，特别是向心性肥胖、肝大、黑棘皮病和脾大。然而，NAFLD 也可以出现在因脂肪营养不良引起的严重胰岛素抵抗的瘦个体中，或者出现在向心性肥胖但总体重指数正常的个体中。儿童期，出现明显黄疸和终末期肝病的 NAFLD 非常罕见。但有报道 1 例 11 岁西班牙女孩食管静脉曲张 3 级和肝硬化，她随后在 20 岁时接受了肝移植，这是儿童时期诊断出的最年轻的使用肝移植治疗的 NASH 病例。

五、辅助检查

诊断为 NAFLD 或 NASH 的患者都应进行彻底的筛查。一般或系统性原因：神经性厌食症、乳糜泻、1 型糖尿病、丙型肝炎、自身免疫性肝病、下丘脑垂体病变、炎性肠病、蛋白质热能营养不良、急剧体重下降、甲状腺疾病；遗传代谢因素：α- 和 β- 氧化障碍、低 β- 脂蛋白血症、α₁ 抗胰蛋白酶缺乏症、胆固醇酯贮积病或溶酶体酸性脂肪酶缺乏症、希特林蛋白缺乏症、先天性糖基化障碍、囊性纤维化或 Shwachman 综合征、家族性高脂蛋白血症、糖原贮积症（Ⅰ型、Ⅳ型、Ⅸ型）、遗传性果糖不耐受、脂肪酸代谢障碍、线粒体和过氧化物酶缺陷、有机酸中毒、迟发性皮肤卟啉病、Turner 综合征、尿素循环障碍、Wilson 病；药物化学因素：糖皮质激素、地尔硫䓬、可卡因、雌激素、乙醇、甲氨蝶呤、硝苯地平、杀虫剂、丙戊酸、维生素 A、齐多夫定等抗人类免疫缺陷病毒（HIV）药物。NASH 血浆细胞角蛋白 -18 片段（ck18）显著增加。

影像学检查：常规影像学检查如超声，可以识别中度至重度肝脂肪变性。基于超声的诊断标准已经被提出用于非酒精性脂肪肝。但除了鉴别脂肪变性，超声本身不能区分非酒精性脂肪肝的严重程度，如炎症和纤维化的不同阶段。瞬时弹性成像技术，大于 9kPa 的数值已被证明与晚期纤维化的存在有关；据报道，7 ～ 9kPa 的数值可预测纤维化 1 期或 2 期，但不能区分这两个阶段。这些发现尚未在更大的人群中得到验证，儿科患者的观察者间差异性和测试方法仍有待标准化。磁共振的技术已经被用于儿童脂肪定量。这些技术的可获得性甚至对基因研究也有帮助，在这些研究中，通过磁共振光谱学进行的脂肪定量已被证明与 85 名肥胖青年的 PNPLA3 中的单核苷酸多态性（rs738409）的有害基因型相关。一种新方法是基于磁共振的弹性成像，但这仍处于开发阶段。

六、肝组织学检查

肝脏活检仍然是诊断、分期和预后

NAFLD 的金标准。然而，即使是这一黄金标准也受到与抽样误差及评分者内部和之间可变性相关的限制的阻碍。在对 43 名接受减肥手术的肥胖患者进行的活检中，活检是同时从肝的左、右叶获得的；脂肪变性的符合率为 93%，炎症的符合率为 74%，纤维化的符合率为 98%，NAFLD 活动评分为 25 的符合率为 93%。因此，鉴于该程序中潜在的采样误差，尤其是在量化炎症时，存在明显的局限性。

　　肝活检可以区分单纯性脂肪肝与 NASH 并评估肝纤维化程度。但在临床上，因肝活检的"有创性"而受限。Schwimmer 等通过分析 1997 ～ 2003 年 2 ～ 18 岁儿童和青少年肝穿诊断 NAFLD 的肝脏病理学改变，发现脂肪性肝炎有 2 种不同类型。Ⅰ型：脂肪变性、气球样变、窦周纤维化；Ⅱ型：脂肪变性、门静脉周围炎症及门静脉纤维化。该研究包括 100 例儿童 NAFLD，其中Ⅰ型占 17%，Ⅱ型为 51%，男性较女性更易于患Ⅱ型 NASH，且亚洲、美国当地人及西班牙人易患Ⅱ型 NASH。儿童和成人 NAFLD 共同的病理学特征都是大泡性肝细胞脂肪变，成人患者常见气球样变和窦周纤维化，而其炎症主要位于小叶内且很少累及汇管区，而儿童 NASH 患者中肝细胞脂肪变程度重，小叶内炎症轻微，汇管区纤维化明显，汇管区炎症多见，可能为隐源性肝硬化的重要原因。因此，肝脏病理专家在阅读儿童肝活检组织检查标本时，应熟悉儿童 NAFLD 的特殊病理改变，切勿因成人肝脏病理经验而误诊。儿童 NAFLD 中 NASH 占 23%，NASH 中 9% 的儿童存在桥接肝纤维化或肝硬化。另有报道 105 例儿童 NASH 中 20.95% 存在重度肝纤维化或肝硬化。

七、诊　　断

　　在对怀疑存在 NAFLD 的儿童进行评估时，需排除可能导致血清 ALT 升高和（或）肝脏脂肪变性的其他病因，并明确是否同时存在其他慢性肝病；肝活检评估 NAFLD 主要用于存在 NASH 和（或）进展性肝纤维化的危险因素的儿童，具体危险因素包括高的 ALT 水平（> 80U/L）、脾大和 AST/ALT 比值 > 1，以及垂体功能减退症和 2 型糖尿病；超声检查由于敏感性和特异性较差，不推荐用于明确或量化肝脏脂肪变性。但是超声可能对其他肝病病因的评估有效，如肝脏占位、胆囊疾病、门静脉高压相关改变等；CT 检查由于存在辐射风险，不推荐用于明确或量化儿童肝脂肪变性。临床诊断标准需符合 1 ～ 5 项，加 6 或 7 中任何 1 项：年龄在 18 周岁以下，无饮酒史或饮酒折合乙醇量男性每周 < 140g，女性每周 < 70g；除外其他可导致脂肪肝的特定病因；除原发疾病临床表现外，部分患者可伴有乏力、消化不良、肝区隐痛、肝脾大等非特异性症状及体征；可有超重、肥胖（向心性肥胖）、空腹血糖升高、脂代谢紊乱、高血压等代谢综合征；ALT 升高大于正常值上限的 1.5 倍（60U/L）并持续 3 个月以上；肝脏影像学表现符合弥漫性脂肪肝诊断标准；肝活检组织学改变符合脂肪性肝病的病理学诊断标准。

　　诊断为 NAFLD 的儿童需全面评估是否合并代谢综合征。≥ 10 岁儿童青少年代谢综合征定义及诊断建议：必备条件，中心性肥胖，腰围 ≥ 同年龄同性别儿童腰围的第 90 百分位数（P90）；简易识别方法，腰围身高比（WHtR）切点中，男童 0.48，女童 0.46。

　　（1）高血糖：空腹血糖受损（IFG），空腹血糖 ≥ 5.6mmol/L；糖耐量受损（IGT），口服葡萄糖耐量试验 2h 血糖 ≥ 7.8mmol/L，但 < 11.1mmol/L；2 型糖尿病。

　　（2）高血压：收缩压 / 舒张压 ≥ 同年龄同性别儿童血压的第 95 百分位；快速识别方法，收缩压 ≥ 130mmHg，舒张压

≥ 85mmHg。

（3）低 HDL-C，HDL-C＜1.03mmol/L 或非 HDL-C ≥ 3.76mmol/L。

（4）高甘油三酯：TG ≥ 1.47mmol/L。

6 岁 ≤ 年龄＜10 岁儿童心血管疾病（CVD）危险因素异常界值如下。

（1）肥胖：体重指数（BMI）/ 腰围 ≥ 同年龄同性别儿童的第 95 百分位。

（2）高血压：血压 ≥ 同年龄同性别儿童血压的第 95 百分位，快速识别：≥ 120mmHg/80mmHg。

（3）脂代谢紊乱：① HDL-C＜1.03mmol/L；② 非 HDL-C ≥ 3.76mmol/L；③ TG ≥ 1.47mmol/L。

（4）高血糖：空腹血糖 ≥ 5.6mmol/L，IFG 或 2 型糖尿病。

八、治　　疗

控制体重仍然是控制非酒精性脂肪性肝病的最佳方法，特别是儿童，终末期肝病仍然很少见，并且随着体重减轻而改善的可能性更大。儿童队列研究支持基线体重减轻 5%～10% 可导致血清转氨酶显著改善和（或）脂肪变性声像图改善。在一项前瞻性研究中，84 名活检证实患有非酒精性脂肪肝的儿童接受了为期 1 年的生活方式建议和饮食计划；84 人中有 57 人完成了项目。体重指数平均下降与血清 AST、谷丙转氨酶、甘油三酯、胆固醇、胰岛素、葡萄糖水平的显著改善及体内平衡评估模型——胰岛素抵抗（HOMA-IR）的评分相关。ALT 改善最显著的人体重减轻了 5% 或更多。

具体的饮食建议尚未标准化，来自动物模型和（或）人类研究的证据表明，高脂肪饮食，特别是饱和脂肪和高果糖饮食可能会促进肝脂肪变性和纤维化。成人研究表明，短期内，低碳水化合物饮食可以快速降低磁共振波谱测量的肝内甘油三酯含量。鉴于高糖 / 果糖摄入量与纤维化的严重程度增加相关，我们的计划建议避免添加糖，并坚持循证建议，以增加水果和蔬菜，增加运动量。

如果体重不能减轻或体重减轻仍不能实现 ALT 或肝脏脂肪变性的改善或正常化，可考虑药物治疗，但因为在儿童中进行的双盲和优化对照研究很少，儿科非酒精性脂肪性肝病（NAFLD）已证实有效的药物选择仍然有限。

一项为期 2 年的多中心、随机、双盲对照试验对 173 名 8～17 岁儿童进行了维生素 E 或二甲双胍与安慰剂的对照试验。两种药物都没有使 ALT 显著或持续下降。然而，与安慰剂相比，维生素 E 可更有效地改善肝脏气球样变性。维生素 E 使肝脏脂肪变性和小叶炎症显著减少，但不会使纤维化改善。吡格列酮也显著改善脂肪变性和小叶炎症，但吡格列酮不被批准用于儿童。针对不同机制（如胰岛素增敏剂和抗氧化剂）的有前途的药物的联合治疗尚未得到充分研究，但可能具有潜在的益处，值得在未来的研究中探索。熊去氧胆酸，即使在较高的给药范围，在成人随机安慰剂对照试验中也没有显示出能改善 NASH。有治疗前景的药物包括益生菌和不同配方的 ω_3- 多不饱和脂肪酸，但疗效和安全性尚有待随机对照的临床试验明确。

成人队列研究及随后的 Meta 分析表明，减肥手术有望治疗成人 NASH，降低脂肪变性。根据成年人的数据，在缺乏任何强有力的药物治疗青少年严重纤维化 NASH 的情况下，青少年减肥手术的专家指南认为"严重脂肪性肝炎"是考虑病态肥胖青少年的这种方式。

迄今为止，医学文献中尚未报道儿童时期与 NASH 相关的终末期肝病的肝移植，但成人因 NASH 肝硬化进行肝移植的比例 13 年（1997～2010 年）内增加了 6 倍。接受 NASH 相关终末期肝病肝移植的患者的 3 年和 5 年生存率似乎优于接受肝细胞癌、丙型肝炎、酒精性肝病、急性肝坏死、血色病或隐源性肝病肝移植的患者。据报道，成人肝移植后 NAFLD 和 NASH 复发。复发似乎与移植前后较高的体重指数和移植后较高的血清甘油三酯有关。

九、小　结

非酒精性脂肪性肝病流行率上升，成为

临床医师和研究人员面临的持续挑战，包括发病机制和进展仅有初步了解，无法对非酒精性脂肪性肝病进行分期和无创监测。因此，儿科医师应该倡导和协助公共卫生部门努力来对抗肥胖及其合并症，包括非酒精性脂肪性肝病，及时筛查和识别有非酒精性脂肪性肝病风险的儿童，并努力防止儿童肥胖。

（王丽旻）

参 考 文 献

中华医学会儿科学分会内分泌遗传代谢学组，中华医学会儿科学分会消化学组，中华医学会儿科学分会青春期医学专业委员会，2018. 儿童非酒精性脂肪肝病诊断与治疗专家共识. 中国实用儿科杂志，33(7): 487-492.

中华医学会儿科学分会内分泌遗传代谢学组，中华医学会儿科学分会心血管学组，中华医学会儿科学分会儿童保健学组，2012. 中国儿童青少年代谢综合征定义和防治建议. 中华儿科杂志，50(6): 420-422.

Clemente MG, Mandato C, Poeta M, et al, 2016. Pediatric non-alcoholic fatty liver disease: recent solutions, unresolved issues, and future research directions. World J Gastroenterol, 22(36): 8078-8093.

Mosca A, Della Corte C, Sartorelli MR, et al, 2016. Beverage consumption and paediatric NAFLD. Eat Weight Disord, 21(4): 581-588.

Ng M, Fleming T, Robinson M, et al, 2014. Global, regional, and national prevalence of overweight and obesity in children and adults during 1980 -2013: a systematic analysis for the global burden of disease study 2013. Lancet,384 (9945): 766-781.

Vos MB, Abrams SH, Barlow SE, et al, 2017. NASPGHAN clinical practice guideline for the diagnosis and treatment of nonalcoholic fatty liver disease in children: recommendations from the Expert Committee on MAFLD(ECOM) and the North American Society of Pediatric Gastroenterology, Hepatology and Nutrition (NASPGHAN). J Pediatr Gastroenterol Nutr, 64(2): 319-334.

第 39 章

纤维囊性肝病

要点

纤维囊性肝病是一组以肝脏和胆管树内的胆管及周围的门静脉为靶点的先天性获得性疾病。肝内胆管结构的囊性扩张和不同程度的门静脉纤维化是纤维囊性肝病的特征。多数情况下，肾脏和胰腺的形态学异常与肝脏相似。因此，为了更深入地理解器官发生的共同发病机制和意义，我们一起讨论了纤维囊性肝病和相应的肾脏疾病。

目前的共识是肾小管和胆道结构分化及发育的遗传决定因素导致广泛的先天性异常，这些异常被归为纤维囊性肝病和肾脏疾病。

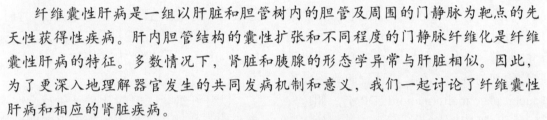

一、定　义

纤维囊性肝病是指具有一定病理生理和临床特征，但又有重要区别的一组异质性疾病。它们具有共同的特征，包括胆管上皮增生、胆管扩张、囊肿形成和管周肉芽肿。这类疾病包括先天性肝纤维化（congenital liver fibrosis，CHF）、常染色体显性遗传性多囊肝（autosomal dominant polycystic liver，PCLD）或常染色体显性遗传性多囊肾（autosomal dominant polycystic kidney，ADPKD）、常染色体隐性遗传性多囊肾（autosomal recessive polycystic kidney diseases，ARPKD）、先天性胆总管囊肿（congenital choledochal cyst）、孤立性肝囊肿（isolated hepatic cyst）等。

二、发病机制

妊娠第 8 周左右，位于门静脉附近的前体细胞显著增加了细胞角蛋白的产生。这种袖状细胞沿着肝内小静脉分支复制并向外周延伸。由此产生的富含细胞角蛋白的双层管状结构被板状腔分隔开，称为胆管板。胆管板从妊娠 12 周到产后逐渐重塑。这一过程开始于门静脉，并向外延伸。如图 39-1 所示，双层套管呈短节段膨胀而形成小管。在形成过程中，单个胆管被并入门静脉分支周围的间质内。这些发育中的胆管持续表达细胞角蛋白 19，并在妊娠 20 周时开始表达细胞角蛋白 7 和其他分化胆道上皮的标志物。相反，与分化胆管板和胆管无关的前体细胞失去细胞角蛋白 19 的表达。这些细胞维持细胞角蛋白 8 和细胞角蛋白 18 的产生，并最终产生肝细胞。

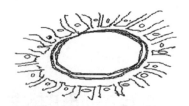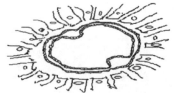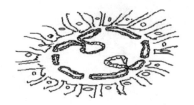

图 39-1　原始胆管板重塑的示意图

这两层细胞最初被一个裂隙状的腔体分开。管腔部分扩张形成小管，最终形成胆管，并入门静脉间质

胆道分化包括门静脉分支周围的间质与胆管板上皮之间的一系列相互作用。因此，胆管板被诱导形成胆管，胆管被并入门静脉间质。胆管板的这种重塑导致肝内胆管树形成。首先形成最大的胆管，然后是节段性胆管、小叶间胆管，最后形成最小的胆管。重构中的阻滞或紊乱导致原始胆管构型的持续存在，或导致胆管板畸形（ductal plate malformation，DPM）。胆道发育不同时期 DPM 的发生导致了不同的临床病理表现。胆管板重建的缺陷通常伴有门静脉分支异常。

纤维囊性肝病最常伴有肾脏囊性疾病。因此，了解肾小管发育及其与胆道发育的关系是非常重要的。肾单元形成开始于妊娠第8周左右，因为输尿管芽分支诱导间充质细胞开始一系列的立体改变。诱导的间充质细胞在前进的输尿管芽枝上形成帽状聚集物，然后在间充质向上皮转化、极化并形成管腔的过程中形成囊泡。这些囊状结构然后被拉长形成"S"形小管。每个小管的下部形成肾小球囊，其余部分形成近曲肾小管和远曲肾小管。输尿管芽继续分裂，末梢分支分化为集合管。肾的形成是向心的，从内皮层到外周，在妊娠 34 周时完成。

Osathanondh 和 Potter 对不同多囊性肾病的肾小管畸形进行形态学分类。常染色体隐性遗传性多囊肾（ARPKD）的囊性病变包括梭形扩张，1～8mm 大小的末端集合管分支。集合管受累程度随年龄增长呈反比变化。在受影响的胎儿和新生儿中，90%

的集合管扩张，而在青少年中这一比例为 10%。相比之下，在常染色体显性遗传性多囊肾（ADPKD）中，囊肿可能发生在任何肾单位段或集合管中，但平均只涉及肾单位总数的 1%。这些囊肿最常发生在儿童时期，但早在妊娠 16 周时就在胎儿中发现。直到 20～40 岁，他们的临床表现都是静止的。

（一）先天性肝纤维化

以肝纤维化、门静脉高压和肾囊性疾病为特征的遗传性疾病被称为先天性肝纤维化（CHF）。CHF 是一种常染色体隐性遗传病。通常，CHF 与 ARPKD、先天性肝内胆管扩张症属于同源性疾病，具有共同的遗传学基础，即位于第 6 号染色体上，位于 6p2.1—p12 的 PKHD1 基因变异所致。PKHD1 是目前所知的唯一致病基因，基因组片段长度约 470kb，至少包含 86 个外显子。有研究发现，PKHD1 主要定位于极化上皮细胞的初级纤毛上，主要编码 4074 个氨基酸组成的位于胆管、肾小管上皮原发纤毛上的膜相关蛋白的纤维蛋白。PKHD1 变异后纤维素蛋白功能障碍，可引起所参与的信号通路和细胞功能出现异常，进而影响细胞增殖、分化及平面细胞极性，最终导致肾小管扩张。胆管上皮细胞原发纤毛的缺陷在肝脏中可诱发胆管板畸形，进而影响胆管的正常发育，最终导致胆道系统的炎性病变和纤维化。

1. 病理学　CHF 患者的肝脏出现肉眼可见的灰白色纤维组织条带。显微镜下，CHF 以正常肝岛为特征，由致密、成熟的纤维组织隔膜分隔。纤维组织包括规则的胆道上皮，内为细长或囊性间隙，这些上皮细胞代表了包含 DPM 的中空结构的横截面。

成熟纤维组织的显著条带紧邻门静脉。虽然门静脉周围纤维组织明显，但门静脉区域的炎性细胞浸润通常较轻。门静脉分支常出现缩短和数量减少，静脉通道的稀缺性可能是门静脉高压的部分原因。CHF 的肝损害随着时间的推移而加重，进展速度是可变的。纤维化可增加继发性胆管炎反复发作。CHF 纤维化可与肝硬化鉴别，肝硬化有结节性再生，常伴有炎性坏死，无胆道存在。CHF 的门静脉束被成熟的胶原组织扩张，形成门静脉间桥，最初不破坏腺泡结构，解释了肝细胞功能障碍的缺失。进行性肝合成功能障碍可能与胆管炎的反复发作有关。

2. 临床表现　门静脉高压是 CHF 的主要表现，肝细胞功能保持正常，肝酶基本正常。根据其临床表现，CHF 可分为以下几类：①门静脉高压型，最常见；②胆管炎型；③门静脉高压与胆管炎混合型；④隐匿型。

（1）门静脉高压型：主要表现为上消化道出血、腹水、脾大和脾功能亢进、门脾静脉扩张、侧支循环开放，尤其食管胃底静脉侧支循环开放所致的破裂出血会有致命风险。这些症状最早出现在 19 个月大患儿，更常见于年龄较大的儿童。门静脉高压的发病机制主要是纤维带内的门静脉神经根受压，以及门静脉分支模式异常，导致发育不全。

（2）胆管炎型：有异常的肝内外胆管树，主要表现为胆汁淤积和反复发作的胆管炎，可导致败血症、肝功能障碍和生长不良。胆管结石和胆管癌可发生在相对成熟的年龄。

（3）门静脉高压和胆管炎混合型：混合型 CHF 兼有门静脉高压和胆管炎两型共同特征。

（4）隐匿型：无门静脉高压和胆管炎等相关临床表现，需经肝穿刺病理活组织检查才能得到诊断。

（5）其他并发症：肺动脉高压（门肺高压）和肺实质的肺部分流（肝肺综合征）是门静脉高压的并发症，在 CHF 中很少见到。腹水和脑病在 CHF 中比在肝硬化中更常见。

3. 实验室检查　对于没有合并门静脉高压或胆管炎的 CHF 患者，实验室评估通常不显著。血清转氨酶和胆红素水平正常。胆红素、谷氨酰胺转移酶和碱性磷酸酶可在胆管炎发作时升高。血小板减少和中性粒细胞减少见于门静脉高压和脾功能亢进患者。肾脏受累的患者尿素和肌酐水平可能升高。

4. 体格检查　黄疸可见于胆管炎或肝功能恶化的患者，可出现腹胀。门静脉高压症患者肝脏增大、变硬，左叶突出，脾脏增大。

5. 诊断　CHF 可根据临床表现、影像学检查、肝组织活检及基因分析明确诊断。

目前临床较常见的影像学检查包括超声、腹部 CT 或 MRI。从超声上看，肝脏呈片状增强回声。超声评估包括门静脉系统的多普勒血流分析、胆道扩张。CT 或 MRI 成像用于确认超声检查结果，并显示疾病的程度。它们提供一个更完整的血流和整个胆道系统的评估 [磁共振胰胆管成像（MRCP）]。内镜逆行胰胆管造影术和经皮肝内胆管造影术是具有并发症风险的侵入性手术，一般只适用于需要治疗干预的患者。

肝组织活检可以进一步提供 CHF 的特征性表现，但其常规应用很少，尤其是在纤维囊性肾病患者中，因为仅凭临床表现即可确诊。肝脏活检一般应用于可疑的患者。

ARPKD/CHF 的突变分布于整个 *PKHD1*。目前的突变率为 80% ～ 85%，有明显的等位基因异质性，大多数受影响的患者表现为复合杂合子。在单倍型分析和突变分析的基础上，对 *ARPKD/CHF* 进行诊断。

6. 鉴别诊断　由于活组织检查可见广泛的纤维化和门静脉高压，很容易将 CHF 与肝硬化混淆。CHF 患者通常保留了肝的合成功能，这些患者的活检病理结果与肝硬化不同（见病理学）。由于 CHF 可并发胆管炎，原发性硬化性胆管炎中常见的胆管狭窄和扩张可能被误认为是 CHF 肝外胆管扩张，甚至是 CHF 肝内囊肿。非肝硬化门静脉高压导致结节性再生可能比肝硬化门静脉高压更难与 CHF 鉴别，这依赖于病史、体格检查、实验室检测和影像学检查。

7. 治疗　治疗取决于 CHF 的类型和疾病的临床表现。主要治疗胆道感染及门静脉高压并发症。胆管炎需要抗生素治疗。胆结石的治疗取决于其位置、数量和大小。尽管服用熊去氧胆酸可能阻碍胆管畸形甚至纤维化的发展理论上可行，但这一点尚未得到证实。儿童门静脉高压症的治疗缺乏证据。静脉曲张出血可用内镜下硬化治疗或套扎。CHF 患者的肝功能通常在较长时间内保持正常，选择性分流术可减轻门静脉高压的并发症。对于从未出血的大静脉曲张患者，外科分流术也是一个重要的考虑因素。肝移植适用于终末期肝病或复发性不能控制的胆管炎患者。Shneider 等讨论了儿童肝病（CHF 或 Caroli 综合征）和 APRKD 肝移植决策中的特殊问题。ARPKD 肝肾联合移植的明确适应证包括合并肾衰竭、胆管炎或难治性门静脉高压并发症（包括明显的肝肺综合征）者。

8. 监测　CHF 患儿的生长速度应进行监测。根据对肝硬化成人的研究推断，CHF 儿童可筛查食管静脉曲张，尤其是在血小板计数随时间或在肾移植等干预措施之前显著下降时。小静脉曲张需要在 1 年内重复进行食管胃十二指肠镜检查。如无静脉曲张，应在 2 ～ 3 年反复行食管胃十二指肠镜检查。

对于轻度患者每 2 年进行 1 次超声检查即可；对于病情较重的患者，每年进行 1 次超声检查可以对病情进展进行充分监测。

（二）常染色体隐性遗传性多囊肾

常染色体隐性遗传性多囊肾（ARPKD）是指婴儿多囊性疾病。据估计，其发病率为 1/（40 000 ～ 6000）名活产婴儿。其有两个不变的特征：① DPM 引起的胆道异常；②肾集合管梭形扩张。根据表现年龄和最终疾病的严重程度将其细分为四种类型：围生期型、新生儿型、婴儿和儿童型、青少年型，均是由 PKHD1 位点突变所致。

ARPKD 患儿，肾脏保持其自然形状并增大。宏观上看，肾表面覆盖着乳白色的小囊肿，代表着梭状集合管的扩张。显微镜下，扩张的集合管与囊呈直角排列，皮质与髓质交界处模糊。相反，肾小球和其他肾单位节段正常。随着时间的推移，间质纤维化进行性发展，导致肾功能进行性下降。ARPKD 的肝损害包括扩大的、不规则纤维化的门静脉区域。其组织病理学检查与 CHF 无明显区别。

呕血和黑粪预示着食管静脉曲张出血。通常，儿童出现静脉曲张一般在 5 ～ 13 岁。患儿除肾肥大外，还可出现肝脾大。血尿素氮和血肌酐值随肾脏受累的严重程度而变化。肝合成功能、胆红素、转氨酶一般正常。贫血、白细胞减少和血小板减少提示伴有脾功能亢进。虽然疾病表型变化较大，但许多儿童同时存在一定程度的门静脉高压和慢性肾衰竭。

ARPKD 患儿，超声显示大量高回声，皮髓质连接丧失。在年龄较大的儿童中，肾脏大小和回声更加多变，肉眼可见囊肿。肝脏的超声表现、CT 和 MRI 的结果已在 CHF 中描述。最终诊断可能需要肝肾活检，但可以从其中一个器官的组织学和典型的超声检查结果推断诊断。

ARPKD 肝损害的治疗与 CHF 相同。患者有胆管炎合并脓毒症和肝衰竭的危险。

虽然 ARPKD 可以有效控制门静脉高压，肝的合成功能也很好，但对于慢性胆管炎患者，肝移植可能是必要的。许多 ARPKD 患者在围生期或婴儿期死于肾衰竭或肺功能不全。一项新生儿 ARPKD 存活者的长期结果研究报道了 1 年和 5 年的患者生存率为 82% 和 85%，肾脏生存率在 5 年、10 年、20 年分别为 86%、71%，42%。

（三）Caroli 病和 Caroli 综合征

Caroli 描述了两种先天性肝内胆管扩张与肾囊性疾病的关系。较常见的类型：门静脉病变是 CHF 典型的胆管板畸形，称为 Caroli 综合征。另一种少见，以胆管扩张为特征，现在称为 Caroli 病。这些疾病女性更常见，均属于常染色体隐性遗传，并且与 ARPKD 相关。

症状和体征包括间歇性腹痛和肝大、脂肪过多。Caroli 综合征，由于 CHF 的病变也存在，门静脉高压较常见。Caroli 病和 Caroli 综合征，胆管扩张都容易导致胆汁淤积，有出现淤血和结石的风险。

Caroli 综合征的发病年龄是可变的。肾脏症状和胆汁淤积出现在婴儿期，而胆管炎和门静脉高压的表现更可能出现在儿童早期。腹部 CT、超声、磁共振胆管造影等影像学检查证实诊断，显示肝内近端大胆管不规则囊性扩张。

Caroli 病的病理表现为肝内大胆管扩张，以胆管炎为特征。肝内胆管扩张、增生伴严重门静脉周围纤维化是 Caroli 综合征（CHF）的病理特征。

Caroli 综合征的鉴别诊断包括原发性硬化性胆管炎、复发性化脓性胆管炎、梗阻性胆管扩张、PLD 和胆总管囊肿。胆管炎、胆石症、胆管脓肿、败血症和胆管癌都是 Caroli 综合征的潜在并发症。

Caroli 综合征的治疗与 CHF 相似。感染使用抗生素，严重的局部疾病可以切除受感染的肝叶。Lendoire 等报道，手术切除是单侧病变的最佳治疗方案。对于肝功能失代偿和门静脉高压的并发症，或复发性胆管炎和怀疑胆管癌的患者，建议肝移植。ARPKD 肝肾联合移植的适应证包括合并肾衰竭和复发性胆管炎或难治性门静脉高压症并发症者。

（四）常染色体显性遗传性多囊肾

常染色体显性遗传性多囊肾（ADPKD）呈常染色体显性遗传，其致病基因为 *PKD1* 和 *PKD2*，发病率为 1/（1000 ～ 400），它是最常见的遗传性肾脏疾病，占所有终末期肾病的 10%。ADPKD 的特征是肾囊肿和肝囊肿，很少与 CHF 或 Caroli 综合征相关。发病年龄一般在 40 岁以后，并发症包括全身高血压、血尿、蛋白尿和肾盂肾炎。ADPKD 患者双肾虽有增大，但轮廓常不规则，囊肿可分布于皮质及髓质，大小不等，形态多样；肝囊肿常孤立分散于肝实质，而不是集中分布于门静脉系统。一般 ADPKD 多具有父母患病的阳性家族史，而 ARPKD 中父母没有肾脏囊肿在诊断中非常重要，是区分新生儿期 ADPKD 和 ARPKD 的主要依据。

（五）冯梅恩堡复合物（胆管小错构瘤，biliary microhamartomas）

冯梅恩堡复合物是肝脏的一种显微镜下的病变，其特征是一个离散的圆形或不规则形状的簇状小胆管，通常扩张，嵌在致密的纤维间质中，它们也被称为胆管小错构瘤。在患有 CHF、Caroli 综合征或 PLD 的肝脏中，常可见冯梅恩堡复合物。虽然冯梅恩堡复合物常见，一般无症状，但在成人中已报道了与这些病变相关的胆管癌。术前影像学诊断冯梅恩堡复合物似乎取决于每个错构瘤胆管结构的大小。

（六）多囊肝

多囊肝（PLD）呈常染色体显性遗传。肝囊肿是由胆管小错构瘤和胆管周围腺体扩张引起，在儿童中很好发现，其发生率 < 0.01%，一般无症状。PLD 的肝囊肿通

常是肉眼可见的，大小不一，很少＞10cm，往往分布于门管区。临床表现包括腹痛、腹部肿块、肝大、囊肿感染合并脓肿形成、胆道受压梗阻、囊肿破裂、出血等。在某些情况下，患者根本没有任何症状，囊肿是通过腹部成像或尸检偶然发现的。PLD没有特异性的实验室检测。PLD的治疗存在争议，许多情况下，不需要治疗。有研究，生长抑素类似物已被使用，并发现其有效地减少多囊肝的体积。mTOR抑制剂（西罗莫司）在动物模型中减少囊肿大小。当囊肿被感染时，需抗生素联合经皮引流术。

（七）孤立性非寄生性肝囊肿

孤立性非寄生性囊肿与纤维囊性疾病中的囊肿相似，因为它们是发育性囊肿，而不是起源于肿瘤，并有简单的立方或柱状胆汁型上皮细胞排列。肝实质周围可见继发性萎缩、门静脉纤维化和胆管增生。然而，囊肿并不与DPM相关，也不与肾、胰腺或其他囊肿相关。多数为单房性，无任何临床表现。当出现症状时，最常见的表现是上腹部肿块，但也可能发生破裂、感染或出血。无症状单纯性囊肿不需要治疗，可通过超声监测。只有在出现渐进性增大、症状或影像学特征导致诊断不确定时才有必要进行干预。

（曹丽丽）

参 考 文 献

孙丽娜，张琳，梁庆红，2015. 常染色体隐性遗传性多囊肾病的研究进展. 临床儿科杂志, 33(3): 295-298.

Desmet VJ, 1992. Congenital diseases of intrahepatic bile ducts: variations on the theme "ductal plate malformation." Hepatology, 16: 1069-1083.

Gunay-Aygan M, Tuchman M, Font-Montgom-Epy E, et al, 2010. PKHDl sequence variations in 78 children and adults with autosomal recessive polycystic kidney disease and congenital hepatic fibrosis.MoI Genet Metab, 99(2): 160-173.

Lendoire JC, Raffin G, Grondona J, et al, 2011.

Caroli's disease: report of surgical options and long-term outcome of patients treated in argentina. multicenter study. Gastrointest Surg, 15: 1814-1819.

Shneider BL, Magid MS, 2005. Liver disease in autosomal recessive polycystic kidney disease. Pediatric Transplantation, 9: 634-639.

Srinath A, Shneider BL, 2012. Congenital hepatic fibrosis and autosomal recessive polycystic kidney disease: an analytic review of the literature. Pediatr Gastroenterol Nutr; 54: 580-587.

第 40 章

囊性纤维化肝病

要点

囊性纤维化（CF）是一种危害儿童健康的常染色体隐性遗传病，可累及呼吸、消化、生殖等多系统，主要由囊性纤维化跨膜转导调节蛋白基因突变所致。其主要特征是慢性进展性阻塞性肺疾病。该病的防治关键在于早期诊断、早期治疗。随着分子遗传学的发展，CF 的检出率大大提高。新研发的药物和治疗方法为本病的诊断和治疗提供了可能。囊性纤维化肝病（CFLD）是 *CFTR* 基因突变累及肝脏的疾病，无特征性表现。

一、定 义

囊性纤维化（cystic fibrosis，CF）是由囊性纤维化跨膜转导调节蛋白（cystic fibrosis transmembrane conductance regulator，CFTR）基因突变所致的一种常染色体隐性遗传代谢性疾病，主要特征是慢性进展性阻塞性肺疾病，伴多系统受累，其中以呼吸系统损害最为突出，肝脏受累较少见。

囊性纤维化肝病（cystic fibrosis liver disease，CFLD）是 *CFTR* 基因突变累及肝脏的疾病，其无特征性表现，原因：①大多数患者因肺部疾病导致早期死亡；②其临床识别非常困难。因为，肝脏通常是无症状的，它是逐步进展，直到晚期并发症的出现才被发现。肝脏疾病是目前 CF 死亡的第三大原因（仅次于肺部疾病和肺移植并发症）。

二、流行病学

CF 的新生儿发病率因国家、种族而异，是白种人中较常见的潜在致命的遗传疾病。在美国其发病率达 1/4000，亚洲人的发病率很低。近些年由于我国医务工作者对该病的认识和重视及检测手段的更新，关于 CF 的报道也逐年增多。由于没有大规模的筛查，流行病学情况尚未见报道。

CFLD 的真实患病率很难确定，原因如下：①目前尚无公认的定义；②许多有肝病的患者无症状；③ CFLD 的诊断没有敏感性和特异性标志物。基于不同国家的多项前瞻性研究，目前对 CF 患儿临床肝病的最佳估计为 10% ～ 26%，肝硬化为 7% ～ 13%，大多出现在青春期或前期。

三、发病机制

CF 由囊性纤维化跨膜转导调节蛋白

（CFTR）基因突变所致。*CFTR* 位于 7 号染色体的长臂上，它含有 25 万个碱基对和 27 个外显子，编码由 1480 个氨基酸残基组成的 CFTR 多肽产物。该蛋白属于跨膜蛋白家族，被称为 ATP 结合盒（ABC）蛋白，均含有跨膜序列并水解 ATP 使其激活，是一种环磷腺苷依赖性 Cl^- 通道蛋白，位于细胞膜顶端，通过吸收 Na^+，分泌 Cl^- 的方式调节离子转运。人类的肝脏中，CFTR 主要存在于中大型肝内胆管中。

CFLD 发病机制中提出的几种通路如图 40-1 所示：一个主要的假设是，胆管细胞分泌功能受损导致胆汁流动减少（胆汁淤积），胆管内的分泌物增厚、浓缩。随后胆管阻塞导致肝细胞损伤，并发展成纤维化和肝硬化。从理论上讲，胆汁黏度异常可能是 Cl^-、HCO_3^-、黏蛋白转运不良等多种因素所致；Na^+ 重吸收；胆汁酸池成分改变；或者它们组合。预计胆管堵塞将启动一系列继发性步骤，包括胆管细胞损伤、炎症介

质释放、星形细胞活化和随后的胶原沉积，最终导致纤维化和肝硬化。或者，起始可能是由异常 CFTR 蛋白直接损伤胆管细胞。

遗传因素和环境因素可能改变通路的任何或所有成分，并可能解释肝脏对异常 CFTR 功能的异质性反应。已经提出的可能导致或修饰 CF 肝脏损伤的因素包括黏液素分泌改变、有毒胆汁酸积累、氧化—抗氧化平衡异常、星形细胞活化和脂肪堆积（脂肪变性）。

CF 中发生肝病的危险因素还包括胎粪肠梗阻史、人类白细胞抗原（HLA）类型和其他肝病相关基因或参与介导肝损伤反应的基因突变的杂合性。最近，SERPINA1 的 Z 等位基因（编码 α_1- 抗胰蛋白酶）被认定为严重 CF 肝脏疾病的一种标志。

虽然有规模较小的队列研究表明可能存在其他基因的多态性和 CF 肝脏疾病相关，包括 β 基因转化生长因子、糖蛋白结合凝集素、谷胱甘肽硫转移酶，但较大的

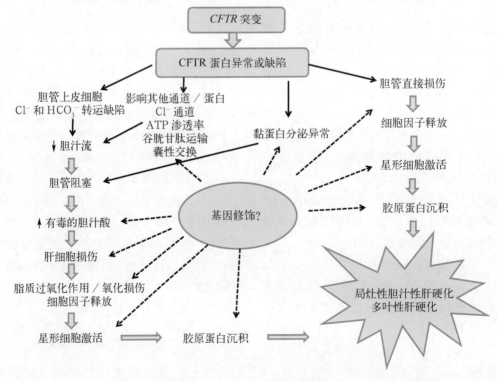

图 40-1　CFLD 发病机制模型

筛查研究无法证实这种关联性。

四、临床表现

CFLD 最常见的两种临床表现：①体检时肝脏异常（肝大或肝硬化）；②常规筛查血清肝酶升高。不同的临床表现包括肝脂肪变性、新生儿胆汁淤积、局灶性胆汁性肝硬化和多小叶性肝硬化，均根据临床或组织学标准进行描述，且患病率各不相同。

（一）充血性肝病

尽管肝淤血不是胆管上皮细胞 CFTR 蛋白缺陷的直接结果，但仍应被认为是 CF 肝肿大的临床重要原因。慢性右心压力升高或肺源性心脏病可通过肝静脉和窦压升高导致充血性肝病。窦压升高可引起肝细胞损伤和坏死。最终，随着纤维化在小叶中心区域和正常门静脉区域之间延伸，这种情况可发展为"心源性肝硬化"。临床表现为肺源性心脏病，检查时肝脏较大（有时较软），超声检查时肝静脉扩张，应考虑诊断。

（二）新生儿胆汁淤积

长期新生儿胆汁淤积可能在新生儿的 CF 中相当普遍。一项 CF 的报道中，35% 的 CF 患儿有证据显示在最初几个月存在肝大或胆汁淤积，尸体解剖数据显示 3 岁以下的 CF 患儿有 38% 存在阻塞性胆汁淤积的组织学证据。

（三）脂肪变性

肝脂肪变性的特征是肝脏触诊大而软，其他慢性肝病或门静脉高压的征象通常不存在。组织学检查显示肝实质细胞充满微泡和大泡脂肪。超声用于辅助诊断；然而，这种方法确定是否存在脂肪变性和排除其他原因的真正敏感性或特异性仍不清楚。

（四）局灶性胆汁性肝硬化和多小叶性肝硬化

局灶性胆汁性肝硬化的组织学特征是门静脉炎症和纤维化、胆管阻塞和增生及胆管内嗜酸性物质的包裹。这种病变被认为是 CF 肝脏疾病的病理特征。

（五）胆道疾病

胆道异常在 CF 中很常见，但尚不清楚 CFTR 蛋白缺陷或缺失是如何导致胆囊萎缩或胆管狭窄等表现的。这些发现甚至可能提示 CFTR 的另一个潜在作用，即作为胆道树和胆囊的发育调节剂。20% ～ 30% 的 CF 患者存在小胆囊或微小胆囊，虽然它看起来是良性的，没有临床后遗症，但婴儿发现至少应该引起对胆道闭锁的怀疑。

1% ～ 10% 的患者出现胆石症；然而，据报道胆囊炎的临床症状发生不到 4%，通常发生在年龄较大的儿童中。CF 中胆结石的主要成分是胆红素钙，它对 UDCA 有抵抗作用。因此，胆囊切除术是有症状患者治疗胆结石的首选方法。

五、基因缺陷

目前，在 CFTR 中已发现 2000 多种突变（CFTR 突变数据库：http：//www.genet.sickkids.on.ca/cftr）。在全球范围内，$AF508$ 突变占所描述突变的 66%，其次是 $G542X$ 和 $G551D$，分别占 2.4% 和 1.6%。白种人 CF 的发生率约为 5%。

根据突变对 CFTR 蛋白功能的影响，将突变分为五类。Ⅰ类突变（如 G542X、R553X）导致 CFTR mRNA 的产生受损。Ⅱ类突变导致 CFTR 蛋白加工缺陷或转运至顶膜。最常见的突变是 AF508，属于这一类，外显子 10 的碱基对缺失，随后在蛋白的第一个核苷酸结合区域的 F508 位置出现苯丙氨酸缺失。F508-CFTR 蛋白不能正确折叠，导致缺陷的 CFTR 内质网被过早地降解而不能被正常运输至顶膜处发挥作用。Ⅲ类突变（G551D 等）与 CFTR 调控缺陷相关，CFTR 定位准确至顶膜，但对 cAMP 激动剂无反应。Ⅳ类突变（R117H 等）显示有部分 Cl⁻ 电导残留，但振幅明显降低。Ⅴ类突变（A455E、P574H 等）

导致 CFTR 异常剪接，部分 Cl⁻ 通道功能减少。Ⅰ、Ⅱ和Ⅲ类突变被认为是严重的，因为它们导致细胞膜上的 CFTR 功能缺失，而Ⅳ类和Ⅴ类突变是"轻度"突变，CFTR 有一定的活性。虽然特异性基因突变与胰腺受累的严重程度有关，但在 CF 患者中，特异性基因型与肝脏疾病之间并无相关性。然而，在胰源充足的患者中，肝脏疾病的发生率似乎较低，通常突变较轻。由于所有 CF 患者胆道内 CFTR 均异常，因此不清楚为何并非所有患者都出现明显的肝病。由于 CF 和相同 CFTR 突变的患者肝病的发病和严重程度不同，因此我们假设存在其他修饰性遗传因素或环境因素决定是否会发生临床意义上的肝胆道受累。

六、诊　　断

CF 的诊断主要依据临床表现、CFTR 功能缺失及汗液试验。随着基因诊断技术的迅猛发展，分子诊断技术对该病的诊断更加精准，不但可对出现典型症状的患者进行诊断，而且对于无症状患者也能诊断。2017 年 2 月，囊性纤维化基金会（Cystic Fibrosis Foundation，CFF）发布了 CF 诊断指南，该指南制定于 2015 年，进一步规范了婴幼儿 CF 的诊断标准，推荐临床医师在诊断时要使用最新的 CFTR 突变分类诊断流程（图 40-2），并强调 CFTR 临床与功能（CFTR2）项目的重要性。

目前 CFLD 尚无公认的诊断标准。通常是通过一系列的发现，包括：①异常的体检（肝脾大、肝硬化、门静脉高压、慢性肝病的其他征象）；②肝酶持续升高（＞3 倍于正常 2 次或 2 次以上）；③影像学检查异常（超声或其他影像学表现为多小叶肝硬化）；④肝脏组织学异常。

（一）体格检查

肝大提示存在肝脏疾病。

（二）生化检测

血清肝酶分析应按照 CFF 肝胆疾病共

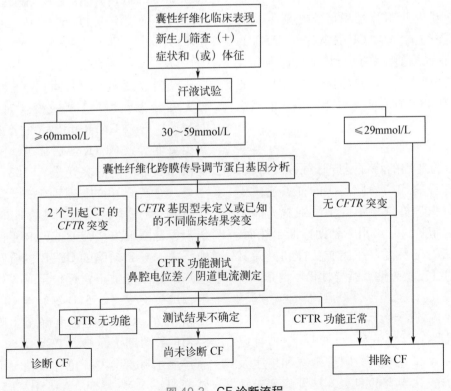

图 40-2　CF 诊断流程

识指南的建议，每年进行 1 次。主要包括谷草转氨酶、谷丙转氨酶、胆红素（总和直接）、碱性磷酸酶和谷氨酸转氨酶。肝酶异常并不代表真正的肝脏疾病。基于血清肝酶评估的不确定性，CFF 肝胆共识组提出了一种解释这些测试的策略。假如体格检查正常，患者没有肝病的临床证据，血清肝酶应每年测定 1 次。如果水平持续为 > 1.5 倍正常值（至少连续 2 次）或 > 3 倍正常值，则需要进一步评估。

（三）影像学检查

CFLD 患者的影像学检查包括腹部 CT 和 MRI。CT 可能在鉴别其他病因引起的肝硬化方面非常有效，也有助于鉴别肝脏脂肪变性。但 CT 对 CFLD 的早期病变不清楚，且 CT 的辐射使其不适合筛查。

（四）瞬时弹性成像

瞬时弹性成像（纤维扫描）是一种非侵入性方法，已被用来评估肝组织硬度而作为肝纤维化的指标。

（五）肝组织学

肝活检在 CF 疑似肝病评估中的作用存在争议。

（六）基因学检查

基因检测有助于 CF 的确诊。基因诊断要求确定 2 个致病基因突变位于不同染色体上，*CFTR* 突变至少满足下列条件之一：① *CFTR* 的改变引起蛋白质结构和（或）功能改变；②终止密码子提前，包括插入、缺失和错译突变；③内含子剪接位点改变；④产生新的氨基酸序列，但在正常的 CFTR 不表达。

七、治　疗

CFLD 的治疗，建议采用多学科的方法进行管理。

（一）肝脏脂肪变性

肝脂肪变性的基础治疗是营养评估。优化蛋白质、脂肪和能量的摄入至关重要。对必需脂肪酸和脂溶性维生素进行生化评价，

发现不足时应予以补充。重要的是要排除乙醇、肝毒性药物和其他药物或毒素等致病因素。

（二）熊去氧胆酸

亲水性胆汁酸由肝脏产生的量很小，其可以改善胆汁流和 CF 肝损伤的生化参数。然而，包括 UDCA 在内，没有治疗尚被证明可以改变肝脏疾病的进展。熊去氧胆酸可能有几个潜在的作用机制，包括亲水性胆汁酸的浓缩池、刺激 Cl^- 和 HCO_3^- 转运、细胞保护和免疫调节作用。6 ~ 12 个月，10 ~ 20mg/（kg·d）的 UDCA 可改善儿童 CF 肝病的血清肝酶水平。然而，最近一项欧洲共识声明中使用 UDCA 治疗 CFLD 患者，其作用存在争议。

（三）营养管理

CFLD 管理的一个重要部分是维持正常的营养状态。CF 患者可能需要超过推荐的 20% ~ 40% 的能量摄入，因为持续的脂肪吸收不良、慢性肺部疾病导致热量消耗增加，以及与胆汁淤积相关的耗氧量增加。除非出现肝功能失代偿性、肝衰竭伴脑病和高氨血症，否则 CF 患儿不应限制蛋白质摄入。胰腺酶替代治疗在 CFF 共识委员会推荐脂肪酶的剂量范围为每餐 1000 ~ 2500U/kg，适用于 4 岁以下的儿童。4 岁以上 CF 和胰腺功能不全患者，适用于每餐 500 ~ 2500U/kg。包括医师、护士、营养师、营养学家和药剂师在内的多学科方法对于成功管理 CFLD 患者面临的复杂营养问题至关重要。

（四）门静脉高压和肝移植

CFLD 很少引起急性肝衰竭。然而，它会导致终末期肝病的并发症。使用受体阻滞剂预防复发性静脉曲张出血可能是 CF 患者的禁忌证。外科，门静脉分流术可用于治疗这些患者。既往部分脾切除术治疗 CFLD 合并脾功能亢进的方法已被取代。部分脾栓塞已用于治疗脾功能亢进和极端脾大。对有危

及生命的门静脉高压并发症或严重功能障碍，肺功能正常，依从性好，无其他禁忌的患者，应行肝移植。关于肝移植前 CF 患者肺部感染可能的不良作用存在一些争议。美国器官共享数据库联合网络的审查突出了以下几项重要意见：① CF 肝移植少见；②与无 CF 肝移植的儿童相比，CF 肝移植患儿 30d 生存率较低；③肝移植患者较候补患者有明显的生存优势。选择最适当的干预（重复硬化疗法、门体静脉分流、部分脾切除术或肝移植），管理终末期 CFLD 必须个性化。

（五）基因治疗

治疗策略的一个基本目标是通过体细胞基因转移来纠正基本的基因缺陷。目前这种新技术将需要开发和验证。

（六）CFTR 校正器和增强剂

目前，虽然 UDCA 是唯一可能对囊性纤维化肝病有益的胆汁酸或类似物，但其他胆汁酸或类似物正在开发中。其中一种合成胆汁酸 24- 去氧胆酸，它是 UDCA 的侧链缩短的 C23 同源物。近年来，在原发性硬化性胆管炎模型 ABCB4（编码多药耐药蛋白 2）敲除小鼠（Mdr2$^{-/-}$）中研究了该制剂，

改善了胆道 HCO_3^- 分泌和肝纤维化。因此，对 UDCA 的修饰可以增加胆汁酸的亲水性，增加 HCO_3^- 富胆汁流量。另一种治疗胆汁淤积性肝病的新方法是使用核受体激动剂增加胆汁酸转运体的表达。虽然这些药物的使用可能令人兴奋，但仍需要进行研究来确定核受体激动剂在胆汁淤积性肝病（如囊性纤维化肝病）中的安全性和有效性。

（七）抗氧化剂

抗氧化剂也可用于囊性纤维化肝病的治疗。

（八）抗纤维化药物

了解肝星形细胞在进展性纤维化中与纤维化相关的作用，可能会产生新的治疗策略，以防止持续的细胞损伤和中断纤维生成。

八、小 结

囊性纤维化肝病的发病机制仍是一个谜。然而，我们对胆管上皮新模型中 CFTR 的结构、功能和调节的知识仍在快速增长。在未来，预计这些知识将转化为成功治疗和预防囊性纤维化肝病的治疗策略。

（曹丽丽）

参 考 文 献

Burgel PR, BeIlis G, Olesen HV, et al, 2015. Future trends in cystic fibrosis demography in 34 European countries.Eur Respir J, 46(1): 133-141.

Clarke LL, Grubb BR, Yankaskas JR, et al, 1994. Relationship of a non-cystic fibrosis transmembrane conductance regulator-mediated chloride conductance to organ-level disease in Cftr(-/-) mice. Proc Natl Acad Sci USA, 91: 479-483.

Feranchak AP, Sokol RJ, 2001. Cholangiocyte biology and cystic fibrosis liver disease. Sem Liv Disease, 21: 471-488.

Farrell PM, White TB, Howenstine MS, et al, 2017. Diagnosis of cystic fibrosis in screened populations. J Pediatr, 181(Suppl): S33-44.

Ooi CY, Nightingale S, Durie PR, 2012. Ursodeox-ycholic acid in cystic fibrosis-associated liver disease. Cyst Fibros, 11: 72-73.

Singh M, Rebordosa c, Bemholz J, et al, 2015. Epidemiology and genetics of cystic fibrosis in Asia: in preparation for the next-generation treatments. Respirology, 20(8): 1172-1181.

Sosnay PR, Salinas DB, White TB, et al, 2017. Applying cystic fibrosis transmembrane conductance regulator genetics and CFTR2 data to facilitate diagnoses. J Pediatr, 181(Suppl): S27-32.

Sokol RJ, Durie PR, 1999. Recommendations for management of liver and biliary tract disease in cystic fibrosis. Cystic Fibrosis Foundation Hepatobiliary Disease Consensus Group. Pediatr Gastroenterol Nutr, 28 (Suppl 1): S1-S13.

第五篇

系统疾病篇

第 41 章

感染相关的肝功能障碍

要点

由细菌、真菌和寄生虫引起的全身和局部感染均可引起严重的肝功能障碍。本章简述下列疾病（表 41-1）。

表 41-1　本章简述疾病

细菌感染相关的肝脏疾病	寄生虫相关的肝脏疾病	真菌感染相关的肝脏疾病
一般细菌感染致肝脏受累的疾病	阿米巴病	念珠菌病
细菌性脓毒血症伴高胆红素血症	肝包虫病	球孢子菌病
细菌性肝脓肿	蛔虫病	隐球菌病
细菌性胆管炎	血吸虫病	组织胞浆菌病
特殊细菌感染导致肝脏损伤的疾病	华支睾吸虫病	曲霉病
猫抓病	利氏曼病	
伤寒肝炎	疟疾	
布鲁菌病		
兔热病		
中毒性休克综合征		
链球菌感染		
李斯特菌病		
分枝杆菌感染		
结核杆菌感染		
复合分枝杆菌感染		
埃里克体病		
螺旋体病		
梅毒		
莱姆病		
回归热螺旋体病		
钩端螺旋体病		
立克次体病		
落基山斑疹热		
Q 热		

一、细菌感染相关的肝脏疾病

（一）一般细菌感染致肝脏受累的疾病

1. 细菌性脓毒血症伴高胆红素血症　细菌性脓毒血症相关的黄疸在婴儿期似更为常见。病原菌多为革兰氏阴性杆菌，特别是大肠埃希菌，革兰氏阳性菌较少。约50%的革兰氏阴性菌血症的早产儿肝功能异常。高胆红素血症表现为直接胆红素升高为主，碱性磷酸酶升高，而血清转氨酶正常或轻度升高。肝脏活检可有小管胆汁淤积，有时急性胆管炎伴门静脉胆管增生，极少有肝细胞损伤或炎症反应。脓毒症相关的胆汁淤积的发病机制中，内毒素可能起到一定的作用，内毒素可减少胆汁流动引起胆汁淤积。其他炎症介质包括肿瘤坏死因子、白三烯和白介素-1也有参与。诊断须通过超声或磁共振胆管胰管成形术（MRCP）排除大管道梗阻。黄疸的持续时间可能从几天到几周不等，适当治疗感染可消除黄疸。

2. 细菌性肝脓肿　目前发达国家的比率为（10～25）/10 000，较不发达国家的比率高。死亡率从36%下降到了15%。高危患者包括宿主防御功能受损的患者；及慢性肉芽肿病和白血病患者。50%发生于6岁以下儿童。

儿童肝脓肿的病因多种多样，可能来源于腹腔内感染（如阑尾脓肿、摄入异物的继发脓肿、炎性肠病和新生儿脐静脉导管）等引起的门静脉菌血症。儿童肝脓肿的主要病原菌是金黄色葡萄球菌，宿主免疫缺陷扮演着重要的角色。成人肝脓肿常与有胆道疾病、相邻的感染部位扩展有关，约50%的患者没有明显的病因。病原菌以肠道革兰氏阴性菌为主，大肠埃希菌和克雷伯菌约占31%，而厌氧微生物至少15%。肝脓肿的临床表现无特异性，多为发热、腹痛、右上象限压痛、肝大。产气菌感染引起的脓肿可能为多个，并以爆发性的方式出现。

肝脓肿破裂表现为腹痛和脓毒性休克，死亡率较高。化验红细胞沉降率（ESR）升高、白细胞增多、贫血、低蛋白血症，血清转氨酶和胆红素可能升高。诊断通常是通过CT和血管造影术，其次是超声和放射性核素扫描。有报道称超声灵敏度高达96%，但可能错过肝顶部病变。MRI也可进行病变检测。鉴别诊断包括先天性囊肿、肿瘤出血坏死、血管畸形及其他微生物真菌、寄生虫感染。

治疗依赖于快速准确的诊断。本病可穿刺引流和适当应用广谱抗生素治疗。抗生素宜覆盖革兰氏阳性需氧菌、革兰氏阴性杆菌和厌氧菌，随后根据培养结果调整。抗生素治疗的疗程一般3～6周。CT或超声引导下经皮穿刺引流适用于病变危重的患者。导管通常放在原位，直到脓肿塌陷，通常是24～72h，可能需要冲洗。并发症包括腹膜炎、形成额外的脓肿集合、瘘管形成、肝破裂和出血。无法穿刺引流的患者，可能需要手术开放引流。

3. 细菌性胆管炎（胆道系统感染）　在儿科相对少见。胆道异常，如胆道闭锁后行肝门肠吻合术的患者为高危人群。Kasai术后胆管炎的风险为40%～50%，最高发生率在术后3个月。其他易患胆管炎的情况包括胆总管结石、胆总管囊肿和Caroli病。

胆管炎的病因是多方面的。正常胆道无菌，Oddi括约肌有效防止细菌从十二指肠回流到胆道系统。Oddi括约肌被破坏后，如Kasai术后，肠道细菌定植上升。Kasai术后获得足够胆汁引流的患者比手术失败的患者胆管炎发病率更高，这说明肠道菌群直接接触胆道系统在胆管炎发病机制中的重要性。胆道感染也可通过门静脉菌血症产生。胆汁中仅有细菌的存在不足以产生显著的胆管炎，很可能需要合并胆道阻塞和胆道寄生虫才会发生胆道感染。

右上腹疼痛、发热和黄疸是胆管炎的三

大临床特征。Kasai 术后患儿临床表现为发热（100%）、胆总管结石或血清胆红素升高（68%）、休克、胆汁流量减少（43%）。实验室检查可见白细胞增多或减少，ESR 升高，血清胆红素升高。成人常见血清碱性磷酸酶和转氨酶升高。诊断依靠血液和尿液的细菌培养。血培养 50% 可提供病原学结果，超声或 CT 扫描可评估是否存在胆管炎与脓肿形成、结石、导管扩张、胆总管囊肿。磁共振胰胆管造影术（MRCP）也可用于特定的患者。如果培养结果为阴性，且临床情况允许，则应进行经皮肝穿刺活检，以进行培养和组织学检查。大肠埃希菌是最常见的病原体（50%），其他常见细菌包括克雷伯菌、肠球菌、拟杆菌、肠杆菌和假单胞菌。约 30% 的病例未发现任何细菌。胆管炎病理变化为门静脉三联征、胆管浸润、导管腔内中性粒细胞浸润。

急性胆管炎的治疗包括监测生命体征和灌注状态，保证液体复苏和血压支持。胆道梗阻时可行内镜或经皮手术紧急干预，大多数其他患者，应在抗生素和退热几天后再进行干预。常见的抗生素包括静脉注射用氨苄西林舒巴坦、第三代头孢菌素（如头孢噻肟）或氨苄西林联合氨基糖苷类。或者使用胆道穿透力良好的广谱青霉素衍生物。环丙沙星在成人胆管炎的治疗中已获得认可，但其在幼儿中的应用仍存在争议。其他抗生素还包括哌拉西林 / 他唑巴坦、替卡西林 / 克拉维酸或美罗培南。严重疾病的治疗时间一般为 21d。

胆道梗阻患者需要行胆道减压术。螺旋 CT 和（或）MRCP 可明确梗阻部位，随后，进行 ERCP 和放置鼻胆管引流管、乳头切除术和结石剔除。这些操作在儿童中是安全的。胆管造影可以明确梗阻的位置，有些病例可行内镜下治疗。有一些患者可能需要手术干预。

儿童胆管炎的预后尚未明确，一项 Kasai 术后胆管炎的研究，死亡率约为 1%，成人患者的死亡率更高，可能与这些群体中恶性病变和虚弱患者较多有关。

（二）特殊细菌感染可能导致肝脏损伤的疾病

1. 猫抓病　是由汉赛巴通体感染引起的疾病，属于多形性革兰氏阴性菌。通常与携带致病因子的猫接触后形成局部淋巴结炎，临床表现包括脑炎、肺炎、关节炎、骨髓炎和神经视网膜炎等。1985 年首次发现肝脾脓肿与猫抓病有关。患者常出现全身症状，包括发热、寒战、肌痛和腹痛。实验室检查可见 ESR 升高，血清转氨酶、胆红素和碱性磷酸酶水平通常正常。腹部影像学检查通常显示肝和脾实质存在多发的小而低密度的病变。汉赛巴通体抗体滴度升高。实性结节活检常显示坏死性肉芽肿性肝炎，病变内可见汉赛巴通体。通过 PCR 在肝组织中检测到汉赛巴通体 DNA，可以明确诊断。鉴别诊断包括形成肝肉芽肿的其他原因，如各种细菌、真菌、寄生虫和病毒感染。此外，肿瘤、过敏反应和结节病也必须考虑。在缺乏猫抓杆菌培养技术的情况下，可以临床诊断 [如淋巴结炎、猫接触史和（或）猫抓痕，以及确定接触部位]，必须排除肉芽肿性肝炎的其他原因。

一些权威人士建议进行长达 3 周的抗生素治疗，通常是庆大霉素。潜在有效的口服治疗包括复方磺胺甲噁唑、利福平、阿奇霉素和环丙沙星。当持续发热时也可使用皮质类固醇，达到完全康复。

2. 伤寒肝炎　通常由伤寒沙门菌和副伤寒沙门菌引起，是一种以发热、头痛和腹痛为特征的综合征。临床症状可出现相对的心动过缓、肺炎、脑病，也可发生肠穿孔或出血。约 27% 的患者有肝大，5% ～ 10% 的患者有黄疸。50% 的患者血清转氨酶和碱性磷酸酶轻度异常。5% 的患者出现肝炎症状。肝活检为非特异性，伤寒结节可见肝细胞坏死灶区周围有单核细胞浸润、窦状扩张和脉管区单核细胞炎症，肝细胞的球囊变性、脂肪变性和肝肉芽肿少见。诊断可通过培养和（或）血清学确定，肝脏异常通常随着治疗潜在感染而消失。

3. 布鲁菌病　是一种常见于儿童的长期疾病，其特征是发热、体重减轻、关节痛、背痛和头痛等不适。并发症包括脓肿形成、脑膜脑炎、肺炎、骨髓炎、肾炎和心内膜炎。感染通常通过与受感染的动物接触或摄入受污染的奶制品而获得。

布氏杆菌病的肝损害较常见。约25%的患儿在体检时发现肝脾大，84%的患儿存在肝酶异常。临床黄疸相对少见。实验室检查包括淋巴细胞增多和ESR升高。肝活检发现90%的患者存在门静脉炎症和局灶性肝细胞坏死，70%的患者可能出现非干酪性肉芽肿。诊断是通过疾病接触史、4条症状、培养及特定的血清学检查来确诊。治疗方法是四环素或多西环素联合利福平。9岁以下儿童可使用复方磺胺甲噁唑。罕见的继发性布鲁菌感染的肝脓肿，除了药物外，还需要手术。

4. 兔热病　是一种土拉菌感染引起的疾病，土拉菌血症可能发生在伤寒或溃疡腺样体，通常是接触受感染的哺乳动物载体（如兔子、松鼠、狗、猫）或被蜱虫叮咬而感染。肝脏受累相对较少，有研究报道58%的肝脏检测异常。肝大、肝炎和肝脓肿的形成均有报道。兔热病性肝炎的病理包括局灶性凝固坏死伴慢性炎症浸润。诊断是通过检查血清土拉菌滴度和培养。治疗方法是使用链霉素或氨基糖苷类抗生素。环丙沙星和多西环素可用于轻度兔热病。

5. 中毒性休克综合征　被描述为使用卫生棉条的并发症，通常是葡萄球菌和链球菌引起的细菌感染。

诊断标准包括发热、弥漫性红斑皮疹伴脱屑（主要发生于发病后1～2周）、低血压，累及中枢神经系统、肝、肾、肌肉、胃肠道和黏膜等3个或3个以上器官系统。血清胆汁酸和胆红素水平升高引起胆汁淤积，血清转氨酶也升高。病理改变有急性胆管炎，其他包括门静脉炎症和脂肪变性。肝功能异常通过适当的抗感染治疗可以解决，一般包括β-内酰胺酶耐药的抗葡萄球菌剂联合克林霉素，抑制细菌蛋白合成。

6. 链球菌感染　革兰氏阳性β链球菌一直与肝功能障碍有关。猩红热的早期和晚期可以并发黄疸。早期黄疸合并肝压痛和肝大。病理可发现肝细胞坏死灶，由多形核白细胞和淋巴细胞组成的门静脉炎性浸润。活检标本中可发现链球菌。链球菌感染也与暴发性肝衰竭有关。

肺炎球菌感染也与肝酶异常和黄疸（发生率较低）有关。军团菌引起的肺炎也可能引起胆汁淤积，应鉴别诊断。

7. 李斯特菌病　是一种革兰氏阳性杆菌，可通过消化道等传播，可发生医源性和食源性暴发。有肝脏疾病（包括肝移植）和使用免疫抑制剂的患儿感染风险最大。特征性表现是肉芽肿形成。新生儿中，肝脏常弥漫性受累，老年人肝脏受累少见。其他临床表现可包括呼吸窘迫、心功能障碍、脑膜炎、心内膜炎和骨髓炎。诊断是通过培养来明确的。治疗一般采用氨苄西林联合庆大霉素或其他氨基糖苷类。

8. 分枝杆菌感染

（1）结核杆菌感染：肝脏参与结核病是众所周知的。先天性结核病中，肝脏通常是感染的主要部位。多达75%的肺外结核患者及大多数粟粒性结核患者均有肝损害。肝脏表现不均匀，最常见的是门静脉区肝小肉芽肿。早期肉芽肿由淋巴细胞和上皮样细胞组成，随后以巨细胞形成和坏死为主。粟粒性结核的病灶大小可达1～2mm。较大的1～2cm病灶可作为结核性肝脓肿出现。大多数结核病引起的肝病无症状。先天性结核病可在出生后 1 ～ 2 周出现，肝脾大和黄疸出现较晚。老年患者中，体重减轻、发热和厌食症占主导地位；有时会出现腹痛，肝大常见，黄疸、腹水也可出现。约 75% 的患者碱性磷酸酶水平异常，35% 的患者转氨酶水平异常。腹部 X 线平片可显示肝钙化及沿胆总管的钙化。肝 CT 可显示脓肿形成和环状增强。典型的粟粒性结核为小的弥漫性低密度病变。胆管扩张可通过 CT 或超声发现，胆管阻塞可需要内镜逆行胆管造影和（或）经皮肝动脉造影诊断。腹腔镜检查可能是诊断结核性结节病的一种高度特异性的方法。诊断一般需要活检，两种组织学（抗酸菌染色）都应进行培养。活动性肺结核的治疗：对于易感菌株，服用异烟肼、利福平和吡嗪酰胺 2 个月，后改为异烟肼和利福平 4 个月。脓肿可能需要经皮置管引流；有时需要手术。儿童肝结核的预后尚不清楚。预后最差的可能是新生儿获得性感染。

（2）复合分枝杆菌感染：鸟型结核分枝杆菌复合体也与肝病有关，一般在严重免疫缺陷的背景下与晚期人免疫缺陷病毒（HIV）感染有关。肝病通常同时发生在全身性疾病中。血清转氨酶和碱性磷酸酶升高常见。肝活检可见含有明显泡沫状巨噬细胞的肉芽肿，某些病例可见抗酸杆菌。播散性感染的诊断通常是通过血培养、痰培养或粪便培养阳性。治疗方法是联用至少两种具有抗细菌活性的药物，乙胺丁醇和克拉霉素最常用。阿奇霉素或克拉霉素是 HIV 感染与严重的免疫抑制患者预防用药的推荐。

9. 埃里克体病　是由埃利克体属细菌引起的一组蜱传疾病。这些细菌感染人类单核细胞（查菲埃立克体，由孤星蜱传播）或人粒细胞（人粒细胞埃立克体，通过肩突硬蜱和太平洋伊蚊传播）。症状包括发热、头痛、肌痛和不适。并发症包括长期发热、休克、成人呼吸窘迫综合征、精神状态改变、

肺炎和横纹肌溶解症等。70% ～ 90% 的患者表现出异常的血清转氨酶，发病第 6 ～ 7 天达到峰值，约为正常值的 10 倍，然后随着病情的缓解而缓慢下降。免疫抑制患者转氨酶升高可不明显。肝脏病理学可见胆汁淤积、中性粒细胞浸润胆管上皮（提示胆管阻塞）。单核细胞浸润较常见，还有局灶性肝坏死和（或）环状肉芽肿形成。通过血清学和 PCR 进行诊断。治疗一般采用多西环素。治疗后肝脏异常可完全消失。

10. 螺旋体病

（1）梅毒：肝脏是先天性和继发性梅毒的共同累及部位。经胎盘进入胎儿循环的螺旋体转移可能是先天性梅毒广泛累及器官的原因。有症状的婴儿通常小于胎龄，有淋巴结病、溶血性贫血和血小板减少症。80% ～ 90% 受影响的婴儿可能出现骨异常，40% ～ 60% 的婴儿可能出现皮疹。其他相关的病变包括神经疾病、牙齿和眼睛的异常及肾病。肝损害经常发生，50% ～ 90% 有症状的婴儿出现肝大，很少发生肝衰竭。诊断是通过血清学进行。对先天性梅毒表现的婴儿其评估应包括血清性病研究实验室检测（VDRL）、长骨 X 线检查和脑脊液检查。诊断通常不需要肝活检。青霉素是治疗受感染婴儿的基础药，虽然梅毒性肝炎可能会在治疗后持续数周或数月，但通常不会产生后遗症。

肝脏受累也是公认的继发性梅毒和三期梅毒的后果。约 50% 的二期梅毒患者有肝酶异常，而黄疸不明显，发生于 1% ～ 12% 的感染患者。血清碱性磷酸酶通常不成比例地升高。活检可见局部坏死区域周围的淋巴细胞、中性粒细胞、嗜酸性粒细胞。三期梅毒中，牙龈增生明显。对潜在感染进行适当治疗后，通常可以完全治愈。

（2）莱姆病：是一种由蜱虫传播的伯氏疏螺旋体引起的疾病。急性症状包括慢性迁移红斑、发热、不适、头痛、颈部僵硬、

关节痛、肌痛和淋巴结病。19%～37%的人肝脏受累，可表现肝大和右上腹疼痛。肝活检显示：中性粒细胞和单核细胞浸润肝窦、小泡性脂肪变、库普弗细胞增生、肝细胞肿胀和肝细胞有丝分裂活性增加，活检标本中存在疏螺旋体菌。

诊断必须有感染地区的旅行史，与感染相符的临床症状和体征，并进行相应的血清学检查[酶联免疫吸附试验（ELISA）或间接荧光抗体，如果阳性，再进行Westen斑点杂交法]。早期疾病的治疗是用多西环素，9岁以下儿童可用头孢呋辛或阿莫西林。严重心脏炎、持续性关节炎或脑膜炎可能需要头孢曲松或青霉素V治疗。

（3）回归热螺旋体病：回归热螺旋体感染的患者也有肝受累，62%的患者表现为肝压痛。患者血清转氨酶可能轻度升高，黄疸也可能发生。诊断是通过特异性血清学抗体检查或PCR。使用多西环素、红霉素和青霉素治疗可能是有效的。

（4）钩端螺旋体病：是由钩端螺旋体引起的疾病。高危人群为与牲畜接触者(牛、猪、马和老鼠等)。潜伏期为4～20d。特征性表现为发热、厌食症、腹痛、结膜红斑、淋巴结病、皮疹和肌肉压痛。头痛和颈部僵硬（较少见）可能发生。约50%的患者会出现第二次发热，通常表现为脑膜受累、肝炎，偶尔还会出现心内膜炎和心肌炎。5%～10%的患者中，病程将更为严重，以明显的黄疸、肾衰竭、出血为特征，死亡发生率高达40%。钩端螺旋体病的儿童可以出现上述许多症状。实验室检查包括血清肌酐碱性磷酸升高、白细胞增多、血小板减少和蛋白尿。钩端螺旋体肝病的病理活检可有肝细胞水肿、肝细胞板紊乱和多核细胞，可见红细胞吞噬现象。诊断可在疾病早期通过血液或脑脊液培养，后期尿液培养做出。青霉素治疗效果最为显著；头孢曲松、头孢噻肟和多西环素也可用。多

西环素可有效的预防高危人群。

11. 立克次体病

（1）落基山斑疹热：是与立克次体感染相关的临床综合征，蜱是疾病传播的媒介。临床表现以发热、头痛为特征，点状皮疹开始于外周，向躯干蔓延，常累及手掌和足底。肝损害表现为肝大，罕见黄疸。尸检发现的病理改变包括门静脉区炎症、门静脉血管炎和红细胞吞噬。立克次体可在门静脉和（或）窦状内膜细胞中发现。诊断是通过血清学和临床高度怀疑获得。治疗方法是使用盐酸多西环素。

（2）Q热：是由立克次体（一种变形杆菌）引起的疾病，其特征是发热、头痛、不适、肌痛和肺炎，大多无症状。主要通过吸入贝纳柯克司体属微生物传播。食用受污染的牛奶也可能发生传播。动物宿主包括牛、绵羊、山羊和啮齿类动物等。

Q热的临床表现非常广泛，可以无症状，也可呈急慢性感染症状。急性感染最常表现为流感样疾病、肺炎或肝炎。70%～85%的患者有肝脏异常，11%～65%的患者有与肝脏受累有关的症状。患者可有肝大（16%）和肝压痛。儿童中有Q热继发肝衰竭的报道。慢性感染的定义是感染持续超过6个月，最常累及的是心脏，其次是动脉（动脉瘤或血管移植物的感染）和骨（骨髓炎）。慢性Q热发生于1%～5%的贝纳柯克斯体感染患者中（无论是否有症状），免疫功能受损或有基础瓣膜病或血管疾病是慢性感染的危险因素。

Q热肝脏病理早期病变可能有中性粒细胞浸润，巨细胞见于晚期病变。非特异性改变包括脂肪变性、门静脉区单核浸润和库普弗细胞增生，纤维化少见，很少出现慢性肝炎。诊断是通过特异性血清抗体检测及聚合酶链反应（PCR）获得。如果抗Ⅱ相抗原IgG的滴度≥200并且IgM的滴度≥50，诊断为近期感染。恢复期抗Ⅱ相抗

原 IgG 滴度增加为急性期的 4 倍以上（间隔 3 ～ 6 周）也可诊断。抗 I 相抗原的抗体 IgG 的滴度 > 800 可能与慢性感染相关。由于贝纳柯克斯体不会在常规血培养中生长，PCR 检测阳性可以诊断 Q 热。大多数感染呈自限性，盐酸多西环素有效。建议 8 岁以下儿童服用复方三唑。

二、寄生虫相关的肝脏疾病

1. **阿米巴病** 痢疾阿米巴是一种分布广泛的原生动物，通过粪 - 口传播。临床特征：腹痛、带血腹泻和"烧瓶样"溃疡。盲肠和升结肠最严重。肝脏受累后可出现肝脏肿。肝脏肿的形成估计发生在 1% ～ 7% 的儿童侵袭性阿米巴病。3 岁以下的儿童最受影响。最常见的累及肝脏右叶。阿米巴脓肿的症状和体征包括发热、腹痛、腹胀和肝大，但在儿童中表现不明确。其他的症状包括呼吸困难和咳嗽，有时脓肿破裂进入胸部并形成肝支气管瘘。肝内阿米巴脓肿破裂进入心包的患者可出现休克。黄疸很少见。常规实验室检查对肝阿米巴脓肿的诊断价值有限。在患病儿童中，血清转氨酶升高的比例不到 25%，而血清碱性磷酸酶在这一年龄组中普遍正常。白细胞增多常见，如 ESR 升高和球蛋白增加。胸部 X 线片可显示右肺下叶炎症浸润、胸腔积液或左、右膈面抬高。目前首选的影像学方法是 CT 和（或）超声。应进行粪便滋养体或囊肿检查，肝阿米巴脓肿患者中检查阳性率不到 50%。还可以通过直肠乙状结肠镜和直肠活检诊断。约 95% 的阿米巴肝脓肿患者的酶免疫检测呈阳性。作为鉴别化脓性肝脓肿的一种方法，常需要用细针穿刺脓肿腔。

阿米巴脓肿的治疗主要包括杀阿米巴剂，每天 50mg/kg 甲硝唑，分次给药 10d，然后使用碘喹诺或帕罗霉素等腔道杀阿米巴剂。通常不需要手术引流。手术引流的适应证是急腹症及其他治疗措施失败。4 ～ 5d

后对杀虫疗法反应不良，或对脓肿腔破裂进入胸膜、腹膜或心包腔的患者需进行减压治疗。

2. **肝包虫病** 包虫病是人感染颗粒棘球绦虫发生的一种疾病，一般是人与受感染的狗密切接触而吞食了虫卵发生感染。犬通常通过食用含有包虫囊肿的羊肝和（或）肠道而感染。人类摄取含有颗粒棘球绦虫卵的食物后感染，其幼虫从十二指肠处的卵中释放出来，穿透肠黏膜进入门静脉循环。然后，有机体可能会滞留在受感染患者的肝脏或肺部。成人肝脏受累是肺部受累的 3 倍以上，在儿童时期肺部受累更常见，儿童约 10% 感染其他部位包括大脑、骨骼、泌尿生殖道、眼、脾和心脏。肝受累的特点是肝实质内"囊肿"的形成，最常发生在右叶。

右上腹疼痛和饱满可能是唯一的表现特征。黄疸可因肝门受压出现，胆管炎可继发于囊肿破裂进入胆道。囊肿压迫肝静脉可能导致布 - 加综合征，可能破入心包、腹膜或胸膜腔。囊肿液释放后可发生过敏反应。实验室检查通常是非特异性的：血清碱性磷酸酶和转氨酶升高，嗜酸性细胞存在。腹部 X 线片显示成人囊肿壁钙化；这种变化在儿童中很少。超声可以显示包虫砂，分隔和子囊肿的存在。病变可以通过 CT 或 MRI 定位。最终诊断取决于肝包虫的血清学（ELISA）阳性结果。肝包虫病的主要治疗为手术结合阿苯达唑治疗。

3. **蛔虫病** 人类感染蛔虫在热带和温带地区极为常见。摄入的卵在小肠近端孵化。幼虫穿透小肠黏膜，通过静脉循环进入肺部，然后穿过肺部进入食管，再次到达小肠成熟。轻度肝异常可能与幼虫迁移有关；死亡的幼虫可刺激肉芽肿的形成。胆道蛔虫病的症状，在儿童中明显比成人更常见，包括右上腹疼痛（100%）、呕吐（96%）、蠕虫感染史（64%）、蠕虫在粪便或呕吐物中的传播（50%）和发热（27%）。体征包括右上腹压痛（100%）、胆囊可触及（11%）、肝大（16%）和黄疸（2%）。黄疸、肝大和发热在复杂的感染中发生率较高。其他并发症包括胆囊炎、胆总管穿孔、肝和（或）门静脉的静脉炎。

单纯胆道蛔虫病90%的患者血清转氨酶正常。高淀粉酶血症可出现在约25%的患者。超声可显示胆管内存在蛔虫，可见脓肿形成。CT和MRCP显示病变更清晰。粪便或呕吐物中发现成虫或卵可做出明确诊断。全内镜检查可显示十二指肠内存在蛔虫，而内镜逆行胆管造影可显示胆道内的成虫。抗蠕虫治疗包括阿苯达唑、甲苯达唑或依维菌素，硝唑胺也是有效的。在耐药感染中，需要内镜下括约肌切开术联合蠕虫取出。放置鼻胆管引流可以将抗蠕虫药物注入胆道系统。蠕虫的清除也可以通过经皮、经导管进行。当出现肝脓肿合并胆管和胆囊穿孔时，可能需要手术治疗。

4. 血吸虫病　全球约有2.3亿人感染血血吸虫、曼氏血吸虫或日本血吸虫。这些感染大多发生在儿童。曼氏血吸虫和日本血吸虫均可引起肝脏疾病。血吸虫通过直接穿透尾蚴的皮肤来感染人类。尾蚴穿透后发育成血吸虫，最终迁移到肝脏。肝损害是宿主对沉积在门静脉系统中的虫卵的免疫反应。约10%感染曼氏血吸虫的儿童表现为门静脉周围纤维化的肝脏疾病。血吸虫病的临床表现多种多样，不同的临床症状与感染的不同阶段有关。肝病以肝脾大、门静脉高压为特征。患者可能以食管静脉曲张引起上消化道出血为首发症状，其他症状包括水肿和腹水。实验室检查：脾功能亢进可导致贫血、血小板减少和白细胞减少。嗜酸性粒细胞增多和高球蛋白血症。血清转氨酶一般升高不明显，而碱性磷酸酶可能升高。超声可以检测门静脉周围纤维化并分级。CT和MRI均可显示门静脉周围纤维化。最终的诊断取决于分离血吸虫

病感染的粪便或尿液中的血吸虫卵。药物治疗是吡喹酮，每天40～60mg/kg，分次服用。奥沙尼喹也可用于曼氏血吸虫感染。阿苯达唑和吡喹酮单剂量联合治疗的试验也显示出较好效果。轻度门静脉周围纤维化可在有效治疗后在儿童中消退。

5. 华支睾吸虫　是由华支睾吸虫感染引起的疾病，潜伏期为20～30年。大多数有症状的患者至少30岁。本病主要引起胆管损伤，表现为腺瘤性增生和杯状细胞增生。胆管损伤继发大肠埃希菌感染经常发生，并易于形成肝脓肿（复发性化脓性胆管炎），反复发作可导致胆道狭窄和门静脉周围纤维化。长期患病者可发生胆管癌。早期或轻度疾病可能无症状，慢性感染可发生肝纤维化，常见结石。出现感染时可能有发热、不适、厌食症、黄疸和肝脾大。随后的症状包括门静脉高压和胆道阻塞。晚期疾病的实验室发现包括血清转氨酶、碱性磷酸酶和胆红素的升高、高球蛋白血症。超声和CT可显示导管扩张，可能发现胆管癌、结石和（或）脓肿。ERCP或经皮胆管造影可以直接显示胆道系统，并可抽取胆汁检测华支睾吸虫卵和蠕虫。诊断可以通过大便检查，也可以通过胆汁检查。治疗包括使用吡喹酮，75mg/kg，每天3次。化脓性胆管炎必须用适当的抗生素治疗。对于长期复发的化脓性胆管炎，可能需要其他外科治疗。

6. 利什曼病　又称黑热病，由杜氏利什曼原虫引起。年龄较大的儿童和成人的肝损害以库普弗细胞增生为特征，其中许多含有寄生虫。婴儿可表现出明显的肝细胞坏死。感染的症状包括潜伏期长达几个月，随后出现发热、发育不良、贫血、肝脾大、腹泻和出血等症状。罕见的并发症有噬血细胞性淋巴组织细胞增多症、低白蛋白血症和凝血酶原时间延长，预示可能出现病情恶化。骨髓活检常显示利－杜小体

存在。其他诊断措施包括特异性血清学和 PCR，有时超声或 CT 发现结节性肝源性损害。未经治疗的利什曼病预后较差，治疗可用脂质体两性霉素 B，3mg/kg，第 1～5 天，第 14、21 天。替代药物包括葡萄糖酸锑钠、甲氨酰锑酸盐和米替膦。

7. 疟疾　疟疾仍然是在世界许多地区导致发病和死亡的重要原因，最常发生在热带和亚热带气候。疟疾死亡在 1～5 岁儿童中最为常见。新生儿也可能发生严重感染。人感染恶性疟原虫、间日疟原虫、疟原虫和卵形疟原虫是在被感染的蚊子叮咬时将孢子体进入血液后开始的。其他传播方式包括输血和共用针头。疟疾的症状包括发热、胃肠道不适（恶心、呕吐和腹泻）、头痛、嗜睡、肌痛和谵妄。以恶性疟原虫为主的神经并发症包括癫痫和昏迷，可能发生肾衰竭。肝脾大，常表现为压痛，可有黄疸。高胆红素血症通常以间接胆红素为主，反映溶血。虽然散发性患者可能随着血清转氨酶水平的显著升高而出现明显的黄疸。以凝血障碍为特征的肝衰竭不常见。尸检可发现肝脏充血，呈深红色/灰色。组织学表现包括肥大的库普弗细胞含有红细胞和疟疾色素。血窦充血有红细胞。慢性感染可发生淋巴细胞浸润门静脉。休克患者可能出现小叶中央坏死。

开始治疗时口服磷酸氯喹，基础剂量为 10mg/kg（最大剂量为 600mg），6h、24h 和 48h 时为 5mg/kg。盐酸奎尼丁是首选的注射用药。吡那啶 - 青蒿琥酯有望用于多种疟疾毒株。

三、真菌感染相关的肝脏疾病

1. 念珠菌病　肝源性念珠菌病主要发生于恶性肿瘤而接受化疗的患者。约 85% 患者出现发热，其他体征和症状包括腹痛（57%）、肝大（44%）和脾大（43%）。血清碱性磷酸酶普遍升高（60%），胆红素和转氨酶升高不明显。白细胞增多约占 30%。超声灵敏度较低，但容易获得；"靶心"病变具有特征性。CT 或 MRI 较敏感。70% 的患者经皮肝活检确诊为肝源性念珠菌病。腹腔镜和开放肝活组织检查成功率较高；肝脏可见黄白色小结节样病变。真菌可以用周期性的酸性席夫染色或银染色。60% 未经治疗患者的病灶培养呈阳性，但只有 30% 接受过抗真菌治疗患者的病灶培养呈阳性。血液培养也可能产生念珠菌。中性粒细胞减少症患者的治疗依赖于脂质体两性霉素 B。氟康唑用于治疗对两性霉素 B 治疗耐药的肝源性念珠菌病。治疗的最佳时间尚不清楚；几个月的治疗方案可能需要产生放射学分辨率。儿童预后难以评估，两性霉素治疗的生存率约为 60%。

2. 球孢子菌病　球虫样真菌病是由球虫类真菌引起的。传播一般通过吸入关节孢子；因此，肺部感染是最常见的。播散性感染最常见于免疫功能低下患者。儿童的播散性感染比成人少。25%～60% 的弥散性疾病患者存在肝损害。感染可从发热开始，通常以肺部症状为主。不太常见的是肝脏症状可能占主导地位。肝大可能与血清转氨酶升高有关，而血清碱性磷酸酶升高程度较轻。临床上明显的黄疸并不常见。血清学通常对播散性疾病患者有用。肝活检可作为诊断；正常的肝实质围绕肉芽肿和含有小球的巨细胞（用周期性的酸性席夫染色或甲基烯胺银染色）。肝脓肿形成也有报道。目前对播散性疾病的治疗是口服伊曲康唑或氟康唑。两性霉素 B 可用于严重或无反应性感染。对于免疫缺陷患者和未接受抗真菌治疗的患者，弥散性疾病的预后相对较差。

3. 隐球菌病　是一种由新生隐球菌感染引起的真菌感染性疾病，可累及肺、脑膜、皮肤和骨骼。肝脏可能是播散性疾病的一部分，原发性肝损害很少发生。肝脏的大体检查显示有白色结节。组织学特征为真菌周围肉芽肿。与隐球菌相关的胆管炎已有报道，可能为肠道上行感染引起。诊断可通过培养、显微镜、免疫分析及 PCR 明确。治疗包括两性霉素 B 与氟喹硫啶联合使用。单独使用氟康唑或与氟胞嘧啶联合使用可能对病情较轻的患者有用。

4. 组织胞浆菌病　荚膜组织浆菌是组织胞浆菌病的病原真菌，是美国俄亥俄州和密西西比河谷的特有真菌。吸入孢子是常见的感染途径。约 50% 的患者经历无症状感染。在有症状、免疫能力强的患者中，自限性肺部感染最为常见。肝脏也可受损。婴儿可会出现严重的急性症状，表现为发热（90%）、不适（82%）、咳嗽（42%）、体重减轻（42%）、腹泻（32%）、恶心或呕吐（26%）、腹围增加（13%）。实验室检查可见贫血、血小板减少、中性粒细胞减少；胆红素升高，血清转氨酶和碱性磷酸酶升高不明显。亚急性播散性疾病在儿童中发生率较低，局灶性侵犯至牙齿、肾上腺、脑膜、口咽腔或肝大可见。慢性疾病主要见于成人。诊断可以通过血清学和发现组织浆菌感染的分泌物或组织。肝活检可见库普弗细胞内充满真菌孢子。肉芽肿的形成在慢性疾病中最为常见。对播散性疾病采用抗真菌治疗，婴儿中未经治疗的播散性疾病通常是致命的。两性霉素 B 和伊曲康唑已被用于治疗。

5. 曲霉病　各种曲霉菌都与人类疾病有关。肺曲霉病是最常见的一种疾病。播散性疾病最常发生在免疫功能受损的个体中，涉及的器官包括肺、脑、肠、心、肾、甲状腺、胰腺、食管和脾脏。有报道称，在 32 例弥漫性曲霉病患者的尸检中，有 5 例肝受累，其中 4 例是肝移植受者。可发现肝脓肿形成。细胞学和培养的抽吸可能对诊断有用。伏立康唑是侵袭性疾病的首选治疗药物，新生儿除外，其中大剂量两性霉素 B 也可使用。其他替代药物包括泊沙康唑、卡泊芬金、伊曲康唑。

其他与播散性感染相关的肝脏真菌疾病，通常发生在免疫功能受损的宿主中，包括马尔尼菲青霉、黏液菌病和芽孢菌病等。

（曹丽丽）

参考文献

Al Otaibi FE, 2010.Acute acalculus cholecystitis and hepatitis caused by Brucella melitensis. J Infect Dev Ctries, 4: 464-467.

Bektas M, Dokmeci A, Cinar K, et al, 2010. Endoscopic management of biliary parasitic diseases. Dig Dis Sci, 55: 1472-1478.

Namwanje H, Kabatereine N, Olsen A, 2011.A randomised controlled clinical trial on the safety of co-administration of albendazole, ivermectin and praziquantel in infected school children in Uganda. Trans R Soc Trop Med Hyg, 105: 181-188.

Rajagopala S, Dutta U, Chandra KS, et al, 2008. Visceral leishmaniasis associated hemophagocytic lymphohistiocytosis: case report and systematic review. Infect, 56: 381-388.

第 **42** 章

新生儿肝炎和围生期感染

要点

新生儿肝炎多数由围生期感染导致，少数为遗传代谢疾病引起，部分原因不明，原因不明的也称为特发性新生儿肝炎。此章节针对围生期感染展开，遗传代谢疾病详见相关章节。

新生儿肝炎是起病于新生儿期的一种疾病。多数为产程中或产后感染引起，预后较好。少数病例与先天性缺陷或代谢异常有关，另外还有特发性新生儿肝炎。随着目前诊断技术的提高，一些疾病被逐渐认识，特发性新生儿肝炎在逐渐减少。新生儿肝炎概念非常模糊，在临床方面很难有合适的解释，用小儿肝内胆汁淤积、围生期感染或新生儿肝病解释更加合适。小儿胆汁淤积有具体章节描述。此章节主要针对围生期感染讨论。

新生儿肝炎感染的病原体很多，包括先天性梅毒、乙肝病毒、巨细胞病毒、单纯疱疹病毒、柯萨奇病毒和风疹病毒等，新生儿肝炎也可由 ECHO 病毒、EB 病毒、弓形虫、李斯特菌或各种细菌所致（表 42-1）。这些病原体可通过胎盘感染胎儿，也可在产程中或产后感染胎儿。病原微生物感染胎儿一个重要因素是妊娠期间母体感染的时间，一般情况下，感染因素在妊娠晚期容易穿过胎盘，梅毒、弓形虫、乙肝病毒尤其如此。围生期感染可能是阴道炎、子宫内膜炎或胎盘炎症细菌向上传播的结果，吸入或吞咽感染的羊水也可能使胎儿感染。分娩过程中，直接接触阴道或子宫分泌物中的病原体或受污染的血液可能导致新生儿感染。李斯特菌、单纯疱疹病毒、巨细胞病毒可能经过这种途径传播。与母体感染分泌物（口、鼻、母乳）密切接触是可能能导致产后感染，但产后感染较少导致新生儿肝炎的。新生儿肝炎病因虽多，但主要病理改变为非特异性的多核巨肝细胞形成，目前认为这是损伤造成不成熟肝细胞的一种反应。胆汁淤积、肝间质和门静脉区炎症细胞浸润程度与病情轻重有关，轻者肝小叶结构正常，重者可紊乱失常，肝细胞点状或片状坏死，柯氏细胞和小胆管增生，久病者门静脉周围可有纤维化。巨细胞病毒感染的特征是受累细胞内可见猫头鹰眼状的核内包涵体。

一、细 菌 感 染

肝和脾的网状内皮细胞可有效地清除血液中的细菌。然而，在新生儿中，网状内皮系统一般是不成熟的，补体和调理素的数量减少导致新生儿应对细菌感染的能力下降。细菌感染可以直接侵入肝细胞或

表 42-1   围生期感染导致的新生儿肝炎

感染微生物	临床表现	治疗
细菌	嗜睡、食欲缺乏、黄疸、肝大	抗生素
巨细胞病毒	黄疸、溶血性贫血、血小板减少性紫癜、肝脾大	更昔洛韦、对症治疗
单纯疱疹病毒	黄疸、肝大	阿昔洛韦
细小病毒 B19	轻重度肝炎、再生障碍性贫血	监测病情变化
弓形虫	脑积水、脉络膜视网膜炎	磺胺嘧啶和乙胺嘧啶
水痘 - 带状疱疹病毒	发热、皮疹、肝炎	支持性治疗
梅毒螺旋体	弥漫性皮疹、发热、贫血和无菌性脑膜炎、黄疸	青霉素
风疹病毒	心脏病、肝脾大、低出生体重、紫癜和白内障	支持性治疗
肠道病毒	营养不良、嗜睡、黄疸、皮疹	支持性治疗、护理

库普弗细胞，循环中的毒素或发热及缺氧也可导致肝损害。新生儿因全身感染出现黄疸时临床可表现为器官肿大。虽然革兰氏阴性菌报道较多，但革兰氏阳性菌和革兰氏阴性菌都可能与胆汁淤积的发生有关。与革兰氏阴性菌新生儿脓毒血症相关的胆汁淤积可在脓毒症发生的前 3d 出现生化异常，并且持续到感染控制后 2 ～ 3 个月，期间会出现多种病情变化。最常见的细菌是大肠埃希菌，B 组链球菌很少报道。新生儿细菌感染合并黄疸常和尿路感染有关，并且经常与黄疸进展有关，经常发生在产后第 2 ～ 8 周，很少导致发热和尿路症状，可能有嗜睡、易怒、饮食不佳，偶尔出现呕吐和腹泻。肝脏组织学上，表现为胆汁淤积和肝细胞坏死。因此，评估感染导致新生儿黄疸的原因时，尿检和尿培养及血液培养（如果发热）应按常规检查。进行适当的感染监测，以便给予适当的抗生素治疗。

二、病毒感染

（一）巨细胞病毒

巨细胞病毒（cytomegalovirus，CMV）是一种常见的感染人类的病原体，在全世界成年人中血清学流行率为 45% ～ 100%。它是先天性感染最常见的原因，感染 0.5% ～ 2% 的出生婴儿。先天性 CMV 感染患儿可以是经过胎盘感染的，也可是分娩时或产后通过被污染的分泌物或血液制品感染的。早产儿已被发现通过母乳接触而增加 CMV 感染的风险。被感染的小儿大多无症状（85%），而严重感染的典型表现有黄疸、溶血性贫血、血小板减少性紫癜、肝脾大、小头畸形伴脑室周围脑钙化和软骨炎。无症状的个体在出生 2 年内会发展为感染的迟发并发症，其中中枢神经性耳聋是最常见的。肝脏组织学表现为巨细胞形成、胆汁淤积、炎症、纤维化和胆管增生。肝细胞、胆管上皮或库普弗细胞内的核内包涵体，以及肝细胞胞质内包涵体是典型特征。患儿尿、鼻咽分泌物、唾液培养阳性可以诊断。由于缺乏有效的预防传播的干预措施，目前不建议对 CMV 进行产前筛查。目前治疗先天性巨细胞病毒的策略包括使用抗病毒药物如更昔洛韦和福斯卡奈，并联合使用巨细胞病毒免疫球蛋白。虽然抗病毒策略已被证明有助于解决先天性巨细胞病毒引起的肝病，但出生时出现的神经损伤通常不可逆。

（二）单纯疱疹病毒

单纯疱疹病毒（HSV）感染通常在新生儿出生后 28d 内，尽管可能发生在宫内和产后，但仍主要通过分娩时受感染的产道获得（85% ～ 90%）。短期内发生原发性感染的产妇传染效率显著提高。新生儿 HSV

感染的临床表现可分为三种：①感染局限于皮肤、眼或口腔，没有中枢神经系统或内脏受累；②中枢神经系统感染；③多器官弥漫性感染，包括肝脏。临床上，感染 HSV 患儿出生时无临床表现，在 1 周内出现与肝大、黄疸、体温不稳定等细菌性脓毒症难以区分的表现，随着病情发展可出现休克甚至暴发性肝衰竭。

肝脏组织学揭示了大面积坏死和出血，但炎症轻微。典型的核内包涵体通常出现在正常和坏死组织的交界处，具有明显的巨细胞形成。结果表明，当 HSV 和水痘-带状疱疹病毒感染组织学上相似时，皮疹往往能区分两者。此外，HSV 的核内包涵体明显小于 CMV 感染（早期），通过对脑脊液或血浆 PCR 检测，可诊断播散性新生儿 HSV 感染。血浆 HSV 水平已被证明与临床表现和死亡率有关，但与神经损伤无关。使用高剂量抗病毒（阿昔洛韦）治疗显著改善了新生儿 HSV 感染的预后；12 个月的死亡率从 85% 降至 29%。因为该病的风险相对较低和已知药物的毒副作用，目前不推荐在暴露的新生儿中使用预防性抗病毒药物。新生儿 HSV 感染并发急性肝衰竭时可行肝移植。

（三）细小病毒 B19

细小病毒 B19 感染应纳入新生儿期胆汁淤积的鉴别诊断。细小病毒 B19 感染通常表现为一种温和的自限性全身疾病，典型皮疹为"拍打脸颊"样皮疹。然而，据报道它会引起一系列的肝病，从轻度肝炎和胆汁淤积到暴发性肝病和再生障碍性贫血。实验室诊断包括 IgM 抗体测试。单克隆抗体 CD52 治疗已取得部分成功。

（四）水痘-带状疱疹病毒

水痘-带状疱疹病毒是疱疹病毒家族的一员。由于母体抗体的原因，出生后头 6 个月婴儿罕见获得性水痘-带状疱疹病毒感染。有报道称 1.9% 的婴儿感染水痘-带状疱疹病毒，表现出一定程度的肝脏受累。

感染后主要靠支持性治疗。

（五）风疹病毒

风疹病毒在妊娠前感染对胎儿没有危险；然而，当原发性感染发生于妊娠期的头 3 个月时，80% 的会有症状。由于风疹疫苗的出现，先天性风疹很少会表现为心脏病、肝脾大、低出生体重、紫癜和白内障。先天性风疹通过血清或唾液检测特异性 IgM 最容易被诊断。可通过 PCR 检测或从血液、尿液、脑脊液和咽拭子中培养检测病毒。先天性风疹的肝受累不是特异性的，可存在结合胆红素升高，血清氨基转移酶升高，碱性磷酸酶升高。肝脏组织学显示明显的肝脏门静脉周围炎和巨细胞形成。髓外造血、局灶性坏死和胆管增生也可能发生。先天性风疹以支持性治疗为主，进展性肝病很少见。预防是至关重要的，主要是扩大疫苗接种规划范围。

（六）肠道病毒

肠病毒属历来被分为三大类，即脊髓灰质炎病毒、柯萨奇病毒和 ECHO 病毒。肠病毒可引起严重的暴发性肝衰竭，其中柯萨奇 B 病毒和 ECHO 病毒是报道最多的。临床表现一般是非特异性的，包括营养不良、嗜睡、黄疸、体温波动和皮疹。弥散性血管内凝血和进展性肝衰竭可能发生。母体通常会有感染病毒后的前驱症状。感染可能很严重，婴儿死亡率高达 83%，幸存者可以表现出持续的肝功能障碍。诊断可通过检测血液、粪便、尿液或其他受感染部位的病毒颗粒。由于 PCR 具有较高的敏感性和较短的检测时间，因此在培养基上更常用。支持性护理仍然是治疗的主导；尽管没有特异性抗病毒治疗，但是目前的研究主要集中在开发更多的肠病毒特异性免疫球蛋白，以及针对已知肠病毒抗原的靶向抗病毒治疗。重症病例经静脉注射免疫球蛋白具有广谱的抗病毒作用。

（七）嗜肝病毒

嗜肝病毒（A、B、C、D 和 E）并不是新生儿期胆汁淤积的主要病原体，而对出现黄疸的婴儿进行常规筛查没有必要。但我国是肝炎大国，乙肝病毒宫内感染也有明确报道，若母体明确有慢性肝炎病毒感染，有必要对新生儿进行肝炎检查。

三、弓形虫病

母亲感染胞内原生动物弓形虫可能无症状或症状轻微，但却是发展为先天性弓形虫病的必要条件。主要是通过食用未煮熟的肉类或被猫粪污染的食物而感染。弓形虫病的传播导致婴儿出现一系列临床表现，临床疾病的严重程度与母体感染时的胎龄成反比。典型的脑积水、脉络膜视网膜炎和颅内钙化在出生时可能不存在，肝炎可能是感染的唯一迹象，而肝组织学相对非特异性，表现为肝细胞坏死、细胞内胆汁淤积和门静脉周围炎症浸润。然而，用荧光抗体染色可在肝脏中发现弓形虫。预防孕妇原发性弓形虫感染对降低先天性弓形虫病的发生率至关重要。在诊断急性弓形虫病时，建议及时治疗孕妇，以减少对后代的影响。产前可通过检测胎儿血液或羊水中的寄生虫诊断。产后，脐带血或外周血 PCR 可用于检测寄生虫。血清学检查可采用抗弓形虫 IgM、IgA 和 IgG。如果诊断先天性弓形虫病，建议使用磺胺嘧啶和乙胺嘧啶联合叶酸以预防血液不良反应。虽然治疗可以防止疾病的进一步发展，但它在攻击细胞内弓形虫或改善已经存在的组织损伤的影响方面可能是无效的。

四、先天性梅毒

先天性梅毒在发展中国家更为常见，在新生儿胆汁淤积的鉴别诊断中应予以考虑。梅毒螺旋体经胎盘传播给胎儿可能表现为多系统疾病，包括典型的弥漫性皮疹、发热、贫血和无菌性脑膜炎，除了肝大外，转氨水平升高，并且出现黄疸。组织学上可见小肉芽肿性病变、肝小叶中心单核浸润和广泛的门静脉纤维化。巨细胞性肝炎、胆管减少和肝内钙化少见。对于任何不明原因的黄疸婴儿，特别是在流行地区，都应进行适当的梅毒血清学检测。如果在皮肤或黏膜中发现梅毒螺旋体，就可以做出诊断，血清和脑脊液分析使用特定螺旋体抗体检测，若母体抗体阳性，未受感染的婴儿 3 个月内可能检查抗体阳性。抗感染应用青霉素治疗，青霉素过敏可应用红霉素或头孢曲松，但疗效尚未证实。经治疗后，抗体可能保持阳性 2 年，转氨酶水平可能会在治疗后很长时间内都升高，预后取决于治疗前肝损害的程度。先天性梅毒经治疗后尚未有慢性肝炎的报道。

（王福川）

参 考 文 献

Corey L, Wald A, 2009.Maternal and neonatal herpes simplex virus infections. N Engl J Med, 361: 1376-1385.

Khalil S, Dheeraj Shan, MMA Faridi, et al, 2012. Prevalence and outcome of hepatobiliary dysfunction in neonatal septicaemia. Pediatr Gastroenterol Nutr, 54: 218-222.

Lindsay DS, Dubey JP, 2011.Toxoplasma gondii: the changing paradigm of congenital toxoplasmosis. Parasitology, 138: 1829-1831.

Revello MG, Lazzarotto T, Guerra B, et al, 2014. A randomized trial of hyperimmune globulin to prevent congenital cytomegalovirus. N Engl J Med, 370: 1316-1326.

Ross SA, Ahmed A, Palmer, et al, 2014.Detection of congenital cytomegalovirus infection by real-time polymerase chain reaction analysis of saliva or urine specimens. J Infect Dis, 210: 1415-1418.

Shahrook S, Mori R, Ochirbat T, et al, 2014. Strategies of testing for syphilis during pregnancy. Cochrane Database Syst Rev, (10): CD010385.

第 43 章

系统性疾病的肝脏表现

要点

　　肝脏是循环系统中重要的血容量库，同时又是一个复杂的代谢器官，具有重要的生物合成、免疫、代谢和清除等功能。因此肝脏经常与一系列的系统性、循环性和炎症性疾病相关。

　　感染、循环衰竭、血液系统疾病、免疫风湿病、移植相关病、内分泌疾病、营养相关疾病等均可有肝脏的不同程度受累。因此，在肝损伤时诊断应结合全身情况全面考虑，做好足够的鉴别诊断，以防误诊误判，耽误对原发病的诊断治疗。而在各种系统性疾病的诊治中也应注意肝脏损伤预警，给予肝脏合理的保护和治疗。

　　肝脏是人体最大的实质器官，有门静脉和肝动脉双重循环系统。成年人肝脏重量占体重的 2.5%，儿童比例更高，接受近 25% 的静息心排血量，占全身血容量的 10% ～ 15%，是重要的血容量库。肝脏同时也是一个复杂的代谢器官，具有重要的生物合成、免疫、代谢和清除功能。由于肝脏在代谢、免疫功能和循环系统中的突出作用，故系统性、循环性和炎性疾病均可累及肝脏。本章综述了儿童常见全身性疾病中的肝脏表现。

一、重症监护病房肝功能损害

　　重症监护病房肝功能损害，顾名思义，常见于重症监护室中，主要表现为黄疸，发生于 1/3 的非肝病成年患者。出现黄疸的病因很多，可能是胆红素的产生增加（溶血、胃肠道出血和血肿的吸收）、肝内胆红素处理减少（休克、药理作用、全肠外营养的使用）或胆红素排泄减少（败血症、胆道梗阻）。严重休克、脓毒症、机械通气和大手术是导致重症患者肝功能损害的独立危险因素。在低血流量和低氧状态下，肝脏尤易受累，因为选择性内脏血管收缩将导致通过门静脉血流量减少。正常情况下肝动脉代偿反应可以部分补偿门静脉血流量减少；然而，这是一个能量依赖的过程，随着严重或长期的低灌注，其作用明显降低。此外，大剂量全身血管升压因子（多巴胺、肾上腺素和去甲肾上腺素）可使肝脏总血流量减少高达 50%，并降低肝脏供氧量与耗氧量的比例，对肝脏造成二次打击。上述肝损伤机制除了直接影响肝血流量和代谢外，还同时激活炎症级联反应，而炎症级联反应本身对肝功能具有多重影响。

二、感染相关肝损害

全身感染常与肝功能损害有关。感染时肝功能损害的类型主要是胆汁淤积型，血清胆红素水平升高与其他生化指标的变化不成比例。事实上，结合胆红素水平升高可能是高危患者感染的首发表现。败血症相关的胆汁淤积通常出现于革兰氏阴性菌血症。脂多糖（即内毒素）是引起炎症的始动因素。在全身感染的情况下，肝脏产生一组急性期蛋白（包括纤维蛋白原，C反应蛋白，补体因子C3、C9，结合球蛋白，铜蓝蛋白等），这类物质可减少组织损伤、促进组织修复、隔离和中和入侵的病原体，防止病原体进一步入侵。肝外部位的炎性损伤可以促使局部单核细胞、巨噬细胞和其他免疫活性细胞释放促炎因子，如白细胞介素（IL）-1、IL-6和肿瘤坏死因子-α（TNFα）等，启动急性期反应；肝脏内部，库普弗细胞（Kupffer cell）通过清除门静脉循环中的内毒素，在保护机体方面发挥着关键作用。然而，在这个过程中，这些免疫细胞本身又成为一个促炎细胞因子的主要来源，可以介导肝细胞损伤。这些细胞因子激活肝细胞内的STAT3/NF-κB信号通路，导致急性期蛋白转录增加。这些急性期蛋白会引起全身感染/炎症的临床表现，包括白细胞增多、发热、意识改变、脂质代谢改变、糖异生减少、恶病质、胰岛素抵抗和肌无力等。

肝微血管系统的改变也会导致脓毒症相关的胆汁淤积。炎性细胞和纤维性微血栓释放的强血管收缩剂和对肝窦的物理阻塞导致内皮细胞损伤和肝细胞坏死。

先天免疫系统的另一个组成部分——中性粒细胞，在全身感染的炎症反应中起着核心作用。一旦激活中性粒细胞，可以导致显著的肝细胞损害，但肝窦内中性粒细胞在脓毒症期间加强细菌的捕获和清除，同时也可能限制感染的播散，起到保护作用。

与感染相关的肝功能损害通常是可逆的，不会发展为伴有凝血功能障碍和（或）脑病的肝衰竭，肝功能损害对预后影响不大。预后取决于潜在的疾病和治疗，应积极治疗原发性感染和对循环及其他器官系统进行充分支持。

三、心脏病和循环衰竭

患有急性或慢性循环障碍的儿童常发生肝功能损害。低氧性肝损伤可与充血性心力衰竭、心脏压塞、低血容量或感染性休克、心搏骤停、窒息、长时间癫痫发作、中暑或体外循环有关。

肝脏的独特之处在于拥有双重血液供应，2/3的肝血流量由富含营养物质和激素的缺氧血和被氧化血液混合。在这两个系统中，只有肝动脉供应主要胆管，使得胆道特别容易受到肝动脉血流改变的影响。当血液通过门静脉（第1区）进入肝脏，并通过肝窦（第2区）流向中央静脉（第3区）时，氧气和其他营养物质的浓度下降。肝小叶内的这种氧张力梯度解释了中心肝细胞（3区）对缺氧或低灌注引起的坏死的敏感性增加。

缺血性肝病的临床特征是在最初48h内血清转氨酶迅速升高，其浓度可达5000～10 000IU/L，而碱性磷酸酶通常正常。血清肌酐、乳酸和乳酸脱氢酶水平经常升高。肝大、黄疸和凝血功能障碍可能存在，如果纠正潜在的循环障碍，低氧性肝损伤的过程是自限性的。如果灌注和氧合恢复正常，排尿量正常，预计在72h内血清转氨酶浓度将至少下降50%，并在11d内恢复正常。

低氧性肝损伤的组织学特征为小叶中央坏死。低氧性肝损伤的预后取决于潜在疾病，治疗在于恢复足够的血流量和氧合，同时解决血流动力学不稳定的潜在原因。

儿童最常见的心力衰竭原因是先天性心脏病。其中，肺动脉闭锁、室间隔缺损、大动脉转位等异常可导致肺动脉高压和慢性肝淤血。

四、肝静脉流出道梗阻

肝静脉流出道可发生不同程度的阻塞。当阻塞位于肝窦水平时，称为静脉闭塞性疾病（veno-occlusive disease，VOD）。从肝小静脉到下腔静脉（inferior vena cava，IVC）与右心房交界处的任何层面的流出道阻塞都构成布 - 加综合征（Budd-Chiari syndrome）。布 - 加综合征分为原发性和继发性，原发性为腔内梗阻，继发性是外部脓肿、囊肿或肿瘤压迫静脉。在非洲和亚洲，肝静脉膜性阻塞或下腔静脉阻塞是引起布 - 加综合征的常见原因。在西方国家，引起布 - 加综合征最常见的原因是肝静脉血栓形成。

布 - 加综合征最常见的临床表现为肝大、腹水、腹胀和腹痛。血清转氨酶和胆红素轻度升高。慢性布 - 加综合征的组织学在显微镜下与慢性被动充血和 VOD 难以区分，有 3 区充血、坏死和纤维化。肝活检可以帮助确定梗阻的长期性，并为预后提供帮助。无论肝静脉流出道阻塞的部位如何，其最终对肝脏的影响是相同的。

急性布 - 加综合征具有类似的临床表现，多包括黄疸和凝血功能障碍，有时会出现暴发性肝衰竭。

布 - 加综合征的诊断关键是依据临床表现及相关检查。疑似肝静脉流出道梗阻患者首先是行肝血管超声检查。第二种检查方法为横断面成像，首选 MRI。肝静脉造影很少用于诊断布 - 加综合征，一般只在介入放射治疗的情况下使用。

布 - 加综合征的治疗取决于梗阻的位置、时间、肝功能损害的程度及儿童患者的年龄。最初可非手术治疗，强调利尿、去除诱因、预防性抗凝，减少额外血栓形成的风险。对于有长期梗阻和门静脉高压或凝血功能障碍的患者，早期评估肝移植可

能是最合适的方法。

在所有其他病例中，无论是急性还是慢性，重点都是清除或绕过梗阻，重建正常的门静脉和肝静脉压力。经皮血管腔内支架置入术是成人治疗的主要方法，在儿童中也有报道。经颈静脉肝内门静脉分流术是成人布 - 加综合征最常见的介入放射治疗，在儿童中应用该技术的经验越来越多。然而，开放的外科手术，包括血栓切除、中腔静脉、脾腔静脉、脾房静脉和脾颈静脉分流术仍然在儿童和成人中普遍使用。肝移植仍然是对分流术效果不佳或复发性血栓形成患者的挽救治疗。重要的是，对于潜在的血栓性疾病患者，长期抗凝是必要的，以防止移植后复发。

五、血液疾病

（一）血红蛋白病

肝功能损害常见于血红蛋白病患儿。最常见的血红蛋白病是镰状细胞贫血，其特征为急性血管闭塞性危象，39% 的患者累及肝脏。急性镰状细胞肝危象的发生率为10%，临床表现为右上腹痛、发热、白细胞计数升高、血清转氨酶和胆红素升高。

急性肝滞留是镰状细胞病的一种较罕见的并发症，定义为镰状红细胞阻塞肝窦并滞留在肝内。临床表现为右上腹痛、肝大、黄疸、血红蛋白下降。治疗方法与脾滞留相同，特别要注意血红蛋白和血流动力学，因为所滞留的红细胞可能不会被破坏，回到体循环后可能导致高血容量、充血性心力衰竭和脑出血。

另一种罕见有可能致命的并发症是镰状细胞肝内胆汁淤积，也称镰状细胞性肝病。这种情况被认为是镰状细胞肝危象的一种严重形式。在这种危象中，镰状红细胞在肝内导致肝血管床胆汁淤积和淤血，然后是组织缺血、广泛梗死，严重的情况下，还有肝合成功能障碍。镰状细胞性肝病与其

他肝危象的区别在于其存在显著的高胆红素血症，其结合胆红素超过 50%。虽然没有诊断标准，但有学者提出，在没有病毒性肝炎、肝外梗阻或肝滞留的情况下，阈值血清胆红素水平＞ 13mg/dl 即可诊断。高达 50% 符合这一标准的患者可出现凝血功能障碍和（或）脑病。对于这一类型，预后较差。镰状细胞性肝病的治疗包括支持治疗和换血治疗。镰状细胞病患者有 2/3 可发展成肝硬化。

（二）白血病和淋巴瘤

肝大、黄疸和血清转氨酶升高常发生在淋巴瘤、白血病和腹腔内实性肿瘤患者中。

（1）急性淋巴细胞白血病：是儿童最常见的血液学恶性肿瘤，常与肝脏受累有关。诊断时，34% 的患者有肝生化异常，近 50% 有肝脾大。治疗开始后，大多数肝脏异常是由药物毒性引起的。甲氨蝶呤和 6-巯基嘌呤 /6- 鸟嘌呤是主要药物，具有明显的肝毒性。有研究显示，接受口服甲氨蝶呤治疗的急性淋巴细胞白血病患儿，2/3 的患儿出现谷丙转氨酶（ALT）异常，17.6% 的患儿 ALT 值＞ 720IU/L。还有研究显示，肝组织学发生改变，脂肪变性 93%，铁沉积 70%，轻度纤维化 11%。在长期随访中，此病还有可能引起非肝硬化门静脉高压。

（2）小儿淋巴瘤：也可与多种肝脏并发症有关。在第四期或弥漫性霍奇金淋巴瘤患儿中，肝是最常见的受累部位，超过 50% 的患者肝脏浸润。极少数情况下，霍奇金淋巴瘤与严重的肝功能障碍有关，甚至可能表现为暴发性肝衰竭。特发性胆汁淤积和胆管消失综合征均有报道可与霍奇金淋巴瘤相关。非霍奇金淋巴瘤也可能与胆管消失综合征、暴发性肝衰竭和急性肝炎有关。然而，梗阻性黄疸是一种更常见的非霍奇金淋巴瘤的肝脏表现。

（3）血液性恶性肿瘤患者的其他肝并发症包括使用非化疗性肝毒性药物、放射

治疗和机会性感染。儿童癌症幸存者，无论是血液学和实体肿瘤，可能会发展成局灶性结节增生。

（三）异基因干细胞移植

肝脏并发症在接受干细胞移植的儿童中很常见，可以根据病因（原发疾病、化疗方案、其他药物、感染、血管性、肠外营养、仿制药）或与干细胞移植（stem cell transplantation，SCT）相关的时间（移植前、移植后早期、移植后晚期）进行分类。

1. 干细胞移植前的肝病　SCT 的免疫缺陷综合征与非 SCT 的肝脏疾病相关，如与淋巴组织细胞综合征和高 IgM 综合征相关的硬化性胆管炎，以及与严重合并免疫缺陷和慢性肉芽肿疾病相关的慢性肝、胆道感染。儿童 SCT 的其他适应证，如血液病和复发性白血病 / 淋巴瘤，可能与慢性病毒性肝炎、药物性肝损伤和铁超载等肝脏并发症有关。在 SCT 之前，确定既存状况，不论其病因为何，以及优化肝脏健康是至关重要的。慢性肝病患者，甚至代偿性肝硬化患者，SCT 后发生严重肝脏并发症的风险更高。

2. 静脉闭锁性疾病（VOD）或窦道阻塞综合征　是一种临床诊断，一般表现有高胆红素血症、肝大。它是由于窦状上皮细胞的中毒性损伤导致其剥离并栓塞在肝小叶的中心区域，从而导致流出道梗阻。VOD 中，终末肝小静脉向心性狭窄，无肝大静脉或下腔静脉异常。

VOD 的发生率取决于预先存在的肝病的程度、采用的治疗方案及潜在的影响药物代谢的遗传多态性。1979 ～ 2007 年发表的 135 篇分析报道 VOD 的发病率为 13.7%。目前还没有关于儿童 VOD 总体发病率的数据。

VOD 的临床病程不同，通常情况下，接受环磷酰胺治疗的患者在 SCT 后 10 ～ 20d 出现肝脏体积增大、右上腹压痛和潜在的体重增加，在接受其他治疗方案后

30d 内出现。黄疸在 4 ～ 10d 出现。临床上 50% 的 VOD 患者出现腹水、腹痛，也可出现脑病。腹部超声，包括对肝和门静脉血管的脉冲多普勒分析，可以排除肝大和黄疸的其他原因，支持 VOD 的诊断。尤其重要的是要将 VOD 与心包疾病和右心衰竭区分开来，因为这些疾病具有相似的肝损伤机制，并且可能出现相同的症状。在儿童中没有特定的超声参数。超声检查提示 VOD 包括门静脉血流逆转、肝静脉流量减弱、胆囊壁水肿、肝动脉阻力升高。

诊断 VOD 的金标准是测量肝静脉压梯度。梯度＞ 10mmHg 对 VOD 具有高度特异性。VOD 的早期组织学改变可能是斑片状的，包括窦样扩张和红细胞外渗进入窦周间隙，特别是在 3 区。静脉周围肝细胞可能萎缩和坏死，导致肝细胞索断裂。VOD 的晚期表现为窦样胶原化和不同程度的静脉腔阻塞。这些晚期改变与严重程度和预后相关。

VOD 的治疗主要是支持治疗，应注重维持血管内容积，同时尽量减少血管外积液。连续的穿刺治疗可能是必要的，以防止呼吸损害和缓解症状。

预防 VOD 的治疗策略已有部分应用。连续输注肝素、组织纤溶酶原激活剂、抗凝血酶Ⅲ、新鲜冷冻血浆、N- 乙酰半胱氨酸、前列腺素 E 和谷氨酰胺已被报道。熊去氧胆酸（UDCA）在 SCT 后的儿童中普遍使用。另一种有前景的预防和治疗 VOD 的药物是去纤苷（defibrotide），其是一种脱氧核糖核酸的混合物。去纤苷具有抗炎、抗血栓和纤溶作用。迄今为止，它可能是最有用的治疗药物。在适当的支持治疗下，超过 70% 的 VOD 患者可自行康复。

3. 移植物抗宿主病（graft-versus-host disease，GVHD） 除原发疾病复发外，GVHD 是 SCT 发病和死亡的最严重原因。经典定义，急性 GVHD 发生在 SCT 后的前100d，影响 26% ～ 52% 的 SCT 受者。肝 GVHD 的最初临床特征包括血清碱性磷酸酶和 γ- 谷氨酰转移酶升高、肝大和黄疸。GVHD（0 ～Ⅳ）的分级与血清胆红素水平的升高有关，与 0 ～Ⅱ级相比，Ⅲ级或Ⅳ级患者的生存率明显降低。

急性肝 GVHD 的诊断常以临床为依据，特别是当有证据表明皮肤和（或）胃肠道受累时。然而，SCT 受体胆汁淤积症的鉴别诊断是广泛的，不仅包括 VOD 和 GVHD，还包括药物性肝病、机会性感染和肠外营养相关肝病。因此，在 GVHD 无经典表现，或对 GVHD 治疗反应较差的情况下，可能需要肝活检来确诊。在进行肝活检之前，必须权衡获得的临床信息与风险之间的关系，因为有报道称，儿童 SCT 受体的并发症发生率高达 27%。

胆管损伤、异型性和肝周血管炎是急性肝 GVHD 的敏感组织学标志。肝 GVHD 通常表现为胆汁淤积综合征，其生物化学特征是血清转氨酶水平突然显著升高，组织学特征除了典型的胆管损伤外，还伴有明显的小叶肝炎和坏死炎症。

慢性 GVHD（定义为 SCT 后 100d 出现）的表现范围更广，可表现为无症状的生化变化、进行性胆汁淤积性疾病或急性肝细胞损伤（肝 GVHD）。组织学发现其可能与急性 GVHD 相同，可出现慢性变化，包括胆管增生、桥接纤维化，最终出现胆管消失综合征。

预防 GVHD 是管理的首选方法。急性 GVHD 的治疗需要增强免疫抑制。标准的初级治疗是使用皮质类固醇激素，但这只对30% ～ 50% 的患者有效。抗类固醇 GVHD 的选择包括多克隆和单克隆抗淋巴细胞抗体制剂、抗 TNF 抗体、抗 IL-2 受体抗体、西罗莫司等。

慢性肝 GVHD 对免疫抑制治疗的耐受性较差，10% 的患者需要 5 年以上的治疗，

40%的患者死于肝GVHD。唯一的肝脏特异性治疗是应用UDCA治疗，它可以改善血清生化和瘙痒。目前还没有关于对组织学或长期结果影响的数据。对于严重GVHD导致慢性胆汁淤积和（或）肝硬化的患者，肝移植可能是一种选择，在儿童/成人混合人群中，已公布的1年和5年生存率分别为72.4%和62.9%。

4.干细胞移植的其他并发症　除了以上讨论的特定并发症，SCT的儿童与其他慢性疾病患者有相同的肝并发症风险，包括病毒性肝炎、铁超载和药物性肝损伤。在儿童SCT的成年幸存者中，脂肪肝和胰岛素抵抗的发生率很高。

六、结缔组织病

（一）青少年特发性关节炎

肝脾大在儿童特发性关节炎（juvenile idiopathic arthritis，JIA）中很常见，发病率为10%～15%，全身性关节炎（静止性关节炎）中更常见。血清转氨酶升高可能与疾病活动相关，很少导致进行性肝损伤。肝活检可能显示非特异性门静脉炎症、门静脉周围纤维化和库普弗细胞增生。其他原因包括药物毒性（41%）、脂肪肝（6%）、病毒性肝炎（1%～2%）、原发性胆汁性肝硬化（4%）和自身免疫性肝炎（1%～2%）。

JIA患者肝脏异常最常见的原因是药物毒性。阿司匹林引起剂量相关的可逆肝毒性反应通常无症状，仅血清转氨酶轻度升高。肝活检显示门管区单核细胞浸润，没有明显的肝细胞坏死。任何风湿病患者服用阿司匹林后出现呕吐或神经症状时，应及时评估药物性肝损害。非甾体抗炎药目前已经很大程度上取代了阿司匹林，具有更低的肝毒性。使用布洛芬和塞来昔布治疗的患者中，与治疗相关的肝胆不良事件发生率约为1%，而使用双氯芬酸的患者中，这一比例为4%。类风湿关节炎患者的风险高于骨关节炎患者，可能因合并感染丙型肝炎病毒或同时接触其他肝毒性药物而增加。甲氨蝶呤长期以来一直是一线抗风湿药物。与甲氨蝶呤相关的肝毒性有两种形式：①血清转氨酶急性、短暂升高；②肝纤维化，可进展为肝硬化。在接受甲氨蝶呤治疗的患者中，只有15%的患者血清转氨酶出现短暂升高，但肝脏活检可能显示轻微的、非特异性的组织学改变，纤维化或肝硬化罕见。甲氨蝶呤引起的组织病理学最早的特征包括溶酶体和线粒体损伤、胆管损伤和星形细胞增生。其他病变包括门静脉周围炎症、明显的大泡性脂肪变性、3区病变、肝细胞核多形性和库普弗细胞增生。

JIA患者如存在持续性肝脾大和（或）明显的生化异常应注意与Felty综合征、淀粉样变性和巨噬细胞活化综合征相鉴别。Felty综合征表现为中性粒细胞减少、脾大和类风湿关节炎。2/3的患者有肝大，超过1/2的患者肝功能异常。原发性组织学病变为窦性炎症，可进展为结节性增生和门静脉高压。长期类风湿关节炎是继发性淀粉样变性最常见的原因。JIA中严重的肝细胞功能障碍最可能发生在巨噬细胞活化综合征，这是一种罕见且经常致命的风湿病和其他全身炎症性疾病的并发症。巨噬细胞活化综合征通常被认为是一种后天形成的噬血细胞性淋巴组织细胞增多症，是T淋巴细胞和巨噬细胞不受控制增殖和活化的结果。与噬血细胞性淋巴组织细胞增多症一样，在巨噬细胞活化综合征中常见的是肝功能紊乱，表现为血清转氨酶和结合胆红素水平显著升高、凝血障碍和（或）肝脾大。

（二）系统性红斑狼疮

系统性红斑狼疮（systemic lupus erythematosus，SLE）患者肝脏受累的发生率和频谱与JIA相似，但分布有所不同。超过1/3的SLE患者血清转氨酶或γ-谷氨酰转移酶水平有所升高，而40%的患者临床可检测到肝大。与 JIA 相比，SLE 引起肝功能障碍患者脂肪肝（17%）和自身免疫性肝炎（10%）的发生率更高。狼疮相关肝炎的组织学特征不像典型的自身免疫性肝炎那么明显，伴有轻微的小叶炎症和无碎片性坏死。抗核糖体 P 抗体可能是一个显著的特征，因为它存在于 69% 的狼疮相关肝炎患者和罕见的经典自身免疫性肝炎患者。

SLE 患者有多种其他的特异性肝病，包括原发性硬化性胆管炎、自身免疫性硬化性胆管炎、原发性胆汁性肝硬化、肉芽肿性肝炎、病毒性肝炎和结节性再生。

新生儿狼疮可能与肝脏有关，其最常见的特征是先天性心脏病、皮炎和血液异常。这种疾病是暂时性的，是母体抗 RO 和抗 LA 抗体通过胎盘进入受影响组织的结果。肝脏表现可以存在于 15% ～ 25% 的新生儿红斑狼疮患者，包括三个模式：肝衰竭发生在刚出生或在子宫内，很少或无胆红素、血转氨酶升高；生命的最初几周，短暂的或无症状的转氨酶升高；最初的几个月可见正常结合胆红素水平。胆汁淤积和血清转氨酶升高在几个月中自行消退。新生儿狼疮的肝病理学根据临床表现而异。在早期肝衰竭的新生儿中，组织学表现往往类似于新生儿铁沉积疾病，而那些表现较良性的新生儿，其组织学范围从新生儿巨细胞肝炎到胆道闭锁样病变（伴有大胆管阻塞）和门静脉纤维化（伴有混合门静脉炎症成分）不等。

（三）其他结缔组织病

干燥综合征、硬皮病、皮肌炎、混合性结缔组织病均可发生不同程度的肝功能异常。干燥综合征中，肝脏受累较常见，36% ～ 44% 的患者血清生化异常。硬皮病很少发生肝损害。

皮肌炎没有明显的肝脏表现，但由于横纹肌溶解后血清转氨酶升高，最初可能被误认为是肝病。近端肌无力病史和血清肌酸激酶升高提示诊断。白塞病和混合结缔组织病很少与自身免疫性肝炎或原发性胆汁性肝硬化相关。尽管静脉血栓栓塞在这类疾病中比在 JIA 或 SLE 中发生率较低，但据报道，静脉血栓栓塞是引起 Budd-Chiari 综合征的原因，尤其是在白塞病患者中。

川崎病的肝胆异常已被报道，包括胆囊积水、肝大、血清转氨酶升高和黄疸。川崎病肝脏受累的机制可能是小 / 中动脉的广泛性血管炎和继发于心功能不全的肝淤血的共同作用。肝胆疾病并不是川崎病发病或死亡的重要原因，静脉注射免疫球蛋白治疗效果良好。然而，肝脏生化异常，特别是结合胆红素异常，可能是静脉注射免疫球蛋白的一种结果。

七、内分泌失调

（一）垂体功能减退

垂体激素，尤其是促肾上腺皮质激素和促甲状腺激素在调节胆汁酸分泌和胆汁流动方面发挥着重要作用，其作用机制尚未完全阐明。垂体激素的缺乏，无论是单独还是联合的，经常与肝胆表现相关，尤其是在新生儿中。先天性垂体功能低下是新生儿垂体功能障碍最常见的形式，可由多种单基因和遗传综合征引起，其中许多与眼和（或）生殖器缺陷有关。先天性垂体功能低下最常见的表现形式是视（神经）中隔发育不良综合征，这是一种异质性疾病，据报道发病率为 1/10 000。视（神经）中隔发育不良是指单侧（12%）或双侧（88%）视神经发育不良，胼胝体发育不全或透明隔缺失等中线前脑缺陷，以及垂体发育不全伴垂体功能减退。约 30% 的患者表现为完全三联征，62% 的患者有一定程度的垂体功能减退，60% 的患者有透明隔缺失。典型的视（神经）中隔发育不良出现在新生儿期，伴有低血糖、眼球颤动和胆汁淤积。与垂体激素缺乏相关的胆汁淤积是轻微的、非进行性的，通常在 6 ～ 10 周通过适当地内分泌紊乱调节得以缓解。

（二）肾上腺疾病

先天性肾上腺皮质激素产生和分泌缺陷可导致新生儿轻度胆汁淤积。然而，过多的肾上腺皮质激素，无论是外源性的还是内源性的，更有可能与肝脏并发症有关。

（三）甲状腺功能紊乱

甲状腺激素对肝脏有初级和次级作用。主要作用包括刺激胆汁流动，可能通过调节肾小管膜上 Na^+-K^+-ATP 酶的活性完成，次要作用与甲状腺激素引起的脂质代谢、肥胖、代谢率和心功能变化有关。与甲状腺功能亢进相关的肝损伤较常见，可表现为肝细胞或胆汁淤积型黄疸。27% ～ 37% 的甲状腺功能亢进患者血清转氨酶异常。其机制似乎是肝血流量没有适当增加，而肝血氧需求量增加，导致静脉周围区域相对缺氧。虽然在大多数患者中，肝损伤是自限性的，但在甲状腺中毒患者中，已经报道肝病可进展甚至暴发肝衰竭。这些情况的肝损伤可能是由高排血量性心力衰竭引起。甲状腺功能亢进症中胆汁淤积型较低，17%和 5% 的患者报道 γ - 谷氨酰转移酶和胆红素水平升高。尽管一些用于治疗甲状腺功能亢进症的药物具有肝毒性，但这种肝损害是可逆的。可逆的肝功能异常在甲状腺功能减退症中也很常见。

自身免疫性甲状腺疾病与原发性自身免疫性肝病之间存在相关性。

（四）糖尿病

多达 1/3 的糖尿病患者可能存在肝功能异常。组织病理学损害包括肝糖原增加、透明蛋白沉积、脂肪变性和纤维化导致肝硬化。虽然糖尿病最常见的肝病表现是非酒精性脂肪肝病（NAFLD），但 Mauriac 综合征是儿童最独特的并发症。该综合征的特点是生长发育严重障碍、肝大、青春期延迟，与库欣样特征和 1 型糖尿病相似。组织学表现与糖原贮积症相似，肝细胞内糖原积累轻微至明显。

八、营养障碍

最常见的与营养有关的肝病是 NAFLD。然而，在儿童中还有许多其他的营养紊乱会影响肝脏。

（一）乳糜泻

肝功能异常是公认的腹腔疾病的肠外表现之一，可在 15% ～ 55% 的患者中发现。肝功能异常包括无症状的血清转氨酶升高、NAFLD、自身免疫性肝病、暴发性肝衰竭和隐源性肝硬化。其中最常见的是血清转氨酶升高，多达 25%。

腹腔疾病最常见的组织学异常是非特异性肝炎，伴有轻度门静脉周围炎症、库普弗细胞增生、局灶性导管增生、脂肪变性和无慢性改变。这种肝损伤的机制尚不清楚。假说包括肠道通透性增加、全身自身免疫、黏膜损伤和炎症、营养不良、肠道细菌过度生长，以及毒素、抗原和炎症介质二次进入门静脉循环。

（二）营养不良

虽然营养不良常常是晚期肝病的重要并发症，但肝功能障碍很少是营养不良的严重并发症。恶性营养不良病（蛋白质 - 热量营养不良）和消瘦症（总热量缺乏）都与促进肝脂肪变性的代谢变化有关。在早期的热量消耗中，糖原储存被耗尽，身体转向使用酮作为燃料。胰岛素水平下降，氢化可的松水平增加，刺激骨骼肌蛋白水解。随着热量限制的进展，升高的血清生长激素和增加的交感神经系统活动导致能量代谢从蛋白水解到脂肪分解的转变。脂质代谢被改变，部分原因是肝细胞内过氧化物酶体数量减少和细胞内肉碱减少。脂肪组织动员的游离脂肪酸被运送到肝脏，肝脏脂肪含量增加。营养不良还会导致功能性免疫缺陷，增加感染的风险，从而导致进一步的代谢压力，形成恶性循环。

严重的肝大在恶性营养不良病中更为常见。恶性营养不良病是一种由蛋白质摄入不足引起的综合征。其临床特征包括冷漠、水肿、特征性皮肤和毛发病变。肝脏的特征是大量的脂肪变性。

据报道，饮食紊乱患者的肝脏出现异常。高达 25% 的神经性厌食症少女血清谷丙转氨酶升高；这些水平与体重指数和身体脂肪百分比成反比。由维生素 K 缺乏引起的凝血病没有任何肝病的证据，在暴食症患者中很少报道。

（三）膳食补充剂

替代疗法和补充疗法（如中草药）、顺势疗法和维生素疗法的使用越来越普遍，尤其是在西方国家。这些药物可能用于儿童，特别是那些患有慢性疾病的儿童。涉及的药物种类繁多，包括山茶花（绿茶提取物）、决明子（仙那）、辛巴戟天（野百合汁）、麻黄、瑞香狼毒（日耳曼德）、翁时都 - 根茎口服液和沙索（日本草药）。此外，在一些商业上可获得的膳食补充剂中已经报道了肝毒性，这些补充剂含有多种成分，其潜在的肝毒性特性尚不清楚。临床表现包括无症状的血清肝酶升高、胆汁淤积、非肝硬化门静脉高压、进展性纤维化甚至肝硬化。

八、其他疾病

（一）结节病

结节病是一种病因不明的多系统慢性肉芽肿病，在儿童中很少见。病理特征为非干酪样上皮样细胞肉芽肿，主要影响肺和淋巴管，但也可能存在于其他组织。无症状性肝功能异常在 35% 的结节病患者中被发现，脾大和（或）肝大存在于 5%～21% 的患者。多达 70% 的患者在尸检时偶然发现有肝肉芽肿。真正的肉芽肿性肝炎见于 15%～50% 的患者，其中少数可能发展为门静脉高压和终末期肝病。结节病的肝损害可为胆汁淤积（类似原发性胆汁性肝硬化或原发性硬化性胆管炎）、坏死性炎症（类似病毒感染或药物反应）或血管性（呈窦状扩张或结节性再生增生）。门静脉高压不仅由肝纤维化引起，还可由肉芽肿性静脉炎、门静脉或肝静脉血栓形成引起。

结节病可能与克罗恩病、乳糜泻、淀粉样变性、淋巴瘤、甲状腺炎和艾迪生病等全身疾病有关。应用类固醇是治疗结节病的主要药物，尽管最佳剂量、治疗时间和疗效仍不确定。

（二）淀粉样变

淀粉样变性是一种综合征，多种不溶性错误折叠蛋白沉积在器官导致最终器官损伤。这种情况通常发生在以下两种情况之一：克隆性浆细胞紊乱伴免疫球蛋白轻链过度产生，或不受控制的慢性炎症状态伴血清淀粉样蛋白（一种在肝脏中产生的急性期反应物）过度产生。最常受影响的器官是脾、肾、心和肝。常见的肝表现为肝大和（或）碱性磷酸酶升高。在成人中，淀粉样变性与慢性感染或类风湿关节炎和结核病等炎症状态有关。在儿童中，淀粉样变性很少见。最常见的病因是肺结核、JIA、囊性纤维化和家族性地中海热。淀粉样变性应怀疑任何慢性炎性疾病患者存在肝大和蛋白尿；诊断可通过直肠或肾脏活检确定。

（三）先天性糖基化障碍

先天性糖基化障碍（congenital disorders of glycosylation，CDG）是一类日益增长的多系统疾病，其生理特征是糖基化蛋白和脂质在合成和附着方面存在缺陷。大多数 CDG 有显著的神经系统异常和显著的畸形，此外还涉及多种肝外器官系统，包括免疫系统、骨骼、皮肤、肠道和凝血级联（均为凝血前倾向的凝血性凝血病）。不过肝病可能是 CDG 的唯一症状，范围从升高的血清转氨酶至肝硬化到凝血病。随着新的糖基化缺陷的识别，诊断方法扩展，任何患者出现肝功能障碍应该考虑到 CDG。关于 CDG 的详细介绍见相关章节。

（曹丽丽）

参 考 文 献

Ahn H, Li CS, Wang W, 2005. Sickle cell hepatopathy: clinical presentation, treatment, and outcome in pediatric and adult patients. Pediatr Blood Cancer, 45: 184-190.

Boozari B, Bahr MJ, Kubicka S, et al. 2008.Ultrasonography in patients with Budd-Chiari syndrome: diagnostic signs and prognostic implications. J Hepatol, 49: 572-580.

Brienza N, Dalfino L, CinneUa G, et al, 2006. Jaundice in critical illness: promoting factors of a concealed reality. Intensive Care Med, 32: 267-274.

Cremers J, Drent M, Driessen A, et al, 2012. Liver-test abnormalities in sarcoidosis. Eur J Gastroenterol Hepatol, 24: 17-24.

Di Giorgio A, Agazzi R, Alberti D, et al, 2012. Feasibility and efficacy of transjugular intrahepatic porto-systemic shunt (TIPS) in children. Pediatr Gastroenterol Nutr, 54: 594-600.

Ebert EC, 2006. Hypoxic liver injury. Mayo Clin Proc, 81: 1232-1236.

Revel-Vilk S, Komvilaisak P, Blanchette V, et al, 2011. The changing face of hepatitis in boys with haemophilia associated with increased prevalence of obesity. Haemophilia, 17: 689-694.

Shimizu M, Yokoyama T, Yamada K, et al, 2010. Distinct cytokine profiles of systemic-onset juvenile idiopathic arthritis-associated macrophage activation syndrome with particular emphasis on the role of interleukin-18 in its pathogenesis. Rheumatology, 49: 1645-1653.

Singh V, Sinha SK, Nain CK, et al, 2000.Budd-Chiari syndrome: our experience of 71 patients. Gastroenterol Hepatol, 15: 550-554.

Wang L, Lu JP, Wang F, et al, 2011. Diagnosis of Budd-Chiari syndrome: three-dimensional dynamic contrast enhanced magnetic resonance angiography. Abdom Imaging, 36: 399-406.

第 44 章

儿童肝脏肿瘤

要点

儿童肝脏肿瘤占所有儿童腹部肿瘤的 5%～6%，但肝脏恶性肿瘤在儿童腹部恶性肿瘤中居第 3 位，仅次于 Wilm 瘤和神经母细胞瘤。约 1/3 的儿童肝脏肿瘤为良性。绝大多数儿童肝脏肿瘤的临床表现为无症状的可触及肿块。肝硬化者肝功能大多正常。

恶性肿瘤包括肝母细胞瘤、肝细胞癌、未分化胚胎肉瘤等。大多数恶性肿瘤都很大，如果没有预先的化疗可能很难切除。肝门周围节段受累或肝内播散者可能需要移植。肺转移相对常见。

良性肿瘤包括婴儿型血管内皮瘤、间叶性错构瘤、肝脏腺瘤、血管瘤、局限性结节样增生等。大多数良性肝脏肿瘤可通过切除治愈，包括肝腺瘤和间质性错构瘤，切除后复发的风险很小。

本章就较为常见的几种良恶性儿童肝脏肿瘤做简要介绍。

一、流行病学

儿童肝脏肿瘤比较少见，占所有儿童腹部肿瘤的 5%～6%，但肝脏恶性肿瘤发生率在儿童腹部恶性肿瘤中位居第 3 位，仅次于 Wilm 瘤和神经母细胞瘤。在所有的儿童肝脏肿瘤中，恶性肿瘤占 2/3，良性肿瘤占 1/3。美国 1956～2001 年统计的 1972 例儿童肝肿瘤中，肝母细胞瘤（hepatoblastoma，HB）37%、肝细胞癌（hepatocellular cacinoma，HCC）21%、良性血管肿瘤 15%、间叶错构瘤 7%、肉瘤（胚胎、血管、横纹肌）8%、腺瘤 2.5%、局灶性结节增生 5%、其他肿瘤 4%。

HB 是儿童期最常见的肝脏恶性肿瘤，90% 发生于 3 岁以内。HB 诊断时的平均年龄为 19 个月，中位年龄为 16 个月，只有 5% 发生在 4 岁以上的儿童。男女比例为 (1.4～2.0)：1。

肝细胞癌主要发生在 10 岁以后，是青少年最常见的肝恶性瘤。5 岁以下儿童仅占 12.8%。肝细胞癌在非洲和亚洲发病率更高，因为这些地区乙型肝炎病毒（HBV）围生期感染很常见，HBV 可以整合到儿童的肿瘤基因组中，导致 HCC。近年我国针对乙型肝炎的积极免疫计划使儿童乙型肝炎发生率极大下降，儿童 HCC 病例数量也会相应减少。儿童肿瘤不同年龄段疾病分布见表 44-1。

表 44-1　儿童肿瘤不同年龄段疾病分布

年龄	良性	恶性	
		原发	转移/系统性
婴儿（0～1岁）	血管内皮瘤 间叶错构瘤 畸胎瘤	肝母细胞癌（小细胞） 杆状细胞肿瘤 卵黄囊瘤	朗格汉斯组织细胞增生症 成巨核细胞白血病 转移性神经母细胞瘤
幼儿（1～3岁）	血管内皮瘤 间叶错构瘤 炎性肌成纤维细胞瘤	肝母细胞癌 横纹肌肉瘤	肾母细胞瘤（Wilm瘤） 胰母细胞瘤
童年后期（3～10岁）	血管肌脂肪瘤 腺瘤	肝细胞癌 "过渡"肝母细胞瘤 胚胎性肉瘤（未分化） 血管肉瘤 巢状间质上皮瘤	结瘤性腹腔内小圆细胞瘤
青少年（10～16岁）	腺瘤（局灶性结节性增生） 胆道囊腺瘤	肝细胞癌、纤维板层瘤 平滑肌肉瘤 巢状间质上皮瘤	霍奇金淋巴瘤

二、病　　因

大多数肝肿瘤的病因目前尚不清楚，可能与遗传因素、环境因素等相关。

儿童肿瘤与多种遗传综合征相关，如染色体 11pl5 区的遗传异常引起的 Beckwith-Wiedemann 综合征（BWS），与多种腹腔内胚胎肿瘤、肝脏血管增生和间充质错构瘤相关。家族性腺瘤性息肉病是由腺瘤性息肉病（APC）基因突变引起的，与 HB、某些肝细胞腺瘤、HCC 和纤维板层癌的发病有关，突变的 APC 可能使肝脏发生肿瘤的易感性增加。遗传性酪氨酸血症Ⅰ型儿童的 HCC 发病率很高。糖原贮积症也与肝腺瘤的发生有关。Alagille 综合征和其他家族性胆汁淤积综合征患者偶尔发现 HCC 和胆管癌，这些疾病中肝功能不全也对肿瘤发生有促进作用。据报道多种肝脏肿瘤与 18 号染色体三体、神经纤维瘤病、结节性硬化症和血管扩张症有关。范科尼贫血患者在接受类固醇治疗后出现肝肿瘤，表明 DNA 修复基因缺陷加上外源性物质可能促进瘤变的发展。随着类固醇撤除，部分病例肿瘤也随之消退。

外部因素有环境、药物毒物等。HB 与早产强烈相关，随着早产儿的存活率增加，HB 例数增加。可能因为早产儿的肝脏在迅速生长的同时，还要进行代谢和处理内源性激素和外源性毒素，因此特别容易受到影响而发生 HB。此外，母亲子痫，父亲过度接触金属、焊接烟雾（比值比 8.0）、石油产品和油漆（比值比 3.7），父母服用对乙酰氨基酚也与 HB 有关。如果父母双方都吸烟，HB 的发病风险会增加 1 倍。婴儿期肠外营养后的肝硬化与儿童时期 HCC 的发生有关。

三、临床表现

肝脏肿瘤多表现为无症状的腹部肿块，晚期患者可出现腹痛、体重减轻、厌食、恶心和呕吐。婴儿如果患血管内皮瘤或血管瘤合并动静脉畸形可能出现充血性心力衰竭的症状和体征。

黄疸很少见，通常是由于肿瘤广泛或位

于肝门部压迫胆管，如肝门部的炎性肌成纤维细胞瘤或横纹肌肉瘤。肝酶和胆红素通常正常或轻微升高。轻度正色素性细胞性贫血很常见。50% ～ 80% 的 HB 患者出现血小板增多，可能与肿瘤产生的血小板生成素有关。肾素分泌混合型 HB 继发高血压也有报道。

恶性肝脏肿瘤患儿可以有轻度凝血功能异常，血管畸形或 Kaposiform 血管内皮瘤（Kasabach-Merritt 现象）有时可出现消耗性凝血病。大的肝血管瘤可引起严重的甲状腺功能减退，由于血管瘤组织中 3 型碘腺嘌呤脱碘酶活性高。

患者肿瘤分泌不同激素可有相应表现，如人类 β- 绒毛膜促性腺激素或睾酮可致性早熟的临床症状。产生 β- 绒毛膜促性腺激素的 HCC 患儿预后很差，日本报道 7 例仅有 1 例存活。肝脏恶性肿瘤如分泌促肾上腺皮质激素则引起库欣综合征。

四、诊　断

患儿年龄、临床表现和体征及血清甲胎蛋白水平是评价肝脏肿瘤的关键指标。影像学检查的作用在于明确肿瘤性质，准确分期和治疗后随访。截至目前，组织病理学检查仍然是确诊的重要手段。同时，组织病理学检查也为多数肝脏肿瘤治疗方案的制订提供了帮助。

1. 血清学标志　超过 90% 的 HB 患者和约 2/3 的 HCC 患者有血清 AFP 显著升高。新生儿体内血清 AFP 水平可高达 100 000ng/ml 或更高，出生约 6 个月以后才能达到血清 AFP 水平 < 25ng/ml，到 1 岁时，AFP < 10ng/ml。因此评价婴儿 AFP 水平时应引起注意。不同年龄组婴儿血清 AFP 水平见表 44-2。然而，婴儿血管内皮瘤和间充质错构瘤患者的 AFP 也可显著升高，导致在未确诊活检的情况下误诊为 HB。血清 AFP 还可评估治疗反应及监测肿瘤复发。肿瘤完全切除后，血清 AFP 水平应在数天至数周内下降并接近正常范围，否则表明病灶未完全清除，复发时也可有 AFP 升高。GPC3 是一种锚定在膜上的硫酸乙酰肝素蛋白聚糖，在 HCC、HB 和胎肝中表达增高，可以作为诊断 HCC 和 HB 的第二标志物。但 GPC3 也可能存在于肝脏的胚胎肉瘤和间充质错构瘤中。各种研究表明，GPC3 可用于诊断 HCC 患者，同时和 AFP 检测用于 HCC 筛查以提高敏感性。

表 44-2　不同年龄组婴儿血清 AFP 水平（视各实验室检查值参考范围而定）

年龄	平均值 ± 标准差（ng/ml）
胎儿	134 734.0 ± 41 444.0
初生新生儿	48 406.0 ± 34 718.0
出生至 14d	33 113.0 ± 32 503.0
14d 至 1 个月	12 610.0 ± 9452.0
1 个月	3080.0 ± 2654.0
2 个月	323.0 ± 278.0
3 个月	88.0 ± 87.0
4 个月	74.0 ± 56.0
5 个月	46.5 ± 19.0
6 个月	12.5 ± 9.8
7 个月	9.7 ± 7.1
8 个月及以上	8.5 ± 5.5

2. 影像学　超声诊断在描述肝脏肿块方面价值有限，应用多普勒血流评估肿瘤血管时可以提高诊断率。CT、增强 MRI 可准确定义疾病的程度，但任何影像学技术都没有 100% 特异度。PET-CT 对于复发性或转移性 HB 比 MRI 或 CT 更敏感。HCC 的肝内血管播散比 HB 更常见，肿瘤最常见的转移部位是肺部，脑转移较少。因此，胸部、腹部和盆腔 CT 检查必不可少。

HB：超声检查常为单发实性包块，少部分为多发病灶，边缘清晰，回声轻度增强。CT 平扫约 50% 患儿病灶可见钙化，静脉注射对比剂后，肿瘤呈不均匀强化，但整体密度仍低于周边正常肝组织。MRI 表现则依肿瘤组织学类型而有所不同。

HCC：超声检查常为低回声结节，CT及MRI的典型影像学特征是早期动脉增强，门脉和延迟期可出现等密度表现。

未分化胚胎肉瘤：占恶性肝脏肿瘤第3位，可转移至肺和骨骼。影像学特点为超声和CT、MRI表现不一致。超声声像图中，肿瘤常为等或高回声实性包块。而在CT扫描中则表现为边缘清晰的多分隔液体密度病变，增强扫描时又可见实性肿瘤表现，如厚分隔强化和假包膜征。在MRI图像中显示为长 T_1/T_2 信号的多房囊性病变。

肝脏转移癌：超声常表现为多发低回声病灶，如Wilm瘤、神经母细胞瘤、横纹肌肉瘤和胃肠道癌。CT表现多种多样，但病灶与周围正常肝组织相比通常为低密度，强化形式不一。MRI中转移瘤常为长 T_1/T_2 信号，伴有环形强化。

婴儿型血管内皮瘤：为儿童最常见的肝脏良性肿瘤，超声表现为多房性、低回声病灶，病灶大小不一，巨大者可几乎占据整个肝脏。CT平扫可见肿瘤内点状钙化，增强后肿瘤从周边向中央的逐步强化，延迟期中央部分强化程度逐渐增加。

间叶性错构瘤：第2位常见的儿童肝脏良性肿瘤，多见于≤2岁儿童，超声声像表现为多发间隔的囊性包块。病变中可见实性成分伴多发小囊腔，使病灶类似于"瑞典奶酪样"改变。CT扫描中常见征象为多房性囊性包块，增强后可见囊内强化的厚间隔。囊性空腔在磁共振中表现为长 T_1/T_2 信号。

血管瘤：超声表现为边缘清晰的强回声肿块，较大肿瘤后方出现轻微回声增强。彩色多普勒超声可见病灶周边充满血管。

局灶性结节样增生：无临床症状，通常于偶然检查中被发现。超声表现为边缘清晰的均匀等回声包块，可有中央回声增强，可见"轮辐征"。在CT增强扫描中，动脉期可见短暂的异常强化，中央瘢痕在延迟期呈高密度。

3. 病理学　肝母细胞瘤起源于成熟肝细胞的前体，并且大多数肿瘤显示出反映不同分化阶段的许多组织学特点。依据组织学特点，肝母细胞瘤被分为上皮型（胎儿型、胚胎型、巨梁型、未分化型）和混合性上皮间叶型（非畸胎瘤样、畸胎瘤样）。HB很少只由一种细胞类型组成，因此依靠肝活检获取小量标本从而达到治疗效果相当困难。绝大多数肝母细胞瘤为上皮型，显微镜下可见胚胎发生和幼稚细胞混杂，胚胎上皮型肝母细胞瘤细胞核/质比明显增高。15%的HB被归类为"混合型"，瘤中可见间充质成分，主要包含基质如类骨质样蛋白沉积物，免疫组化β-连环蛋白和GPC3阳性有助于诊断。3%的HB属于畸胎瘤，组织学中有神经或神经嵴起源的胶质细胞、神经元和黑色素细胞。大细胞型HB组织学与HCC无法区分。

儿童肝癌在组织学上与成人肝癌没有差异。纤维板层变异癌在青少年和年轻人中更为常见。肿瘤块之间存在中央瘢痕和放射性纤维带可能提示良性局灶性结节性增生，但大型非典型肿瘤细胞在组织学上易于区分。与大多数肝癌不同的是，纤维板变异癌发生在正常的肝脏中，因此更容易切除，有更高的治愈率。然而，儿童纤维板层变异癌的预后与HCC治疗后类似。胆管癌可能发生在年龄较大的儿童，他们往往有囊性或胆汁淤积性疾病。

婴儿血管内皮瘤（及血管瘤）是肝脏的良性血管肿瘤，由薄的血管通道和单层内皮细胞构成，大的、多灶的这种肿瘤，可伴存在动静脉畸形，导致临床出现充血性心力衰竭或凝血功能障碍。上皮样血管内皮瘤病是一种罕见的具有中等恶性潜能的肿瘤，常发病于10～20岁。它们通常为多结节，在纤维间质中浸润生长，很难与转移性腺癌区分。免疫染色CD34、CD31和Ⅷ因子有助于鉴别。血管肉瘤很罕见，出生后发病，表现为高度浸润性病变，可在肝脏内广泛传播并转移至肺和淋巴结。

未分化或胚胎性肉瘤可见于 6 ～ 10 岁的儿童，通常是原发，表现为巨大的膨胀性肿块，但广泛浸润邻近肝实质，避开胆管，并通过静脉转移到肝和肺。组织中常包含血管、平滑肌、脂质成熟和纤维组织细胞等，此外还有具有不规则突起的大型奇异细胞和含有分泌蛋白（如抗胰蛋白酶）的多个细胞质球状包涵体。

间充质错构瘤主要发生于婴儿，为典型的"囊性间隙构成的单发膨胀性肿块，囊腔内皮由胆道上皮或内皮细胞组成，内含黏液"。它们可能含有血管瘤性病灶、血管平滑肌脂肪瘤病灶。

肝细胞腺瘤是一种发生在年龄较大儿童和青少年的良性肿瘤，与口服避孕药物和雌激素有关联。腺瘤由条索状肝细胞结节状增生组成，与门静脉无关，并与周围肝脏有推压边界。它们可能与高分化癌区难以区分，需要采取免疫组化和分子分析的方法明确。

五、临床分期系统及危险度分组

主要针对 HB。

（一）临床分期

1. PRETEXT（治疗前）分期与 POST-TEXT（化疗后手术前）分期（图 44-1）
PRETEXT（pretreatment extent of disease）仅指治疗前肿瘤累及肝脏的范围，主要用于评估初诊手术完整切除的可行性；POST-TEXT（post-treatment extent of disease）则是指化疗后肝脏肿块的累及范围，主要用于评估延期手术完整切除的可行性。各期定义如下：

（1）PRETEXT/POST-TEXT Ⅰ：肿瘤局限在 1 个肝区，相邻的另外 3 个肝区无肿瘤侵犯；

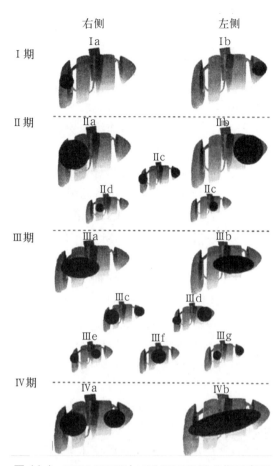

图 44-1　PRE-TEXT 与 POST-TEXT 分期示意图

（2）PRETEXT/POST-TEXT Ⅱ：肿瘤累及 1 个或 2 个肝区，相邻的另外 2 个肝区无肿瘤侵犯；

（3）PRETEXT/POST-TEXT Ⅲ：2 个或 3 个肝区受累，另 1 个相邻的肝区未受累；

（4）PRETEXT/POST-TEXT Ⅳ：肿瘤累及所有 4 个肝区。

2. 改良的 COG Evans 分期系统

Ⅰ a 期：肿瘤完全切除，组织病理学类型为单纯胎儿型。

Ⅰ b 期：肿瘤完全切除，除单纯胎儿型以外其他组织病理学类型。

Ⅱ 期：肿瘤基本切除，有镜下残留。

Ⅲ 期：肿块有肉眼残留；或基本切除伴淋巴结阳性；或肿瘤破裂或腹膜内出血。

Ⅳ 期：诊断时发生远处转移，不论原发

病灶是否完全切除。

（二）临床危险度分组

PRETEXT 分期、COG 分期、诊断时 AFP 水平、病理亚型、是否存在远处转移等因素是评估 HB 预后的重要因素。综合 SIOPEL（国际儿童肿瘤协作组）及 COG（北美儿童肿瘤协作组）的危险度分层标准，并结合我国实际情况，将初诊 HB 患儿分为极低危组、低危组、中危组和高危组。

1. 极低危组 术后 COG 分期为 I 期且组织病理学类型为分化良好的单纯胎儿型患儿。

2. 低危组 符合以下任何 1 项或多项。①血清 AFP ≥ 100ng/ml 的 PRETEXT I 期或 II 期，且除外 P+（侵犯门静脉）、V+（侵犯下腔静脉或肝静脉）、M+（远处转移）、E+（肝外腹内疾病）、H+（肿瘤破裂或腹膜内出血）、N+（侵犯淋巴结）；②术后 COG 分期为 I 期或 II 期，且组织病理学类型为非单纯胎儿型和非小细胞未分化型。

3. 中危组 符合以下任何 1 项或多项。①术前 PRETEXT III 期；②术后 COG 分期为 I 期或 II 期，且组织病理类型为小细胞未分化型；③术后 COG 分期为 III 期。

4. 高危组 符合以下标准任何一条均为高危组。①血清 AFP < 100ng/ml；②术前 PRETEXT IV 期；③术后 COG 分期为 IV 期；④ P+（侵犯门静脉）、V+（侵犯下腔静脉或者肝静脉）。

上述临床分期和再此基础上的危险度分组是决定 HB 治疗方案的依据。

六、治 疗

1. 手术切除 通过多普勒超声、CT 或 MRI 评估肿瘤的潜在可切除性。术中超声可提供进一步的参考。

大多数良性肝脏肿瘤可通过切除治愈，如肝腺瘤和间质性错构瘤，切除后复发的风险很小。囊性间充质错构瘤存在肉瘤成

分或恶变可能，不推荐开窗减压术。

HB 和 HCC 应尽可能切除。HB 的手术指征根据临床分期和危险度分组进行。HB 的初诊手术切除指征：影像学评估残存肝脏组织大于原体积的 35%，PRETEXT I 期、II 期的单发肿瘤病灶，距离重要血管有足够间隙（≥ 1cm），预计镜下残留（COG II 期）无须二次手术者；HB 的延期手术指征：① PRETEXT III 期、IV 期患儿，在活检明确诊断先行新辅助化疗后，再行延期手术；②化疗后评估为 POST-TEXT I 期、II 期，或没有重要血管（门静脉或下腔静脉）累及的 POST-TEXT III 期患儿，可行肝叶切除或分段切除；③对 PRETEXT IV 期和化疗后评估为 POST-TEXT III 期并伴有下腔静脉（V+）或门静脉（P+）累及的患儿，应该尽早转入具有复杂肝段切除或肝移植能力的医院治疗；④化疗后仍残留肺或脑单发转移病灶者，可行残留病灶手术切除。

不能切除的肿瘤活检很必要。适当的活组织检查可区分 HB、HCC、其他罕见的病变和转移瘤。明确组织来源可以进行化疗。

2. 化疗 联合化疗对大多数儿童肿瘤包括 HB 非常有效，一般根据危险度分组来确定化疗方案。HB 的极低危组患儿术后不化疗，密切随访；低危组化疗方案：顺铂+5-氟尿嘧啶+长春新碱，总疗程 4 ～ 6 个周期。中危组化疗方案：顺铂+5-氟尿嘧啶+长春新碱+多柔比星（阿霉素），总疗程为 6 ～ 8 个周期；高危组化疗方案：顺铂+卡铂+异环磷酰胺+依托泊苷，8 ～ 10 个周期。具体化疗方案在 2019 年版的儿童肝母细胞瘤诊疗规范中均有详解。

其他联合化疗也可治愈一些血管肉瘤和胚胎肉瘤，但是 HCC 除外。

良性血管肿瘤引起消耗性凝血病变或充血性心力衰竭时，病死率为 30% ～ 80%。

约 30% 的血管瘤对皮质类固醇治疗反应迅速，每天口服 2 ～ 3mg/kg（很少是 4 ～ 5mg/kg），持续 4 ～ 6 周，9 ～ 12 个月逐渐减量。重组干扰素 α（2 ～ 3MU/m² 体表面积）治疗，每天皮下给予连续 9 ～ 12 个月。普萘洛尔 2mg/（kg·d）分 3 次服，疗程 6 个月，取得了巨大的成功。但无法切除的、对上述治疗无效的肝血管瘤可能需要化疗（长春新碱、环磷酰胺或两者兼用）或肝移植。血管肉瘤是一种罕见但极具侵袭性的肿瘤。少数患者已通过手术及多药化疗（包括多柔比星、顺铂）治愈。

横纹肌肉瘤使用经典的治疗软组织肉瘤方案，包括顺铂、多柔比星类药物、放线菌素、依托泊苷或异环磷酰胺均可治愈。

目前所有的化疗方案都有潜在毒性作用。包括中性粒细胞减少，接受顺铂治疗的患者，30% ～ 40% 发生耳毒性，其中一些严重到使用助听器。硫代硫酸钠可以缓解这种情况，目前正在进行临床试验。

3. 放射治疗 因为肝脏耐受辐射量低，也可能出现腹腔内并发症，所以放射治疗仅偶尔被用于治疗不可切除 HB 的辅助治疗。但适形放射治疗可提高疗效，降低副作用。

4. 肝移植 HB 患儿化疗后评估为 POST-TEXT Ⅳ 期或 POST-TEXT Ⅲ 期伴有肝静脉或下腔静脉等重要血管受累，仍无法进行手术的病例可考虑行肝移植。106 名直接接受肝移植治疗的 HB 儿童中，肝移植术后 10 年的存活率为 82%；41 名部分肝切除手术未能完全根治的 HB，接受"挽救性"肝移植后 10 年存活率为 30%。接受肝移植的 19 名 HCC 儿童也显示了类似的结果，1 年、3 年和 5 年生存率分别为 79%、68% 和 63%。

5. 其他方法 动脉栓塞化疗治疗儿童 HB 有部分疗效。干扰素 α 用于治疗 HBV 和丙型肝炎病毒感染的肝癌患者可延长 HCC 患者的生存期。重组干扰素 α 对氟嘧啶（包括常用的 5- 氟尿嘧啶）的细胞毒性有增强作用。

七、展 望

奥沙利铂是一种新的铂类药物，具有较轻的毒副作用，被认为是治疗复发性 HB 的有效药物。晚期或复发性 HB 患者的多重耐药问题也在研究之列。HCC 和 HB 都是富含血管性肿瘤，未来的治疗方案可能包括环氧化酶 -2（COX-2）抑制剂和血管抑制素治疗，抗血管生成药物沙利度胺治疗，甚至抗血管生成的基因治疗。

（唐子琳　张　敏）

参 考 文 献

中国抗癌协会小儿肿瘤专业委员会，中华医学会小儿外科分会肿瘤专业组，2017. 儿童肝母细胞瘤多学科诊疗专家共识 (CCCG-HB-2016). 中华小儿外科杂志，38(10): 733-739.

Meyers R, Aronson DC, Von Schweinitz D,et al, 2011. Pediatric liver tumors//Poplack PPD. Principles and Practice of Pediatric Oncology. 6th ed. Philadelphia, PA: Lippincott, Williams & Wilkins: 836-860.

National Cancer Institute, 2007. SEER Cancer Statistics Review, 1975—2007. Bethesda, MD: National Cancer Institute. http://seer.cancer.gov/csr/1975_2007/. based on November 2009 SEER data submission, posted to the SEER web site, 2010.

Wu JT, BOOk L, Sudar K, 1981. Serum alpha fetoprotein(AFP) levels in nomral infants. Pediatr Res, 15(1): 50-52.

6

第六篇

终末期肝病与肝移植篇

第 45 章

儿童急性肝衰竭

要点

急性肝衰竭（acute liver failure，ALF）指患者既往无慢性肝脏基础疾病，在短时间内出现肝细胞大量坏死、肝功能障碍、凝血功能异常，并出现肝性脑病、脑水肿、弥散性血管内凝血、多器官功能障碍等并发症。

儿童急性肝衰竭（pediatric acute liver failure，PALF）的病因随患儿年龄、所处地域、遗传背景等不同而不同，31%～47%患儿病因不明确。

PALF 不是单一的病症，而是一种复杂的、快速进展的临床综合征，是许多已知的和其他尚未确定的疾病的最终共同结局。

PALF 是最为严重的致死性疾病之一，在肝移植患儿中占10%～15%，如不进行肝移植，可在数天或数周内出现多脏器功能衰竭，病死率可高达50%～70%。

PALF 患者由于年龄不同、病因不同，临床表现也不尽相同，诊断治疗均较困难。在临床实践中，做到早诊断、早治疗，且准确进行病情评估及预后判断，及时调整治疗方案，提高 PALF 生存率。管理需要一个多学科团队，包括肝病专家、重症监护专家和肝移植外科医生。

一、定义

儿科 ALF 的"定义"正在不断优化中。PALF 是指儿童既往无肝脏基础疾病，8周内出现进展迅速的肝功能障碍、凝血功能异常，以多器官功能障碍为主要表现，累及多器官、多系统，伴或不伴肝性脑病的临床综合征。但是由于儿童的意识状态有时候难以评估，急性起病的时间及病因不易确定。2017 年欧洲肝病学会制定的急性（暴发性）肝衰竭的管理临床实践指南中对儿童急性肝衰竭的定义如下：一种多系统综合征，合并以下情况。①肝功能异常引起的凝血功能异常，且经维生素 K_1 治疗不能纠正，合并肝性脑病时凝血酶原时间＞15s 或国际标准化比值（international normalized ratio，INR）＞1.5；②不伴有肝性脑病时凝血酶原时间＞20s 或 INR＞2.0。该定义去掉了潜在慢性肝病，即包括了以往未发现的任何肝病的急性起病，肝性脑病也没认为是必要组成部分，更有利于儿童急性肝衰竭的诊断。

二、病 因

PALF 的病因有多种，可分为以下六类：感染、药物及毒物、免疫、遗传代谢疾病、血管源性、血液 / 肿瘤性疾病等（表 45-1）。

表 45-1 儿童急性肝衰竭的病因

病因	疾病
感染	病毒性肝炎（甲型、乙型、丙型、丁型、戊型） 单纯疱疹病毒感染 巨细胞病毒感染 EB 病毒感染 肠道病毒感染 败血症 结核感染 其他少见感染
药物及毒物	对乙酰氨基酚中毒 丙戊酸钠中毒 异烟肼中毒 毒蕈中毒（鹅膏蕈） 鱼胆中毒 农药中毒 蛇咬中毒
免疫	自身免疫性肝炎 巨细胞病毒性肝炎伴溶血性贫血 妊娠期同种免疫性肝脏疾病
遗传代谢疾病	线粒体病 肝豆状核变性 半乳糖血症 遗传性果糖不耐受 酪氨酸血症 其他少见遗传病
血管源性	布 - 加综合征 休克 急性循环衰竭
血液 / 肿瘤性疾病	噬血细胞综合征

1. 感染 病毒感染是 PALF 最常见的病因，病毒感染肝细胞后可在宿主细胞内合成大量病毒蛋白，病毒蛋白可直接引起肝细胞坏死，感染后的免疫性损伤可进一步导致肝功能恶化。与新生儿和婴儿 PALF 有关的病毒包括巨细胞病毒、单纯疱疹病毒、埃可病毒、腺病毒、微小病毒 B19、副黏液病毒等，而各型肝炎病毒少见。胎儿期感染巨细胞病毒，除肝脏受累外，常合并胆管闭锁并出现神经系统症状。单纯疱疹病毒引起的新生儿 PALF 可在出生后 5d 出现症状，病死率高。肝炎病毒仍然是发展中国家青少年和儿童 PALF 最主要的感染因素。单独感染甲型肝炎病毒发生 PALF 的概率很小，但慢性肝病患儿如果合并甲型肝炎病毒感染则发生 PALF 的风险明显增高。EB 病毒引起的 PALF 在临床中也不少见，应引起重视。

2. 中毒 是儿童发生 PALF 的又一重要原因，可分为药物性和毒物性两大类。药物 / 毒物或其活性代谢产物具有直接毒性作用，也可能诱导产生免疫反应，最终导致免疫介导的损伤。药物性中毒中常见的是对乙酰氨基酚(N- 乙酰基对氨基苯酚)中毒，是因为该药是目前在儿科应用最广泛的解热镇痛药。当严格遵循给药说明时，对乙酰氨基酚安全且耐受良好，但在某些个体或特殊临床情况下，长期施用治疗剂量的对乙酰氨基酚可导致显著的肝毒性作用。而丙戊酸、胺碘酮、苯妥英钠、卡马西平、异烟肼、苯巴比妥、红霉素等引起的 PALF 也均有报道。另外，在我国中药引起的 PALF 也并不少见。毒蕈中毒、鱼胆中毒、农药中毒、蛇咬中毒是目前毒物性中毒的主要原因。

3. 免疫失调 与自身免疫性肝病相关的血清学标志物，包括抗核抗体（ANA）、抗平滑肌抗体(SMA)和抗肝肾微粒体(LKM)抗体，在约 7% 的 ALF 患儿中可以检测到。自身抗体在其他已知原因肝衰竭的患者中也可发现，如 Wilson 病和药物诱导的肝衰竭，可能不伴血清球蛋白升高，分布无性别差异。组织学特征显示免疫激活的证据，皮质类固醇治疗有效并可停药。

4. 遗传性代谢疾病　代谢性疾病可能不适合 ALF 的定义，因为在发病之前疾病已经存在。然而，在 ALF 的第一次发作确定诊断之前，许多儿童不知道患有该病症。生化代谢中的各种酶缺乏导致代谢废物难以排出肝脏，从而成为毒素，滞留于肝脏，导致肝细胞损伤，加快肝功能的恶化，甚至出现代谢危象危及生命。

5. 其他罕见的原因　肝衰竭可能是全身状况的表现。例如，淋巴瘤、白血病可以表现为肝衰竭。创伤、败血症、出血、心肌病或心血管畸形、休克也可能发生肝衰竭。

英国伦敦国王学院医院一项 PALF 的研究列出了常见病因，其中不确定病因占比最多，其次为药物，余常见病因有遗传代谢、感染等（图 45-1）。我国学者付海燕、王晓明等的一项 14 岁以下儿童病因研究报道中，病因分布类似。

PALF 的病因与地理位置、年龄、遗传背景及国情密切相关，虽然检测技术不断发展，仍有 47% 患儿病因不明确。应该在以后的研究中积极寻找病因。且多项研究表明，病因分布与年龄有关，不同阶段患儿病因不尽相同。在新生儿及婴幼儿，ALF最常见的病因为代谢性肝病（如半乳糖血症、果糖不耐受症等）。代谢性疾病引起婴幼儿 ALF 占 13.0%～43.0%。年长儿 ALF病因最常见为感染性疾病（如病毒性肝炎等）及药物 / 毒物性因素（对乙酰氨基酚过量使用等）。在发展中国家中，如印度，病毒性因素引起 PALF 是极为重要的因素，但在欧美等发达国家中，病毒引起的 PALF 极为少见，而病因主要为代谢性疾病。另外一些新的病原体逐渐被发现可引起 PALF，如人疱疹病毒 6 型、登革热病毒等。明确病因在治疗 PALF 及评估病情的严重程度时极为重要，早期、合理的干预有可能使肝功能重新恢复并减少肝移植的必要性。

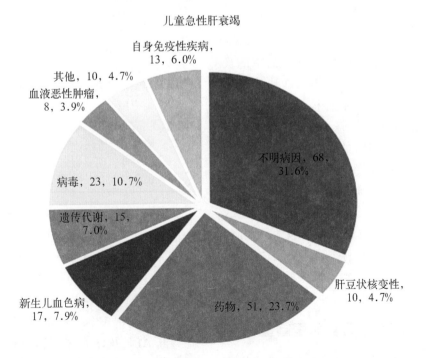

儿童急性肝衰竭

自身免疫性疾病，13，6.0%
其他，10，4.7%
血液恶性肿瘤，8，3.9%
病毒，23，10.7%
遗传代谢，15，7.0%
新生儿血色病，17，7.9%
不明病因，68，31.6%
肝豆状核变性，10，4.7%
药物，51，23.7%

图 45-1　英国伦敦国王学院医院收治的 215 例急性肝衰竭儿童病因分布

三、发病机制

肝脏对损伤有抵抗机制，因个体不同而有差异。例如，相同诊断的患者，可以有各种程度的表现，从血清转氨酶的无症状升高到致命的肝衰竭。核心在于正常抑或过激的炎症或免疫反应。肝脏内具有独特的综合免疫系统，包括固有免疫和适应性免疫应答，其中固有免疫反应占主导地位，适应性免疫应答涉及 B 细胞和 T 细胞。

鉴于肝脏免疫环境的多样性，在大多数 PALF 病例中，都涉及免疫和炎症机制的触发和持续。与病毒性肝炎相关的肝细胞损伤不是由病毒的直接损伤引起，而是由与从肝脏中清除病毒的强烈免疫反应相关的损害引起。药物诱导的肝损伤可能导致新抗原的形成，由药物的活性代谢物与诱导免疫应答的细胞共同导致促成。炎症反应则可以出现炎症和抗炎反应之间的紊乱导致过度损伤和修复。

来自 ALF 儿童的肝脏样本大多数显示有多小叶融合坏死，小叶网状支架塌陷，肝脏缩小。通常易见中性粒细胞为主的炎性细胞浸润，少见再生。偶尔在快速进展的 ALF 早期进行原位肝移植，则肝脏的小叶结构和框架可以完整，但肝细胞坏死，表明存在广泛且同时的致死肝细胞。在病毒性肝炎中可见弥漫性肝细胞坏死，整个小叶中肝细胞片状缺失。组织学可以由混合的炎性细胞浸润，主要由淋巴细胞组成，伴有浆细胞、中性粒细胞和嗜酸性粒细胞。炎性细胞不限于门静脉，而是可以在小叶内和中央静脉周围找到。通常病理不易确定肝损伤的潜在原因。

四、临床表现和实验室检查

儿童尤其是婴幼儿急性肝衰竭的临床表现在早期无特异性，仅表现为一般情况差、精神反应弱、喂养困难、生长停滞，年长儿可有胃肠道反应，如恶心、食欲差等症状，继而出现黄疸。还会出现肝大、脾大、腹水、四肢水肿等体征。

Squires 等的研究表明，受患儿表述能力和年龄的限制，肝性脑病在儿童表现并不典型，很少出现典型的扑翼样震颤，并对小于 3 岁的儿童的肝性脑病进行分级（表45-2）。Vilstrup 等对儿童到成人的肝性脑病进行分级（表 45-3）。

表 45-2　肝性脑病的分级（婴幼儿 0～3 岁）

分级	临床表现	神经系统检查 / 反射
I / II	哭闹，睡眠颠倒	正常或反射亢进
III	嗜睡、目光呆滞、激惹	反射亢进
IV	昏迷，有痛刺激反应为 IV a 或无反应为 IV b	缺如、去大脑 / 去皮质姿势

表 45-3　HE 的 West Heaven 标准（儿童到成人）

分级	临床表现	扑翼样震颤
I	轻微的精神恍惚、欣快或焦虑、注意力缺陷、计算力下降、睡眠节律颠倒	是或否
II	昏睡或冷漠、时间及定向力障碍、性格改变、行为不当	是
III	嗜睡 - 半昏迷，神志模糊、好斗、明显定向力障碍	是（如能配合）
IV	昏迷	否

血液检测可见明显肝功能异常、凝血功能障碍。转氨酶升高的程度与肝坏死的程度不平行，胆红素可见明显升高，患儿常会发生低血糖，血氨明显升高。急性肝衰竭时凝血因子活性降低，凝血活动度明显下降。其中 V 因子作为降低最晚的指标，在诊断 ALF 及评估 ALF 严重程度中具有重要意义。V 因子可以反映预后。

腹部超声、腹部增强 CT 有助于诊断急

性肝衰竭，但后期会出现肝硬化、腹水等表现，难以与肝硬化失代偿期区别。肝穿刺活检由于高出血风险，并不作为急性肝衰竭的常规检查。

五、诊断评估

详细的病史和体格检查不容忽视。病史应包括症状的发作，如黄疸，精神状态改变，易出现紫癜、呕吐和发热。患者常暴露于接触传染性肝炎、输血史、用药史、静脉注射毒品或有 Wilson 病和抗胰蛋白酶缺乏症家族史。发育迟缓和（或）癫痫发作的证据应促使对代谢疾病进行早期评估。瘙痒、腹水或生长障碍可能提示慢性肝病的表现。身体评估应包括对生长、发育和营养状况的评估。静脉穿刺后出现淤伤或出血的证据。可能存在单独的肝大或伴有脾大、腹水和周围水肿的肝大。患有 ALF 的 Wilson 病患者中仅有 50% 可见 K-F 环。应评估精神状态的变化，但婴幼儿评估困难。

基于年龄的诊断方法有助于做出病因诊断并采取早期有效的治疗。儿科年龄组的诊断分布差别很大。某些疾病如单纯疱疹病毒可以在所有年龄段内发生，但其他疾病如新生儿血色病和 Wilson 病在较窄的年龄范围内可见（表 45-4，表 45-5）。因此，基于年龄的诊断优先次序将有助于提高尽快建立诊断的可能性。急性对乙酰氨基酚中毒、单纯疱疹感染和噬血细胞性淋巴组织细胞增生症引起的肝损伤具有针对性的治疗方法，可以挽救生命。患有全身线粒体病的患者表现为 ALF 的疾病，不会从肝移植中受益。

表 45-4　新生儿和婴儿急性肝功能衰竭的诊断性检查及特异性治疗

病因	诊断性检查	特异性治疗
半乳糖血症	红细胞半乳糖 -1- 磷酸尿苷酰转移酶（GALT）；基因检测：染色体 9p13 的 GALT 基因	无乳糖奶粉
遗传性果糖不耐受	对果糖磷酸醛缩酶定量酶法（醛缩酶 B）；基因检测：染色体 9q22.3 的 ALDOB(醛缩酶 B) 基因	免果糖饮食
酪氨酸血症 I 型	尿琥珀酰丙酮；基因检测：染色体 15q23—25 的 FAH（延胡索酰乙酰乙酸水解酶）基因	NTBC[0.5 ～ 1mg/(kg • d)]，除酪氨酸饮食
妊娠期同族免疫性肝病	口腔黏膜活检或腹部 MRI（肝外铁沉积）	双容量换血术后静脉注射免疫球蛋白（1g/kg）
希特林蛋白缺乏症	血浆氨基酸，基因检测：染色体 7q21.3 的 SLC25A13 基因。	低碳水化合物（乳糖）、高蛋白、高脂饮食，补充中链脂肪酸
疱疹病毒感染	病毒血清学与 PCR	阿昔洛韦 [60mg/(kg • d) 静脉注射]
噬血细胞综合征（HLH）	诊断标准（见注）	最早由国际组织细胞协会于 1991 年提出 HLH 诊断指南：HLH-94 方案，2004 年再修订，即 HLH-2004 方案：依托泊苷，地塞米松，环孢素 A，鞘内注射甲氨蝶呤（如果神经受累）

注：以下为 HLH 诊断标准，符合以下 8 项症状中的 5 项即可诊断。发热，至少两系血细胞减少；高甘油三酯血症和（或）低纤维蛋白原血症；高铁蛋白血症（＞ 500μg/L）；吞噬血细胞现象；可溶性白介素 -2 受体（CD25）升高；自然杀伤细胞（NK 细胞）活性降低和脾大

表 45-5　青少年急性肝衰竭的诊断性检查及特异性治疗

病因	诊断	治疗
对乙酰氨基酚中毒	病史及毒理检测	N-乙酰半胱氨酸（NAC）口服：起始剂量 140mg/kg，继之以每 4 小时 70mg/kg 给予 NAC 静脉滴注：起始剂量 150mg/kg，此后持续泵入，4h 内给予 12.5mg/（kg·h），继之按 6.25mg/（kg·h）滴注
伞菌目鹅膏科中毒	病史及毒理检测	青霉素 G：每天 1g/kg 静脉滴注；联合应用 NAC
乙型肝炎病毒	HBsAg 阳性 HBV-DNA	恩替卡韦、替诺福韦、拉米夫定、替比夫定
自身免疫性肝炎	免疫球蛋白、相关免疫指标检查	甲泼尼龙：1～2mg/（kg·d）口服或静脉滴注
肝豆状核变性	铜蓝蛋白、尿铜；角膜 K-F 环；基因检测：染色体 13q14.3 的 ATP7B 基因	青霉胺：起始剂量为 150～300mg/d，每周 1 次，逐渐增加至 20mg/（kg·d），分 2～3 次给药。或者 1000mg（最大 1500mg）在青少年分 2～4 次给药。维持剂量：10～20mg/（kg·d），最高至 750～1000mg/d，分 2 次给药

六、治　疗

患儿一旦发生急性肝衰竭，寻找病因很关键，明确病因，并进行针对性治疗，可以减少死亡率。与此同时无论是否明确病因，均应该进行监护、支持治疗。尽快进入重症监护中心，针对并发症支持治疗，能够提高生存率，为等待肝移植争取时间。

（一）一般治疗

明确病因进行针对性治疗，同时给予保肝、对症、支持治疗，加强营养同时限制蛋白质摄入。肝衰竭新生儿暂时停止肠内喂养，直至排除代谢性疾病。年长儿进食较差者可予以联合静脉营养。以下为常见病因及其特异性诊断及治疗（表 45-4、表 45-5）。

（二）监护支持治疗

一旦发现患儿有急性肝衰竭倾向，均应立即请专科医师进一步诊治，早期进入移植中心。急性肝衰竭会出现多种并发症及多器官功能损害，应进行严密监测，并提供多方面的支持治疗。重症监护中心能够为患儿提供更好的监护及支持治疗。根据

国外研究指出，成人急性肝衰竭的死亡率已有所下降，得益于危重症医学的发展。

1. 循环功能支持　急性肝衰竭患者消化道症状较重，进食较差，容易导致血容量不足，而且由于细胞因子的水平明显升高，随后出现高动力循环衰竭，表现为外周血管舒张、平均动脉压下降，进而出现血压下降，乳酸升高。应首先保证足够的血管内容量。扩容无效后，立即使用升压药物治疗。成人推荐的升压药物为去甲肾上腺素，儿童在这方面无明确证据，常规应用去甲肾上腺素。但是在急性肝衰竭中，几乎没有文献说明应用哪种溶液扩容。一般重症监护患者的扩容支持以晶体液为主。同时急性肝衰竭患者又容易出现液体负荷过重，从而导致肺水肿，所以如果存在低血压，应在严密监测下给予液体复苏，避免液体过负荷，尤其是同时存在肾衰竭的患者。此外，心脏超声有助于临床判断患者的容量及心脏情况。

2. 呼吸支持治疗　急性肝衰竭应用机械通气的患儿约占 41%。常见的呼吸支持原因包括肝性脑病需要气道保护、肺部感

染、容量过负荷、肺出血及呼吸窘迫综合征。目前尚无试验研究儿童急性肝衰竭机械通气的最佳方法。肝性脑病Ⅲ~Ⅳ期需要行气管内插管保护气道，避免误吸。机械通气参数的设置应为保护性小潮气量（6~8ml/kg标准体重）及中等程度的呼吸末正压通气（PEEP）。最终维持正常的碳酸血症（34~41mmHg），尽量避免低氧血症。高碳酸血症会增加颅内高压的风险，持续的低碳酸血症也应该避免。虽然呼吸窘迫综合征治疗中普遍接受允许性高碳酸血症和低氧血症，但这些建议不适用于颅内压升高的患者。应给予常规镇静、镇痛治疗，虽然可能会导致血压下降，但同时可以降低脑组织的氧代谢和抗惊厥的作用。没有足够的数据可以推荐用于儿童急性肝衰竭镇静和镇痛的标准药物，但短效药物是首选。咪达唑仑半衰期短，对呼吸循环抑制小，有顺行性遗忘作用，可以用于儿童。儿童应避免大剂量使用丙泊酚，以减少可能出现的致死性丙泊酚输注综合征。芬太尼或瑞芬太尼半衰期较短，是镇痛首选。瑞芬太尼消除在严重肝病患者中没有改变。右美托咪定具有镇静镇痛作用，且半衰期时间相对较短，然而它主要在肝脏中代谢，使用时需要调整剂量。

3. 急性肾损伤连续性血液净化治疗 急性肾损伤在急性肝衰竭患者中非常常见，但在儿童的具体发病率并不清楚。在一篇涉及儿科健康信息系统数据库的覆盖583例急性肝衰竭患儿的文献中，17.5%的患儿出现急性肾损伤，且与死亡率升高有关。

急性肝衰竭发生急性肾损伤原因包括急性肾小管坏死、低血容量、脓毒症、对乙酰氨基酚相关肾损伤、肾毒性药物损伤、功能性肾衰竭。功能性肾衰竭主要是肾内血管收缩导致肾灌注下降引起。机制类似于慢性肝病中的肝肾综合征。急性肝衰竭患儿的急性肾损伤的治疗主要集中在减少肾损害药物的使用，避免过度利尿，通过有效恢复适当的血管内容积，维持肾脏灌注压力，促进肾功能恢复。肾前性氮质血症推荐快速补液扩容，但是过量的液体对于急性肝衰竭可能是有害的。何时开始行连续性血液净化治疗尚无统一定论，这取决于患者的肾功能、容量负荷、电解质紊乱、代谢紊乱。连续性血液净化可以帮助纠正酸碱失衡、液体过负荷及控制高氨血症。儿童急性肝衰竭的肾功能随着肝功能的恢复有可能逐步恢复。

肌酐目前仍然是监测肾功能的主要指标。

4. 肝性脑病、脑水肿、颅内高压 脑水肿导致颅内高压是急性肝衰竭患者肝性脑病的典型并发症。急性肝衰竭患者会出现不同程度的肝性脑病，患儿早期可能不易被发现，仅出现精神萎靡不振等表现。Squires等报道的儿童急性肝衰竭文献中，55%为儿童发展为肝性脑病，绝大多数患者(75%)为1~2级脑病，3级和4级脑病分别占17%和7%。肝性脑病的发病机制目前尚未完全明确，其中氨中毒学说是目前研究比较成熟的理论。随着肝性脑病的加重，最终出现脑水肿、颅内高压。除了氨的作用外，还有全身炎症介质也可以加重肝性脑病和脑水肿。

基于氨中毒学说的原理，那么降低血氨能有效防治肝性脑病及减轻脑水肿。通便、肠道去菌化、增加支链氨基酸可以降低血氨，但严重的肝衰竭患者血氨会出现持续增高，连续性高通量血液净化治疗对降低血氨有效。除此之外还可以通过高渗盐水、甘露醇来减少脑水肿，降低颅内压。在颅内高压急性上升期给予20%甘露醇溶液0.5g/kg，超过15min，可重复使用，条件是血清渗透压<320mOsm/L。使用含3%高渗盐水输液来保持血清中的钠含量在145~155mmol/L。最近的研究表明，中度低温(32~34℃)也是有效的预防水肿和颅

内高压的方法。但目前减少脑水肿、降低颅内高压的治疗，在儿童急性肝衰竭中应用的报道有限。

对于颅内压的监测可以使用经颅多普勒超声，有创监测仍需要高度选择患者，谨慎使用。

5. 人工肝　体外肝支持系统常用来协助急性肝衰竭的恢复或作为肝移植的桥梁。国内外儿童常用的人工肝模式为血浆置换。分子吸附再循环系统（MARS）用于儿童肝衰竭仅有个案报道及少量文献报道。当前血浆置换常联合血液滤过进一步清除毒物。

目前国内外非生物型人工肝治疗技术在儿科肝衰竭的应用尚无统一的治疗方案及治疗剂量，我们需要结合患儿病情及生理特点制订方案。儿童行人工肝治疗，首先应选择与不同年龄、体重相匹配的血液净化滤器及管路，在治疗中尽量减少体外循环血容量，以保证治疗疗效和降低治疗风险。

Singer 等报道中，给予急性肝衰竭或慢加急性肝衰竭伴有Ⅲ / Ⅳ级肝性脑病的儿童，在等待肝移植的过程中，每天行血浆置换。虽然有一个明显的血清胆红素和凝血功能改善，神经系统参数不变，但无论是否肝移植，存活率均没有提高。Ide 等的文献中报道，对 17 例等待肝移植的急性肝衰竭婴儿进行了治疗，显示了良好的神经系统预后，血浆置换 / 血液滤过后的存活率高于预期，虽然目前的研究是回顾性的和不受控制的，但它显示了血浆置换 / 血液滤过的潜在好处。

（三）肝移植

肝移植目前仍是治疗急性肝衰竭最有效的手段。国外一些研究表明，存活率为 55% ~ 90%。儿童受体较成人难以找到合适的尸体供肝，整肝移植和减体积肝移植在儿童中的应用受到很大限制。活体肝移植的技术已经较为成熟，并成为儿童肝移植最主要的手术方式。减少肝移植术后短期并发症是提高肝移植存活率的关键，肝移植术后生活质量的提高是长期努力的目标。

七、预　　后

英国伦敦国王学院医院标准（KCHC）作为成人急性肝衰竭常用的预测评分系统，可能并不适用于儿童急性肝衰竭。儿童急性肝衰竭研究组使用他们的数据库在非对乙酰氨基酚中毒的儿童急性肝衰竭中验证了 KCHC 标准。研究表明，KCHC 不能可靠地预测儿童急性肝衰竭的死亡。小儿末期肝病（PELD）评分已被用于预测患有慢性肝病需要肝移植的儿童死亡率，然而，在儿童急性肝衰竭中使用 PELD 评分的经验有限。另一个儿科评分系统是儿科肝损伤单元（LIU）评分，使用入院时总胆红素的峰值、凝血酶原时间（PT）/INR 将患者分为低、中、高风险死亡或需要肝移植。LIU 的分数可能是一个有用的、动态的工具，以预测临床结果的儿童急性肝衰竭。到目前为止，还没有一个单一的标准可以预测成果具有绝对确定性，普遍适用所有不同病因的儿童急性肝衰竭。

总之，由于儿童急性肝衰竭仍属于少见疾病，我们目前从诊断到治疗均是基于成人数据的总结经验。PALF 的病因较成人复杂，随着科学技术的发展，基因诊断技术的提高，有助于我们明确病因，进行针对性治疗。重症监护的发展提高了急性肝衰竭的存活率，PALF 以后的发展中我们应该加强儿科重症监护的治疗。肝移植仍然是提高 PALF 预后的唯一有效手段，我们需要制定儿童的移植标准及有效的预后评分系统。

（徐志强　牟劲松）

参 考 文 献

付海燕, 王晓明, 王亚利, 等, 2015. 儿童急性肝衰竭病因及生化指标分析. 临床儿科杂志, 33(10):841-845.

Devarbhavi H, Patil M, Reddy VV, et al, 2018. Drug-induced acute liver failure in children and adults: results of a single-centre study of 128 patients. Liver Int, 38:1322-1329.

Dhawan A, 2012.Acute liver failure in children and adolescents.Clin Res Hepatlogastronterol, 36:278-283.

Ide K, Muguruma T, Shinohara M, et al. 2015. Continuous veno-venous hemodiafiltration and plasma exchange in infantile acute liver failure. Pediatr Crit Care Med, 16:e268-274.

Jain V, Dhawan A, 2017. Extracorporeal liver support systems in paediatric liver failure. J Pediatr Gastroenterol Nutr, 64:855-863.

Leventhal TM, Liu KD, 2015.What a nephrologist needs to know about acute liver failure.Adv Chronic Kidney Dis, 22:376-381.

Lu BR, Zhang S, Narkewicz MR, et al,2013. Evaluation of the liver injury unit scoring system to predict survival in a multinational study of pediatric acute liver failure. J Pediatr, 162:1010-6e1-4.

Lutfi R, Abulebda K, Nitu ME, et al, 2017.Intensive care management of pediatric acute liver failure. J Pediatr Gastroenterol Nutr,64:660-670.

Murphy N, Auzinger G, Bernel W, et al, 2004. The effect of hypertonic sodium chloride on intracranial pressure in patients with acute liver failure. Hepatology, 39:464-470.

Sood V, Rawat D, Khanna R, et al, 2017. Study of carnitine/acylcarnitine and amino acid profile in children and adults with acute liver failure. J Pediatr Gastroenterol Nutr, 64:869-875.

Sundaram V, Shneider BL, Dhawan A, et al, 2013. King's College Hospital criteria for non-acetaminophen induced acute liver failure in an international cohort of children. J Pediatr, 162:319-23e1.

Wendon J, Cordoba J, Dhawan A, et al, 2017.EASL clinical practical guidelines on the management of acute (fulminant) liver failure.J Hepatol, 66:1047-1081.

第 46 章

儿童肝硬化

要点

肝硬化是由一种或多种病因长期或反复作用形成的弥漫性肝损害，病因可以是感染性、免疫性、代谢性、血管性、中毒性、营养失调性及隐源性疾病等。

肝硬化病理改变为肝细胞坏死、残存肝细胞结节性再生、结缔组织增生与纤维隔形成，导致肝小叶结构破坏和假小叶形成。

早期由于肝脏代偿功能较强可无明显症状，后期则以肝功能损害和门静脉高压为主要表现，包括腹水、脾大和食管胃底静脉曲张，并有肝外多系统受累，如肝肺综合征、肝性脑病、肝肾综合征等，进展为慢性肝衰竭。

患者管理：通过早期检测可以预防或至少改善肝硬化的慢性并发症。医师必须小心并强制性地监测肝硬化患者，警惕上消化道出血、肝性脑病、肝肾综合征、继发感染、脾功能亢进、腹水、癌变等并发症并积极对症处理，肝移植是终极治疗手段。

一、定　义

肝硬化（cirrhosis）是临床常见的慢性进行性肝病，世界卫生组织将肝硬化定义为由一种或多种病因长期或反复作用形成的弥漫性肝损害，病理组织学上有广泛的肝细胞坏死、残存肝细胞结节性再生、结缔组织增生与纤维隔形成，导致肝小叶结构破坏和假小叶形成，肝脏逐渐变形、变硬而发展为肝硬化。肝脏结构的这种变形导致肝血管和胆管结构的压缩，使得营养物质、氧气和代谢物的输送进一步失衡。即使在最初的侵害被控制或停止之后，患者仍然会出现肝硬化进展。早期由于肝脏代偿功能较强可无明显症状，后期则以肝功能损害和门静脉高压为主要表现，并有多系统受累，晚期常出现上消化道出血、肝性脑病、继发感染、脾功能亢进、腹水、癌变等并发症。

二、分　类

可根据大体形态学、组织病理学、病因学和临床表现对纤维化和肝硬化分类。

基于大体形态学和组织学的分类较局限，因为它不区分疾病的原始致病机制。

病理分期系统（针对病毒性肝炎的组织病理学描述），有 METAVIR 和 Ishak 评分系统，通过不同程度的纤维化进行分期，从门静脉扩张直至肝硬化。

病因分类：表 46-1 列出了可以进展为肝硬化的疾病，可以作为肝硬化的诊断、预后评估及遗传咨询的基础。

临床结果分类：肝脏的合成功能正常时，肝硬化为代偿期。随着时间的推移，代偿期的患者可以进展为失代偿期肝硬化，其定义为肝脏正常合成能力明显下降、黄疸或出现门静脉高压并发症（如腹水，静脉曲张出血）和肝性脑病（HE）。失代偿期肝硬化的更严重阶段包括发展为危及生命的并发症，如复发性静脉曲张出血、难治性腹水、低钠血症和（或）肾衰竭，表现为慢性肝衰竭。

三、肝硬化的临床特征

肝硬化的临床表现取决于肝病的致病因素、肝细胞功能障碍和纤维化的进展速度。许多儿童和青少年在常规体检期间偶然发现肝硬化。代偿期肝硬化仍保持肝功能，可无明显症状，可能缺乏任何明显的体征或实验室证据；失代偿期肝硬化则有肝病进展性并发症（疲劳、腹水、静脉曲张出血、HE）伴有肝功能障碍，可能存在全身性疾病的表象，如不能健康成长、厌食、容易疲劳、肌肉无力、恶心和呕吐。对腹部进行检查可发现较硬的结节性肝脏边缘，并且在门静脉高压的情况下脾脏可能会增大。肝静脉压力梯度（HVPG）的测量可用于对门静脉高压并发症的风险分层，HVPG > 10 ～ 12mmHg 代表门静脉高压症的临界阈值，超过该临界阈值通常会发生门静脉高压。

肝硬化相关症状体征如下。

（1）腹水伴低蛋白血症。

（2）鼻出血、呕血和便血，可与肝病的凝血功能障碍或伴有食管和直肠静脉曲张的门静脉高压有关。

（3）慢性肝病营养障碍导致的贫血、面色苍白。

（4）发绀和杵状指，继发于肺 - 体侧支循环和通气 - 灌注不足的肝肺综合征（HPS）、慢性低氧血症。

（5）皮肤表现可有黄染、蜘蛛痣和肝掌。蜘蛛痣与肝脏不能从循环中分解的继发性雌激素的全身水平升高有关。在肝硬化患者中常见白色指甲（Terry 指甲），其中甲床是白色的，月牙损失，尖端有暗带。确切

表 46-1　可以进展为肝硬化的疾病

疾病分类	疾病名称
感染性疾病	慢性乙型肝炎、慢性丙型肝炎、巨细胞病毒感染、单纯疱疹病毒感染、风疹、反流性胆管炎、复发性新生儿败血症等
炎性疾病	自身免疫性肝炎、原发性胆汁性胆管炎、原发性硬化性胆管炎等
代谢性疾病	α_1 抗胰蛋白酶缺乏症、囊性纤维化、果糖血症、遗传性果糖不耐受、半乳糖血症、戈谢病、糖原贮积症、血色素沉着症、尼曼 - 皮克病、酪氨酸血症、Wilson 病、溶酶体酸性酯酶缺乏症等
血管病变	Budd-Chiari 综合征、充血性心力衰竭、充血性心包炎、静脉闭塞性肝病等
胆道畸形	胆道闭锁、动静脉发育不良（Alagille 综合征）、肝内胆管发育不良、胆总管囊肿、先天性肝纤维化、肝内囊性胆管扩张（Caroli 病）等
中毒性疾病	在自然界中发现的毒素（如毒蘑菇）、有机溶剂（如乙酸、丙酮、苯甲醚）、肝毒性药物（如环磷酰胺、长春新碱、红霉素）
营养失调	维生素 A 过多症、全胃肠外营养、营养不良
特发性疾病	脑肝肾综合征（Zellweger 综合征）、进行性家族性肝内胆汁淤积症、特发性新生儿肝炎

的发病机制尚不清楚，但甲床的活组织检查显示结缔组织增加，血管分布减少。

（6）肝性脑病可能以各种形式出现，如在学校表现恶劣、睡眠—觉醒周期颠倒、抑郁或情绪暴发。在儿童中，尤其是非常年幼的儿童中，疾病可能难以辨别，通常需要进行神经认知评估。神经系统检查可以显示扑翼样震颤阳性和 Babinski 征。

四、肝硬化的肝外并发症

（一）胆结石

肝硬化患者可能倾向于发生胆色素结石，可与胆汁酸池减少、胆汁淤滞和雌激素样女性化有关。一般在结石形成机制中起主要作用的仍是溶血（继发于脾功能亢进）和异常的胆红素代谢。

（二）肺部表现

主要临床特征是肺动静脉分流和 HPS 相关的呼吸疾病。最常见典型表现是呼吸困难（坐姿加重的呼吸急促）和直立位缺氧（低氧血症在直立位置时恶化），机制是肺部基底扩张分流的血流量随重力增加。杵状指、进展性咳嗽和血氧饱和度降低提示 HPS。经颈肝内门体分流术（TIPS）不推荐用于 HPS 儿童。除了 HPS 之外，还存在在慢性肝病的情况下发生的血流阻力增加引起的真正的肺动脉高压。门静脉性肺动脉高压的诊断定义为平均肺动脉压升高（静息 > 25mmHg）、肺血管阻力增加，可通过右心导管检查确诊。常规治疗管理包括利尿剂和液体限制以避免液体过载。β 受体阻滞剂禁忌使用，因为会使运动能力和肺血流动力学恶化。肝移植是相对禁忌，因为与围术期右心室功能障碍相关的心肺死亡风险很高。

（三）血液学表现

与肝硬化相关的血液学变化包括贫血和凝血病。肝硬化贫血可能有多种原因，包括胃肠道失血、脾功能亢进继发溶血、吸收

不良导致铁和叶酸缺乏、吸收不良和厌食导致营养不良及水钠潴留导致红细胞稀释。肝硬化的凝血病也是多因素的，肝源性凝血蛋白（包括凝血酶原和因子Ⅶ和Ⅸ）合成减少、弥散性血管内凝血增加凝血因子的消耗、维生素 K 缺乏和血小板减少、门静脉血流减少使患者易患门静脉血栓。

（四）内分泌表现

肝硬化的内分泌表现是肝脏未能结合或代谢激素而引起的，包括糖尿病、甲状腺功能减退症、不适当分泌抗利尿激素的综合征（表现为低钠血症和女性化）。男子女性型乳房由雄甾烯二酮的产量增加和雌二醇的循环水平增加所致。青春期延迟在患有慢性肝病的儿童中很常见。肝硬化患者也表现出相对肾上腺皮质功能不全，对促肾上腺皮质激素反应不佳。

（五）神经系统表现

慢性肝病中 HE 的发生分为几个阶段。意识的变化包括睡眠过度、睡眠逆转、冷漠、言语减慢、自发运动减少甚至是昏迷。人格变化常见于慢性肝脏疾病，包括烦躁、无法合作和幼稚。这些人格改变可能是儿童慢性病的正常反应，容易被忽视。中枢神经系统功能障碍的最典型的征兆是扑翼样颤动。早期脑病可能存在深腱反射亢进，但在晚期肌肉会变得松弛和反射消失。

轻微型 HE（MHE），其中患者缺乏明显的体征和脑病的症状，但可能有轻微的症状和神经精神评估的损伤，已在成年人群中证实存在于多达 70% 的肝硬化患者。它在儿童中的发病率尚不清楚。虽然 MHE 被认为对成年人没什么影响，但早期诊断和治疗可能是保护脑功能的重要因素，尤其是儿童处于大脑的生长和发育期。

（六）免疫表现

肝硬化是一种免疫功能低下状态，可增加对感染的易感性，这可导致死亡率的显著增加。肝硬化患者最常见的感染是自

发性细菌性腹膜炎（SBP）、尿路感染和肺炎。肝硬化相关免疫功能障碍综合征是一种全身免疫功能障碍状态，由肝功能不全导致从循环中清除细胞因子、细菌和内毒素的反应减弱。在肝硬化中对细胞因子信号传导的反应性降低，吞噬活性和中性粒细胞迁移率受损。肝脏的网状内皮细胞受损，而这些细胞在清除血液中的细菌方面起着重要作用。由于杀菌和调理能力降低，先天免疫力受到阻碍。

（七）肾脏表现

肝硬化常见的肾脏并发症是门静脉血流减少导致的代偿性适应性内脏血管舒张功能降低和有效动脉血容量减少，从而导致肾素 - 血管紧张素系统活化，钠和水潴留增加。在低蛋白血症和门静脉高压症的情况下，腹水的形成进一步加剧了有效动脉血容量减少，反馈到肾素 - 血管紧张素系统的进一步激活。患有肝肾综合征（HRS）的成年人具有较高的死亡风险。

五、肝硬化评估

对肝功能不全和疑似肝硬化患者的评估应侧重于确定肝病的病因和分期。

（一）病因

传染病的血清学检测应包括乙型肝炎病毒和丙型肝炎病毒筛查。另外，尚应考虑 Wilson 病和自身免疫性肝炎等。代谢性肝病的测试应包括空腹血糖（糖原贮积症）和汗液氯化物测试（用于囊性纤维化）、血清 α_1 - 抗胰蛋白酶的定量，评估半乳糖血症（尿液减少的物质）和酪氨酸血症（血清氨基酸与尿液、有机酸）测定基因表型。腹部超声检查有助于评估胆结石、胆总管囊肿、Caroli 病（肝内胆管树的囊性扩张）和脾脏大小。应进行多普勒超声检查以评估肝动脉和静脉系统的解剖结构和血流量。在高度怀疑肝外胆道闭锁的婴儿中，应该进行胆道造影。对于疑似肝外胆管梗阻的患者，

内镜逆行胰胆管造影术可提供有关病因信息。在儿童疑似肝硬化的检测中肝活检仍然对于确认肝硬化至关重要，部分可以验证病因。

（二）分期

肝功能的理想测试应该能够指示患者早期是否发生了不可逆和潜在致命的变化，并且它应该是实用的，并且对患者造成的风险最小。

血清中的丙氨酸转氨酶和天冬氨酸转氨酶是肝细胞损伤的敏感指标。丙氨酸转氨酶对肝细胞更具特异性，但缺点是缺乏预后价值，并且无法定量测量肝脏合成能力。血胆红素、血清碱性磷酸酶和 γ- 谷氨酰转移酶显示肝脏对胆汁酸的排泄，血清白蛋白、凝血因子等指标可反映肝脏合成能力，胆碱酯酶反映肝脏储备功能。可通过 Child-Pugh 评分，通过白蛋白、BIL、PT、腹水和 HE 五项指标对肝硬化患者病情分期进行 ABC 期的评定。

动态测试如吲哚菁绿试验可通过测定该物质通过肝脏消除的时间确定肝功能。外科术前评定肝功能应用较多并有效。

终末期肝病模型（MELD）评分是评估终末期肝病的模型，可用于 12 岁以上儿童和成人，能够有效预测 3 个月和 6 个月来自各种诊断的终末期肝病患者的死亡率。儿科终末期肝病（PELD）评分用于评估 12 岁以下的儿童，确定肝移植等待患儿的肝脏分配。

六、治疗肝硬化慢性并发症

许多肝硬化患者会出现腹水、出血、感染和严重脑病，危及患者的生命。必须谨慎并强制性地监测肝硬化患者，通过早期检测可以预防或至少改善肝硬化的慢性并发症。

（一）凝血功能障碍

长期以来认为慢性肝病患者容易出现

获得性出血，但一个新的观点认为，肝病患者由于促凝血和抗凝血因子的产生都减少，实现了新的平衡，不易出血。用于评估凝血的基本测试并不能反映真正的凝血能力。

（二）腹水

腹水是多因素的。肝硬化腹水患者肾钠潴留异常，钠摄入量、尿中排泄的钠和相对固定的非肾钠损失之间失去平衡。外周动脉血管扩张，钠和水潴留反应性增加引起腹水形成。具体机制：血管扩张导致低血压，即由肾脏感知，激活肾素 - 血管紧张素 - 醛固酮系统，导致抗利尿激素释放和自由水潴留增加。补偿性水钠潴留不足以实现全身稳态，并进一步加重门静脉高压和增加肠系膜血容量。门静脉高压作用是为了增加肠系膜循环的静水压力，结果却导致肠道淋巴增加，超过了淋巴引流能力，从而成为腹水积聚在腹腔中。此外，肝衰竭低蛋白血症引起血浆胶体渗透压降低。血管内渗透压降低，腹膜中的液体积聚并降低有效血管内容量，继续激活了肾素 - 血管紧张素 - 醛固酮系统。

利尿剂治疗目标是使儿童每天限制在 10ml/kg 的负液体平衡，利尿过快可导致血管内容量减少。螺内酯是醛固酮拮抗剂，通过对皮质和髓质聚集肾小管的保护来避免肾脏钾排泄。不良反应可包括氮质血症、高钾血症。呋塞米等袢利尿剂起到排钠作用，与螺内酯一起使用时可以互补。不良反应包括耳毒性和肾钙质沉着症。对于任何利尿剂治疗，应经常测量血清电解质、肌酐和血尿素氮，使之保持稳定。

TIPS 可用于缓解门静脉高压症的症状，如腹水和食管静脉曲张破裂出血。然而，在患有严重肝功能障碍的患者中，它可导致肝衰竭恶化，并且可以由于分流而发生 HE。一些有限的研究显示，TIPS 在儿童中的成功运用，需要应对儿科特有的技术挑战，如支架选择、预期生长、对门静脉的影响、对未来移植的影响等。

（三）自发性细菌性腹膜炎

自发性细菌性腹膜炎（SBP）是指与其他腹内感染源无关的腹水细菌感染。在肝硬化患者中门静脉高压引起的肠壁水肿、肠道通透性增强，有利于细菌转移到肠系膜淋巴结并逆流进入循环系统。一旦进入循环系统，细菌会定植于腹水，并且由于免疫力下降、中性粒细胞功能缺乏而无法被清除。SBP 病原菌通常是革兰氏阴性肠道细菌，最常见的是大肠埃希菌、克雷伯菌和粪肠球菌，幼儿 SBP 的原因可能谱系不同，除了肺炎克雷伯菌和流感嗜血杆菌等肠道生物，据报道还有链球菌。继发性腹膜炎则常见多种微生物感染。SBP 诊断取决于腹水的阳性培养或多形核细胞绝对计数 > 250 个 /μl。儿童 SBP 的常见症状包括腹胀、发热、腹痛、呕吐和腹泻。应评估腹水伴发热、腹痛或白细胞计数升高的患者是否发生了 SBP。在年幼的婴儿中，症状可能包括喂养不良和嗜睡。几乎 1/3 的 SBP 成人在诊断时无症状，慢性肝病和腹水患者的管理包括入院时的初始诊断性腹腔穿刺术。腹腔穿刺术时获得的腹水应立即接种到床边的血培养瓶中，以提高检测灵敏度。感染的腹水中的细菌浓度通常较低，提高诊断需要将至少 10ml 样品接种到床边的血培养瓶中。每个腹水样本应检测总蛋白、白蛋白、葡萄糖和乳酸脱氢酶，并应进行腹水细胞计数。随着早期诊断和广谱静脉注射抗生素的积极治疗，SBP 死亡率降低。鉴于长期使用抗生素诱导出现耐药菌的问题，目前不建议进行一级预防。

（四）肝肾综合征

终末期肝病患者的肝肾综合征（HRS）年发病率高达 8%。由于没有特定的诊断标志物，因此难以进行肾功能受损的诊断。在肝硬化患者包含很多引起肾衰竭的其他原因，如血容量不足、胆汁淤积和药物性肾损伤。目前的研究和共识声明已经引入了特定诊断标准以帮助鉴别诊断。HRS 通常由强烈的肾血管收缩引起，导致肾灌注降低，肾小球滤过率降低，肾脏排出钠和游离水的能力显著降低。

HRS 管理的最重要原则是发现和积极治疗肾衰竭的可逆性原因，特别是肾前性氮质血症和尿路梗阻。严重肝衰竭患者应避免使用氨基糖苷等肾毒性药物。SBP 等感染应使用头孢噻肟或其他不太可能加重肾衰竭的抗生素治疗。应及时解决脱水、消化道出血和败血症，以尽量减少随后增加的 HRS 风险。应立即确定并治疗低血容量。在肾衰竭的情况下禁用螺内酯治疗。在水钠潴留的情况下，避免过量静脉输液是至关重要的，因为这会导致体液超负荷、低钠血症、腹水和水肿。大量腹水加剧呼吸困难可以输注白蛋白和进行腹腔穿刺抽液治疗。血液透析或连续静脉血液滤过作为肾脏替代疗法已用于等待肝移植的 HRS 患者。

（五）肝性脑病

肝性脑病是指肝硬化患者中出现的一系列神经精神异常。影响包括意识障碍和昏迷、性格改变、言语和运动功能障碍。肝病中脑病的突然发作和快速可逆性表明它起源于代谢。正常情况下，具有潜在的神经毒性的含氮肠道代谢物，如氨，通常被健康肝脏去除。在严重肝病的情况下，当血液通过受损或坏死的肝细胞时，来自内脏的血液通过侧支血管在肝脏周围分流，未经解毒直接进入体循环。HE 的病理生理学被认为是门体分流导致氨增加，内源性苯二氮䓬类药物增加和 GABA 增加及脑内锰沉积增加所致。假神经递质假说认为抑制性神经递质章鱼胺、色氨酸等，可能在脑中累积并引起 HE。在急性肝衰竭的情况下，在高血清浓度下发现芳香族氨基酸。γ- 氨基丁酸是谷氨酸脱羧基化后在脑中产生的另一种抑制性神经递质，由于血脑屏障的透过性增加，HE 患者的脑 γ- 氨基丁酸含量增加。在临床大多数患者中，HE 的发生有诱因，如胃肠道出血、感染、镇静药、过度脱水。治疗 HE 的第一步是识别和治疗任何诱发因素，应该尽可能避免镇静药，如果需要镇静，应避免使用苯二氮䓬类和阿片类药物。严格限制饮食中的蛋白质、酸化肠道，促进血氨降低。慢性 HE 的标准疗法包括将蛋白质限制为 1g/（kg·d）。其中蛋白质的限制可以导致生长障碍，应注意整体营养状态。要注意血清芳香族氨基酸浓度的比例如苯丙氨酸、酪氨酸和色氨酸，增加支链氨基酸（亮氨酸、异亮氨酸和缬氨酸）的浓度。乳果糖（β-半乳糖苷），一种半合成的二十二碳六烯酸，是治疗肝性脑病的主要方法。成人剂量为 10～30ml（乳果糖 10g/15ml），每天 3 次。小儿剂量为每天 2～3 次，0.3～0.4ml/kg，以达到每天 3 次酸性软便。使用新霉素等进行抗生素治疗，旨在减少肠道细菌产氨。有一项双盲对照安慰剂试验超过 6 个月比较利福昔明（一种最低限度吸收的口服抗菌药物与革兰氏阳性和革兰氏阴性需氧和厌氧肠道细菌的广谱活性）与安慰剂相比，HE 成人显著降低治疗组 HE 发作风险。

七、小　　结

肝硬化是影响儿童的许多急性和慢性肝病的潜在后果。由于对肝纤维化发生的分子生物学有更好的了解，其发病机制越来越清晰。更好地了解肝病的并发症，可以合理地处理和规划这些婴儿和儿童的管理。最终，伴随肝硬化和肝衰竭导致大多数患者行肝移植。希望新的抗纤维化药物和晚期肝病并发症的治疗能够挽救儿童患者，避免肝衰竭和移植的后果。

（徐志强）

参 考 文 献

Cordova J, Jericho H, Azzam RK, 2016.An overview of cirrhosis in children. Pediatr Ann, 45:e427-e432.

Khan V, Putluri N, Sreekumar A,et al, 2018. Current applications of metabolomics in cirrhosis. Metabolites, 8: E67.

Ooi PH, Gilmour SM, Yap J, et al. 2018. Effects of branched chain amino acid supplementation on patient care outcomes in adults and children with liver cirrhosis: a systematic review. Clin Nutr Espen, 28:41-51.

Peter L, Dadhich SK, Yachha SK, 2003.Clinical and laboratory differentiation of cirrhosis and extrahepatic portal venous obstruction in children. J Gastroenterol Hepatol, 18:185-189.

Pinto RB, Schneider AC, da Silveira TR, 2015. Cirrhosis in children and adolescents: an overview. World J Hepatol, 7:392-405.

第 47 章

儿童门静脉高压症

要点

儿童门静脉高压症是指在多种病因作用下，门静脉系统的血流受阻或血流量增加、血管舒缩功能障碍，引起门静脉及其属支的压力持续增高导致脾大、门腔侧支循环形成和开放、腹水等临床表现，是一种血流动力学异常综合征。

门静脉高压症根据病因不同，分为肝硬化性门静脉高压症和非硬化性门静脉高压症，儿童非硬化性门静脉高压症比例为 50%，明显高于成人的 10%；根据压力来源的解剖部位，本病分为肝前性、肝内性（窦前性、窦性、窦后性）及肝后性。发病机制包括后向血流学说、前向血流学说和液递物质学说，不同病因的门静脉高压中各发病机制所占比重不同。

由于涉及各种病因，诊断和鉴别诊断复杂。

治疗需要针对病因进行处理，包括药物、纠正血管畸形手术治疗等，对腹水、食管胃底静脉曲张破裂出血的套扎或硬化、手术治疗等。

儿童门静脉高压症（portal hypertension, PHT）简称门脉高压症或门静脉高压，是门静脉及其属支的压力持续增高，是多种病因所致的门静脉系统血流受阻、血流量增加或血管舒缩功能障碍，最后可导致侧支循环形成并开放、食管胃静脉曲张破裂出血（esophageal varices bleeding, EVB）、脾大、腹水及肝性脑病等临床表现，是一种血流动力学异常综合征。因此，门静脉高压不是一种单一疾病，而是一组临床综合表现。

一、门静脉压力测定

门静脉压力临床上可用肝静脉楔入压与游离肝静脉的压力差即肝静脉压力梯度（hepatic venous pressure gradient, HVPG）代替。球囊堵塞法是目前较为精确的测定方法，HVPG 正常范围是 $3 \sim 5mmHg$（$1mmHg=0.133kPa$），$> 10mmHg$ 为门静脉高压。在成人，HVPG $> 12mmHg$ 时，可出现食管胃底静脉曲张，超过 $20mmHg$ 是有效的预后不良预测因子，其出血和死亡风险增加 5 倍。有学者认为儿童与成人不同，HVPG 不能准确预测门静脉高压并发症的风险，HVPG 与肝纤维化程度、静脉曲张及出血无显著相关性，但需扩大样本量并分层研究。

二、分类和病因

门静脉高压根据病因不同和压力来源的解剖部位不同有两种分类方法，根据病因不同，门静脉高压症可分为肝硬化性门静脉高压症（cirrhotic portal hypertension，CPH）和非硬化性门静脉高压症（non-cirrhotic portal hypertension，NCPH）。成人由各种病因所致的肝硬化引起的 CPH 占 90% 左右，NCPH 仅占约 10%，儿童则各占 50%。门静脉高压按照压力来源的解剖部位可分为肝前性、肝内性和肝后性，其中肝内性还可分为窦前性、窦性和窦后性（表 47-1）。

三、发病机制

门静脉高压（PHT）因其病因复杂，形

表 47-1　门静脉高压症疾病谱

解剖水平	儿童	成人
肝前性	门静脉发育不良、闭锁、狭窄、缺如 门静脉海绵样变性 门静脉血栓（脐静脉腹腔胆道感染、高凝、IBD） 进入门静脉血流增加（肝动脉 - 门静脉瘘，腹腔巨大血管瘤）	脾静脉血栓 门静脉血栓 先天性门静脉狭窄 门静脉外部受压 进入门脉血流增加，动静脉瘘（脾主动脉门静脉）
肝内性	病毒性肝炎肝硬化 先天性肝纤维化 Wilson 病 α_1 抗胰蛋白酶缺乏症 糖原贮积症IV型 肝卟啉病 血色病 肝毒素（甲氨蝶呤） 肠外营养 系统性疾病的肝脏表现 肝外胆道闭锁 囊性纤维化 胆总管囊肿 硬化性胆管炎 肝内胆管缺乏 特发性门静脉高压（窦前性） 肝小静脉阻塞性疾病（窦后性） 结节性再生性增生	病毒性肝炎肝硬化 先天性肝纤维化 Wilson 病 α_1 抗胰蛋白酶缺乏症 肝卟啉病 血色病 淀粉样变性 多囊性疾病 维生素 A 过多症 中毒 结核 血吸虫病 肿瘤 酒精性肝炎肝硬化 结节性再生性增生 肝紫癜病 慢性胆道梗阻 妊娠急性脂肪肝 血液病肝浸润 特发性门静脉高压 肝小静脉阻塞性疾病
肝后性	Budd-Chiari 综合征等	Budd-Chiari 综合征 缩窄性心包炎 三尖瓣疾病 右心衰竭

成机制尚不明确，目前有前向血流学说、后向血流学说和液递物质学说。

（一）前向血流学说

门静脉高压产生和维持的重要因素是内脏高动力血液循环。门静脉高压促使脾静脉压力增高、脾静脉增宽，脾功能代偿性亢进。正常闭合的门-腔系统间的交通支为缓解门静脉压力而重新开放，门静脉血通过与腔静脉系统之间形成的侧支循环流入腔静脉，然后流至心脏。肝病继续进展后，门静脉压力进一步增高，促进外周动脉扩张和血容量增多，从而高动力循环状态被启动，使门静脉高压得以持续存在。

（二）后向血流学说

门静脉血流因肝小叶损伤使得进入小叶中央静脉受阻。相邻肝板之间的腔隙即肝窦是血液在肝小叶内流通的管道，肝细胞与血流通过肝窦进行物质交换，窦周间隙（Disse space）是肝细胞与肝窦内皮细胞之间的狭窄间隙，肝细胞与血浆在此进行物质交换。持续存在的炎症等致病因素使肝细胞变性、坏死，且纤维结缔组织增生，假小叶形成，肝窦闭塞或窦周纤维化，肝窦内血液因假小叶压迫小叶下静脉而流出受阻，肝内肝动脉与门静脉的小分支出现异常吻合支，门静脉血液因这些窦前性、窦性、窦后性的原因而回流受阻，从而加大门静脉系统压力，形成门静脉高压。

（三）液递物质学说

肝功能不全使肝脏对血管活性物质灭活能力下降，并且建立侧支循环后，部分液递物质因子通过侧支循环而未能进入肝脏灭活，而这部分无法灭活的液递物质因子在体内不断增多，使液递物质浓度异常增加，引起正常血管收缩和舒张之间的生理平衡被打破，导致全身及内脏血流动力学障碍，从而体循环和内脏循环发生变化，如内脏血流量和（或）肝内血管阻力增加等。

四、诊断与鉴别诊断

（一）首先明确是否有门静脉高压

门静脉高压不同阶段差异很大，轻症可无明显症状或仅轻度脾脏增大及功能亢进，可有胃食管静脉曲张，重者可有腹水、EVB 及肝性脑病等严重并发症。可根据血常规、生化、影像学及内镜检查等初步判断是否有门静脉高压症，如血白细胞、血小板降低；超声、MRI 等提示脾脏增大、门静脉增宽、门静脉系统侧支循环形成；胃镜显示食管胃静脉曲张。目前，多种无创诊断技术也用于诊断门静脉高压，如天冬氨酸氨基转移酶 / 血小板比率指数（aspartate aminotransferase-to-platelet ratio index，APRI）、FIB-4 指数（fibrosis index based on 4 factors，FIB-4）、肝脏或脾脏硬度测定、HVPG 预测模型等。

超声弹性成像检测技术具有无创、安全且经济的特点。通过瞬时弹性成像（transient elastography，TE）技术检测肝硬度（liver stiffness，LS）或采用肝脏硬度 - 脾脏长径比 PLT 计数评分（liver-stiffness measurement-spleen diameter to platelet ratio score，LSPS 评分）作为诊断 PHT 的主要的无创方法。当 LSPS > 2.06 时判定 PHT 的特异度为 90%，阳性预测值 > 90%。一项荟萃分析显示，TE 技术测量的 LS 与 HVPG 相关性良好（R=0.783，$P < 0.001$），灵敏度 87.5%，特异度 85.3%，并且提出了较低的诊断 PHT 的临界值（13.6 ～ 18kPa），从而使假阴性结果减少，且可增加灵敏度，有助于早期识别 PHT。但肥胖、肋间隙狭窄或腹水等可影响 TE 检测，饮酒、进食、高转氨酶、胆汁淤积等因素会增加 LS 值，对 PHT 的估计会过高。当 HVPG 值 > 10 ～ 12mmHg 时，LS 和 HVPG 的相关性较差，不利于 LS 用于 PHT 评估。德国西门子公司的 Virtual Touch 在点剪切波成像技术中被定义为声辐射力脉冲成像（acoustic radiation force impulse imaging，ARFI）技术，诊断临界值为 2.17kPa，能够较可靠地预测 PHT。

（二）判断门静脉高压症的病因及类型

对于有门静脉高压症的患儿，应结合病史、症状、体征及生化、病原、免疫学、铜蓝蛋白、遗传病相关基因等检查，结合影像学和病理学判断门静脉高压症的病因及类型。患儿为肝硬化所致的窦性门静脉高压症，多伴有转氨酶和胆红素水平升高、血清白蛋白降低及凝血酶原时间延长等明显肝脏合成功能障碍的表现；而非硬化性门静脉高压如肝（窦）前性或肝（窦）后性门静脉高压症，肝脏合成功能无明显损害，其转氨酶、胆红素、白蛋白等基本正常；肝脏增大多见于肝（窦）后性门静脉高压症者。在儿童需重点关注先天遗传代谢类肝病和肝血管类疾病。

1. 先天性肝纤维化（congenital hepatic fibrosis，CHF）　属非硬化性、肝内窦前性门静脉高压的先天遗传性疾病，突变基因为编码纤维囊蛋白（protein fibrocystin，FPC）的常染色体隐性多囊性肾病基因，以小叶间胆管发育障碍为特征，主要表现为胆管板畸形和胆管系统结构重塑，门静脉进行性纤维化和肝内门静脉分支异常及门静脉高压，多可伴 Caroli 综合征或遗传性多囊肾病，近 50% 患儿因门静脉高压 EVB 死亡，少见肝功能不全。CHF 可分为门静脉高压型、胆管炎型、门静脉高压和胆管炎混合型和隐匿型。CHF 主要临床表现为门静脉高压症。伴 Caroli 综合征时患者存在反复发热、身目黄染、上腹痛等，伴多囊肾时可有肾功能障碍及尿毒症。肝大而质坚硬，常伴有肝肾囊性疾病，但肝功能代偿良好。ALT 和 AST 一般不升高，如升高表明存在肝细胞损伤。肝脏病理及基因检测可明确诊断。

2. 特发性非肝硬化门静脉高压症（idiopathic non-cirrhotic portal hypertension，INCPH）又称特发性门静脉高压（idiopathic portal hypertension，IPH），是罕见的肝脏血管疾病。病因主要集中在免疫、感染、药物或毒物、遗传、促血栓或高凝等方面。其特点是肝内门静脉高压，无肝硬化或其他肝脏疾病及门静脉、肝静脉血栓的表现。INCPH 主要临床表现为门静脉高压、脾大或巨脾及脾功能亢进。而肝损伤、腹水及肝性脑病较少见。

3. 肝外门静脉阻塞（extra-hepatic portal vein obstruction，EHPVO）　是指门静脉主干及由主干延伸到分支的静脉阻塞的肝血管性疾病，常发生于儿童，肝功能较好，伴或不伴有肝内门静脉分支、脾脏或肠系膜上静脉的栓塞，是非硬化性门静脉高压的重要原因。EHPVO 易感因素包括血管腔内、血管壁或血管外，其中血管壁可有损伤、炎症或浸润。EHPVO 不仅包括血栓阻塞，还包括肿瘤压迫、门静脉先天性畸形等多种原因。儿童与成人病因不同，儿童 EHPVO 超过 50% 是特发性的，还可见凝血酶原基因突变（G20201A）和亚甲基四氢叶酸还原酶缺乏症（C677T），个别可发生于门静脉狭窄、闭锁或发育不全等。原发性骨髓增生性疾病（myeloproliferative disease，MPD）（有或无 *JAK2* 突变）与 PVT 是成人常见原因。

4. 门静脉血栓形成（portal vein thrombosis，PVT）　是肝血管疾病，是门静脉主干和（或）门静脉左右分支静脉内的血栓形成，伴或不伴肠系膜上静脉、肠系膜下静脉、脾静脉的血栓，造成管腔部分或完全性阻塞。本病可见于任何年龄，多为肝硬化或恶性肿瘤患儿。PVT 的病因复杂，近 1/3 成人发生在肝硬化或肝癌患者；而婴幼儿先天性门静脉闭锁、脐静脉炎和阑尾炎等常可出现 PVT 和 EHPVO。PVT 形成机制主要为血流缓慢、高凝状态和血管内皮细胞损伤或畸形等,且与病因相关。可通过彩色多普勒超声、无创肝脏弹性测定、CT 血管造影、门静脉直接或间接造影诊断,而磁共振血管造影术具有更高的敏感度和特异度。

5. 肝结节性再生性增生 (nodular regenerative hyperplasia of the liver,NRHL) 临床少见,常表现为窦前性或窦性门静脉高压,属慢性非硬化性门静脉高压,常被误诊为肝硬化,并常伴有免疫病等系统性疾病。组织病理特征为炎症反应轻微,肝实质内形成肝细胞结节。本病无明显性别差异,可发生于儿童。尚未明确病因及发病机制,考虑为肝实质内出现微循环障碍,血流分布异常后肝脏出现的非特异性适应性改变,病变的基础是门静脉的末级分支闭塞和减少,血管内皮受损,肝细胞在血供减少处萎缩,在血供正常处增生,进而形成再生结节且无纤维分隔,弥漫累及小静脉,从而导致 NRHL。门静脉系统的阻塞或微血栓是 NRHL 的基本病理改变。

6. 门静脉海绵样变性 (cavernous transformation of the portal vein,CTPV) 多见于儿童,可引起肝前性门静脉高压。门静脉主干及其分支出现慢性部分或完全性阻塞,许多侧支循环在门静脉周围形成,呈向肝性并扩张纡曲,在大体组织标本和影像学上呈海绵状血管瘤样。病因主要考虑为门静脉先天性发育异常、门静脉感染和门静脉血栓形成。另外,脾脏切除、门腔静脉分流术、胆道自发性穿孔、寄生虫感染、肝脓肿及非霍奇金淋巴瘤等也与门静脉血栓形成有关。CTPV 患儿常见脾大、脾功能亢进伴食管胃底静脉曲张等,并可出现 EVB 等。因建立的侧支循环不完善,EVB 表现为长期、反复、大量出血及治疗后再出血倾向。

7. 戈谢病 (Gaucher disease,GD) 在疾病进展的不同时期可表现为肝前性或窦性。在疾病前期,脾大致使血流量增加从而导致门静脉高压症,故为肝前性,在疾病中后期进展到肝纤维化、肝硬化时,出现血流阻力增加,故为窦性门静脉高压症。GD 是一种溶酶体贮积症,属常染色体隐性遗传,基因突变位点在染色体 1q21。葡萄糖脑苷脂酶基因突变后活性缺乏使其酶催化的底物葡萄糖苷脂在肝、脾、脑、肺、骨骼等器官的巨噬细胞溶酶体内贮积,形成典型的贮积细胞即戈谢细胞,使相应的组织器官出现病理改变。按照神经系统病变状况可分为两类 3 型,即 1 型非神经病变型、2 型急性神经病变型和 3 型慢性 / 亚急性神经病变型。1 型无神经系统受累,但主要为内脏和骨骼损害,故肝脾大是最常见表现,而肝功能损害通常不重,但随着病情进展可出现肝硬化、门静脉高压、肝细胞癌、肝衰竭等则预示预后不佳。

8. 肝窦阻塞综合征 (hepatic sinusoidal obstruction syndrome,HSOS) 即肝小静脉闭塞症 (hepatic veno-occlusive disease,HVOD)。HSOS 为肝脏血管性疾病,属肝内窦后性门静脉高压,由于肝小静脉、小叶间静脉及肝血窦内皮细胞受损后造成管腔狭窄或闭塞致使肝脏淤血、肝细胞损伤,从而临床上可出现上腹痛、身目黄染、腹水及肝大等。HSOS 按病因可分为三类。①吡咯生物碱 (pyrrolidine alkaloid,PA) 相关 HSOS:与服用菊科的土三七、千里光,紫草科的天芥菜,豆科的猪屎豆等含有 PA 的中草药相关,其中土三七为最常见的致病因素,应引起足够的重视;②造血干细胞移植 (hematopoietic stem cell transplantation,HSCT) 相关 HSOS:造血干细胞移植前,通常需要使用大剂量化疗药及采用放疗进行预处理,这是直接导致 HSCT 相关 HSOS 的原因之一;③其他病因不明的 HSOS,大多与使用化疗药物有关,常见药物有:环磷酰胺、6- 巯基嘌呤、硫唑嘌呤等。

9. 布 - 加综合征 (BCS) 也属于肝脏血管异常的 NCPH,其门静脉高压的形成是由于肝静脉主干和（或）下腔静脉肝段的狭窄或阻塞，从小肝静脉直到下腔静脉与右心房连接处均可出现梗阻部位。BCS 按解剖分为三个类型：肝静脉阻塞型、下腔静脉阻塞型和混合型。BCS 可起病隐匿，致使临床表现复杂、诊断困难，如突然不明原因出现腹水伴有肝脏增大及上腹痛，肝功能损伤不严重，但腹水蛋白含量较高，应怀疑本病。BCS 患儿通过肝功能及腹水等检查很难确诊，影像学检查尤为重要，而诊断困难者可行肝穿刺活组织检查。

五、治　　疗

（一）病因治疗

门静脉高压症患儿应尽快、尽早明确病因，这样可能进行有的放矢的治疗，从而能尽快去除致病的始动因素。例如，对乙型肝炎患儿采用恩替卡韦抗病毒治疗；自身免疫性肝炎酌情使用激素治疗；代谢性肝病如 Wilson 病或血色病给予驱铜或驱铁治疗。EHPVO 等血管源性门静脉高压或血管畸形可行手术矫正或介入治疗，可行外科手术；肠系膜上 - 门静脉分流（Rex）手术、改良 Rex（胃冠状静脉或脾静脉或小肠静脉或肠系膜下静脉与门静脉左支分流；或门静脉右支分流）手术、Warren（远端脾 - 肾分流）手术。易栓症、血栓性给予抗凝治疗。

（二）对症支持治疗

CPH 通常肝功损害明显，而非硬化性肝脏基础尚可。对门静脉高压症患儿进行对症支持治疗，如有肝硬化低蛋白者补蛋白，有腹水者利尿，肝性脑病者脱氧、防治脑水肿，感染者抗感染。

出现最危险的并发症消化道出血者可止血；EVB 的防治包括：①预防首次 EVB（一级预防）；②控制急性 EVB；③预防再次 EVB（二级预防）；④改善肝功能储备。非选择性 β 受体阻制剂（non-selective β - blockers，NSBB）降低门静脉压力等。经颈静脉肝内门体分流术（TIPS）；胃镜下止血、套扎、硬化剂治疗；外科手术切脾、断流。

（三）其他治疗

手术、肝移植等。

六、小　　结

总之，儿童门静脉高压不同于成人，其病因更加多样而复杂，不同类型门静脉高压的病理生理及病理改变也不同，这些都使其临床表现迥异。临床医师应首先确定有无门静脉高压并区分出其类型，尽早明确病因，在此基础上有针对性地进行科学合理的治疗，防治相关并发症，改善患儿的生活质量、提高生存率。

（徐志强）

参 考 文 献

刘海博，张博静，吕勇，等，2017.特发性非肝硬化门静脉高压症的研究进展.临床肝胆病杂志，33(2):348-353.

徐航飞，丁惠国，2019.肝（窦）前型非肝硬化门静脉高压症的诊断与治疗及其面临的困境.临床肝胆病杂志，35:13-17.

赵连晖，贾继东，2019.应重视门静脉高压症的病因诊断及规范治疗.临床肝胆病杂志，35(1):10-12.

中华医学会放射学分会介入学组，2010.布加综合征介入诊疗规范的专家共识.中华放射学杂志，44:345-349.

Ebel NH, Carlin K, Shaffer ML, et al, 2019.Hepatic venous pressure gradient measurements in children: correlation with hepatic histology and clinical indicators of portal hypertension. J Pediatr Gastroenterol Nutr, 68(6):788-792.

European Association for the Study of the Liver, 2016.EASL clinical practice guidelines:vascular diseases of the liver. J Hepatol, 64:179-202.

Khanna R, Sarin SK, 2014. Non-cirrhotic portal hypertension—diagnosis and management.J Hepatol, 60: 421-441.

McKiernan P, Abdel-Hady M, 2015. Advances in the management of childhood portal hypertension. Expert Review of Gastroenterology & Hepatology, 9:575-583.

Sahin A, Artas H, Tunc N, et al, 2018. Hematological indices in portal hypertension cirrhosis versus noncirrhotic portal hypertension. J Clin Med, 7:196.

Tseng Y, Ma L, Luo T, et al,2018. Non-invasive predictive model for hepatic venous pressure gradient based on a 3-dimensional computed tomography volume rendering technology. Exp Ther Med, 15:3329-3335.

Vuppalanchi R, Mathur K, Pyko M, et al, 2018. Liver stiffness measurements in patients with non-cirrhotic portal hypertension—the devil is in the details. Hepatology, 68:2438-2440.

第48章

儿童肝移植适应证和手术评估

要点

肝移植已成为儿童终末期肝病的有效治疗方案，绝大多数受者达到了满意的疗效。儿童肝移植适应证与成人肝移植差别较大，且其术前常合并肝外系统并发症，评估工作较为复杂。肝移植前评估、适应证及手术时机已渐成标准规范。

儿童肝移植作为临床肝移植的重要组成部分，已成为儿童终末期肝病的标准治疗方案。自1963年世界首例儿童肝移植手术实施以来，经过几十年的发展，尤其是围手术期管理的完善、手术技术的进步和免疫抑制方案的优化，其术后生存率已得到极大提高。在美国、日本等发达国家，儿童肝移植比例均超过肝移植总例数的10%，术后5年生存率约为80%，而中国大陆地区儿童肝移植的开展起步较晚，自1996年成功实施了首例儿童肝移植以来，截至2013年12月31日，中国肝移植注册（China Liver Transplant Registry，CLTR）系统登记的18岁以内的儿童肝移植为935例，占大陆地区肝移植总数的3.6%，目前儿童肝移植已逐渐在全国范围内广泛实施。

儿童肝移植适应证与成人肝移植差别较大，且术前常合并肝外系统并发症，评估工作较为复杂，涉及肝移植外科、小儿外科、营养科、感染科、重症医学科、麻醉科、移植协调员、精神科、监护人、社会机构等诸多领域，评估目的是筛选出肝移植为最佳治疗方案的患儿，同时在移植等待期间给予患者必要的干预措施，可大大减少患儿移植等待期间的死亡率。

一、适 应 证

一般而言，若儿童为终末期肝病且预期存活时间短于1年，或生活质量严重受损，出现代谢异常、凝血功能障碍、门静脉高压、肝性脑病及顽固性瘙痒时，即可考虑肝移植。选择移植时机需综合考虑病情发展的程度，对疾病、手术及预后等各方面进行权衡，儿童肝移植适应证可分为如下几类。

（一）胆汁淤积性肝病

胆道闭锁、Alagille综合征、进行性家族性肝内胆汁淤积症、原发性硬化性胆管炎等。

小儿胆汁淤积性疾病中常见的为胆道闭锁，约占小儿肝移植的50%，Kasai手术是其主要干预措施，15%～20%的胆道闭锁患儿通过此术式可能不需要肝移植，对于术后3～6个月血清胆红素仍高于100μmol/L的患儿、术后门静脉高压导致难以控制的反复消化道出血或顽固性腹水等并发症及术后无法控制的反复胆管炎发作的患儿则应考虑行肝移植术，未行 Kasai 手术的患儿若出现肝硬化失代偿则可直接行肝移植手术。Kasai 术和肝移植的序贯治疗优化了整体存活率和器官利用率。

其他胆汁淤积性疾病如进行性家族性肝内胆汁淤积或 Alagille 综合征，均可能导致肝硬化并发门静脉高压，当出现顽固性瘙痒、黄色瘤、显著营养不良及肝细胞癌时则为移植适应证。

（二）遗传代谢性疾病

合并器质性肝损伤：Wilson 病、Ⅰ 型酪氨酸血症、糖原贮积症、α_1 抗胰蛋白酶缺乏症、囊性纤维化、尼曼 - 皮克病、胆汁酸合成障碍、线粒体病等；无器质性肝损伤：尿素循环障碍性疾病、家族性淀粉样多发性神经病变、原发性高草酸尿症、Crigler-Najjar 综合征、枫糖尿症、纯合子家族性高胆固醇血症等。

基于肝脏的遗传代谢性疾病是儿童肝移植的主要原因之一，肝移植可以达到表型和功能治愈，在其他系统出现严重受损之前应考虑肝移植。例如，尿素循环缺陷患者早期行肝移植可以避免严重神经损伤导致发育障碍，肝移植不能逆转已经存在的脑损伤。酪氨酸血症患者发生肝衰竭或肝细胞癌风险较高，早期行肝移植可在一定程度上避免肿瘤发生肝外转移，目前尼替西农已成为酪氨酸血症的一线药物，其可通过抑制 4- 羟基苯丙酮酸氧化酶预防发育异常和肝细胞癌。

总之，代谢性疾病常合并肝外器官病变，其肝移植时机应根据不同疾病的特点个体化判断。

（三）暴发性肝衰竭

对无肝病基础而发生急性肝衰竭（ALF）的患儿进行诊断和预后判断均比较困难，儿童 ALF 最常见的原因是隐性病毒性疾病、药物性肝损害、毒素暴露或未知的代谢疾病。

婴儿 ALF 中必须要考虑到新生儿血色素沉着症或线粒体疾病。线粒体呼吸链异常临床表现为 ALF 或突发进行性失代偿期肝病，在评估过程中发现线粒体疾病可能预示着多器官进行性受损，应特别注意 DGUOK 基因突变的患者，这在肝脑表型相关线粒体疾病中最常见，如果这些患者没有出现神经系统异常则可考虑进行肝移植，如果已经出现发育迟缓或眼球震颤则肝移植对其生存率基本无改善。另外，丙戊酸诱导的 ALF 患者 1 年生存率明显降低，所以并不适合肝移植。

ALF 患儿评分系统中不良的预后因素包括国际标准化比值（INR）> 4，血清胆红素 > 235μmol/L（13.8mg/dl），年龄 < 2 岁，白细胞计数 > $9×10^9$/μl。而其他研究预后不良的因素包括脑病发病时间 > 7 天，凝血酶原时间 > 55s，丙氨酸转氨酶 > 2384U/L，Ⅳ 级脑病，1 岁以下婴儿或需要透析的患儿。这些标准可作为参考，对于观察疾病进程最有价值。进展期肝性脑病与患者高死亡率相关（Ⅰ ～ Ⅱ 级，44%；Ⅲ ～ Ⅳ 级，78%），出现不可逆的神经损伤之前进行肝移植可大幅提高存活率。短期内稳定的患者可以反复行血浆置换改善 ALF 临床症状，但肝移植是唯一有效的治疗方式。

肝脏损伤单元（liver injury units，LIU）评分可用于指导儿童暴发性肝衰竭的手术时机选择，计算公式如下：① LIU 评分 (PT)=3.584× 总胆红素峰值 (mg/dl)+1.809× 凝血酶原时间峰值 (s)+0.307× 血氨峰值 (μmol/L)；② LIU 评分 (INR)=3.507× 总胆红素峰值 (mg/dl)+54.51× INR 峰值 +0.254× 血氨峰值（μmol/L）。当 LIU 评分 (PT) > 85 或 LIU 评分 (INR) > 296 时则强烈建议肝移植。

对于暴发性肝衰竭应及时联系儿童肝移植中心行多学科评估，并在暴发性肝衰竭的病因明确后充分评估肝移植的必要性及是否存在肝移植的禁忌证。

（四）肝脏肿瘤

需要行肝移植的肝脏肿瘤包括肝母细胞瘤、肝细胞肝癌、婴儿型肝脏血管内皮瘤等。

术前评估显示手术无法根治切除但无明显血管侵犯的非转移性肝细胞癌、无法手术切除及其他治疗方式也无效的非转移性的其他肝脏肿瘤，均可考虑肝移植。对肝母细胞瘤患者而言，行根治性切除仍然是实现长期存活最重要的干预措施，但肝移植对肝母细胞瘤治疗的有效性已于近些年得到证实，移植术后建议联合辅助化疗，尤其是"抢救性移植"的存活率低，最好在快要完成化疗前进行肝移植，术后继续进行最后 1 ～ 2 个周期的化疗。

儿童肝细胞癌的发病率较低，因此肝癌患儿肝移植经验有限。对于局限于肝脏或没有潜在代谢性肝病的患者建议行肝移植，可参考成人修订的 Milan 标准将其分为 T1 或 T2 肿瘤患者。

（五）其他

其他需要肝移植的疾病有病毒性肝炎肝硬化、自身免疫性肝炎肝硬化、隐源性肝硬化、布 - 加综合征、门静脉性肺动脉高压、Caroli 病、先天性肝纤维化、二次肝移植等。

儿童中多数再移植是由于血管并发症或原发性无功能导致的移植物丢失，总体发生率为 3% ～ 20%，原位全肝移植和原位减体积移植术后再移植的发生率相当。再移植患者肾功能损伤、术中出血和肠道损伤的风险增加，而体重 < 20kg 或总胆红素 > 19.7mg/dl 的患者再次移植后存活率最差。

二、禁 忌 证

儿童肝移植绝对禁忌证：①难以控制的全身感染；②肝脏恶性肿瘤合并无法彻底清除的肝外转移灶；③合并严重的心、肺、脑等重要脏器器质性病变；④获得性免疫缺陷综合征（AIDS）；⑤其他：C 型尼曼 - 皮克病、严重的多器官受累的线粒体病（如 Alper 综合征、丙戊酸钠诱导的肝衰竭）等。

相对禁忌证：①经化疗后仍快速进展或合并静脉侵犯的肝细胞癌；②广泛的门静脉系统血栓形成；③药物难以控制的门静脉性肺动脉高压；④人类免疫缺陷病毒（HIV）携带者；⑤经多学科干预仍无法控制的高度不依从性；⑥嗜血细胞性淋巴组织细胞增生症。

值得注意的是，若肝母细胞瘤的肺转移灶在化疗后完全消失或单发肺转移灶经根治性手术切除，则不被视为肝移植的禁忌证。门静脉性肺动脉高压患儿应尽快接受肝移植评估，且移植前应将肺动脉压力控制在 35mmHg 以内。

三、受体术前评估

移植前应对患儿建立系统的评估项目和流程表，需多学科同时参与且综合评估，评估目的之一是确立诊断并判定移植的迫切性和最佳时机，根据患者等待时间、疾病严重程度等因素对患者进行分级分层，有益于器官资源的合理分配。针对小儿肝脏疾病的分期评估系统，目前普遍采用儿童终末期肝病（pediatric end-stage liver disease，PELD）评分，PELD 评分系统基于总胆红素、INR、血清白蛋白、年龄 < 1 岁和发育障碍等因素，该评分系统对 3 个月内死亡率的预测能力非常好，通常适用于 12 岁以下儿童。

PELD 得分 =[0.436(年龄)] − 0.687ln[白蛋白（g/dl]+0.480ln[总胆红素 (mg/dl)]+1.857ln INR]+0.667[发育障碍]

PELD 评分系统已于 2002 年 2 月被美国器官分配联合网（UNOS）采用，然而许多危及生命的并发症在该评分系统建立之初并未纳入计算，如内科治疗无效的反复消化道出血、肝肺综合征、囊性纤维化合并进行性肺部病变及肝移植后严重并发症等，所以 UNOS 除参照 PELD 评分外还结合病情危重程度筛选出"状态 1（status 1）"患者，此类患者若未接受肝移植则短时间内死亡率极高，所以在器官分配过程中享有优先权。

对于纳入等待的患儿，临床目标是通过治疗改善其术前状况或好转后无须器官移植。美国研究数据提示 82% 的患者将在 12 个月内接受移植，54% 患儿在等待前 3 个月内接受移植，SPLIT 数据显示近 75% 的状态 1 患者在最高优先级时接受了移植，2% 的患者通过治疗康复从而无须移植。少数患者在移植前死亡，其中近 6% 为状态 1 患者及低钠血症患儿，是移植前死亡的高危人群。

四、供体评估和选择

肝移植中供肝来源主要为：①活体供体；②心搏呼吸骤停后死亡供体；③脑死亡供体。目前小儿肝移植主要为脑死亡供体或亲体捐献，器官来源匮乏和受体人群扩增等因素均促进了外科手术的发展和创新，如劈离式肝移植、辅助肝移植、多米诺交叉辅助肝移植等，而全肝移植仍是大多数儿童和青少年移植的首选。

选择合适的供体对于肝移植的成功至关重要，供体评估指标包括患者年龄、体型、血型、医疗史，以及用药情况、有无感染和恶性肿瘤、患者死亡原因、住院时间、肝功能及入院后病情变化等，因此通常需要有经验的移植协调员及器官获取医师协作来进行全面系统评估。

（一）供体年龄

儿童肝移植中供体年龄对移植预后有长远的影响，多变量分析显示如果儿童受者接受来自儿童供者的肝脏，移植物失功概率明显降低。UNOS 儿童肝移植数据分析显示当供体年龄 < 18 岁时，患儿术后 3 年移植物存活率为 81%，而接受 18 岁及以上供肝的儿童同期存活率仅为 63%。成人接受小儿供肝术后移植物和受体存活率均下降，主要原因是管道直径不匹配导致血管或胆管并发症，同时由于小儿供肝是婴幼儿受者唯一的器官来源，因此应避免其在成人中使用。

（二）病程及生化检测

评估过程中需明确供体住院原因、住院时间及是否有潜在感染、是否过多使用血管活性药物等。尤其是合并感染性疾病的供体，其对于小儿受体来说可能是致命的，严重感染应被视为捐献的绝对禁忌，近年关于受体术后感染狂犬病毒的病例报道增多，因此供体评估过程中应注意相关病史采集。

血清肝酶、凝血功能测试提示器官损伤，但不能作为器官是否能用的可靠参数，血清胆红素及腹部超声检查更具参考价值，腹部超声可发现供肝肿瘤和初步明确供肝脂肪变情况，代谢性酸中毒（碳酸氢盐 < 18mmol/L）和高钠血症确定会增加手术风险。

（三）供肝体积和质地

足够的供肝体积是确保术后器官功能正常的关键，由于供肝保存过程中存在肝细胞损伤，因此使用全肝、减体积肝或劈离肝时所需的肝脏质量应大于活体供肝计算所需的质量。儿童的正常肝脏体积可以使用以下公式计算：估计肝脏体积 =706.2× 体表面积 (m^2) +2.4。考虑到腹水、肝脾大等因素，供体体重高于或低于受体的 15% ～ 20% 通常都适合于全肝移植，而在劈离或活体肝移植中，在选择肝段时建议移植物质量至少为理想计算估计值的 40% ～ 50%。移植物与受者体重比是较准确的计算方式，最小应满足 1% 比例，1% ～ 3% 最佳，而 < 0.7%

的情况下移植物和受者生存率都将受到显著影响。过多的门静脉血流可能导致小体积移植物出血性坏死，相对来说大体积移植物（供体与受体体重比＞5%）具有更好的远期效果。

供肝获取时外科评估包括肝脏颜色、软硬度、胆汁性状观察等，供肝脂肪变性情况对受体早期恢复影响较大，通常情况下腹部超声和器官获取医师对供肝脂肪变情况有初步评估，但术前供肝病理仍为最可靠参考，供肝大泡脂肪变性＞30%或＞20%且冷缺血时间较长时均可增加儿童术后移植物丢失的风险。

（四）活体供体及伦理问题

活体肝移植是儿童肝移植重要组成部分，其原因是由于合适供体的短缺，活体捐献者通常是患儿父母或一级亲属，年龄18～55岁，ABO血型一致且无急慢性疾病。活体肝移植虽然具有潜在优势，但其涉及医疗、手术、伦理及公众舆论等诸多问题，其宗旨是不能以牺牲捐献者的生命安全为代价，术前必须与患方进行详细良好的沟通，捐献者及患儿保留拒绝提供或接受器官的权利。美国曾针对活体捐献提出了UNOS政策：①在医学、社会心理学全面评估潜在供体是否合适；②告知潜在捐献者有关的风险和预后；③提供有关家庭、致残、智力、情绪及其他方面压力的辅导和支持；④确保没有强制性决定；⑤捐献者有权利在任何时候选择"退出"。根据上述条件，被排除在外的活体捐献者中90%是由于病史、体格检查、实验室筛查和ABO血型等原因，10%是因血管变异被排除，捐献者死亡率仅为0.5%，但近1/3的捐献者术后会出现轻微并发症。

五、供受体手术注意事项

器官获取手术开始后秉着最大程度保留其血管结构的原则，用4℃器官保存液原位灌注（常用为UW液或HTK器官保存液），当减体积肝移植需要切除部分肝脏时，应该在器官整体复苏后实施，肝实质分离技术和器械的改进为活体肝移植和劈离式肝移植奠定了基础。劈离式肝移植中，扩大的肝右叶（4～8段）可用于成人或年龄较大的儿童，而剩余的左外叶（2段、3段）则可以作为小儿受体的供肝来源。

由于儿童体型较小，肝脏管道结构纤细，无论是患肝切除还是供肝获取，手术操作都必须精细以避免造成不可挽回的损伤。尤其是儿童肝动脉吻合技术，当肝固有动脉直径＜4～5mm时，应首选将供体腹腔干直接接入肾水平下腹主动脉，建议儿童肝移植外科医师配备手术显微镜或高功率6×放大镜以便于动脉吻合。而移植物流出道必须确保畅通，尤其是"背驮式"肝移植，在下腔静脉前壁取纵向切口做吻合可增加流出道口径同时可为移植物提供稳定性。年龄较小或原发性胆道病变的患儿，首选胆管-空肠端侧吻合、Roux-en-Y吻合方法。移植术后应用腹部超声密切监测肝脏血流及其他情况尤为重要，可早期发现血管或胆管并发症以便于后续处理。

总之，肝移植已发展为多数终末期肝病患者或急性肝衰竭患者唯一有效的治疗方法，仔细全面的术前评估和严格的手术适应证不仅可大大提高患儿生存率，也可有效减少器官资源的浪费。为了扩大儿童肝移植供体来源而开展的各种外科式式在一定程度上缓解了器官资源匮乏，同时降低了等待期间的患儿死亡率，但劈离式肝移植和活体肝移植等术式必须在病情较稳定的受者中实施，而且需要精细的手术操作和术后管理。

（李志杰　王洪波）

参 考 文 献

中华医学会器官移植学分会, 中国医师协会器官移植医师分会, 2016. 中国儿童肝移植临床诊疗指南 (2015 版). 中华移植杂志 (电子版), 10(1):2-11

朱鹏, 译, 王宇明, 审校, 2014. 美国肝病学会儿科肝移植患者长期医学管理实践指南推荐意见. 临床肝胆病杂志, 30(1):5-6.

Altman RP, Lilly JR, Greenfeld J, et al, 1997. A multivariable risk factor analysis of the portoenterostomy (Kasai) procedure for biliary atresia: twenty five years of experience from two centers. Ann Surg, 226:348-355.

Cuende N, Miranda B, Canon JF, et al, 2005. Donor characteristics associated with liver graft survival. Transplantation, 79:1445-1452.

Englert C, Grabhorn E, Burdelski M,et al, 2006. Liver transplantation in children with Alagille syndrome:indications and outcome. Pediatr Transplant, 10:154-158.

Frederick JS, Ronald JS, William FB, et al, 2014. Liver Disease in Children.4th ed. New York : Cambridge University Press.

Mindikoglu AL, King D, Magder LS, et al, 2011. Valproic acid-associated acute liver failure in children: case report and analysis of liver transplantation outcomes in the United States. J Pediatr, 158:802-807.

Otte JB, De Ville De Goyet J, Reding R, et al, 1994. Sequential treatment of biliary atresia with Kasai portoenterostomy and liver transplantation: a review. Hepatology, 20:41S-48S.

Rivera-Penera T, Moreno J, Skaff C,et al, 1997. Delayed encephalopathy in fulminant hepatic failure in the pediatric population and the role of liver transplantation. J Pediatr Gastroenterol Nutr, 24: 128-134.

第 49 章

儿童肝移植术后管理

要点

全面、细致、严谨的管理是儿童肝移植成功的重要保障，应贯穿于移植前、移植中和移植后的全过程。

儿童肝移植的成功不仅依赖于维持移植物的功能，还依赖于有效预防和治疗感染等并发症。密切监测、早期发现并处理儿童肝移植后的相关并发症，如肝动脉血栓形成、门静脉血栓形成、肝流出道梗阻及胆道并发症等。肝移植围手术期管理已明显改善，包括更好的术前管理、手术技术的改善、免疫抑制策略的优化。

免疫抑制剂的正确合理使用对儿童肝移植的成功至关重要。

随着肝移植受体的增加，未来需深入了解这一特殊人群的健康需求。

接受肝移植的终末期肝病患儿在术后早期的管理需要移植团队和儿科重症监护人员的共同努力。护理应注意患儿移植前的生理状态，包括晚期门静脉高压症和其他器官系统的损害，如肝肾或肝肺综合征，以及移植过程的细节包括失血量、血管吻合困难程度等因素。

一、术后早期处理的一般原则

通过容量管理和心血管支持以维持移植物灌注。患儿一般接受 24 ～ 72h 预防性抗生素治疗，以预防包括伤口感染在内的常见术后细菌感染。事实上，儿童肝移植术后伤口感染率较低，多低于 8%。在术后腹腔脓肿风险增加的情况下，如外科手术切除时不慎损伤肠道或患肝伴有肝脓肿，抗生素应扩大和针对可疑的病原菌。在术后早期，大多数中心使用更昔洛韦或缬更昔洛韦以预防感染或再次激活巨细胞病毒和 EB 病毒等病毒。常见的方法是先进行 14d 静脉注射治疗，然后进行 10 ～ 12 周的口服治疗。

术后早期通过常规进行肝功能、凝血及超声等监测来观察移植物功能恢复情况，以便及早发现血栓、胆漏等相关并发症。

二、感染性并发症

肝移植的成功不仅依赖于维持移植物的功能，还依赖于有效预防和治疗感染并发症。自 20 世纪 80 年代初以来，感染一直是移植后死亡的最主要原因之一。

（一）早期感染

大约 1/3 的患儿在肝移植后 30d 内出现

细菌感染。常见的感染包括需氧肠革兰氏阴性微生物、肠球菌和葡萄球菌。厌氧菌感染不常见，但是如果伴有移植物缺血性坏死，抗生素方案应覆盖厌氧菌。真菌感染的发生率较低（8%），常见于肠穿孔或移植术前长期应用类固醇的患儿。早期细菌或真菌感染风险因素包括年龄 < 12 个月和接受技术性异体移植物。

巨细胞病毒相关性疾病发生率约为 6%，其中 50% 出现在前 30d。如果没有给予抗病毒预防治疗，移植前感染并且血清学阳性的患儿可以在术后最初几周内重新激活。症状往往较轻，但可能发生多系统疾病。无论是再激活还是原发性感染，临床表现通常包括发热、腹泻和肝酶升高，但注意警惕可能迅速发展成双侧肺炎等严重疾病。早期应用更昔洛韦治疗可避免多系统损伤。抗 CMV IgG 供者（±）/ 受者（±）的高危患儿术后应接受至少 3 个月的预防性抗病毒治疗，术后 14d 内使用静脉注射更昔洛韦，14d 后改为口服更昔洛韦或缬更昔洛韦。

大多数 EB 病毒疾病发生在移植 30d 后。移植术后首次感染的患者，发生淋巴增生性疾病的风险增加。肝移植术后淋巴增生性疾病常表现为头颈区、腹腔或腹膜后。单独的肺部病灶及结肠的溃疡也很常见。胃肠道病变的表现通常包括慢性腹泻和继发于轻度蛋白损失肠病所致的低血清白蛋白。主要治疗手段为降低免疫抑制剂用量、静脉注射免疫球蛋白和抗 CD20 单克隆抗体等。

肺囊虫感染在术后第 1 年也应积极关注。口服三甲氧苄啶 - 磺胺甲噁唑在前 12 个月是相当标准的预防方案。

（二）长期随访感染情况

常见的细菌感染是社区获得性感染，包括细菌性肺炎、尿路感染和侵袭性肺炎球菌病。接受实体器官移植的患儿罹患侵袭性肺炎球菌病的风险高于一般儿童，应适当进行免疫接种。常见的病毒病原体，如呼吸道合胞病毒、轮状病毒及水痘 - 带状疱疹病毒，可在移植受者中引起严重感染，尤其是在免疫抑制增强期间。

（三）对发热患者的评估

肝移植受者发热的处理方法因移植术后时间和免疫抑制水平的不同而不同。术后几周内的患者需要全面检查血源性病原体和腹腔内来源，应包括 EB 病毒和巨细胞病毒载量的评估，即使是已经接受过预防治疗的患者，也应接受评估。中心导管感染相对少见，如果从中心静脉培养中分离出肠道微生物，那么应该及时评估腹腔或胆道来源。

如果患者有中心静脉置管，经验性抗生素覆盖范围应覆盖肠道微生物和皮肤菌群。根据细菌分离培养结果及时调整抗感染方案。对于有临床症状的患者，在获取组织样本的同时，短期经验性抗巨细胞病毒治疗也是必要的。孤立发热与巨细胞病毒血症有关，即使没有组织浸润证据的情况下，静脉注射更昔洛韦也适用于这些患者。

三、免疫抑制

20 世纪 80 年代，钙调磷酸酶抑制剂（CNI，如他克莫司或环孢素）作为免疫抑制剂的引入对成人和儿童肝移植的成功至关重要。目前比较常见的免疫抑制方案是将 CNI 与类固醇和细胞周期抑制剂联合使用。接受肝移植的患儿应尽早撤除激素，通常在术后 3 ～ 6 个月停用糖皮质激素。表 49-1 总结了一种具有代表性的免疫抑制方案，包括移植后第 1 年的目标 CNI 水平。单克隆抗体诱导疗法目前使用较少，因为在肝移植中由于排斥反应而导致移植物失活的风险往往低于这些药物引起机会性感染和恶性肿瘤的风险。急性排斥反应在儿童中发生率为 20% ～ 40%，这并不会增加移植物

表 49-1　儿童肝移植免疫抑制管理

他克莫司（钙调磷酸酶抑制剂）	
移植术后时间	**他克莫司目标浓度 (ng/ml)**
移植术后	
1～3 个月	10～12
3～8 个月	8～10
8～18 个月	5～8
超过 18 个月	3～5
晚期排斥反应后	
1～3 个月	10～12
3～4 个月	8～12
4～8 个月	8～10
8～18 个月	5～8
超过 18 个月	3～5

推荐激素撤退方案	
移植术后时间	**每天激素用量 (mg/kg)**
1～3 个月	0.3
3～4 个月	0.2
4～5 个月	0.1
5～6 个月	0.05
6 个月	0.05，持续 2 周后停用

实验室检查结果正常，除外新发或持续排斥反应和（或）自身免疫性肝病的患者

移植术后环孢素血清目标浓度		
移植术后时间	**目标谷浓度 (ng/ml)**	**2h 峰值浓度 (ng/ml)**
1～3 个月	250～300	800～1200
3～8 个月	200～250	600～1000
8～18 个月	150～200	400～800
超过 18 个月	50～150	200～600

失活的风险。因此，大多数儿童肝移植免疫抑制方案的目标是接受早期偶发急性排斥反应发作的同时，尽量降低免疫抑制相关并发症的发生率。个体化免疫抑制方案越来越流行，如在移植前肾功能不全或肾衰竭的患者中使用延迟暴露 CNI 的诱导治疗。

（一）排斥反应的诊断和治疗

急性排斥反应最常发生在移植后的 2～6 周。大多数急性排斥反应可通过肝功能变化与免疫抑制剂浓度监测进行判定，但是肝穿刺活检仍然是诊断急性排斥反应的"金标准"。排斥反应的严重程度的分级以组织学损伤和肝功能损害为依据。一线

治疗一般包括类固醇冲击及增强免疫抑制强度。在早期急性排斥反应中，60%以上的患者会对甲泼尼龙冲击治疗有效（静脉滴注10～20mg/kg，连续3～5d）。组织学检查有助于与巨细胞病毒和EB病毒感染鉴别。对增强免疫抑制治疗临床反应不佳的患者也应进行组织学评价。在严重急性排斥反应的情况下，可能需要使用抗淋巴细胞制剂进行治疗。

（二）长期维持免疫抑制和耐受

随着移植时间的推移，患者需要越来越少的免疫抑制，许多患者在接受CNI单药治疗时表现出可接受的移植物功能。对于那些经肝活检证实没有慢性炎症的患者来说，将CNI暴露最小化并减少到每天1次的剂量也可耐受良好。在亲体肝移植受体中选择合适的患者停用免疫抑制治疗，60%的患者能达到持续性免疫耐受，并且能够维持肝功能正常至少1年。

四、移植物功能障碍评价

移植物功能障碍的鉴别诊断因移植术后时间而异。移植物原发性无功能发生率为1%～3%，通常在关腹前就可以发现异常。早期移植物损伤的原因包括缺血再灌注损伤（1～5d）、术后并发症（如血管血栓形成、胆道梗阻及小肝综合征）。在长期随访中，移植物损伤的病因更为多样。

目前，常规筛查血清酶和胆红素水平。此外，一些研究发现，即使是在肝酶正常的情况下，移植物的组织学也可能明显异常，所以一些中心常规采用肝活检作为筛查方案。通常在移植后的前7～10d每天监测血清肝酶、胆红素和凝血情况。随着移植后第2周血管血栓形成和胆漏的可能性降低，监测改为每周2～3次。术后1个月，排斥反应的可能性降低，监测从每周1次逐渐减少到每月1次，时间为8～12周。目前大多数中心对于病情稳定的患者

至少每3个月监测1次。当重要的酶学升高（>3～4倍基线）和血清胆红素上升应该直接进行肝活检明确。

在评估新发移植物功能障碍时，影像学检查是一项必要的检查，如胆道梗阻、血管血栓、肝流出道梗阻或门静脉狭窄，以及胆道空肠吻合术后部分梗阻和胆道扩张引起的进展性纤维化等都可以通过影像学筛查发现，以便早期诊断、早期治疗。

五、常见并发症

（一）肝动脉血栓形成

肝动脉血栓形成（hepatic artery thrombosis，HAT）的发生率为2%～15%，与供受体血管的直径、受体的年龄、供体的质量有关。移植物小体积、供体动脉解剖复杂的器官，如需要重建右肝动脉，以及来自边缘供体的移植物，HAT的风险增加。在接受优质器官的稳定受者中，血栓形成最初可能无症状，早期肝酶呈轻微至中度升高。在其他患者中，HAT可表现为肝细胞大量坏死，血转氨酶显著升高>5000IU/L，肝衰竭，血流动力学不稳定。由于胆管的血供完全来源于肝动脉，早期肝外胆管胆漏和肝内胆汁淤积的发生也可能是主要临床表现。

早期肝动脉血栓首选的治疗方式为急诊手术取栓与动脉再通；肝动脉血栓继发的弥散性缺血性胆道并发症通常需行再次肝移植。对于晚期出现肝动脉血栓的患者，治疗方案的决定取决于移植物损伤的严重程度，以及是否能够在保证长期高质量生存的前提下修复受损的动脉。

如上所述，低剂量肝素抗凝剂是常用的，当恢复进食时，开始使用阿司匹林等抗血小板药物。只有当受体被认为有更高的HAT风险时，才在术后使用充足的抗凝治疗。通常在术后第1天进行超声监测，对血流和阻力指数进行基线评估，动脉阻力

指数 < 0.6，需警惕肝动脉血栓的发生。

（二）门静脉血栓形成（PVT）/ 狭窄

与 HAT 不同，急性移植后 PVT 往往由于技术因素，可以通过对可能导致血流受损的吻合口的修复和机械因素的改善来纠正。

临床征象可能不明显，术后超声对门静脉的检测是非常敏感和准确的。PVT 多见于技术性异体移植，如劈离式肝移植和活体移植。当受体门静脉发育不全或闭锁，需要进行门静脉移植重建时，这种情况也更为常见。在移植过程中必须注意静脉的方向及供受者门静脉的直径。如术后第 1 天超声难以检测到门静脉血流，应立即探查。在 PVT 的再探查中，仅仅清除血块通常是不够的。吻合口通常必须打开，移植物用肝素和组织纤溶酶原活化剂冲洗以清除门静脉循环中的微血栓，并重新正确吻合。

早期 PVT 如果不加以纠正，通常会逐渐导致门静脉高压症状。通过经皮球囊扩张治疗，可以恢复肠系膜静脉压力接近正常。对于有较大静脉的年长儿童，血管内支架置入术可以永久矫正复发性静脉狭窄。对于年龄较小的儿童，支架置入是禁忌的，因为支架不会随着儿童成长而扩张以增加静脉的血流。

（三）肝流出道梗阻

在肝移植后可能发生的所有血管问题中，流出道梗阻是最不常见的。

急性静脉阻塞可能对移植物造成严重损害，需要再次移植。梗阻的发生常与流出道狭窄、扭曲成角、血栓形成等因素有关。临床表现为腹水增多、低蛋白血症、腹泻等。超声检查可清楚显示肝静脉血流受损。

（四）胆道并发症

胆漏是手术后早期主要并发症之一。腹腔引流可见胆汁和（或）胆道吻合口或肝脏切缘液体聚集与胆红素升高和发热是典型的迹象。通过术中胆管造影，可避免切缘胆漏。大胆管漏或吻合口漏通常需要手术治疗。

胆道梗阻是肝移植术后常见的问题，主要是由于吻合口或高位胆道狭窄、结石形成所致，尤其是在接受技术异体移植的患者中。肝移植受者胆道梗阻的体征和症状具有高度的差异性，许多患者仅表现出轻微的症状。胆红素和肝酶，包括胆汁淤积酶，在患者发生继发性胆管炎或胆管完全被结石堵塞之前可能是正常的。对于有间歇性白大便和血清肝酶波动史的患者应高度怀疑胆道梗阻。

胆道系统的缺血损伤是主要危险因素，无论是长时间的冷缺血或肝动脉灌注不足。狭窄分为两种，一种是吻合口狭窄，局限于胆肠吻合区，另一种是肝内狭窄。吻合口狭窄通常是瘢痕形成、局部缺血或技术因素的结果。肝内狭窄常常是缺血损伤的结果，复发率高，常需要再次移植。肝内狭窄也与免疫损伤有关，如慢性排斥反应和复发或新发原发性硬化性胆管炎。

由于小儿肝移植中大部分的胆道吻合仍然是通过构建 Roux-en-Y 进行的，因此内镜评估和治疗的价值有限。最常用的诊断方法包括超声、CT 和经皮胆管造影。在许多情况下，胆道梗阻不会导致胆管扩张以至于超声或 CT 甚至 MRCP 难以检测到。因此，在临床高度怀疑胆道梗阻的情况下，即使影像学检查呈阴性，也应做经皮胆管造影。经皮球囊扩张加临时支架置入治疗孤立性吻合口狭窄和肝内狭窄均可成功。

（五）慢性移植物肝炎 / 新发自身免疫性肝炎

肝移植受者术后可能发展为一种与慢性病毒感染或排斥反应的典型特征无关的慢性肝炎模式。尽管移植前没有任何自身免疫性疾病的证据，但许多患者的自体抗体呈阳性，与初次诊断为自身免疫性肝炎的患者相似，因此被描述为"新发"自身免疫性肝炎。大多数患者对类固醇治疗反应良好，但停用激素易复发。

六、长期随访

小儿肝移植术后 1 年患者和移植物存活率分别超过 95% 和 90%。大多数患者死亡和移植物失活发生在手术后 3 个月内。

虽然在中期和长期随访中患者和移植物存活曲线的斜率减小，但 10 年及以后的生存率仍逐渐下降。分析表明，感染是导致晚期患者死亡的最常见原因。45% 的患者死亡归因于败血症、多系统器官功能衰竭和移植后淋巴增生性疾病等。复发性恶性肿瘤导致的晚期死亡占 18%，排斥反应仅占 3%。相反，在长期随访中，排斥反应是移植物失活最常见的原因占 49%。

再次移植后患者和移植物的存活率约比首次移植后低 10%。再次移植后患者死亡的其他危险因素包括供者年龄、技术异体移植物的使用及国际标准化比值的升高。

长期暴露于免疫抑制可导致多器官系统的进行性损伤。CNI 最常见的毒性是肾损伤、高血压及糖尿病。长期随访中，高血压患病率 5 年为 21%，10 年为 27%。约 15% 的患者在移植后 5 年肾小球滤过率 < 90ml/$(min \cdot 1.73m^2)$。慢性肾损伤与肾脏结构改变有关，包括小动脉病变和肾小管间质纤维化，即使停止使用 CNI，其可逆性也有限。5% ～ 15% 的患者发展为糖尿病，发病率随年龄增长和 CNI 暴露程度而变化。多达 10% 的儿童在移植后可能会有癫痫发作，需要短期的抗惊厥治疗，但很少发展成慢性癫痫。

七、生长和发育

生长发育不足是肝硬化患儿等待肝移植的常见表现。原因包括脂肪吸收不良致营养不良、氮代谢异常和能量消耗增加及生长激素抵抗。肝移植和营养恢复成功后，生长激素和胰岛素样生长因子 1 水平恢复正常，线性生长速度改善。补偿性生长通常要到肝移植后第 2 年才能观察到。然而，这些措施可能不足以改善最终的身高，多达 50% 的受体最终成年身高比他们的遗传潜能低 1.3s。肝移植后认知延迟是儿童慢性肝病人群中普遍存在的问题。婴儿时期肝病的发作被认为是神经认知延迟的一个特别重要的危险因素。患有代谢性疾病的婴儿，包括尿素循环缺陷和酪氨酸血症等高氨危象的婴儿，可能具有显著的神经损伤。

目前儿童肝移植受者可以存活几十年，但慢性移植物功能障碍并不少见，所以加强术后管理尤为重要。随着肝移植受体的增加，未来需要进一步深入了解这一特殊人群的健康需求。

（张晓峰　储　芳）

参考文献

中华医学会器官移植学分会，中国医师协会器官移植医师分会，2016.中国儿童肝移植临床诊疗指南(2015 版).中华移植杂志（电子版），10(1):2-11.

朱鹏，译，王宇明，审校，2014.美国肝病学会儿科肝移植患者长期医学管理实践指南推荐意见.临床肝胆病杂志，30(1):5-6.

Ayoub WS, Esquivel CO, Martin P, 2010.Biliary complications following liver transplantation. Digest Dis, 55:1540-1546.

Ekong UD, Bhagat H, Alonso EM, 2010.Once daily calcineurin inhibitor monotherapy in pediatric liver transplantation. Am J Transplant, 10(4):883-888.

Feng S, 2008. Long-term management of immunosuppression after pediatric liver transplantation: is minimization or withdrawal desirable or possible or both? Curr Opin Organ Transplant, 13(5): 506-512.

附 录